ANESTESIOLOGIA BUCAL E MAXILOFACIAL
CONTEMPORÂNEA

ANESTESIOLOGIA BUCAL E MAXILOFACIAL
CONTEMPORÂNEA

Editores
Alexander Tadeu Sverzut
Alexandre Elias Trivellato
Cássio Edvard Sverzut
Idelmo Rangel Garcia Junior
Valfrido Antonio Pereira-Filho

manole
editora

Produção editorial: Paris Serviços Editoriais e Educacionais
Projeto gráfico: Departamento de Arte da Editora Manole
Diagramação e ilustrações: Luargraf Serviços Gráficos Ltda. ME
Capa e imagem da capa: Iuri Guião

CIP-BRASIL. CATALOGAÇÃO NA PUBLICAÇÃO
SINDICATO NACIONAL DOS EDITORES DE LIVROS, RJ

A586

Anestesiologia bucal e maxilofacial contemporânea / editores Alexander Tadeu Sverzut ... [et al.]. - 1. ed. - Santana de Parnaíba [SP] : Manole, 2024.

Inclui bibliografia e índice
ISBN 9786555766691

1. Anestesia em odontologia. 2. Anestesia local. 3. Anestesia dentária - Métodos. I. Sverzut, Alexandre Tadeu.

CDD: 617.9676
23-87050 CDU: 616.314-089.5-031.84

Meri Gleice Rodrigues de Souza - Bibliotecária - CRB-7/6439

Edição – 2024

Editora Manole Ltda.
Alameda América, 876 – Tamboré
Santana de Parnaíba – SP
06543-315 – Brasil
Fone: (11) 4196-6000
www.manole.com.br | https://atendimento.manole.com.br
Impresso no Brasil | *Printed in Brazil*

Dedicatória

O verdadeiro professor tem como objetivo maior ensinar, o que se resume em compartilhar conhecimento, instruir, corrigir, apresentando sempre novos caminhos e possibilidades. Se engana quem pensa que essa é uma tarefa fácil, pois ela exige muito preparo e dedicação, sendo necessário primeiro adquirir conhecimentos sólidos por meio de muito estudo, pesquisa e constante atualização. O verdadeiro professor não é dono do conhecimento, mas sim o seu portador. É como uma corrida de revezamento, na qual os professores são os corredores e o conhecimento, o bastão. O professor deve apenas passar o "bastão" adiante para que o próximo "corredor" possa levar o conhecimento ainda mais longe.

Este livro é dedicado aos professores doutores Élcio Marcantonio e Tetuo Okamoto, que foram verdadeiros professores e cumpriram essa função com maestria e responsabilidade, não se omitindo ou refutando de passar o conhecimento ao aluno. Os editores deste livro tiveram a honra e a felicidade de serem seus alunos e, portanto, testemunhas do exemplo de docência, humildade, responsabilidade, amor à profissão e respeito ao próximo. Fica aqui então nosso agradecimento e reconhecimento a esses magníficos professores, por tudo que contribuíram e engrandeceram não só para a Cirurgia e Traumatologia Bucomaxilofacial, mas para a própria Odontologia, e tenham certeza de que muito do que está neste livro foi fruto dos ensinamentos ou do "bastão" recebido desses professores.

Nosso muito obrigado, professores Élcio Marcantonio e Tetuo Okamoto.

Prof. Dr. Alexander Tadeu Sverzut
Prof. Dr. Alexandre Elias Trivellato
Prof. Dr. Cássio Edvard Sverzut
Prof. Dr. Idelmo Rangel Garcia Junior
Prof. Dr. Valfrido Antonio Pereira-Filho

Sobre os editores

Alexander Tadeu Sverzut

Graduado em Odontologia pela Faculdade de Odontologia de Ribeirão Preto da Universidade de São Paulo (Forp/USP). Especialista em Cirurgia e Traumatologia Buco-Maxilo-Facial pela Forp/USP. Mestre e doutor em Clínica Odontológica pela Universidade Estadual de Campinas (Unicamp), área de concentração em Cirurgia e Traumatologia Buco-Maxilo-Facial. Pós-doutor pela Forp/USP. Professor Associado 1 da Faculdade de Odontologia de Piracicaba (Unicamp), área de Cirurgia Buco-Maxilo-Facial.

Alexandre Elias Trivellato

Graduado em Odontologia pela Faculdade de Odontologia de Araraquara da Universidade Estadual Paulista Júlio de Mesquita Filho (Unesp). Mestre e doutor em Clínica Odontológica, área de concentração em Cirurgia Buco-Maxilo-Facial, pela Faculdade de Odontologia de Piracicaba da Universidade Estadual de Campinas (FOP/Unicamp). Coordenador do Programa de Residência em Cirurgia e Traumatologia Buco-Maxilo-Facial da Faculdade de Odontologia de Ribeirão Preto da Universidade de São Paulo (Forp/USP). Professor Associado 3 do Departamento de Cirurgia e Traumatologia Buco-Maxilo-Facial e Periodontia da Forp/USP.

Cássio Edvard Sverzut

Graduado em Odontologia pela Faculdade de Odontologia de Araraquara da Universidade Estadual Paulista Júlio de Mesquita Filho (Unesp). Mestre e doutor em Cirurgia e Traumatologia Buco-Maxilo-Facial pela Faculdade de Odontologia de Araçatuba (Unesp). *Visiting scholar* na Universidade de Sheffield, Inglaterra. *Fellowship* AOCMF na Universidade de Tubingen, Alemanha. Pós-doutor pela Universidade de Washington, Seattle, Estados Unidos. Professor Associado 3 da Faculdade de Odontologia de Ribeirão Preto da Universidade de São Paulo (Forp/USP).

Idelmo Rangel Garcia Junior

Graduado em Odontologia pela Universidade Estadual Paulista Júlio de Mesquita Filho (Unesp). Mestre e doutor em Cirurgia e Traumatologia Buco-Maxilo-Facial pela Unesp. Professor associado do Departamento de Cirurgia e Clínica Integrada das disciplinas de Cirurgia e Traumatologia Buco-Maxilo-Facial e Implantodontia. Responsável pelo Serviço Hospitalar do Hospital Santa Casa de Araçatuba e Hospital Unimed de Araçatuba e Birigui.

Valfrido Antonio Pereira-Filho

Graduado em Odontologia pela Faculdade de Odontologia de Araraquara da Universidade Estadual Paulista Júlio de Mesquita Filho (Unesp). Mestre, doutor e pós-doutor em Cirurgia e Traumatologia Buco-Maxilo-Facial pela Faculdade de Odontologia de Piracicaba da Universidade Estadual de Campinas (FOP/Unicamp). Professor associado da disciplina de Cirurgia e Traumatologia Buco-Maxilo-Facial da Unesp de Araraquara. *Fellowship* Ibra na University Hospital Johann Wolfgang Goeth, University Frankfurt am Main.

Sobre os autores

Albanir Gabriel Borrasca

Graduado em Odontologia pela Faculdades Adamantinenses Integradas. Especialista em Cirurgia e Traumatologia Buco-Maxilo-Facial pelo Conselho Federal de Odontologia. Mestre e doutor em Cirurgia e Traumatologia Buco-Maxilo-Facial pela Universidade Estadual Paulista Júlio de Mesquita Filho (Unesp). Atua em clínica particular na área de cirurgia e implantologia oral. Professor de pós-graduação na área de implantodontia. Professor concursado da disciplina de Cirurgia Oral do Centro Universitário de Adamantina. Membro da International Team for Oral Implantology.

André Luis da Silva Fabris

Graduado em Odontologia pela Universidade Paulista (Unip), Araçatuba. Aperfeiçoamento em Implantodontia e Prótese Sobreimplante na Associação Paulista de Cirurgiões-Dentistas de Araçatuba. Residência em Cirurgia e Traumatologia Buco-Maxilo-Facial pelo Hospital de Base da Associação Hospitalar de Bauru e Colégio Brasileiro de Cirurgia e Traumatologia Buco-Maxilo-Facial. Mestre e doutor em Cirurgia e Traumatologia Buco-Maxilo-Facial pela Faculdade de Odontologia de Araçatuba (FOA/Unesp). Professor adjunto responsável pela disciplina de Cirurgia e Traumatologia Buco-Maxilo-Facial na Universidade Brasil campus Fernandópolis. Coordenador do curso de Atualização em Cirurgia Oral Menor na Ibeo, São José do Rio Preto, e na PHB, Fernandópolis.

Anne Caroline Gercina Carvalho Dantas

Cirurgiã-dentista graduada pela Universidade Federal de Sergipe (UFS). Doutora em Farmacologia, Anestesiologia e Terapêutica medicamentosa pela Faculdade de Odontologia de Piracicaba da Universidade Estadual de Campinas (FOP/Unicamp). Habilitação em Suporte Básico de Vida certificada pela American Heart Association (AHA). Habilitação em Sedação Inalatória com a mistura de óxido nitroso e oxigênio (Adoci). Especialista em Radiologia Odontológica e Imaginologia (UniBF).

Antonio Luis Neto Custódio

Mestre em Cirurgia e Traumatologia Buco-Maxilo-Facial pela Pontifícia Universidade Católica do Rio Grande do Sul (PUC-RS). Doutor e pós-doutor pela Univesidade Federal de Minas Gerais (UFMG). Especialista em CTBMF, Implantodontia, DTM e HOF. Professor Associado 3 da UFMG. Foi professor visitante na School of Dentistry and Oral Health, Griffith University, Austrália.

Camila Leal Sonego

Cirurgiã-dentista pela Universidade Franciscana (UFN). Especialização em Cirurgia e Traumatologia Buco-Maxilo-Facial pela Universidade Federal de Pelotas (UFPel). Mestre e doutora em Odontologia, área de concentração em Cirurgia e Traumatologia Buco-Maxilo-Facial pela Universidade Luterana do Brasil (Ulbra).

Clara Marina Pereira Cavalcanti Silva

Especialista, mestre e doutora em Odontopediatria e livre-docente pela Faculdade de Odontologia de Ribeirão Preto da Universidade de São Paulo (Forp/USP). Professora associada do Departamento de Clínica Infantil da Forp/USP.

Cláudio Costa Franco

Cirurgião-dentista pela Universidade Vale do Rio Doce (Univale). Especialista em Periodontia pela Associação Paulista de Cirurgiões-Dentistas (APCD) Araçatuba. Pós-graduado em Laser, Dresden, Alemanha, e em Hof Calms, Flórida, USA. Coordenador de cursos em cadáver fresco.

Claudio Ferreira Nóia

Graduado em Odontologia pela Faculdade São Lucas (FSL/RO). Especialista em Cirurgia e Traumatologia Buco-Maxilo-Facial pelo Conselho Federal de Odontologia (CFO). Mestre e doutor em Clínica Odontológica, área de concentração em Cirurgia e Traumatologia Buco-Maxilo-Facial pela Faculdade de Odontologia de Piracicaba da Universidade Estadual de Campinas (FOP/Unicamp). Professor da área de Cirurgia Buco-Maxilo-Facial do Departamento de Diagnóstico Oral pela FOP/Unicamp.

Edneia Corrêa de Mello

Cirurgiã-dentista pela Universidade de Uberaba (Uniube). Especialista em Prótese Dentária pela Associação Brasileira de Odontologia de Uberaba (ABO). Mestre em Ciências da Saúde pela Universidade Federal do Triângulo Mineiro (UFTM). Doutora em Biologia Básica e Oral pela Faculdade de Odontologia de Ribeirão Preto da Universidade de São Paulo (Forp/USP).

Edson Donizetti Verri

Graduado em Odontologia e em Fisioterapia pela Universidade de Ribeirão Preto (Unaerp). Mestre em Biologia e Patologia Bucodental pela Faculdade de Odontologia de Piracicaba da Universidade Estadual de Campinas (FOP/Unicamp). Doutor em Biologia Básica e Oral pela Faculdade de

Odontologia de Ribeirão Preto da Universidade de São Paulo (Forp-USP). Título de proficiência em Anatomia Humana pela Sociedade Brasileira de Anatomia. Professor adjunto da Universidade de Ribeirão Preto e do Centro Universitário Claretiano. Coordenador do Laboratório de Biomecânica do Movimento (Labim) do Centro Universitário Claretiano de Batatais. Coordenador do CEP do Centro Universitário Claretiano de Batatais.

Eduardo Hochuli Vieira

Graduado em Odontologia pela Faculdade de Odontologia de Araraquara da Universidade Estadual Paulista Júlio de Mesquita Filho (Unesp). Residência em Cirurgia e Traumatologia Buco-Maxilo-Facial na Unesp. Mestre e doutor em Odontologia, área de concentração em Cirurgia e Traumatologia Buco-Maxilo-Facial, pela Unesp de Araçatuba. Livre-docente em Cirurgia e Traumatologia Buco-Maxilo-Facial pela Unesp Araraquara. Professor na Unesp de Araraquara e de Araçatuba.

Elaine Aparecida Del Bel Belluz Guimarães

Graduada em Biologia, mestre e doutora em Farmacologia pela Faculdade de Medicina de Ribeirão Preto da Universidade de São Paulo (FMRP/USP). Professora titular do Departamento de Biologia Básica e Oral da Faculdade de Odontolodia de Ribeirão Preto da USP (Forp-USP).

Emerson Carlos

Graduado em Medicina pela Faculdade de Medicina de Botucatu da Universidade Estadual Paulista Júlio de Mesquita Filho (Unesp). Residência em Anestesiologia pela Unesp. Mestre em Ciências da Saúde pela Unesp. Especialização em Gestão da Clínica pelo Hospital Sírio-Libanês. Especialista em Anestesiologia pela Sociedade Brasileira de Anestesiologia. Médico anestesiologista do Serviço de Anestesiologia de Araraquara (Saara). Professor Assistente 1 do curso de Medicina da Universidade de Araraquara (Uniara).

Fabrício Kitazono de Carvalho

Especialista, mestre e doutor em Odontopediatria e livre-docente pela Faculdade de Odontologia de Ribeirão Preto da Universidade de São Paulo (Forp/USP). Professor associado do Departamento de Clínica Infantil da Forp/USP.

Francisco Carlos Groppo

Graduado em Odontologia pela Universidade Estadual de Campinas (Unicamp). Mestre e doutor em Odontologia pela mesma universidade. Livre-docente e professor titular da área de farmacologia, anestesiologia e terapêutica do Departamento de Biociências da Faculdade de Odontologia de Piracicaba da Unicamp (FOP/Unicamp).

Francisley Ávila Souza

Graduado em Odontologia pelo Centro Universitário de Lavras. Mestre, doutor e livre-docente em Odontologia, área de concentração Cirurgia e Traumatologia Buco-Maxilo-Facial, pela Faculdade de Odontologia de Araçatuba da Universidade Estadual Paulista Júlio de Mesquita Filho (Unesp). Professor associado do

Departamento de Diagnóstico e Cirurgia da Unesp de Araçatuba das disciplinas de Cirurgia e Traumatologia Buco-Maxilo--Facial e Implantodontia da graduação e pós-graduação.

Giovanni Cunha

Cirurgião-dentista e implantodontista. Mestre e doutor em Ciências Odontológicas, área de concentração Diagnóstico e Cirurgia, Cirurgia e Traumatologia Buco-Maxilo-Facial, pela Faculdade de Odontologia de Araraquara da Universidade Estadual Paulista Júlio de Mesquita Filho (Unesp). Cirurgia Plástica Periodontal pela Associação Odontológica de Ribeirão Preto (Aorp). Radiologista pela Faculdade do Centro Oeste Paulista (Facop). Pós-doutor em Cirurgia e Traumatologia Buco-Maxilo-Facial pela Unesp Araraquara. *Research fellow* (Smart Implants) no Medical Additive Manufacturing (Swiss Mam), Departamento de Engenharia Biomédica, Universidade de Basel, Suíça. *Research fellow* no Laboratório de Impressão 3D, Klinik für Radiologie und Nuklearmedizin, Universitätsspital Basel, Suíça.

Glauce Crivelaro do Nascimento

Graduada em Odontologia pela Faculdade de Odontologia de Ribeirão Preto da Universidade de São Paulo (Forp/USP). Mestre em Ciências, área de concentração Biologia Oral, pela Forp/USP. Doutora em Ciências, área de concentração Psicobiologia, pela Faculdade de Filosofia, Ciências e Letras de Ribeirão Preto da USP (FFCLRP/USP). Professora do Departamento de Biologia Básica e Oral da Forp-USP.

Guilherme Gallo Costa Gomes

Graduado em Fisioterapia pela Universidade de Ribeirão Preto (Unaerp). Mestre em Ciências pelo Programa de Pós-graduação em Biologia Oral pela Faculdade de Odontologia de Ribeirão Preto da Universidade de São Paulo (Forp/USP). Doutorando pelo Programa de Pós-graduação em Biologia Oral da Forp/USP.

Hermano Teixeira Machado

Foi fotógrafo profissional do campus da Universidade de São Paulo (USP) em Ribeirão Preto. Atualmente exerce a função na Faculdade de Odontologia de Ribeirão Preto da USP.

José Cleveilton dos Santos

Graduado em Odontologia pela Universidade Tiradentes. Especialista em Cirurgia e Traumatologia Buco-Maxilo-Facial (CTBMF) pelo Serviço de Residência em CTBMF da Universidade Estadual Paulista Júlio de Mesquita Filho (Unesp) de Araraquara. Pesquisador de doutorado do Departamento de Diagnóstico e Cirurgia da Unesp Araraquara. Colaborador no Serviço de Residência em CTBMF da Unesp Araraquara (Hospital Santa Casa de Araraquara e Hospital São Paulo – Unimed).

José Roberto Garcia de Toledo

Graduado pela Faculdade de Odontologia de Piracicaba da Universidade Estadual de Campinas (FOP/Unicamp). Especialista em Endodontia e em Implantodontia pela FOP/Unicamp. Mestre em Endodontia pela SLMandic. Doutor em Farmacologia, Anestesiologia e Terapêutica Medicamentosa pela FOP/Unicamp. Coordenador do curso de Atualização em Endodontia da Orocentro de Itapetininga.

José Wittor de Macêdo Santos

Cirurgião-dentista pela Universidade Estadual da Paraíba (UEPB). Cirurgião bucomaxilofacial pela Universidade Federal do Rio Grande do Norte (UFRN). Doutorando pela Universidade Federal de Pelotas (UFPel). *Research fellow* no Universitätsspital Basel, USB, Suíça.

Klinger de Souza Amorim

Graduado e mestre em Odontologia pela Universidade Federal de Sergipe (UFS). Especialista em Cirurgia e Traumatologia Buco-Maxilo-Facial pelo Conselho Federal de Odontologia (CFO/SLMandic). Doutor em Farmacologia, Anestesiologia e Terapêutica pela Faculdade de Odontologia de Piracicaba da Universidade Estadual de Campinas (FOP/Unicamp). Especialista em Acupuntura pela FOP/Unicamp. Habilitação em Analgesia Relativa e Sedação Inalatória com uso de Óxido Nitroso pela Faculdade São Leopoldo Mandic (SLMandic). Foi professor de Farmacologia, Anestesiologia e Terapêutica da FOP/Unicamp. Professor da área de farmacologia, anestesiologia e terapêutica do curso de especialização em Cirurgia e Traumatologia Buco-Maxilo-Facial da SLMandic. Cirurgião bucomaxilofacial do Centro Odontológico e Hospital Municipal de Paulínia.

Lara Cristina Cunha Cervantes

Graduada em Odontologia pela Universidade Estadual Paulista Júlio de Mesquita Filho (Unesp). Mestre e doutora em Odontologia, área de concentração Cirurgia e Traumatologia Buco-Maxilo-Facial pela Unesp de Araçatuba. *Research fellow* pela Medizinische Universität Wien, Viena. Especialista em Implantodontia pela Faculdade de Tecnologia de Sete Lagoas (Facsete). Professora responsável pela disciplina de Anestesiologia e Terapêutica Odontológica da Universidade Brasil, Fernandópolis.

Léa Assed Bezerra da Silva

Mestre, doutor e pós-doutor pela Faculdade de Odontologia de Araraquara da Universidade Estadual Paulista Júlio de Mesquita Filho (Unesp). Especialista em Odontopediatria pela Faculdade de Odontologia de Ribeirão Preto da Universidade de São Paulo (Forp/USP). Livre-docente pela Forp/USP. Professora titular do Departamento de Clínica Infantil da Forp/USP.

Letícia Pitol Palin

Graduada em Odontologia pela Universidade Estadual Paulista Júlio de Mesquita Filho, campus Araçatuba (FOA/Unesp). Mestre em Cirurgia e Traumatologia Buco-Maxilo-Facial pela FOA/Unesp. Especialista em Harmonização Orofacial pela Associação Brasileira de Odontologia (ABO). Foi professora colaboradora pelo Programa de Estágio Supervisionado em Docência do Departamento de Ciências Básicas, na disciplina de Anatomia, na FOA/Unesp.

Liane Maciel de Almeida Souza

Professora titular de Anestesia e Cirurgia da Universidade Federal de Sergipe

(UFS). Especialista em Periodontia. Mestre em Patologia Bucal pela Universidade Federal do Rio Grande do Norte (UFRN). Doutora em Implantodontia pela Faculdade São Leopoldo Mandic.

Ligia Maria Napolitano Gonçalves

Graduada em Odontologia pela Universidade de Ribeirão Preto (Unaerp). Mestre em Odontopediatria pela Faculdade de Odontologia de Ribeirão Preto (Forp/USP). Doutora em Odontologia Restauradora pela Forp/USP. Pós-doutoranda do Departamento de Biologia Básica e Oral da Forp/USP.

Lucas Borin Moura

Cirurgião-dentista pela Universidade Federal de Pelotas (UFPel). Residência em Cirurgia e Traumatologia Buco-Maxilo-Facial pelo Hospital Escola da UFPel. Cirurgião bucomaxilofacial pelo Colégio Brasileiro de Cirurgia e Traumatologia Buco-Maxilo-Facial. Doutor em Diagnóstico e Cirurgia pela Faculdade de Odontologia de Araraquara da Universidade Estadual Paulista Júlio de Mesquita Filho (Unesp). Doutorado sanduíche em *Computer Assisted Cranio-Maxillofacial Surgery* no Universitätsspital Basel, Universidade de Basel, Suíça. Professor do curso de Odontologia da Universidade Católica de Pelotas (UCPel).

Lucas Cabrini Gabrielli

Graduado em Biomedicina pela Faculdade de Biomedicina de Uberaba da Universidade Federal do Triângulo Mineiro (UFTM) e em Medicina pela Faculdade de Medicina da Universidade de Araraquara (Uniara). Residente do Programa de Residência Médica em Infectologia da Faculdade de Medicina de Ribeirão Preto da Universidade de São Paulo (FMRP/USP).

Luciana Asprino

Graduada em Odontologia pela Universidade Federal da Bahia (UFBA). Mestre e doutora em Clínica Odontológica, área de concentração em Cirurgia e Traumatologia Buco-Maxilo-Facial, pela Faculdade de Odontologia da Universidade Estadual de Campinas (FOP/Unicamp). Livre-docente em Cirurgia Buco-Maxilo-Facial pela Unicamp e professora associada junto a área de Cirurgia Buco--Maxilo-Facial do Departamento de Diagnóstico Oral da FOP/Unicamp. Professora plena da Pós-Graduação em Clínica Odontológica, área de Cirurgia e Traumatologia Buco-Maxilo-Facial, da FOP/Unicamp e do curso de pós-graduação em Radiologia Odontológica da FOP/Unicamp.

Luís Vicente Garcia

Graduado em Medicina, mestre e doutor em Clínica Cirúrgica e livre-docente em Anestesiologia pela Faculdade de Medicina de Ribeirão Preto da Universidade de São Paulo (FMRP/USP). Professor associado do Departamento de Ortopedia e Anestesiologia da FMRP/USP. Responsável pelo Centro de Ensino e Treinamento em Anestesiologia do Hospital das Clínicas de Ribeirão Preto, centro credenciado pelo MEC e pela Sociedade Brasileira de Anestesiologia.

Luiz Guilherme de Siqueira Branco

Graduado em Fisioterapia pela Universidade Estadual de Londrina (UEL). Mestre e doutor em Fisiologia pela Faculdade de Medicina de Ribeirão Preto da Universidade de São Paulo (FMRP/USP). Professor titular do Departamento de Biologia Básica e Oral da Faculdade de Odontologia de Ribeirao Preto (Forp-USP).

Luiz Gustavo de Sousa

Graduado em Ciências Biológicas pelo Centro Universitário Barão de Mauá. Especialista em Laboratório do Departamento de Biologia Básica e Oral da Faculdade de Odontologia de Ribeirão Preto da Universidade de São Paulo (Forp/USP).

Marcelo Palinkas

Graduado em Odontologia pela Universidade de Ribeirão Preto (Unaerp). Mestre em Biologia Oral pela Faculdade de Odontologia de Ribeirão Preto da Universidade de São Paulo (Forp/USP). Pós-doutor pela Forp/USP. Doutor em Odontologia Restauradora pela Forp/USP. Coordenador e professor do curso de Odontologia da Faculdade Anhanguera de Ribeirão Preto e pesquisador colaborador do Departamento de Biologia Básica e Oral da Forp/USP.

Márcio de Moraes

Graduado em Odontologia pela Universidade Estadual de Campinas (Unicamp). Mestre e doutor em Clínica Odontológica pela Unicamp, área de concentração em Cirurgia e Traumatologia Buco-Maxilo-Facial. Pós-doutor pela Universidade de New Orleans. Professor Associado (MS5-3) da Unicamp. Coordenador do Programa de Residência Multiprofissional em Área Profissional da Saúde (CTBMF) da Unicamp e do curso de especialização em Implantodontia.

Marco Antonio Tridapalli Mafra

Graduado em Odontologia pela Faculdade de Odontologia de Piracibaba da Universidade Estadual de Campinas (FOP/Unicamp). Especialista em Estética e Implantodontia. Professor dos cursos de Perioimplante.

Marília Pacífico Lucisano

Especialista, mestre e doutora em Odontopediatria pela Faculdade de Odontologia de Ribeirão Preto da Universidade de São Paulo (Forp/USP). Especialista em Laboratório do Departamento de Clínica Infantil da Forp/USP.

Mario Francisco Real Gabrielli

Graduado em Odontologia pela Faculdade de Odontologia de Araraquara da Universidade Estadual Paulista Júlio de Mesquita Filho (Unesp) e em Medicina pela Universidade de Ribeirão Preto (Unaerp). Livre-docente e professor titular do Departamento de Diagnóstico e Cirurgia da Unesp. Mestre e doutor em Cirurgia e Traumatologia Buco-Maxilo-Facial da Unesp Araçatuba. Especialista em Cirurgia e Traumatologia Buco-Maxilo-Facial. Pós-doutor e *fellowship* pelo Southwestern Medical Center, Universidade do Texas, Dallas. Preceptor do curso de residência em Cirurgia e Traumatologia Buco-Maxilo-Facial da Unesp Araraquara. Chefe do Serviço de Cirurgia e Traumatologia Buco-Maxilo-Facial da Santa Casa e do Hospital São Paulo de Araraquara.

Marisa Aparecida Cabrini Gabrielli

Graduada em Odontologia pela Faculdade de Odontologia de Araraquara da Universidade Estadual Paulista Júlio de Mesquita Filho (Unesp). Especialista em Cirurgia e Traumatologia Buco-Maxilo-Facial. Mestre em Periodontia pela Unesp Araraquara. Doutora em Cirurgia e Traumatologia Buco-Maxilo-Facial pela Unesp Araçatuba. Pós-doutora e *fellowship* no Kaiser Permanent Hospital, Pacific University em Oakland, Califórnia. Professora associada do Departamento de Diagnóstico e Cirurgia da Unesp Araraquara. Coordenadora da Residência em Cirurgia e Traumatologia Buco-Maxilo-Facial da Unesp Araraquara.

Matheus Coelho Blois

Cirurgião-dentista pela Universidade do Vale do Itajaí (Univali). Especialista em Cirurgia e Traumatologia Buco-Maxilo-Facial pelo Complexo Hospitalar Santa Casa de Misericórdia de Porto Alegre. Mestre em Implantodontia pela Faculdade São Leopoldo Mandic.

Melyna Marques de Almeida

Graduada, mestre e doutora em Odontologia pela Universidade Estadual Paulista Júlio de Mesquita (Unesp). Professora colaboradora na Universidade Estadual do Norte do Paraná (Uenp).

Osvaldo Magro Filho

Graduado, mestre e doutor em Odontologia pela Universidade Estadual Paulista Júlio de Mesquita Filho (Unesp). Pós-doutor pela Northwestern University, Chicago. Professor assistente em RTC e professor associado do Programa de Pós-Graduação em Odontologia da Unesp.

Otacílio Luiz Chagas Júnior

Cirurgião-dentista pela Universidade Federal do Rio Grande do Norte (UFRN). Especialista em Cirurgia e Traumatologia Buco-Maxilo-Facial pelo Conselho Federal de Odontologia (CFO). Mestre e doutor em Odontologia, área de concentração em Cirurgia e Traumatologia Buco-Maxilo-Facial, pela Pontifícia Universidade Católica do Rio Grande do Sul (PUC-RS). Professor associado do Departamento de Cirurgia, Traumatologia e Prótese Buco-Maxilo-Facial da Faculdade de Odontologia da Universidade Federal de Pelotas (UFPel).

Paulo Batista de Vasconcelos

Graduado em Ciências Biológicas pelo Centro Universitário Barão de Mauá. Especialista em Laboratório do Departamento de Biologia Básica e Oral da Faculdade de Odontologia de Ribeirão Preto da Universidade de São Paulo (Forp/USP).

Paulo Nelson-Filho

Especialista em Odontopediatria pela Faculdade de Odontologia de Ribeirão Preto da Universidade de São Paulo (Forp/USP). Mestre e doutora pela Faculdade de

Odontologia de Araraquara da Universidade Estadual Paulista Júlio de Mesquita Filho (Unesp). Livre-docente pela Forp/USP. Professor titular do Departamento de Clínica Infantil da Forp/USP.

Paulo Roberto Botacin

Graduado em Odontologia pela Faculdade de Odontologia de Araçatuba da Universidade Estadual Paulista Júlio de Mesquita Filho (FOA-Unesp). Mestre e doutor em Biologia e Patologia Bucodental, área de concentração de Anatomia, pela Universidade Estadual de Campinas (Unicamp). Professor do Departamento de Ciências Básicas, na disciplina de Anatomia (FOA/Unesp).

Pedro Henrique de Azambuja Carvalho

Graduado em Odontologia pela Faculdade de Odontologia da Universidade Federal de Pelotas (UFPel). Especialista em Cirurgia Buco-Maxilo-Facial pelo Hospital Escola da UFPel. Doutor em Ciências Odontológicas pela Faculdade de Odontologia de Araraquara da Universidade Estadual Paulista Júlio de Mesquita Filho (FOAr/Unesp). Doutorado sanduíche pela Goethe Universität Frankfurt am Main. Professor coordenador da Especialização em Prótese Dentária e Implantodontia do Instituto Orofacial das Américas de Pelotas (IOA/Pelotas).

Pedro Henrique Silva Gomes Ferreira

Graduado em Odontologia pela Universidade Evangélica de Goiás (UniEvangélica). Especialista em Cirurgia e Traumatologia Buco-Maxilo-Facial pelo Hospital de Base de Bauru (AHB). Mestre e doutor em Cirurgia e Traumatologia Buco-Maxilo-Facial pela Faculdade de Odontologia de Araçatuba da Universidade Estadual Paulista Júlio de Mesquita Filho (FOA/Unesp). Doutorado sanduíche na McMaster University, Hamilton, ON, Canadá. Professor colaborador do curso de Odontologia da Universidade Estadual do Norte do Paraná (Uenp). Professor assistente no curso de Odontologia do Centro Universitário de Ourinhos (Unifio).

Raquel Assed Bezerra Segato

Mestre e doutora pela Faculdade de Odontologia de Ribeirão Preto da Universidade de São Paulo (Forp/USP). Pós-doutora pelo The Forsyth Institute, Harvard University, Boston, Estados Unidos. Livre-docente pela Forp/USP. Professora titular do Departamento de Clínica Infantil da Forp/USP.

Roberta Okamoto

Graduada em Odontologia pela Faculdade de Odontologia de Araçatuba da Universidade Estadual Paulista Júlio de Mesquita Filho (FOA/Unesp). Mestre e doutora em Ciências na área de fisiologia pela Faculdade de Medicina de Ribeirão Preto da Universidade de São Paulo (FMRP/USP). Professora Associada 3 do Departamento de Ciências Básicas, na disciplina de Anatomia na FOA/Unesp. Docente permanente do Programa de Pós-Graduação em Odontologia, nas áreas de Cirurgia e Traumatologia Buco-Maxilo-Facial e Implantodontia na FOA/Unesp.

Samuel Macedo Costa

Cirurgião-dentista pela Universidade Federal de Minas Gerais (UFMG). Residência em Cirurgia e Traumatologia Buco-Maxilo-Facial pelo Hospital João XXIII. Especialista em Cirurgia e Traumatologia Buco-Maxilo-Facial pelo Conselho Federal de Odontologia. Doutor em Cirurgia e Traumatologia Buco-Maxilo-Facial pela Faculdade de Odontologia de Ribeirão Preto da Universidade de São Paulo (Forp/USP). Membro da AOCMF e membro efetivo do Colégio Brasileiro de Cirurgia e Traumatologia Buco-Maxilo-Facial.

Selma Siessere

Graduada em Odontologia pela Universidade de São Paulo (USP). Mestre e doutora em Reabilitação Oral pela Faculdade de Odontologia de Ribeirão Preto da USP (Forp/USP). Professora Associada 3 do Departamento de Biologia Básica e Oral da Forp/USP.

Sidney Figueroba Raimundo

Graduado em Odontologia pela Faculdade de Odontologia de Lins. Especialista em Ortodontia pela Pontifícia Universidade Católica de Campinas (Puccamp). Mestre em Morfologia Aplicada à Área da Saúde, com ênfase em Disfunção Temporomandibular, pela Universidade Federal de São Paulo (Unifesp). Doutorado em Odontologia, área de concentração Farmacologia, na Faculdade de Odontologia de Piracicaba da Universidade Estadual de Campinas (FOP/Unicamp). Pesquisador de Pós-doutorado PPPD, com bolsa Capes PNPD, junto ao Programa de Pós-graduação em Odontologia, área de concentração em Farmacologia, Anestesiologia e Terapêutica da FOP/Unicamp. Credenciado ao Programa de Pós-Graduação em Odontologia (PPG-O), Farmacologia, Anestesiologia e Terapêutica. Formação Pedagógica em Biologia pelo Centro Universitário Claretiano de Batatais (Ceuclar). Pós-doutorando na Unicamp.

Simone Cecilio Hallak Regalo

Graduada em Odontologia pela Universidade Estadual de Londrina (UEL). Mestre e doutora em Biologia e Patologia Bucodental pela Faculdade de Odontologia de Piracicaba da Universidade Estadual de Campinas (FOP/Unicamp). Professora titular do Departamento de Biologia Básica e Oral da Faculdade de Odontologia de Ribeirão Preto da Universidade de São Paulo (Forp/USP).

Thales Fabro Vanzela Sverzut

Graduado pela Faculdade de Odontologia de Ribeirão Preto da Universidade de São Paulo (Forp/USP). Residência em Cirurgia e Traumatologia Buco-Maxilo-Facial pela Forp/USP.

Thomas Barbin

Graduado em Odontologia pela Faculdade de Odontologia de Piracicaba da Universidade Estadual de Campinas (FOP/Unicamp). Foi aluno PAD (Programa de Apoio Didático) em Procedimentos Comuns II (Anestesiologia). Especialista em Implantodontia pela Faculdade São Leopoldo Mandic. Doutorando em Farmacologia, Anestesiologia e Terapêutica Medicamentosa na FOP/Unicamp.

Vitor José da Fonseca

Graduado em Odontologia pela Universidade Federal do Espírito Santo (Ufes). Habilitação em Sedação Mínima com Óxido Nitroso e Oxigênio pela Faculdade de Odontologia de Piracicaba da Universidade Estadual de Campinas (FOP/Unicamp). Residência em Cirurgia e Traumatologia Buco-Maxilo-Facial pelo Hospital das Clínicas da Universidade Federal de Minas Gerais (HC-UFMG). Cirurgião bucomaxilofacial pelo Conselho Federal de Odontologia (CFO). Mestre e doutor em Clínica Odontológica com área de concentração em Cirurgia e Traumatologia Buco-Maxilo-Facial pela FOP/Unicamp. Membro efetivo do Colégio Brasileiro de Cirurgia e Traumatologia Buco-Maxilo-Facial (CBCTBMF).

Sumário

Prefácio

Com a evolução da Odontologia, tornaram-se progressivamente mais frequentes os textos produzidos por autores nacionais, referentes a todas as especialidades odontológicas. Os textos aqui produzidos são importantes não apenas por serem editados em português, mas também porque os autores conhecem as peculiaridades de como as diversas especialidades são ensinadas e praticadas no Brasil.

Este livro, cujo título é *Anestesiologia bucal e maxilofacial contemporânea*, destina-se a estudantes de Odontologia e cirurgiões-dentistas, especialistas ou não, que praticam diariamente procedimentos de anestesia local, ou que realizam procedimentos sob anestesia geral, essa a cargo do anestesiologista. Foi idealizado pelos editores para ser um texto abrangente. Por isso, inclui conceitos básicos, como o histórico da anestesia local, neuroanatomia e fisiologia, farmacologia, biossegurança e avaliação pré-anestésica, indispensáveis para quem realiza procedimentos clínicos. Do ponto de vista técnico, discute materiais e técnicas anestésicas, inclusive em crianças, e o controle da ansiedade. Novos conceitos na anestesia local são abordados, bem como procedimentos anestésicos na recente área de harmonização orofacial. Finalmente, aborda as complicações em anestesia local, as complicações sistêmicas mais frequentes que podem ocorrer no consultório odontológico e a anestesia geral em Odontologia.

O texto tem a intenção de ser direto e permitir a obtenção das informações mais relevantes a respeito de cada um dos temas discutidos. Foi preparado com dedicação pelos editores e autores dos capítulos. Por isso, com certeza será útil aos estudantes durante seu aprendizado e aos profissionais em sua prática clínica diária.

Prof. Dr. Mario Francisco Real Gabrielli
Livre-docente e professor titular do Departamento de Diagnóstico e Cirurgia da Faculdade de Odontologia de Araraquara (Unesp)

Apresentação

A evolução das técnicas de anestesia local, o desenvolvimento de novas soluções anestésicas e os novos procedimentos adicionados à prática clínica têm exigido uma constante atualização dos profissionais que utilizam esse recurso. Os profissionais legalmente capacitados para realizar as técnicas de anestesia local devem, além de ter conhecimento técnico e científico, saber manejar de forma segura os acidentes e complicações oriundas delas. Este livro tem o objetivo de auxiliar esses profissionais a se atualizarem, fornecendo informações importantes desde a descoberta da anestesia geral até o desenvolvimento da anestesia local.

O leitor terá acesso a informações indispensáveis na prática clínica segura, como conhecimentos de neuroanatomia, fisiologia, farmacologia, biossegurança a avaliação pré-anestésica. Na sequência, as técnicas anestésicas são apresentadas de forma clara e objetiva, tendo um capítulo específico para crianças e outro para procedimentos de harmonização orofacial, o que é um diferencial deste livro. Como nenhuma técnica anestésica está livre de acidentes e complicações, um capítulo é dedicado a esse tema. Outro diferencial da obra é a inclusão de um capítulo dedicado a fornecer informações básicas sobre anestesia geral, que incluem o manejo do paciente durante os tempos operatórios. Essa inclusão foi devida ao fato de que três especialidades da Odontologia, a Odontopediatria, a Cirurgia e Traumatologia Buco-Maxilo-Facial e a Odontologia Hospitalar, estão atuando rotineiramente em hospitais e necessitam de informações que resultem em segurança não só para o paciente, mas também para toda equipe que o atende.

Finalizando, esperamos que este livro cumpra com o seu objetivo principal, que é fornecer conhecimentos teóricos e técnicos essenciais para uma prática clínica eficiente e segura.

Os Editores

Conteúdo complementar

Este livro contém conteúdo complementar disponibilizado em uma plataforma digital exclusiva: conteudo-manole.com.br/cadastro/anestesiologiabucalemaxilofacialcontemporanea

Para ingressar no ambiente virtual, utilize o *QR Code* ao lado, faça seu cadastro e digite a senha: anestesiologiabuco

O prazo para acesso a este material limita-se à vigência desta edição.

1

Breve histórico da anestesia local

Cássio Edvard Sverzut
Thales Fabro Vanzela Sverzut

PONTOS-CHAVE

- Como e por que os primeiros pioneiros começaram a utilizar algumas substâncias com o objetivo de obter a anestesia.
- Fatos históricos importantes na descoberta da anestesia geral e a participação de Horace Wells nesse processo.
- A importância da cocaína na descoberta da anestesia local e o desenvolvimento de outras substâncias para substituí-la

INTRODUÇÃO

Para Calatayud e González,[1] o desenvolvimento das anestesias geral e local necessitou de uma alteração no comportamento cultural. Os autores citam que o conceito de dor, especialmente a obstétrica, era associado ao conceito de pecado original, e a capacidade de suportar a dor era considerada um sinal do caráter; em homens, era associada à virilidade. A mudança teve início na Europa ocidental, entre 1750 e 1850, abrangendo a industrialização, a progressiva humanização e a democratização da sociedade, o que veio a criar uma atmosfera favorável à descoberta dos anestésicos.

QUEM DESCOBRIU A ANESTESIA?

Essa é uma pergunta que ainda gera muita discussão, não apenas em torno do nome do descobridor, mas também em relação à substância utilizada.

Para Greene,[2] foram dentistas os responsáveis pela descoberta da anestesia, devido ao contato próximo com a dor em suas rotinas, o que resultou em motivação para buscarem meios de aliviá-la. Segundo esse autor, os médicos estavam mais concentrados em tratar infecções do que a dor, porque as pessoas morriam de pneumonia, difteria, gangrena, tuberculose, tétano, febre puerperal, entre outras doenças.

Foram dois dentistas que primeiramente introduziram a anestesia geral: Horace Wells (1815-1848), com óxido nitroso (Figura 1), em 1844, e William Thomas

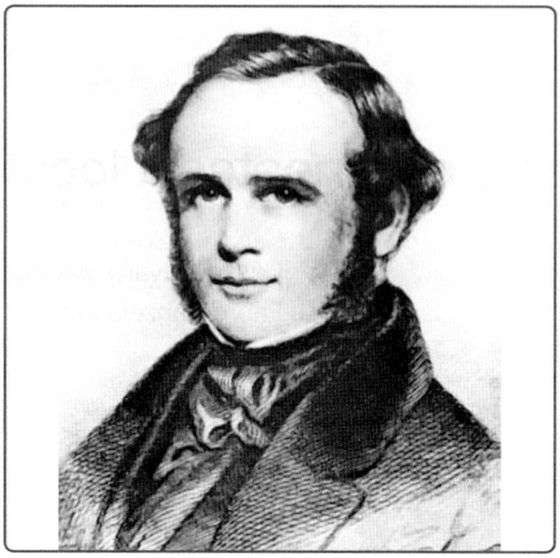

FIGURA 1 Horace Wells (1815-1848) introduziu a anestesia geral em 1844, utilizando o óxido nitroso.

Fonte: disponível em https://www.britannica.com/biography/Horace-Wells.

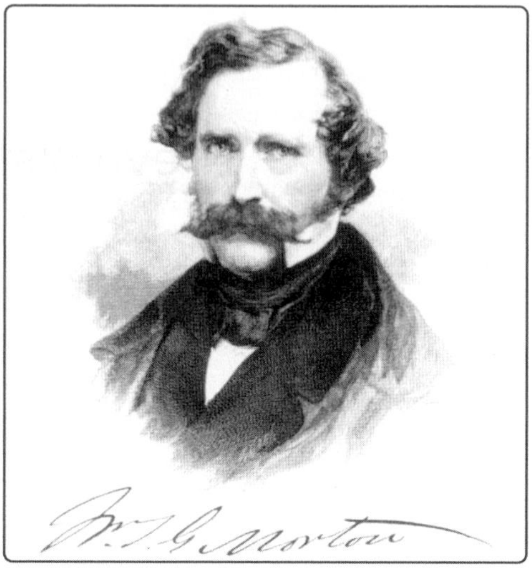

FIGURA 2 William Thomas Green Morton (1819-1868) realizou a anestesia geral em 1846, com o uso do éter.

Fonte: disponível em https://www.umhs-sk.org/blog/medical-milestones-discovery-anesthesia-timeline.

Green Morton (1819-1868), com o éter, em 1846 (Figuras 2 e 3). O primeiro anestésico local, base da moderna anestesia local para a odontologia e a medicina, foi desenvolvido mais tarde.

HORACE WELLS (1815-1848)

Horace Wells nasceu em Hartford, Vermont, nos EUA, em 21 de janeiro de 1815. Iniciou os estudos em odontologia em 1834, em Boston, e começou as atividades clínicas em Hartford, Connecticut, em 1836. Escritores da época o consideravam modesto, de mente aberta, generoso, um entusiasta da ciência e também muito respeitoso com todos. Wells foi um renomado professor e, em 1838, publicou o livro intitulado *An essay on teeth*, no qual propôs uma nova maneira de escovar os dentes.[3]

Embora existam evidências de que Wells havia considerado a questão da cirurgia indolor já em 1840, seu lugar na história foi garantido em 10 de dezembro de 1844, com a vinda do Professor Gardner Quincy Colton para Hartford. Colton era

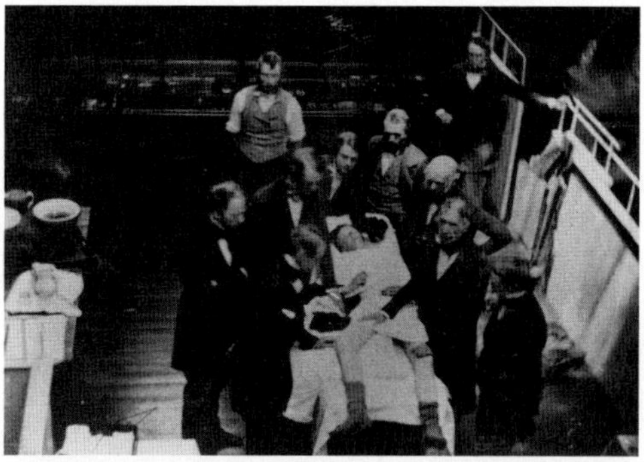

FIGURA 3 Cirurgia realizada sob anestesia com éter em 1847. O cirurgião John Collins Warren está à direita, com as mãos nas pernas do paciente, enquanto William Thomas Green Morton está na cabeça do paciente, segurando o aparelho anestésico. Foto de Southworth & Hawes.

Fonte: disponível em https://www.russellmuseum.org/ether-dome/.

um dos vários professores de química que viajavam e realizavam *shows* que ofereciam entretenimento por meio de experimentos químicos, geralmente incluindo a demonstração e a participação do público na inalação de óxido nitroso (Figura 4). Assistindo a um desses *shows* na companhia de sua esposa, Wells chegou a experimentar o óxido nitroso. Entretanto, o mais importante é que ele observou que seu amigo, Samuel Cooley, machucou a perna enquanto estava sob efeito do gás. Alguns autores mencionam que Cooley caiu de uma cadeira, enquanto outros dizem que ele bateu a canela em um banco, mas todos afirmam que foi um ferimento profundo. Naquele incidente, Wells conseguiu enxergar muito mais longe do que os demais que estavam presentes, e questionou Cooley sobre o ocorrido. Cooley negou ter sentido dor, mas curiosamente mostrou sua perna e ela estava lacerada e sangrando.[3]

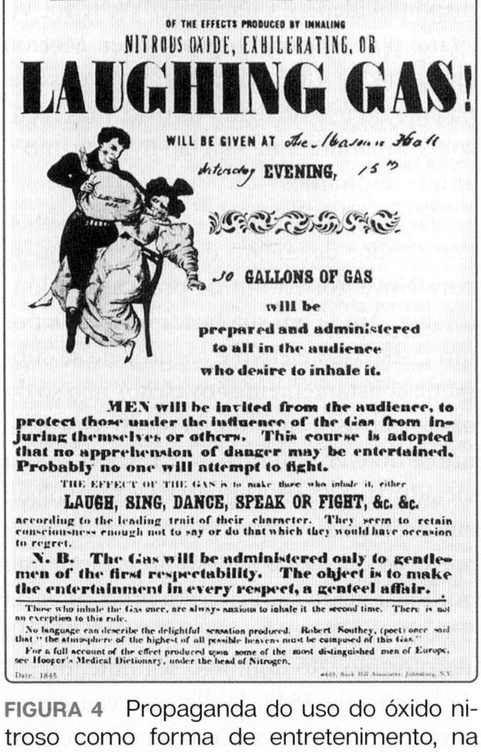

FIGURA 4 Propaganda do uso do óxido nitroso como forma de entretenimento, na qual se pode ler que o efeito do gás incluía rir, cantar, dançar, falar ou lutar. Seu objetivo era proporcionar entretenimento em todos os aspectos.

Fonte: disponível em https://media.oralhealthgroup.com/uploads/2012/02/1000884060-1000884064.jpg.

Wells então convidou Colton e seu colega de odontologia John Riggs para irem ao seu consultório no dia seguinte. Lá, Wells se submeteu aos efeitos do óxido nitroso enquanto Riggs removeu um de seus terceiros molares, sem dor (Figura 5). Wells disse: "Eu não senti mais do que a picada de um alfinete". E Riggs relatou: "Não sabíamos se a morte ou o sucesso nos confrontaria. Era um terreno desconhecido que estávamos obrigados a explorar – o resultado era a descoberta... mas a grande lei da Natureza, até então desconhecida, foi gentil conosco e uma grande descoberta nasceu". Wells continuou com o uso do óxido nitroso em pelo menos 12 exodontias durante o mês seguinte e, à maneira

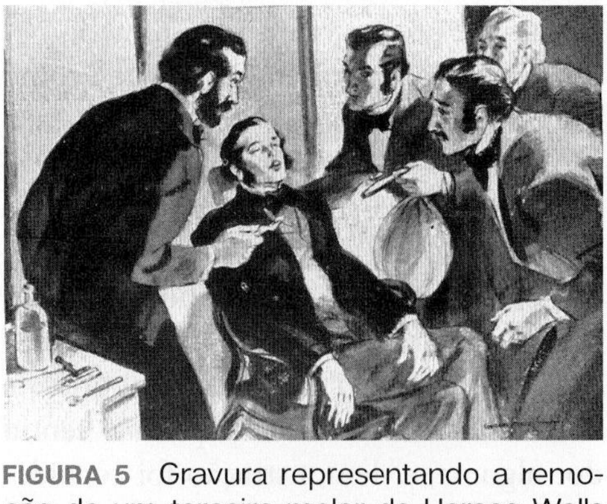

FIGURA 5 Gravura representando a remoção de um terceiro molar de Horace Wells realizada por John Riggs, estando Wells sob efeito do óxido nitroso, administrado por Gardner Quincy Colton.

Fonte: disponível em https://www.general-anaesthesia.com/images/wells-nitrous.html.

de um verdadeiro pesquisador, descreveu suas falhas, bem como seus sucessos.[3]

Ele então seguiu para Boston com o objetivo de realizar uma demonstração pública de sua descoberta no Massachusetts General Hospital. Procurou um de seus mentores, Charles Thomas Jackson (1805-1880), e seu ex-aluno William Thomas Green Morton, ambos céticos quanto ao óxido nitroso, assim como a classe médica de Boston. Wells optou por demonstrar sua anestesia realizando uma extração dentária em um voluntário da plateia, que era um estudante.

Há controvérsias sobre a data e o local dessa demonstração pública. Westhorpe[3] cita como local o anfiteatro do referido hospital, que mais tarde ficou conhecido como *Ether Dome*. Haridas,[4] por sua vez, afirma que não há evidências que comprovem que a demonstração de Horace Wells ocorreu no *Ether Dome*, sugerindo que a demonstração ocorreu mesmo em Boston, mas em um local público na Washington Street e próximo do final de janeiro do ano de 1845. Portanto, infelizmente, tanto a data como o local da demonstração não podem ser precisamente determinados.[4]

Nessa demonstração, Wells atuou como anestesista e dentista, e infelizmente retirou o óxido nitroso mais cedo do que o recomendado. Bause[5] relata que Horace Wells admitiu mais tarde de que cometeu um erro ao retirar o gás muito precocemente. A extração foi acompanhada por um gemido alto do paciente, e embora este mais tarde tenha afirmado que não sentiu dor alguma, a demonstração foi considerada um fracasso e Wells retornou desanimado para Hartford.[3]

Wells continuou a administrar óxido nitroso em sua prática e a instruir outros dentistas em seu uso. Logo após a bem-sucedida demonstração pública de William Thomas Green Morton em 16 de outubro de 1846, Wells trabalhou vigorosamente para estabelecer seu lugar na descoberta da anestesia. Seguiu uma luta amarga entre Wells, Morton e Jackson, enquanto a saúde de Wells se deteriorava com o abuso de substâncias, como o clorofórmio. Morton e Jackson requisitavam para si a autoria da descoberta da anestesia com o uso do éter e afirmavam que o óxido nitroso não tinha valor algum. Adicionalmente, Morton e Jackson estavam também em busca de ganho financeiro com a patente e a publicidade da anestesia, diferentemente de Wells, que não queria ganho financeiro e almejava a segurança e a livre disponibilidade da anestesia. Wells foi visitado por William Thomas Green Morton em julho de 1845 para discutir a possível patente do uso do óxido nitroso, mas recusou afirmando: "que seja tão livre quanto o ar que respiramos".[6]

Horace Wells estava com depressão, e, em meados de janeiro de 1848, mudou-se para Nova York a fim de praticar a odontologia. Ainda em sua busca obsessiva por um anestésico efetivo e seguro, ele se submetia constantemente aos efeitos não só do óxido nitroso, mas também do clorofórmio e do éter. Infelizmente, tornou-se um viciado nessas substâncias e se envolveu em problemas com a polícia, tendo sido preso no dia 21 de janeiro do mesmo ano por jogar ácido sulfúrico em prostitutas da Broadway, enquanto estava sob efeito do clorofórmio. No domingo seguinte, dia 23 de janeiro de 1848, Wells escreveu cartas para o jornal, para sua esposa e outros colegas, em seguida utilizou o clorofórmio e, com o auxílio de uma navalha, cortou fatalmente sua própria artéria femoral.

Alguns autores descrevem Wells como um trágico herói, enquanto outros o analisam por uma perspectiva psicológica. Há quem afirme que Robert Louis Stevenson se baseou na história de Horace Wells para escrever o livro *O médico e o monstro*. Como a exodontia era o procedimento odontológico mais realizado na época, a mente de Wells estava constantemente ocupada com o pensamento de descobrir alguma forma de prevenir a terrível dor que o acompanhava.[6] Essa motivação governou seus objetivos, ideais e inventividade na busca por um analgésico e anestésico. Entretanto, a autoexperimentação de substâncias como codeína, heroína, morfina, ópio e cocaína claramente ampliou os efeitos da depressão em Wells. Essas drogas eram livremente disponíveis para médicos e pacientes, e ainda não se tinha total conhecimento de seus efeitos colaterais.

Após a morte de Wells, sua esposa, Elizabeth, seu filho, e, em seguida, amigos e colegas lutaram incansavelmente pelo reconhecimento de Horace Wells como descobridor da anestesia. Elizabeth declarou que a descoberta "tinha sido para ela e sua família um mal indescritível, pois custou a vida de seu marido...". Na lápide de Horace Wells, que pode ser vista no Cedars Hill Cemetery em Hartford, Connecticut, está escrito "Descobridor da anestesia", como também "Não haverá dor".

Horace Wells deve ser lembrado como o homem que realmente concebeu a grande noção da anestesia geral e, sem sucesso, procurou transmiti-la ao mundo.[6]

DESCOBERTA DA ANESTESIA LOCAL

As folhas de coca são tiradas de um arbusto do gênero *Erythroxylum*, um membro da família *Erythroxylaceae*, nomeado dessa forma por Patricio Browne devido à tonalidade avermelhada da madeira da espécie principal. O cultivo e o uso da folha de coca na região boliviana e andina datam de 700 a.C., embora descobertas recentes no Equador indiquem o uso da folha de coca por humanos há 5 mil anos.[1]

Os primeiros relatos sobre o consumo da folha de coca mencionam que seu uso era inicialmente restrito à classe dominante do império Inca e para certos ritos religiosos, não se estendendo à população em geral. Entretanto, após a queda do império, em 1532, o consumo se espalhou para a população em geral como consequência de uma mudança social drástica (Figura 6).[1]

Para Calatayud e González,[1] a primeira referência aos efeitos anestésicos da folha de coca foi realizada pelo jesuíta espanhol Bernabé Cobo (1582-1657), que, em um manuscrito de 1653, mencionou que as dores de dente puderam ser aliviadas com a mastigação dessa folha. Nos séculos seguintes, a maioria dos escritores enfatizou os efeitos estimulantes da cocaína, como o médico austríaco Sigmund Freud (1856-1939).

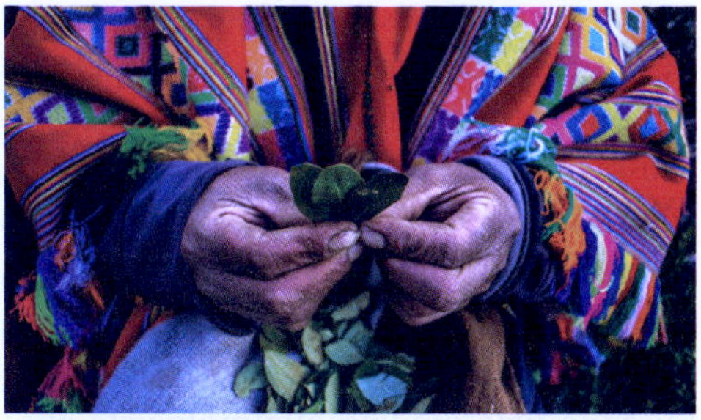

FIGURA 6 Folha de coca, restrita à classe dominante do império Inca e destinada a certos ritos religiosos antes da queda do império, em 1532. Posteriormente, o consumo de coca se espalhou para a população em geral como consequência de uma mudança social drástica.
Fonte: disponível em https://theculturetrip.com/south-america/peru/articles/giving-thanks-to-pachamama-a-glimpse-into-a-pre-inca-shamanic-ritual/.

Entretanto, o isolamento do princípio ativo da folha de coca não foi uma tarefa fácil. O químico alemão Albert Niemann (1843-1861) iniciou os trabalhos para isolar esse princípio ativo, um éster do ácido benzoico que chamou de cocaína, em 1860, no Friedrich Wöhler Laboratory, em Göttingen. Infelizmente, Niemann faleceu no ano seguinte, mas seu discípulo Wilhelm Lossen (1838-1906) finalizou a determinação da fórmula molecular da cocaína ($C_{17}H_{21}NO_4$) em 1865, sendo sintetizada artificialmente somente em 1923.

Após o isolamento da cocaína, passos foram dados para a obtenção do primeiro anestésico local. O primeiro estudo utilizando a cocaína foi conduzido pelo peruano Thomas Moreno y Maïz, como parte de sua tese de doutorado publicada em 1868. Ele observou que a injeção de soluções de cocaína causou insensibilidade em cobaias e mencionou o efeito dessas soluções como anestésico local, entretanto não referiu seu uso em cirurgias. Em 1880, o médico russo Basil von Anrep publicou um artigo interessante sobre seus experimentos em animais e em si mesmo. Anrep injetou soluções de cocaína sob a pele de seu braço e também em sua língua, o que causou insensibilidade. Em suas conclusões, Anrep recomendou o uso da cocaína como anestésico local.

Entretanto, o passo final para o uso clínico da cocaína como anestésico local foi dado pelo médico oftalmologista austríaco Carl Koller (1857-1944) (Figura 7). Koller trabalhava no Hospital Geral de Viena, na Áustria, onde se tornou amigo de Sigmund Freud. Freud tinha interesse nos efeitos estimulantes da cocaína para o tratamento de pacientes viciados em morfina, e encorajou Koller a participar de uma série de experimentos durante a primavera e o verão do ano de 1884. Koller utilizou soluções de cocaína em vários animais e em si mesmo, mas foi em 11 setembro de 1884 que realizou a primeira cirurgia empregando solução tópica de cocaína como anestésico local, em um paciente com glaucoma.

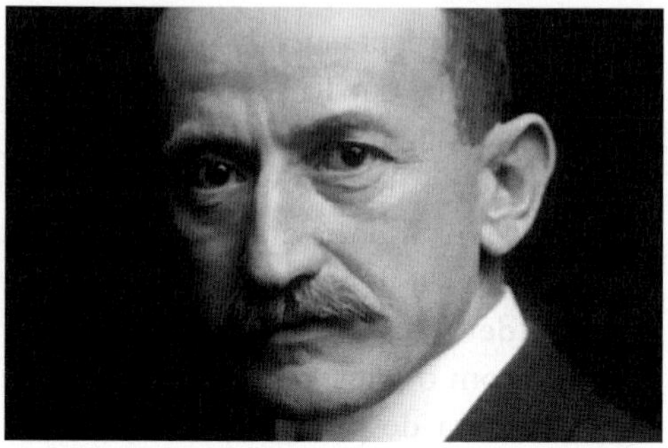

FIGURA 7 Carl Koller (1857-1944), que realizou, em 11 de setembro de 1884, a primeira cirurgia utilizando solução de cocaína como anestésico local, em um paciente com glaucoma.

Fonte: disponível em https://www.bbc.com/portuguese/internacional-47202303.

A notícia da descoberta de Koller se difundiu rapidamente e provocou o desenvolvimento da anestesia local e regional. Entre setembro de 1884 e o final de 1885, 60 artigos sobre anestesia local utilizando a cocaína foram publicados nos EUA e no Canadá.[1]

William Stewart Halsted (1852-1922) (Figura 8) e Richard John Hall (1856-1897) (Figura 9) ficaram entusiasmados com os resultados de Koller e passaram a desenvolver juntos, no Roosevelt Hospital, técnicas de bloqueios local e regional. Alguns autores consideram que Halsted e Koller já haviam se reunido na Universidade de Viena entre 1878 e 1880 no Departamento de Patologia, onde Koller trabalhava ao lado de Sigmund Freud.[7]

Inicialmente, Halsted e Hall utilizaram solução contendo 4% de cocaína para

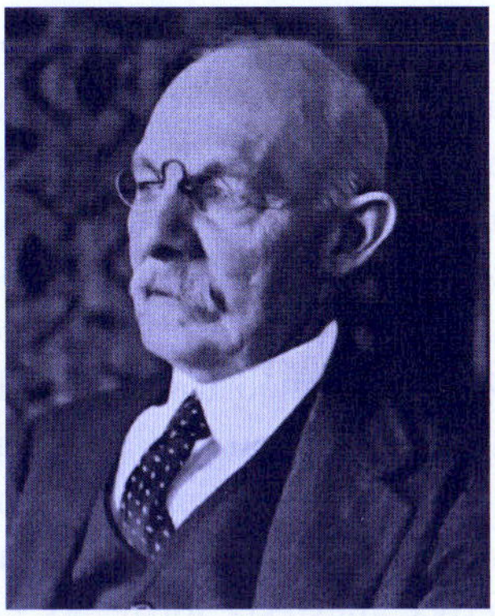

FIGURA 8 William Stewart Halsted (1852-1922) bloqueou o nervo alveolar inferior em um estudante de medicina.
Fonte: López-Valverde et al.[7]

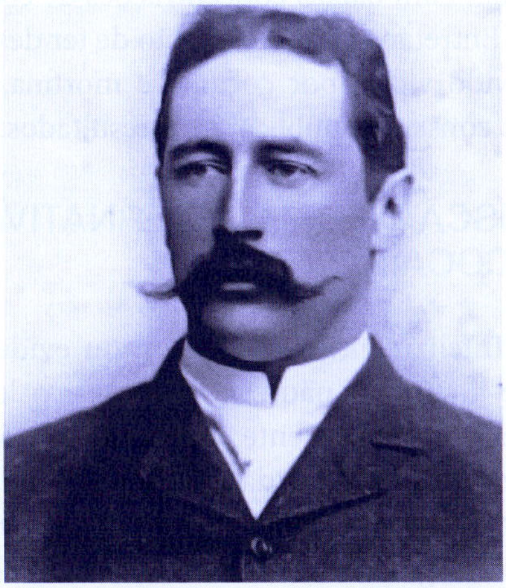

FIGURA 9 Richard John Hall (1856-1897) publicou, em 6 de dezembro de 1884, o primeiro relato sobre o bloqueio bem-sucedido de um nervo em odontologia.
Fonte: López-Valverde et al.[7]

anestesia por infiltração do plexo braquial e do nervo tibial posterior, utilizando a seringa hipodérmica descrita por Charles Gabriel Pravaz (1791-1855). Dessa forma, eles realizaram cirurgias indolores nos membros superiores e inferiores. Adicionalmente, Halsted, Hall e seus colaboradores realizaram no Roosevelt Hospital mais de mil procedimentos cirúrgicos menores ambulatoriais, sem dor.

Uma das aplicações mais marcantes das soluções de anestésico local à base de cocaína foi nas exodontias, que até então eram realizadas sob dor intensa. Em 6 de dezembro de 1884, Hall publicou o primeiro relato sobre o bloqueio de nervo bem-sucedido em odontologia. Halsted bloqueou o nervo alveolar inferior em um estudante de medicina, utilizando aproximadamente 0,5 mL de cloridrato de cocaína.[7]

NECESSIDADE DA SERINGA HIPODÉRMICA

O desenvolvimento da anestesia local dependia da invenção da seringa hipodérmica (Figura 10). A administração subcutânea de medicação já era realizada por meio de incisões realizadas na pele, e Von Neuner introduziu o precursor da seringa em 1827 para injetar fluidos em animais, entretanto o primeiro a utilizar medicações por via hipodérmica foi o cirurgião irlandês Francis Rynd, em 1845. Ele descreveu dois casos em que injetou acetato de morfina, sendo que, em um deles, foi injetado próximo do nervo supraorbitário para o tratamento de neuralgia. Entretanto, Rynd só publicou o *design* de sua seringa em 1861.

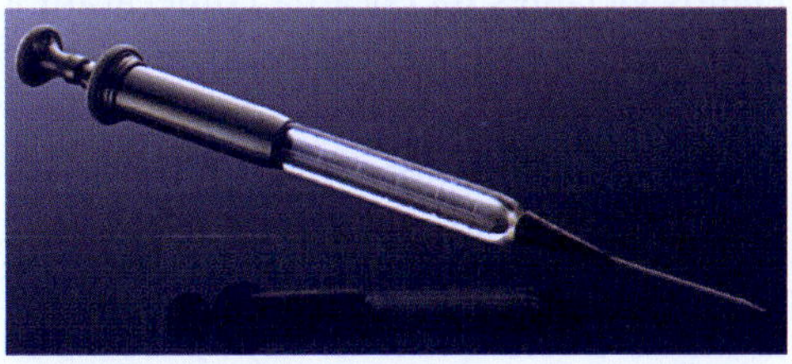

FIGURA 10 Seringa hipodérmica utilizada entre 1855 e 1865 (Museu da Ciência de Londres).
Fonte: disponível em https://www.ed.ac.uk/alumni/services/notable-alumni/alumni-in-history/alexander-wood.

Em 1853, o médico-veterinário Charles Gabriel Pravaz (1791-1855) desenvolveu uma seringa para o tratamento de aneurisma em animais. Quase ao mesmo tempo, em 1855, o médico escocês Alexander Wood (1817-1844) publicou um relato de nove casos tratados com muriato de morfina injetados através de uma seringa. Foi a partir desses relatos que a seringa hipodérmica ficou disponível para a comunidade médica e odontológica, embora o termo "hipodérmica" tenha sido estabelecido por Charles Hunter em 1859.[1]

PERIGOS DA COCAÍNA

Após a descoberta de Carl Koller, o uso de soluções anestésicas locais à base de cocaína se espalhou rapidamente, entretanto eram administradas em altas concentrações (10 a 30%). Logo surgiram os relatos dos efeitos colaterais. Entre 1884 e 1891, 200 casos de intoxicação sistêmica e 13 mortes atribuídas a essas soluções foram reportados, diminuindo o entusiasmo por essas soluções.

Outro reflexo desses efeitos colaterais foi o aumento na utilização de gases como o óxido nitroso e o éter, particularmente para pequenas cirurgias como as realizadas pela odontologia. Adicionalmente, os efeitos viciantes da cocaína começaram a aparecer em vários usuários, como Freud e Halsted, entre outros.

O crédito por tornar a infiltração de solução de cocaína mais segura é dividido por vários autores. Na Alemanha, Maximilian Oberst (1849-1925) aplicou baixas concentrações de cocaína nos dedos, comprimindo-os logo em seguida para uma absorção lenta do medicamento na corrente sanguínea, o que provou ser uma técnica eficaz. Em 11 de junho de 1892, Carl Ludwig Schleich (1859-1922), um cirurgião de Berlim, utilizou uma solução contendo de 0,1 a 0,2% de cloridrato de cocaína, que era injetada em área resfriada com aerossol de éter, buscando uma absorção mais lenta do anestésico local. Em 1895, o cirurgião francês Paul Reclus (1847-1914) publicou um artigo no qual relatou o uso de pequenas concentrações de cocaína (de 0,5 a 2%) na obtenção de uma efetiva anestesia local. As cirurgias descritas por Reclus incluíam exodontias e pulpotomias.

Atualmente, sabe-se que nessa mesma época Halsted também trabalhou com soluções com baixas concentrações de cocaína. Entretanto, devido ao fato de ter desenvolvido vícios por cocaína e morfina, ele não conseguiu publicar seus resultados.[7]

BUSCA DE UMA ALTERNATIVA À COCAÍNA

Infelizmente, logo se tornou evidente que a cocaína não era o anestésico local ideal, principalmente na forma injetável, devido a sua toxicidade e a possibilidade de vício, o que motivou a busca por melhores agentes anestésicos.[8] Outros alcaloides vegetais foram pesquisados, como a tropacocaína, que apesar de menos tóxica que a cocaína, era também menos potente e neutralizava os efeitos da adrenalina.[8]

Entretanto, um avanço significativo ocorreu somente quando alternativas sintéticas se tornaram disponíveis. Em 27 de novembro de 1904 o químico alemão Alfred Einhorn (1856-1917) patenteou 18 derivados do ácido para-aminobenzoico, entre eles a novocaína (Figura 11). O nome novocaína apareceu somente em 1905, dado por Heinrich Braun, que reportou excelentes resultados com diferen-

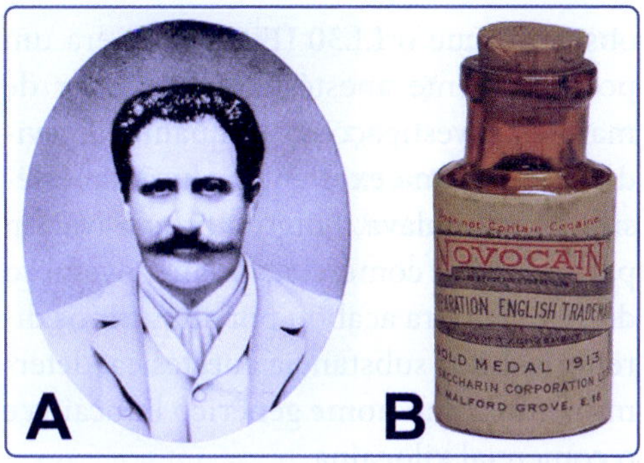

FIGURA 11 A: Alfred Einhorn (1856-1917), que sintetizou e patenteou 18 derivados do ácido para-aminobenzoico, entre eles a novocaína. B: vidro contendo novocaína, no qual se pode ler "Não contém cocaína".

Fonte: disponível em http://worldkings.org/news/world-almanac-event-academy/worldkings-on-this-day-february-13-2019-u-s-patent-no-812-554-was-issued-to-alfred-einhorn-for-synthesis-of-procaine-which-was-given-the-tradename-of-novocain-for-use-as-a-local-anaesthetic-in-1906.

tes concentrações de novocaína e adrenalina. Heinrich Braun definiu na época os critérios para sua avaliação das substâncias anestésicas sintéticas, que foram: (1) deve ter uma proporção terapêutica melhor do que a cocaína, (2) penetrar mais facilmente nos tecidos, (3) ser melhor absorvida pelos tecidos e sem efeitos irritantes, (4) ser quimicamente estável quando esterilizado a calor em água e (5) ser compatível com adrenalina.[8] A novocaína se mostrou segura e rapidamente se tornou a solução padrão de anestésico local, sendo renomeada procaína nos EUA durante a Primeira Guerra Mundial.[1]

Entretanto, os efeitos anestésicos eram fracos e de curta duração, o que exigia altas concentrações de adrenalina, sobretudo em técnicas infiltrativas. Adicionalmente, alguns pacientes e profissionais da saúde se mostraram bastante alérgicos à novocaína. Essas desvantagens motivaram a procura de outras alternativas. Ambas, cinchocaína e a tetracaína, foram sintetizadas em 1920, mas apesar de possuírem uma maior duração do seu efeito anestésico, sua alta toxicidade limitou muito o uso.[8] Portanto, nenhum dos anestésicos desenvolvidos na primeira metade do século XX provou ser claramente mais eficaz.

O desenvolvimento da anestesia local sempre foi um processo ativo, contudo o passo seguinte foi propiciado por um daqueles "acidentes" na ciência que tem consequências importantes, podendo ser considerado como serendipidade, ou seja, o efeito do acaso na ciência. Em 1934, o processo da busca por uma substância anestésica segura se deslocou da Alemanha para a Suécia. No laboratório de Hans von Euler em Estocolmo, um estudante de pós-doutorado, Holger Erdtman, estava trabalhando na estrutura de um alcaloide, a gramina. Para provar suas conclusões, ele tentou sintetizar seu composto, mas acabou produzindo seu isômero, a isogramina. O teste mais utilizado na época para os anestésicos locais era o chamado *tasting*, que consistia em colocar a substância na cavidade bucal e assim verificar as sensações provocadas por ela. Esse teste realizado com a isogramina acabou por gerar uma área significante de anestesia e, em consequência, resultou em um projeto de pesquisa para analisar sua toxicidade que foi financiado por uma pequena empresa na época, a Astra.[8]

Em 1935, Nils Lofgren (Figura 12), um estudante de graduação que trabalhava com Hans von Euler, se ofereceu para participar de um projeto em que foram sintetizados 16 compostos, sendo selecionados os dez mais eficientes em provocar dormência na boca. Infelizmente, nenhum

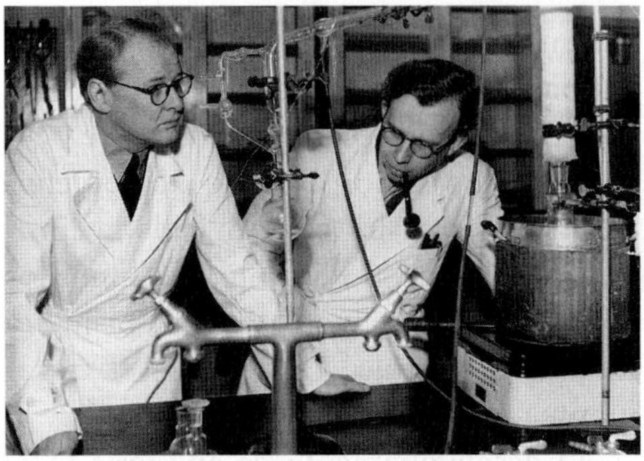

FIGURA 12 Os químicos suecos Nils Lofgren e Bengt Lundquist, que desenvolveram a lidocaína entre 1943 e 1946, no laboratório onde trabalhavam, em Estocolmo.

Fonte: Wildsmith e Jansson.[8]

deles foi tão eficiente quanto a procaína, mesmo um precursor da lidocaína, e o projeto foi abandonado.[8] Em 1941, Nils Lofgren foi contratado como professor assistente no departamento do Dr. Hans von Euler, onde em 1943 um entusiástico estudante de nome Bengt Lundqvist (Figura 12) juntou-se ao grupo de pesquisa comandado por Lofgren. Lundqvist insistiu muito para que Lofgren permitisse que um composto rotulado de "LL30" (Figura 13), que parecia muito promissor, fosse testado. Lundqvist utilizou esse composto para realizar vários bloqueios em si próprio e

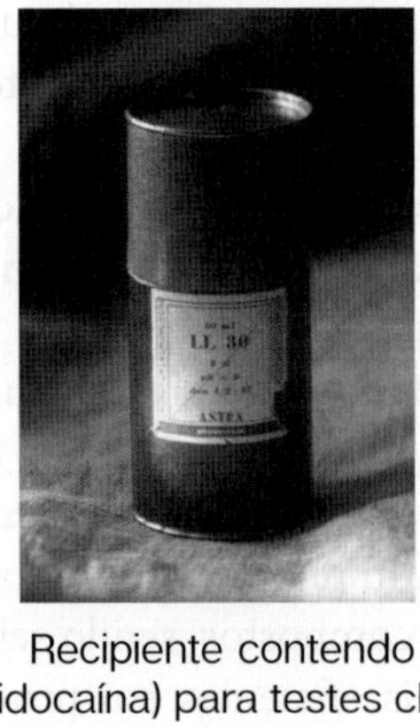

FIGURA 13 Recipiente contendo a substância LL30 (lidocaína) para testes clínicos.

Fonte: Wildsmith e Jansson. [8]

observou que o LL30 (Figura 13) era um potente agente anestésico, merecedor de maiores investigações.[8] Enquanto as evidências de uma excelente solução anestésica se acumulava, Lofgren procurava um patrocinador comercial, e em novembro de 1943 a Astra acabou por adquirir os direitos sobre a substância anestésica, determinando como nome genérico lidocaína e o comercial xilocaína.

A lidocaína foi clinicamente introduzida em 1945, por Torsten Gordh (1907-2010), o primeiro médico da Suécia a se especializar em anestesiologia. Sua pesquisa clínica com esse anestésico local indicou que era mais eficaz e resultou em anestesia mais duradoura quando comparada com os outros anestésicos locais disponíveis na época. A substância anestésica foi lançada comercialmente na Suécia em janeiro de 1948 e subsequentemente nos demais países.[8] A lidocaína obteve um sucesso expressivo e rápido, tanto clínico como financeiro, mas, infelizmente, devido à distribuição dos *royalties*, acabou por gerar problemas sérios de relacionamento entres os pesquisadores que a sintetizaram.[8]

A composição química da lidocaína é muito diferente da novocaína, entretanto a lidocaína se mostrou mais segura, apresentando ainda efeito anestésico maior e menor incidência de reações alérgicas que a novocaína.[1]

Logo em seguida, os anestésicos do tipo amida começaram a ser desenvolvidos. Em 1957, Bo af Ekenstam et al. sintetizaram a mepivacaína e a bupivacaína. Em 1969, a prilocaína foi sintetizada por Nils Lofgren e Cläes Tegner, e, em 1972, Adams et al. desenvolveram a etidocaína. O primeiro artigo mencionando a articaína foi publicado em 1972.[1]

A busca por um anestésico local seguro e eficaz percorreu um longo caminho desde os primeiros experimentos com a cocaína, entretanto os pesquisadores ainda continuam à procura desse anestésico.[1]

REFERÊNCIAS

1. Calatayud J, González A. History of the development and evolution of local anestesia since de coca leaf. Anesthesiology. 2003;98:1503-8.
2. Greene NM. A consideration of factors in the discovery of anestesia and their effects on its development. Anesthesiology. 1971;35:515-22.
3. Westhorpe R. Horace Wells (1815-1848). Anaesth Instens Care. 1996;24:415.
4. Haridas RP. Horace Wells, demonstration of nitrous oxide in Boston. Anesthesiology. 2013;119:1014-22.
5. Bause GS. Horace Wells'"Humbug Affair" occurred at Massachusetts General Hospital? Humbug!. Anesthesiology. 2013;119:1009-10.
6. Tanchyk AP. Horace Wells as a classic tragic hero or Horace Wells: reconciliation with a tragic hero. J Anesth Hist. 2021;7:27-31.
7. López-Valverde A, De Vicente J, Cutando A. The surgeons Halsted and Hall, cocaine and the discovery of dental anaesthesia by nerve blocking. British Dent J. 2011;10:485-7.
8. Wildsmith JAW, Jansson J-R. From cocaine to lidocaine. Eur J Anaesthesiol. 2015;32:143-146.

2

Neuroanatomia e neurofisiologia aplicadas à anestesiologia odontológica

Simone Cecilio Hallak Regalo
Selma Siessere
Ligia Maria Napolitano Gonçalves
Marcelo Palinkas
Hermano Teixeira Machado
Edneia Corrêa de Mello
Guilherme Gallo Costa Gomes
Elaine Aparecida Del Bel Belluz Guimarães
Glauce Crivelaro do Nascimento
Luiz Guilherme de Siqueira Branco
Paulo Batista de Vasconcelos
Pedro Henrique Silva Gomes Ferreira
Letícia Pitol Palin
Edson Donizetti Verri
Paulo Roberto Botacin
Roberta Okamoto
Luiz Gustavo de Sousa

PONTOS-CHAVE

- A anatomia do nervo trigêmeo, suas divisões, áreas de inervação e vias trigeminais com enfoque para os profissionais da odontologia.
- A neurofisiologia do nervo trigêmeo, a relação desse nervo com a somestesia estomatognática, sensações dolorosas e os mecanismos de ação dos anestésicos locais.
- Demonstração das referências anatômicas objetivando o sucesso das técnicas anestésicas. Técnicas de anestesia tradicionais e complementares em adultos e crianças.

NEUROANATOMIA

Nervo trigêmeo

O nervo trigêmeo é o quinto (V) par dos nervos cranianos e um dos maiores nervos que fazem conexão com o encéfalo. Tem sua origem aparente na superfície anterior do tronco encefálico. Trata-se de um nervo misto, porém a raiz sensitiva é consideravelmente maior que a raiz motora. As fibras sensitivas são responsáveis pela sensibilidade somática geral de grande parte da cabeça, enquanto as fibras motoras, em menor quantidade, inervam os músculos que movimentam a mandíbula (Figuras 1 e 2). Por isso, os profissionais

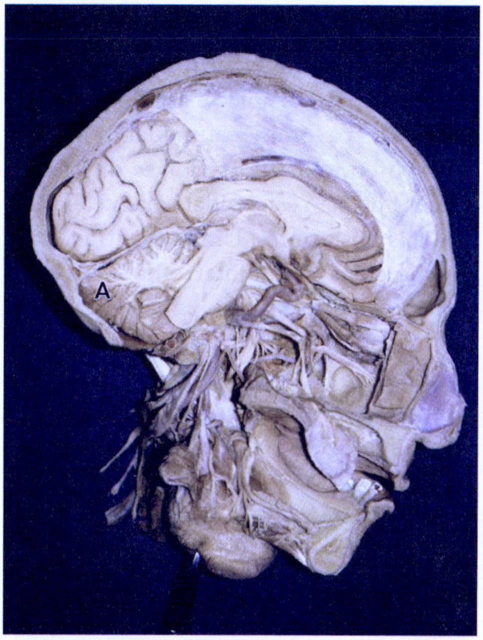

FIGURA 1 Nervo trigêmeo (A).

Fonte: acervo dos autores.

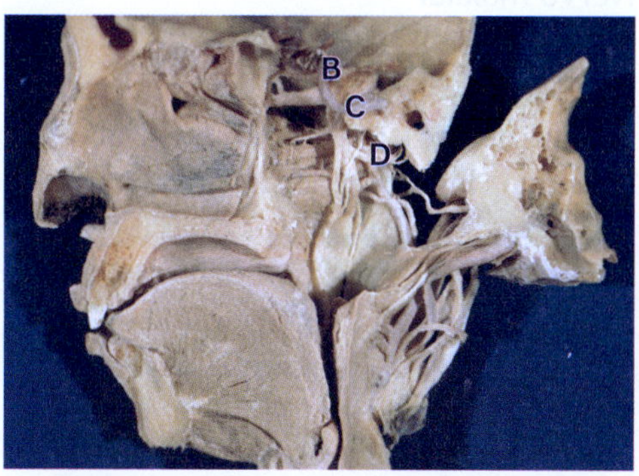

FIGURA 2 Ramos do nervo trigêmeo. B: oftálmico. C: maxilar. D: mandibular.

Fonte: acervo dos autores.

da área odontológica devem ter profundo conhecimento desse nervo.

No interior do crânio, na face petrosa do osso temporal, observa-se uma dilatação da raiz sensitiva do nervo trigêmeo nomeada de gânglio trigeminal (gânglio semilunar ou gânglio de Gasser) (Figura 3). As fibras que formam esse gânglio apresentam três divisões primárias, nervos oftálmico, maxilar e mandibular, que penetram no crânio por diferentes aberturas. O nervo trigêmeo é assim denominado devido a essas três divisões bem definidas. A raiz motora tem origem no núcleo motor do nervo trigêmeo (localizado na ponte cerebral) e destina-se aos músculos da mastigação.

Nervo oftálmico (primeira divisão do trigêmeo)

Descrito como sendo o primeiro e menor ramo do nervo trigêmeo, o nervo oftálmico é sensitivo (aferente) e inerva a parte superior da face (Figura 4). Próximo de sua origem (gânglio trigeminal), emite o ramo meníngeo. Em seguida, dirige-se para a frente e para dentro, apoiado na parede lateral do seio cavernoso e junto aos nervos oculomotor (III par), troclear (IV par), abducente (VI par) e à veia oftálmica que atravessa a fissura orbital superior. Ao chegar à cavidade orbital, o nervo oftálmico divide-se em três ramos colaterais: nervos lacrimal, frontal e nasociliar.

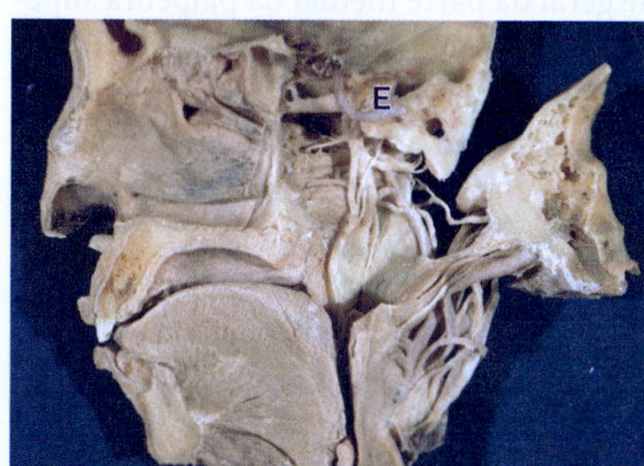

FIGURA 3 Gânglio trigeminal (E).

Fonte: acervo dos autores.

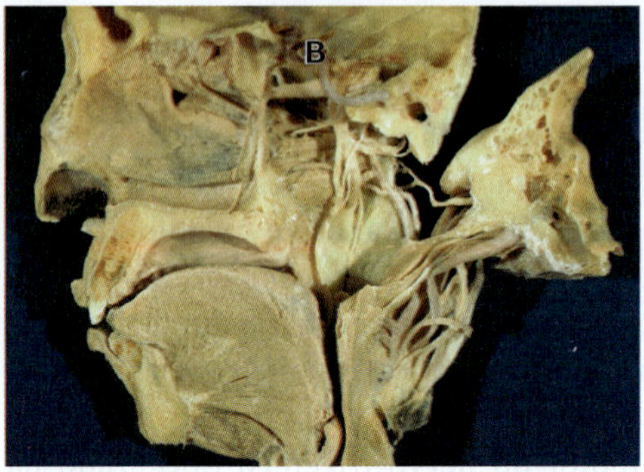

FIGURA 4 Nervo oftálmico (B).

Fonte: acervo dos autores.

Nervo lacrimal

O nervo lacrimal é o menor e mais lateral ramo do nervo oftálmico. Transmite a sensibilidade da porção lateral da pálpebra superior, conjuntiva e glândula lacrimal. Esse nervo recebe o ramo comunicante do nervo zigomático (nervo maxilar), que possui fibras pós-ganglionares parassimpáticas para a glândula lacrimal, estimulando a secreção.

Nervo frontal

O nervo frontal é o maior ramo do nervo oftálmico e origina dois ramos principais: nervos supratroclear (ramo medial) e supraorbital (ramo lateral). O nervo supratroclear é responsável pela sensibilidade geral da parte medial da pálpebra superior, cútis da raiz do nariz e cútis da fronte vizinha. O nervo supraorbital emite ramos ao seio frontal, à porção média da pálpebra superior e à cútis frontal.

Nervo nasociliar

O nervo nasociliar é o mais medial dos três ramos do nervo oftálmico. Em seu trajeto, emite vários ramos. Ao atravessar o forame etmoidal anterior, continua como nervo etmoidal anterior, e na cavidade nasal se divide em ramos nasais internos, que inervam a porção anterior da cavidade nasal, e ramos nasais externos, que se distribuem na cútis do ápice e asa do nariz. Ao atravessar o forame etmoidal posterior, o nervo etmoidal posterior se distribui à mucosa do seio esfenoidal e das células etmoidais posteriores. Um ramo atravessa o gânglio ciliar e, sem interromper, vai até o bulbo ocular. O gânglio ciliar, localizado na cavidade orbital, é um anexo ao nervo oculomotor (III par). O gânglio recebe a raiz oculomotora (fibras parassimpáticas pré-ganglionares), que nele faz sinapse e origina fibras pós-ganglionares, que são os nervos ciliares curtos. Os nervos ciliares longos acompanham o trajeto dos nervos ciliares curtos e inervam corpo ciliar, íris e córnea. O nervo infratroclear, um ramo terminal, junto com o nervo supratroclear (ramo do frontal), inerva pálpebras, saco lacrimal e parte lateral do nariz.

Nervo maxilar (segunda divisão do trigêmeo)

O nervo maxilar é o ramo intermediário do nervo trigêmeo e essencialmente sensitivo (Figura 5). Distribui-se para dura-máter, parte da mucosa nasal, palatos duro e mole, região da bochecha e lábio superior. Do gânglio trigeminal, o nervo maxilar dirige-se horizontalmente para a frente, ao longo da parte inferior da parede lateral do seio cavernoso. Abandona o crânio pelo forame redondo e chega à fossa pterigopalatina. Após cruzá-la, penetra na órbita pela fissura orbital inferior. Seus ramos podem ser divididos em quatro grupos, de acordo com sua origem:

1. Nervo meníngeo (no crânio).
2. Pterigopalatino, zigomático e alveolar superior posterior (na fossa pterigopalatina).

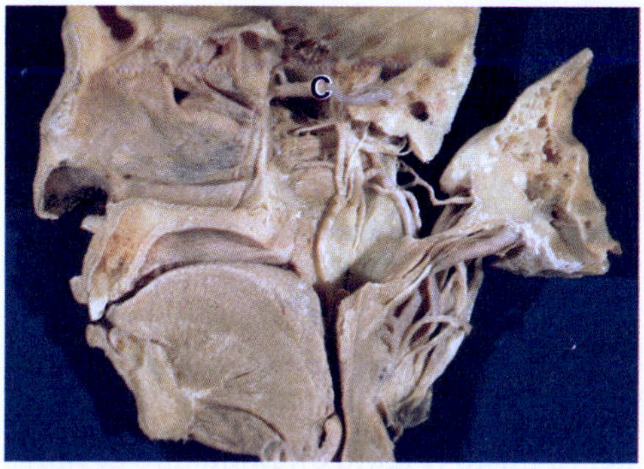

FIGURA 5 Nervo maxilar (C).

Fonte: acervo dos autores.

3. Alveolar superior médio e anterior (no canal infraorbital).
4. Palpebrais, nasais e labiais superiores (na face).

Nervo meníngeo

No crânio, o nervo meníngeo origina-se próximo ao forame redondo e inerva a dura-máter da fossa craniana média.

Nervo pterigopalatino

Uma parte do nervo pterigopalatino atravessa o forame pterigopalatino, penetra na cavidade nasal e emite os ramos nasais posteriores, superiores e mediais que inervam a mucosa da região posterior da cavidade e do septo nasal. O ramo medial, de maior comprimento, que penetra no canal incisivo é o nervo nasopalatino. Pelo canal incisivo, os dois nervos nasopalatinos (direito e esquerdo) adentram na cavidade bucal e inervam parte anterior do palato duro, gengiva palatina dos dentes anteriores da maxila e estruturas do septo nasal. A outra porção do nervo pterigopalatino apresenta um trajeto para baixo até encontrar o canal pterigopalatino. Quando isso ocorre, esse ramo é denominado nervo palatino e, em seu trajeto, divide-se em palatino maior e palatinos menores. O nervo palatino maior emerge pelo forame palatino maior e inerva mucosa, gengiva e glândulas do palato duro. Na região palatina dos caninos superiores, comunica-se com o nervo nasopalatino. Os nervos palatinos menores emergem pelos forames palatinos menores e inervam a úvula, o palato mole e as tonsilas palatinas.

Nervo infraorbital

Em seu trajeto, o nervo infraorbital origina diferentes ramos. Na fossa infratemporal, divide-se em nervos alveolares superiores posteriores. Esses nervos perfuram a tuberosidade da maxila pelos forames alveolares. Ao penetrarem na maxila, os filetes nervosos percorrem os canalículos até atingirem a base do osso alveolar e inervam os molares superiores (exceto a raiz mesiovestibular do primeiro molar superior), o periodonto correspondente e a mucosa do seio maxilar. Na altura do sulco infraorbital, surgem os nervos alveolares superiores médios. Esses ramos percorrem o teto do seio maxilar e, depois, em sua parede lateral, convergem para a base do osso alveolar. Inervam os pré-molares e a raiz mesiovestibular do primeiro molar superior, o periodonto e a gengiva vestibular correspondente. São inconstantes em 60% dos casos. Quando ausentes, a região é inervada, principalmente, pelos nervos alveolares superiores anteriores. Tal fato deve ser considerado ao realizar uma anestesia local.

No canal infraorbital, os nervos alveolares superiores anteriores percorrem junto à parede anterior do seio maxilar. Dão origem a um ramo nasal para a mucosa da porção anterior da parede lateral e para o assoalho da cavidade nasal. Além disso, fornecem ramos para o plexo dental superior e inervam os incisivos, caninos e gengiva vestibular correspondente. Em alguns casos, os nervos alveolares superiores anteriores cruzam a linha mediana. Essa situação deve ser considerada ao realizar anestesia local para os dentes anteriores da maxila e estruturas a eles relacionadas.

Na base do osso alveolar, os nervos alveolares superiores (posteriores, médios e anteriores) sofrem anastomose e formam o plexo dental superior. Do plexo partem os nervos dentais que penetram nos forames apicais (junto com os vasos correspondentes) e originam as polpas dentais. Também partem do plexo os nervos interdentais e inter-radiculares, que inervam ligamento periodontal, gengiva vestibular, papila interdental e septos interdentais e inter-radiculares.

Ao emergir pelo forame infraorbital, o nervo infraorbital ramifica-se em nervos palpebrais, que inervam a cútis da pálpebra inferior; nervos nasais, que inervam a asa e porção móvel do septo nasal, e nervos labiais superiores, que inervam o lábio superior e a porção anterior da bochecha, a mucosa bucal e as glândulas labiais.

Nervo zigomático

O nervo zigomático origina-se na fossa pterigopalatina, penetra na órbita pela fissura orbital inferior e acompanha a borda lateral do assoalho orbital. Nesse trajeto, o nervo envia um ramo comunicante para a glândula lacrimal, formado por fibras parassimpáticas pós-ganglionares, oriundas do gânglio pterigopalatino. Depois, penetra no forame zigomático-orbital e, dentro do osso zigomático, divide-se em dois ramos: o nervo zigomaticofacial, que emerge na face pelo forame zigomaticofacial e inerva a cútis dessa região (maçã do rosto), e o nervo zigomaticotemporal, que emerge pela fossa temporal e inerva uma pequena área da cútis da região temporal.

Nervo mandibular (terceira divisão do trigêmeo)

O nervo mandibular, mais volumoso dos três ramos do nervo trigêmeo, é um nervo misto (Figura 6). Enquanto as fibras sensitivas originam-se no gânglio trigeminal, as fibras motoras passam por trás do gânglio e, unidas, atravessam o forame oval, alcançando a fossa infratemporal. Em um curto trajeto pela fossa infratemporal, emite o nervo meníngeo, que penetra na cavidade craniana pelo forame espinhoso, inervando as meninges das fossas cranianas média e posterior e da calota craniana. A parte principal do nervo man-

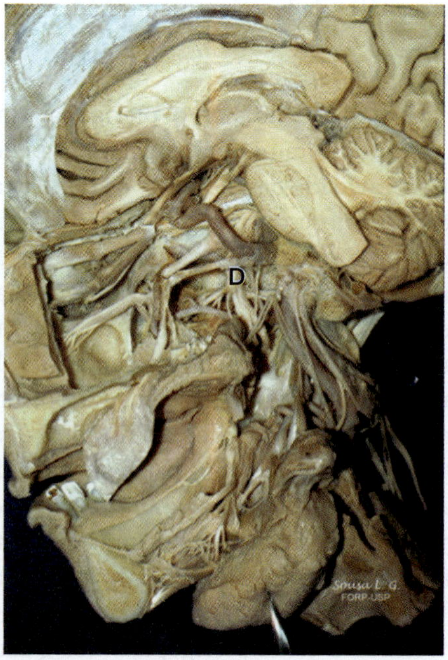

FIGURA 6 Nervo mandibular (D).
Fonte: acervo dos autores.

dibular divide-se em uma pequena parte anterior e outra posterior de maior tamanho, que são os ramos terminais do grupo anterior e posterior.

Ramos terminais do grupo anterior

Os ramos terminais do grupo anterior são predominantemente motores e distribuem-se aos músculos da mastigação. O nervo pterigóideo lateral penetra na face profunda do músculo pterigoideo lateral e fornece inervação não só para esse músculo, mas também para o músculo tensor do tímpano e do véu palatino. O nervo pterigóideo medial penetra pela superfície profunda do músculo pterigóideo medial e nele se distribui. O nervo massetérico passa por cima do músculo pterigóideo lateral, desce, atravessa a incisura mandibular e chega ao músculo masseter. Um pequeno ramo sensitivo se destaca para a articulação temporomandibular. Os nervos temporais profundos sobem e se distribuem no músculo temporal em sua face profunda, anterior e posteriormente. O nervo bucal é um ramo sensitivo que se dirige adiante para alcançar o músculo bucinador e inervar as áreas da cútis e mucosa que cobrem esse músculo, bem como a gengiva vestibular dos dentes posteriores da mandíbula.

Ramos terminais do grupo posterior

Os ramos terminais do grupo posterior são de maior tamanho. A porção posterior do nervo mandibular é principalmente sensitiva, porém contém fibras motoras. A porção sensitiva inclui os ramos auriculotemporal, lingual e alveolar inferior.

O nervo auriculotemporal origina-se por duas raízes que envolvem a artéria média. Em seu trajeto, conduz fibras parassimpáticas secretoras para a glândula parótida. Essas fibras são procedentes do nervo petroso menor (um ramo do nervo glossofaríngeo) e percorrem pelo nervo auriculotemporal somente após realizarem sinapse no gânglio ótico, localizado próximo ao forame oval. Próximo ao meato acústico externo, o nervo auriculotemporal comunica-se com o nervo facial. Transita junto aos vasos temporais superficiais e inerva a cútis, a fáscia do temporal e as áreas adjacentes do couro cabeludo. Emite também ramos para a articulação temporomandibular, o meato acústico externo e a membrana timpânica. Ramos auriculares anteriores inervam a cútis do trágus e parte do pavilhão auditivo.

O nervo lingual contém fibras sensitivas para os dois terços anteriores da língua, assoalho da boca e gengiva lingual dos dentes inferiores. Próximo de sua origem, une-se com o nervo corda do tímpano, um ramo do nervo facial que conduz fibras sensitivas especiais de gustação. O nervo lingual desce anteriormente ao nervo alveolar inferior, com o qual às vezes se comunica, para alcançar a mucosa bucal. Depois, cruza o espaço situado entre os músculos hioglosso e miloióideo, contorna inferiormente o ducto submandibular e repousa sobre o músculo genioglosso. Dirige-se para a frente, ao longo da face lateral da língua, onde distribui suas fibras sensitivas. Seus filetes terminais comunicam com os nervos hipoglosso e glossofaríngeo.

O nervo lingual se comunica com o gânglio submandibular, situado superiormente ao lobo profundo da glândula submandibular. No entanto, a inervação parassimpática das glândulas sublingual e submandibular provém do nervo corda do tímpano, cujas fibras sensitivas unem-se ao nervo lingual.

Devido à proximidade, o nervo lingual também é anestesiado quando se realiza o bloqueio do nervo alveolar inferior. Em alguns casos, o nervo lingual pode ser observado ao exame clínico, próximo às raízes do último dente inferior, onde é recoberto por uma delgada camada de mucosa. Por isso, é frequente a lesão desse nervo durante a extração do terceiro molar inferior ou outro tipo de intervenção nessa região.

O nervo alveolar inferior é principalmente sensitivo, mas também apresenta algumas fibras motoras. Junto com os vasos alveolares inferiores, ocupa toda a extensão do canal mandibular. Desce atrás do nervo lingual, passa entre o ligamento esfenomandibular e o ramo da mandíbula e alcança o forame mandibular. Antes de entrar no canal mandibular, emite um ramo motor, o nervo miloióideo, que inerva o músculo miloióideo e o ventre anterior do músculo digástrico. No canal mandibular, próximo do forame mentual, emite o nervo mentual, que se distribui na cútis do mento e do lábio inferior. O nervo alveolar inferior segue para a sínfise mentual, distribuindo-se ao dente canino, incisivos e, geralmente, aos incisivos inferiores do lado oposto. Na sínfise, inerva também a cútis e a mucosa do lábio da região mentual. Os ramos gengivais se distribuem na gengiva, e os ramos dentais formam o plexo dental inferior, que penetra em cada raiz dental (acompanhado dos vasos correspondentes) e forma a polpa dental. Os plexos dentais inferiores direito e esquerdo, especialmente na região de canino a canino, sofrem anastomose entre si.

Pode ocorrer a presença do nervo alveolar inferior bífido, isto é, há dois nervos no mesmo lado com a existência de mais de um forame mandibular. Essa situação é detectada radiograficamente e pode ser uni ou bilateral. Tal fato deve ser considerado ao realizar a anestesia nos dentes inferiores.

Agora devemos entender a via ascendente do nervo trigêmeo, que está descrita a seguir.

Via ascendente da cabeça ou via aferente da cabeça ou via trigeminal

Para entender o mecanismo de atuação dos anestésicos no tratamento odontológico, é necessário conhecer a via ascendente da cabeça. Deve-se compreender o caminho percorrido pelas fibras nervosas aferentes somáticas e viscerais gerais, e a relação com a condução da dor. A dor é definida segundo a Associação Internacional para Estudo da Dor como "Uma experiência sensorial e emocional desagradável, relacionada com o dano real e aparente dos tecidos orofaciais e descrita como se este dano tivesse ocorrido".

O cirurgião-dentista precisa conhecer a via trigeminal para poder entender como ocorre o processamento da formação do estímulo da dor na prática odontológica. Por isso, é necessário classificar a via nervosa em quatro passos distintos: o receptor, o trajeto periférico, o trajeto central e a área cortical. Os receptores da dor são classificados em terminação nervosa livre, o trajeto periférico é composto pelo nervo trigêmeo, o trajeto central é composto pelo lemnisco trigeminal, e a área cortical é formada pelo giro pós-central e classificada como área somestésica sensitiva geral, que está localizada no final do sulco central, delimitando o giro pré-central do giro pós-central.

Agora, será descrita a via nervosa aferente (sensitiva geral) do principal nervo craniano responsável por essa função, que é o trigêmeo (V par). Como primeiro passo, deve-se começar a descrição pelo receptor, que é responsável por originar o impulso nervoso aferente geral, sendo a via composta pela terminação nervosa livre, responsável pelo estímulo da dor aguda e crônica. Ele está relacionado com as fibras C e A-delta, que são nociceptivas, enquanto apenas cerca de 20% das fibras A-alfa e A-beta são nociceptivas. O fenômeno aferente doloroso consciente leva à transformação dos estímulos físicos ou químicos no potencial de ação por meio da membrana axonal ou pelas terminações nervosas ou pelo nociceptor, que são transferidos pelas fibras nervosas do sistema nervoso periférico (SNP) ao sistema nervoso central (SNC).

Esse estímulo gerado pelo receptor, que é conduzido por meio do nervo trigêmeo, determina o segundo passo da via trigeminal, descrito como sendo o trajeto periférico constituído pelos ramos sensitivos das três porções do nervo trigêmeo que são responsáveis pela condução da informação do estímulo da dor do receptor até o tronco encefálico (ponte), onde internamente estão os núcleos do nervo trigêmeo, denominados núcleo sensitivo principal, núcleo do trato espinal, núcleo mesencefálico (neurônios pseudopolares) e núcleo motor (neurônios multipolares). Com isso, a via trigeminal é dividida em dois segmentos: via trigeminal exteroceptiva e via trigeminal proprioceptiva, decorrente da relação dos núcleos sensitivo principal e trato espinal (exteroceptiva) com o núcleo mesencefálico (proprioceptiva).

As fibras nervosas aferentes do nervo trigêmeo penetram na ponte, e quase 50% dessas fibras dividem-se em fibras ascendentes e fibras descendentes. As fibras ascendentes terminam no núcleo sensitivo principal (homólogo aos núcleos dos funículos dorsais da medula espinal: fibras táteis), enquanto as fibras descendentes terminam no trato espinal (homólogo às lâminas mais dorsais da coluna posterior: fibras dolorosas e temperatura) (Figura 7). É importante lembrar que o núcleo mesencefálico é responsável pela condução das informações proprioceptivas trazidas pelo nervo trigêmeo e o núcleo motor (fibras motoras branquiais) inerva os músculos do primeiro arco branquial (músculo temporal, músculo masseter, músculo pterigóideo medial, músculo pterigóideo lateral e o ventre anterior do músculo digástrico).

As informações aferentes transportadas e que são recebidas pelos ramos do nervo trigêmeo são codificadas pelos núcleos, formando fibras nervosas, o que origina o terceiro passo da via trigeminal. As fibras do núcleo sensitivo principal decussam do lado oposto e se encaminham ao tálamo. As fibras do núcleo do trato espinal cruzam a linha mediana e juntam-se ao trato espinotalâmico, e as fibras do núcleo mesencefálico dirigem-se ao tálamo do lado oposto. Todas essas fibras se direcionam ao núcleo ventral posteromedial do tálamo contralateral, sendo denominadas fibras do lemnisco trigeminal. A função do lemnisco trigeminal é prover informações da sensibilidade somestésica geral de grande parte da cabeça. Outra informação importante é que ele não tem formação única, mas apresenta uma divisão dorsal (lemnisco trigeminal dorsal) e outra ventral (lemnisco trigeminal ventral). A divisão dorsal é homolateral e origina-se do núcleo principal sensitivo, enquanto a ventral é toda cruzada, originando-se do núcleo do trato espinal. As fibras do lemnisco trigeminal também se incorporam ao lemnisco medial na região cranial da ponte (Figura 8).

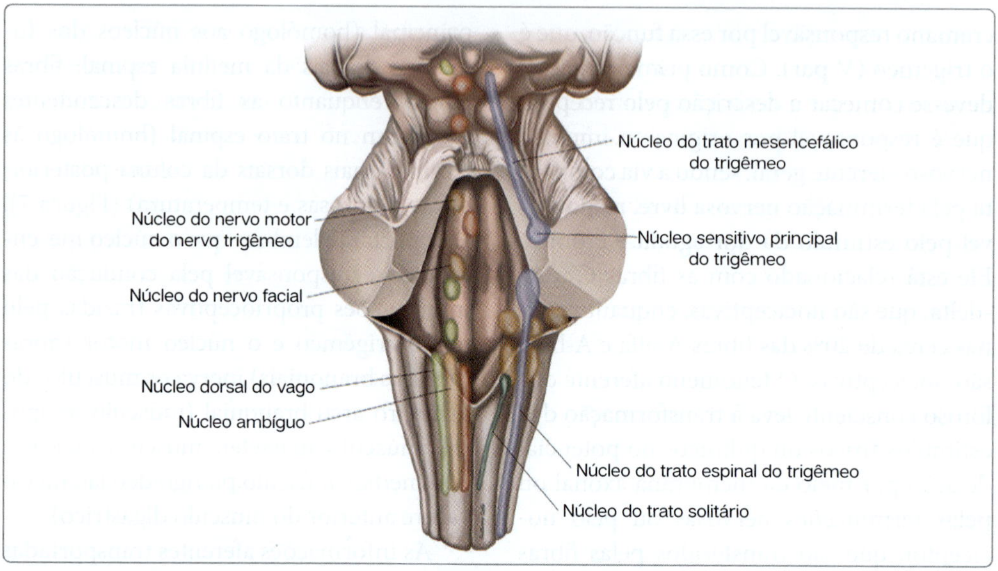

FIGURA 7 Via trigeminal e os núcleos nervosos aferentes.

Fonte: Guilherme Gallo Costa Gomes.

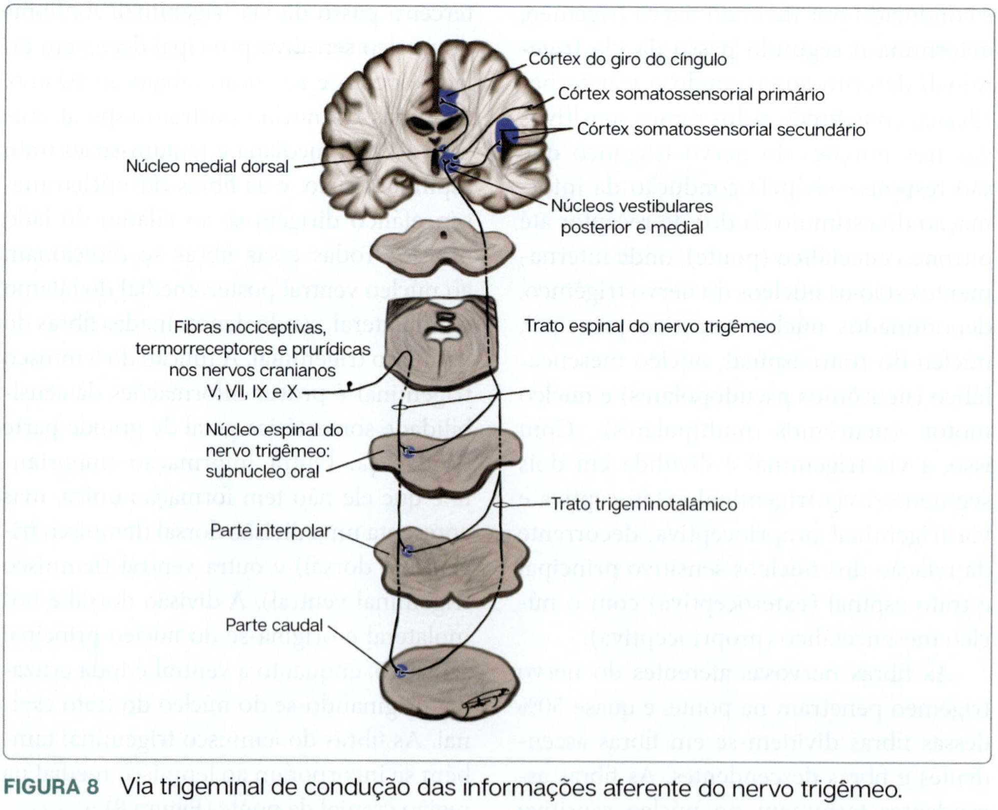

FIGURA 8 Via trigeminal de condução das informações aferente do nervo trigêmeo.

Fonte: Guilherme Gallo Costa Gomes.

Esse momento é considerado o quarto passo da via nervosa, quando fibras nervosas se originam no núcleo ventral posteromedial do tálamo, produzindo radiações talâmicas, em que delimitam um trajeto ascendente pela cápsula interna, pela coroa radiada e que finaliza no sulco central a parte inferior, onde se localiza no giro pós-central a área correspondente à região da cabeça.

NEUROFISIOLOGIA

O objetivo desta seção é apresentar aspectos gerais da neurofisiologia estomatognática, com enfoque principal em suas características funcionais, que são importantes para a anestesiologia odontológica.

Suprimento nervoso: somestesia estomatognática

Os nervos cranianos são os responsáveis pelo suprimento neural e pelo controle das funções estomatognáticas. Emergindo da base do crânio, esses nervos têm origem, em sua maioria, em diferentes regiões do tronco encefálico. Existem 12 pares de nervos cranianos responsáveis pela condução das informações sensoriais provenientes da região orofacial. Sete deles têm a finalidade de relacionar informações oriundas dos órgãos dos sentidos (I, II, V, VII, VIII, IX e X), 4 estão envolvidos nas funções motoras somáticas (V, VII, XI, XII) do segmento cefálico ou cervical, 1 tem funções viscerais não apenas da cabeça, mas também do tórax e abdome (X), e 3 regulam a função das glândulas salivares ou lacrimais (VII, IX, X).

O nervo trigêmeo, como indicado na primeira seção deste capítulo, merece destaque especial por integrar um dos mais completos sistemas no organismo, o sistema trigeminal, com componentes sensitivo e motor. O conjunto de núcleos no tronco encefálico é constituído pelos núcleos espinal, principal, mesencefálico e motor. O núcleo espinal possui neurônios sensoriais de segunda ordem, os quais codificam informações sensoriais principalmente dolorosas e térmicas. O núcleo principal codifica informações sensoriais táteis da região da face. No núcleo mesencefálico encontram-se neurônios sensoriais que inervam o fuso muscular dos músculos mastigatórios, enquanto o núcleo motor possui majoritariamente motoneurônios que irão controlar a musculatura mastigatória.

A somestesia é um ponto de grande destaque do sistema estomatognático, considerando que a cavidade oral tem proporção muito alta de inervação sensorial. A inervação da cavidade oral também tem representação proporcionalmente grande no cérebro em comparação com a inervação relacionada a outras áreas periféricas do corpo. Isso resulta em menores limiares para alguns estímulos, e melhor discriminação (p. ex., quanto à localização do estímulo) do que na maioria das outras áreas do corpo.

Alguns receptores sensoriais são encontrados em todas as regiões da cavidade oral, incluindo lábios, língua, dentes e mucosa, entretanto, sua densidade não é homogênea em todos os territórios, o que determina diferença na percepção sensorial. Esses receptores também são encontrados nos músculos da mastigação e na articulação temporomandibular. O sistema sensorial somático transmite informações sobre quatro modalidades: toque, temperatura, dor e propriocepção. Os receptores para cada modalidade são estruturas especializadas, permitindo-lhes detectar tipos específicos de estímulos. Os principais tipos de receptores incluem:

- Mecanorreceptores, que respondem a estímulos táteis.
- Termorreceptores, que respondem a estímulos frios e quentes.
- Nociceptores, que respondem à dor, ou estímulos de alta intensidade.

Na boca e no lábio, três tipos diferentes de mecanorreceptores foram descritos: tipos I e II de adaptação lenta e tipo I de adaptação rápida. Estes estão associados a um tipo particular de percepção tátil: pressão, estiramento da pele e toques na pele, respectivamente. Os receptores do tipo I possuem campos receptivos pequenos e bem definidos, enquanto os receptores do tipo II apresentam campos receptivos maiores e menos definidos. A maioria das unidades aferentes mecanorreceptoras na pele da face humana adapta-se lentamente, com campos receptivos pequenos e bem definidos, o que os torna adequados para sinalizar a localização da estimulação e para o ajuste de detalhes finos. Na mucosa oral e na zona de transição do lábio, principalmente mecanorreceptores de adaptação lenta são encontrados. Em contraste, a língua possui, principalmente, receptores de adaptação rápida.

As sensações térmicas resultam de diferenças entre a temperatura do ar ou dos objetos em contato com o corpo e a temperatura normal da pele. Existem dois tipos de termorreceptores na pele, respondendo a temperaturas específicas e mudanças de temperatura:

- Receptores para o frio, ativados por temperatura no intervalo entre 10 e 40°C.
- Receptores para o calor, ativados por temperaturas entre 32 e 45°C.

Destaca-se que, em temperaturas moderadas da pele, por exemplo, a 35°C, ambos os tipos de receptores podem estar ativos. Os receptores para o frio e para o calor também cessam seus disparos (potenciais de ação) à medida que a temperatura se estende para uma faixa prejudicial (abaixo de 5 e acima de 50°C). Nessas temperaturas de estímulo, os humanos percebem a dor ao frio e ao calor, em vez de sensações de frio e calor. O fato do rosto, e principalmente os lábios, conterem mais pontos sensíveis à temperatura do que qualquer outra região do corpo sugere que a temperatura do alimento que entra na boca é bem percebida. Ressalta-se que a percepção de temperatura é fator determinante na percepção da sensação gustativa.

Na região orofacial, a propriocepção (do latim *proprio*, de si mesmo, e *ceptive*, receber) está relacionada à percepção da posição estática da mandíbula, bem como da direção e velocidade de seus movimentos. Também auxilia no controle da força contrátil muscular do sistema mastigatório e das forças que incidem sobre o dente e periodonto. Para tanto, o SNC necessita de informação sensorial proveniente da periferia e monitora a atividade das vias descendentes que partem do córtex motor e de outras áreas motoras supraespinais para os músculos mastigatórios, principalmente.[1] A sensação proprioceptiva da face e da cavidade bucal é derivada unicamente por inervação decorrente do sistema sensorial trigeminal. O principal papel da propriocepção é fornecer retroalimentação sensorial dos tecidos orofaciais para neurônios motores do sistema trigeminal, localizados no núcleo motor.

O ligamento periodontal é o tecido intrabucal mais rico em proprioceptores. Estes podem ser divididos em:

- Proprioceptores de contato oclusal.
- Proprioceptores de descarga espontânea.
- Proprioceptores de botão terminal.
- Proprioceptores de anel terminal.
- Proprioceptores de axônio livre.

Os receptores do periodonto representam um conjunto de elementos sensores que captam vários parâmetros da função periodontal e dental. À proprioceptividade do periodonto é atribuída a geração de pressão interoclusal quando os dentes estão em contato oclusal.

Importante destaque também deve ser dado à mucosa oral, que é rica em diversidade de receptores, de natureza proprioceptiva. Os proprioceptores mucosos se situam em vários pontos e exercem funções bastante variadas e complexas. Proprioceptores da mucosa lingual estão localizados principalmente no dorso da língua, em especial na ponta e bordas laterais. São mecanorreceptores sensíveis a pressão, deformação, tração ou simples contato e contribuem para a sensação estomatostésica, deflagrando reflexos adaptativos, motores da língua, que resultam em movimentos importantes na auto-higiene bucal, na fonação, na mastigação, na deglutição, entre outros.

Esses proprioceptores participam da função de digestão mecânica na cavidade bucal, direcionando o deslocamento da língua durante o tráfego do bolo alimentar para a superfície oclusal de diferentes dentes segundo a consistência do alimento. Proprioceptores da mucosa labial iniciam reflexos posturais ou dinâmicos dos músculos dos lábios (orbiculares da boca), bem como demais músculos da expressão facial, principalmente o bucinador e músculos da língua. São receptores de baixo limiar e adaptação lenta. Os proprioceptores da mucosa do palato duro de particular interesse estão localizados na região supraincisiva. São receptores que auxiliam no controle da contratilidade dos músculos laríngeos intrínsecos e, por conseguinte, da fonoarticulação. Os proprioceptores da mucosa do palato mole são sensíveis a tensão, deformação, toque ou pressão aplicados ao palato mole, com relevância na deglutição, no vômito, na eructação, entre outros. Por fim, os proprioceptores da mucosa retrolingual também são denominados visceroceptores e são de importância para sensações viscerais. São proprioceptores muito sensíveis ao grau de umidade, ou, mais ainda, à presença de fluxo d'água, pelos sulcos existentes aos lados da epiglote. Passam por essa região saliva ou água de bebida, que se dirigem do assoalho bucal para a faringe, passando ao lado da epiglote, podendo excitar então esses receptores hidrossensíveis, que, quando estimulados pelo fluxo de líquido ou simplesmente pelo grau de umidade, promovem impulsos aferentes que determinam, por uma parte, ausência ou inibição da sensação de sede.[2]

A principal função dos músculos da mastigação é fornecer força para a atividade mastigatória. São, portanto, capazes de aplicar grandes forças que poderiam facilmente lesar as estruturas dentárias, os tecidos de suporte, a articulação temporomandibular (ATM) e os próprios componentes musculares. Nesse sentido, a atividade dos motoneurônios que controlam os músculos mastigatórios é precisamente controlada, e os proprioceptores são, assim, essenciais para esse controle. Eles informam os neurônios sensoriais sobre estímulos potencialmente nocivos, e essa informação chega ao SNC para que ocorra ativação dos neurônios motores (contração muscular) ou inibição (relaxamento muscular). Existem dois grandes tipos de receptores proprioceptivos nos músculos da boca: receptores musculares e receptores tendíneos.

Sensação dolorosa

De posse do conhecimento da somestesia (mecânica, térmica, proprioceptiva) do sistema estomatognático, enfatizaremos neste momento a sensação nociceptiva, responsável pela transdução, transmissão e interpretação do estímulo doloroso, ponto importante na compreensão da neurofisiologia no contexto da anestesia odontológica. Embora similar em muitos aspectos a outras sensações somáticas, a percepção da dor, conhecida como nocicepção, depende de receptores e vias especializadas.

As terminações nervosas pouco especializadas que desencadeiam a sensação de dor são designadas nociceptores (do latim *nocere*, "machucar"). Semelhante a outros receptores presentes na pele e no tecido subcutâneo, os nociceptores convertem diversos estímulos em potenciais de receptor, os quais, por sua vez, iniciam potenciais de ação aferentes. Adicionalmente, os nociceptores, assim como outros receptores sensoriais somáticos, têm sua origem nos corpos celulares localizados nos gânglios das raízes dorsais (ou no gânglio do trigêmeo), de onde emitem um processo axonal em direção à periferia e outro em direção ao interior da medula espinhal ou do tronco encefálico.

A palavra "dor" tem origem do latim *dolo*, que significa sofrimento. Já o termo *pain* (dor, em inglês) deriva do grego e significa punição ou pena. Por muitos séculos, estudiosos se dividiram na defesa da ideia do coração ou do encéfalo como a fonte ou centro do processamento da dor. Por meio de investigações anatômicas e fisiológicas de Descartes, tornou-se clara a presença de nervos aptos a transportar informações sensoriais desde a periferia até o cérebro. Atualmente, a mais recente definição de dor proposta pela Associação Internacional para o Estudo da Dor,[3] "uma experiência sensitiva e emocional desagradável, associada a uma lesão tecidual real ou potencial", demonstra a multidimensionalidade da experiência e evidencia que tanto aspectos físicos como emocionais podem determinar a condição dolorosa.

Genericamente, a denominação dor orofacial refere-se às condições álgicas relacionadas às estruturas da boca e face propriamente ditas. Contudo, tanto estruturas do crânio como do pescoço igualmente podem causar dores na face. Conforme a Academia Americana de Dor Orofacial, a área de atuação nesse domínio compreende as condições dolorosas decorrentes dos diversos tecidos da cabeça e do pescoço, abrangendo todas as estruturas que compõem a cavidade oral. O diagnóstico diferencial envolve uma ampla gama de doenças ou condições que afetam, de maneira direta ou indireta, essa parte do corpo. Assim, a dor orofacial pode ser um sintoma das numerosas enfermidades que diariamente afetam as estruturas orofaciais, mas também pode ser um sintoma de doenças localizadas nas regiões vizinhas da cabeça e do pescoço, ou mesmo em áreas mais remotas, configurando, desse modo, dores referidas.

As informações sensoriais dolorosas de origem dentária são conduzidas pelas fibras trigeminais aferentes pelo trato espinal do trigêmeo. O núcleo trigeminal espinal (dividido em suas porções oral, interpolar e caudal) situa-se próximo ao núcleo principal e se estende caudalmente até o nível cervical (C2) da medula espinal. É sugerido que, mais especificamente, as informações nociceptivas provenientes da polpa dentária sejam processadas na divisão caudal do núcleo espinal do nervo trigêmeo. A polpa dentária possui muitas terminações nervosas livres, denominadas nociceptores. Essas terminações são provenientes de ramos periféricos do nervo trigêmeo.

Transdução dos sinais dolorosos de origem dentária

Dado que os nociceptores respondem a uma diversidade de estímulos, como os de natureza mecânica, térmica e química, que têm o potencial de desencadear sensações de dor, é razoável inferir que esse processo seja de extensa complexidade. Na polpa dentária, sugere-se inclusive que os odontoblastos tenham um papel na transmissão dos estímulos externos, considerando a localização dessas células e a teoria hidrodinâmica da dor dentária.

Neste tópico, pretende-se discutir o "caminho" de transmissão da dor de origem dentária/orofacial desde a periferia até o SNC.

Os nociceptores constituem as terminações periféricas livres de dois tipos de fibras nervosas aferentes, que, portanto, conduzem as informações da periferia ao SNC: as fibras do tipo A-delta e C. As terminações nervosas livres dessas fibras aferentes são assim chamadas porque não apresentam alto grau de especialização, já que, diferente da maioria dos terminais das fibras aferentes sensoriais, não estão encapsuladas por células receptoras especializadas. Tanto as fibras do tipo A-delta como as do tipo C possuem pequeno diâmetro, o que contribui, de forma geral, com a mais lenta propagação do sinal doloroso. No entanto, as fibras A-delta são mielinizadas e, portanto, conduzem mais rapidamente ao SNC as informações nociceptivas, se comparadas às fibras do tipo C. Os sinais dolorosos conduzidos pelas fibras A-delta são classificados como agudos e bem localizados. Já as fibras do tipo C são amielinizadas e associadas à condução de dor lenta e difusa. Uma particularidade das fibras do tipo C é que suas terminações reagem a uma gama de estímulos, como os térmicos e mecânicos de alta intensidade, assim como as fibras do tipo A-delta, mas também aos estímulos químicos; assim, suas terminações são denominadas nociceptores polimodais.

Além das fibras nervosas aferentes do tipo A-delta e C, a polpa dentária é formada por vasos sanguíneos e fibras nervosas autônomas que modulam a microcirculação. Todos esses elementos estão confinados às paredes inextensíveis do dente.

O cemento e o esmalte são estruturas altamente mineralizadas que não possuem inervação, porém a dentina é sensível à vasta gama de estímulos, tais como alterações térmicas, pressão mecânica, pH ácido e inflamação. Todos esses estímulos, potencialmente, podem gerar dor. Os canalículos ou túbulos dentinários contêm extensões dos terminais nervosos localizados na polpa. A teoria mais amplamente aceita para explicar a dor induzida por estímulos aplicados à superfície dentária é denominada teoria hidrodinâmica da dor dentária. De acordo com essa teoria, a movimentação do fluido que preenche o interior dos túbulos dentinários estimularia os nociceptores presentes nos prolongamentos nervosos que se estendem dentro desses túbulos. A movimentação do fluido dentinário poderia ser provocada por alterações térmicas, osmóticas, entre outras, levando à excitação das fibras nervosas presentes nos túbulos dentinários.

Certamente, outra importante situação que provoca dor dentária é o aumento da pressão hidrostática no interior das paredes rígidas da câmara pulpar. A inflamação tem como componente a vasodilatação das arteríolas presentes na polpa, promovendo, assim, o aumento da pressão e a ativação de nociceptores, além da liberação de diferentes mediadores inflamatórios, como bradicinina, adenosina trifosfato, fator de necrose tumoral, interleucinas pró-inflamatórias (IL-6, IL-1-beta, IL-8), aminas simpatomiméticas e prostaglandina. Esses mediadores inflamatórios podem aumentar a excitabilidade dos nociceptores.

As fibras nociceptivas das três grandes divisões do nervo trigêmeo convergem no gânglio trigeminal, que é parte do SNP e pode ser considerado um elo essencial entre as informações trazidas da periferia pelos neurônios sensoriais e a transferência dessas informações ao SNC. O gânglio trigeminal abriga a grande maioria dos corpos celulares dos neurônios sensoriais do nervo trigêmeo.

Esses neurônios de primeira ordem adentram o SNC por meio da ponte, descendem até o bulbo, formando o trato espinal do trigêmeo (ou espinotrigeminal), e terminam na porção caudal do núcleo espinal do trigêmeo, nesse ponto eles estabelecem sinapses com neurônios de segunda ordem. Os axônios desses neurônios secundários cruzam para o lado oposto e, em seguida, ascendem em direção ao tálamo por meio do lemnisco trigeminal conduzindo as informações dolorosas. As projeções talâmicas são, então, retransmitidas aos córtices somatossensoriais primário e secundário. Interessante destacar que o córtex somatossensorial apresenta grande representação da face, região que apresenta densa inervação.

Outras regiões corticais, como a ínsula e o córtex cingulado anterior, também recebem as projeções que conduzem as informações de estímulos dolorosos e estão relacionadas ao componente afetivo da dor. Portanto, no SNC, ocorre a percepção da dor e o desencadeamento de respostas comportamentais e reflexas. Estas últimas acontecem porque as fibras nociceptivas do trato espinal do trigêmeo também se projetam para os núcleos motores de nervos cranianos, além de outras áreas do tronco encefálico. Assim, a dor pode resultar no reflexo de abertura bucal, além de alterações reflexas na salivação, respiração e pressão arterial.

Dor referida

A dor referida é um fenômeno relevante para a prática clínica. A teoria mais aceita para explicar esse fenômeno sugere, simplificadamente, que o neurônio que conduz informações dolorosas faça sinapse em neurônio de projeção (ou segunda ordem) que receberia informações nociceptivas de outra região, ou seja, informações provenientes de outro neurônio. Esse neurônio de projeção seria responsável por conduzir a informação a centros superiores, onde a sensação de dor seria reconhecida nas áreas inervadas pelos dois aferentes primários que estabelecem sinapses com esse neurônio. Isso é evidenciado, por exemplo, no caso da dor de origem dental, que pode ser percebida em outra parte do rosto. Seguindo essa teoria, a dor não estaria limitada apenas ao dente que a desencadeou, mas também se manifestaria na região facial cujas sensações dolorosas são transmitidas por neurônios que convergem no mesmo ponto onde as informações originárias do dente são recebidas, sendo esse o verdadeiro ponto de partida da dor.

Membranas biológicas e o mecanismo de ação dos anestésicos locais

Neste momento, a proposta é detalhar as propriedades bioquímicas da membrana plasmática, com enfoque para a descrição fisiológica dos canais de sódio (Na+). Essa descrição será a base para a compreensão da atuação dos anestésicos locais sobre esses canais.

As membranas biológicas separam o ambiente intracelular do extracelular; atuam como uma barreira seletiva e participam da comunicação entre as células e entre as células e seu meio externo. Assim, sem membranas provavelmente não existiriam células. Todas as membranas são compostas por fosfolipídios em percentuais variáveis, proteínas e esteróis associados. Essa composição varia muito entre as membranas. A parte lipídica se apresenta em camada dupla, com a região polar dos lipídios em contato com a solução aquosa no interior e no exterior da célula, e as cadeias não polares (hidrocarbonadas) formando o interior da membrana.

Além da camada fosfolipídica, temos as proteínas fazendo parte das membranas. Temos as proteínas periféricas (ficam para fora da membrana, podem estar dentro ou fora da célula) e proteínas integrais ou transmembranas (atravessam a membrana). A membrana tem permeabilidade seletiva (controla entrada e saída de substâncias), e quem faz esse controle são as proteínas (normalmente as integrais). Nesse sentido, temos as proteínas de canal (que permitem passagem livre de substância); proteínas carregadoras ou carreadoras; proteínas receptoras (encaixe chave-fechadura); proteínas de reconhecimento celular. Particularmente, as proteínas de canal para Na+ são alvos de ação dos mecanismos locais.

As teorias propostas para explicar os mecanismos de ação dos anestésicos locais podem ser classificadas em duas categorias: a que atribui o efeito anestésico à ligação desses compostos à proteína canal de sódio e a que considera a interação dos anestésicos locais com os componentes lipídicos da membrana (conhecida como "hipótese do lipídio") como determinante para o fechamento dos canais de sódio. Para entendermos esses mecanismos, devemos abordar algumas especificidades das membranas neuronais.

O encéfalo é o órgão do corpo humano responsável pelo funcionamento e integração de todo o organismo, e o neurônio representa a unidade funcional que coordena funções vitais ao ser humano, desde experiências sensoriais a ações que dependem de movimento. Todos esses eventos são coordenados e integrados pelo sistema nervoso, e todos dependem do funcionamento próprio e ideal dos neurônios.

O mecanismo mais utilizado por neurônios para envio de informação é a propagação de sinais elétricos e químicos. O neurônio é capaz de enviar "dados" a outros neurônios e/ou células através de impulsos elétricos capazes de viajar pelos dendritos, corpo celular e axônios dos neurônios de forma extremamente rápida e eficiente. Mas, para que esses impulsos elétricos sejam propagados, é necessário que os neurônios e, mais especificamente, suas membranas apresentem uma diferença de carga elétrica entre os meios intra e extracelular. Essa diferença de carga elétrica, ou diferença de voltagem, é definida como potencial de membrana. Esse potencial decorre de dois critérios básicos seguidos pelos neurônios:

1. Existe uma diferença nas concentrações intra e extracelulares dos íons responsáveis pelos potenciais de membrana.
2. As membranas são seletivamente permeáveis a esses íons, e essa seletividade pode mudar conforme a demanda.

A seletividade das membranas aos íons decorre da presença de canais iônicos, que permitem a passagens de íons entre o meio intra e extracelular passivamente e são seletivos aos íons responsáveis pelo potencial de membrana (para fins didáticos, aqui representados pelos dois dos mais importantes íons, o Na+ e o K+). Entretanto, a simples difusão iônica por canais passivos de membrana tenderia a levar ao equilíbrio de concentração, impossibilitando a geração de potencial. Uma vez que o transporte de íons passivo pela membrana tenderia a atingir o equilíbrio e é necessário um gradiente de concentração para que exista um equilíbrio eletroquímico (e, consequentemente, um potencial de membrana), é necessário que exista uma estrutura responsável por garantir essa diferença de concentração: esse é o papel dos transportadores ativos, que, por meio do gasto de energia, são capazes de manter as concentrações iônicas diferentes nos meios intra e extracelular.

O mais famoso exemplo de transportador ativo é a bomba de Na+/K+ ATPase, que mantém o nível de K+ elevado dentro da célula à custa da retirada de Na+ de dentro dela. Dessa forma, para uma célula em repouso, os níveis de K+ dentro da célula estão elevados em comparação ao meio extracelular, enquanto para a concentração de Na+ ocorre o inverso: os níveis extracelulares estão aumentados em comparação ao meio intracelular.

Um neurônio em repouso é capaz de mudar sua conformação para se adaptar ao envio ou recebimento de novos sinais/informações. Os potenciais de receptor, como o nome diz, são potenciais de membrana gerados em face de estímulos recebidos por um receptor, normalmente associados a estímulos sensoriais, que respondem a sinais externos como luz, temperatura, dor, estiramento, entre outros. Esses receptores presentes na membrana neuronal diante desses estímulos são capazes de alterar sua estrutura proteica, permitindo o fluxo de diversos íons, cátions ou ânions e modificando dessa forma o potencial da membrana em repouso em um microambiente próximo a ele.

Um tipo de potencial de membrana é o potencial sináptico, que ocorre na área de comunicação entre dois neurônios. Um neurônio pré-sináptico, ao liberar neurotransmissores, é capaz de agir em receptores que, uma vez unidos a seu ligante, também podem modificar o potencial de repouso da célula. Por meio de receptores ionotrópicos, ou seja, receptores que se abrem e permitem a troca de íons quando ligados a seu neurotransmissor, um neurônio pode influenciar o potencial sináptico de outro, despolarizando-o ou hiperpolarizando-o.

O potencial de ação é a alteração no potencial de membrana responsável pelo envio de informação, por meio da propagação de impulsos elétricos pelo neurônio. O potencial de ação se inicia graças à despolarização do neurônio, muitas vezes consequente aos potenciais anteriores, de receptor ou sináptico, até que seja alcançado o limiar. Uma vez alcançado, no potencial de ação existe um aumento momentâneo da permeabilidade ao íon Na+. Ou seja, canais sensíveis à voltagem que antes permaneciam fechados e, obviamente, não permitiam a passagem livre de íons pela membrana e, consequentemente, não alteravam o potencial desta, agora se tornam permeáveis ao Na+, permitindo sua entrada massiva na célula, tornando-se o principal íon responsável pelo potencial da membrana e levando a um aumento considerável desta. Isto é, se durante o repouso o efluxo de íons K+ fazia com que o neurônio mantivesse o meio interno mais "negativo" em comparação ao meio externo, agora, com a abertura de canais de Na+ e a entrada efusiva desse íon a favor do gradiente de concentração e eletroquímico, existe a formação de um potencial de membrana contrário, tornando o neurônio mais positivo em comparação ao meio extracelular.

Por serem moléculas anfifílicas, os anestésicos locais têm grande afinidade pelas membranas celulares. Desde os trabalhos pioneiros de Hodgkin e Huxley, em 1953, sabe-se que os anestésicos locais têm efeito direto nos canais de sódio e que interagem com diferentes graus de afinidade com essas proteínas, dependendo de seu estado funcional (ativado, inativado, em repouso). Em membranas excitáveis, eles inativam canais de sódio voltagem-dependentes, impedindo o influxo de íons necessários à despolarização da membrana e, consequentemente, a transmissão de dor.

Em 1860, Albert Niemann realizou o primeiro isolamento da cocaína e observou que ela causava entorpecimento da língua. Devido às suas propriedades anestésicas, a cocaína foi classificada como o primeiro anestésico de ação local. Em 1884, Carl Koller introduziu a cocaína na prática clínica como um anestésico para cirurgia oftalmológica. Até o início do século XX, produtos contendo cocaína como princípio ativo eram comuns. Foi somente em 1904 que surgiu o primeiro anestésico local sintético com potencial para uso em infiltrações, chamado procaína.

Hoje em dia, a compreensão mais amplamente aceita da interação entre anestésicos locais e proteínas de canal é descrita pela hipótese da afinidade modulada pelo receptor, formulada por Hille em 1977. Essa hipótese sugere a presença de um ou mais sítios de ligação (receptor) para anestésicos locais no canal de sódio (Na+). As diferentes afinidades dessas substâncias pelos sítios de ligação são reguladas pelo estado conformacional do canal, com uma maior afinidade observada no estado inativo ou em repouso em comparação com o estado aberto. Consequentemente, os anestésicos locais são substâncias que, quando aplicadas de maneira local e em concentrações adequadas, bloqueiam temporariamente e de forma reversível a condução nervosa.

REFERÊNCIAS ANATÔMICAS PARA ANESTESIOLOGIA

Técnicas de anestesia maxilar

Região do nervo infraorbital

- Técnica: bloqueio do nervo infraorbital, originado do ramo do nervo maxilar, que emite os ramos dos nervos alveolares anteriores.

- Localização: região do forame infraorbital (Figura 9).
- Anestesia: dentes incisivos (centrais e laterais) e caninos superiores.

Região dos nervos alveolares superiores anteriores

- Técnica: bloqueio dos nervos alveolares superiores anteriores, provindos do nervo infraorbital.
- Localização: região dos ápices das raízes dos primeiros pré-molares superiores (Figura 10).
- Anestesia: dentes incisivos (centrais e laterais) e caninos superiores.

Região dos nervos alveolares superiores médios

- Técnica: bloqueio dos nervos alveolares superiores médios, advindos dos nervos infraorbitais.

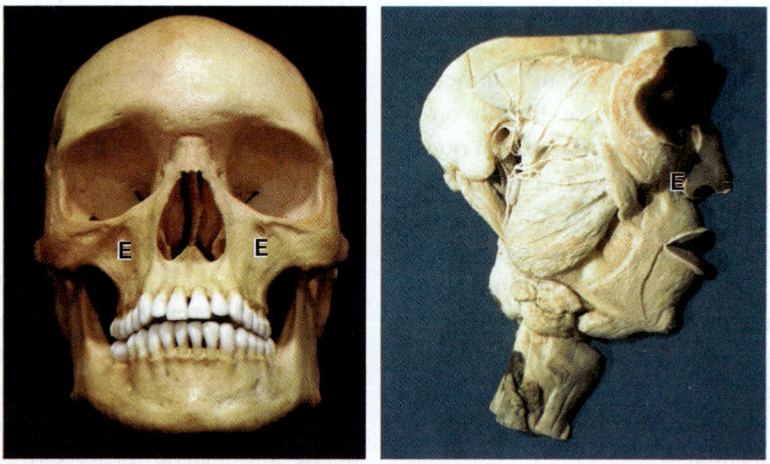

FIGURA 9 Nervo infraorbital (E).
Fonte: acervo dos autores.

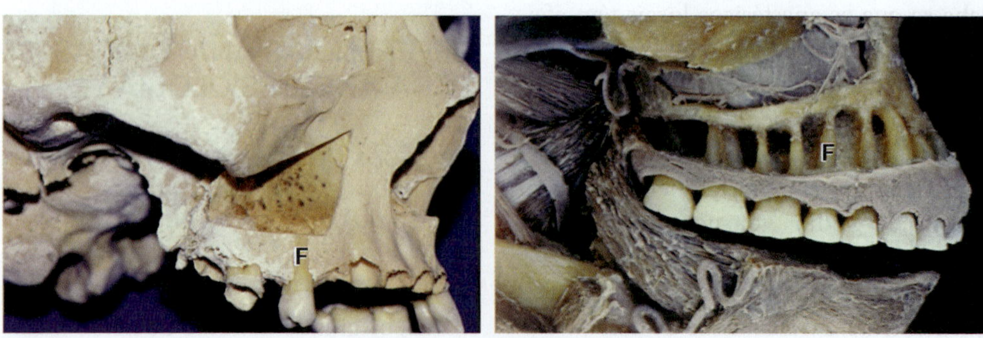

FIGURA 10 Nervos alveolares superiores anteriores (F).
Fonte: acervo dos autores.

- Localização: região dos ápices das raízes dos segundos pré-molares superiores (Figura 11).
- Anestesia: dentes pré-molares e raízes mesiovestibulares dos primeiros molares superiores.

Região dos nervos alveolares superiores posteriores

- Técnica: bloqueio dos nervos alveolares superiores posteriores, oriundos dos nervos infraorbitais.
- Localização: região dos forames alveolares superiores posteriores da face infratemporal da maxila, posicionados superiores e medialmente aos túberes direito e esquerdo da maxila (Figura 12).
- Anestesia: dentes molares superiores, exceto as raízes mesiovestibulares dos primeiros molares.

Região do nervo nasopalatino

- Técnica: bloqueio do nervo nasopalatino, originado do nervo pterigopalatino, descendente do nervo maxilar.
- Localização: região da fossa incisiva, na porção anterior do palato duro, posteriormente à face lingual dos incisivos centrais superiores (Figura 13).

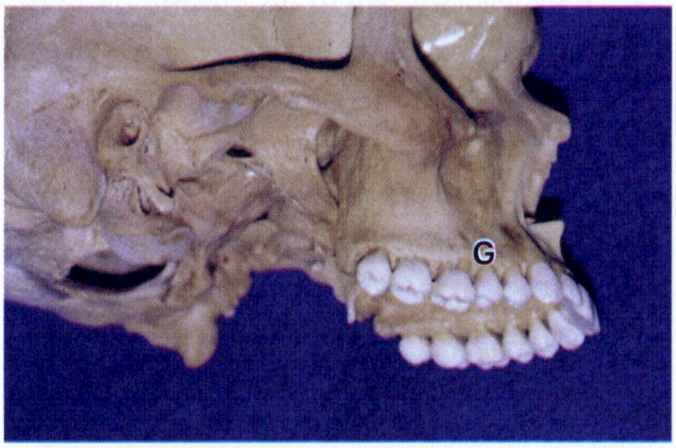

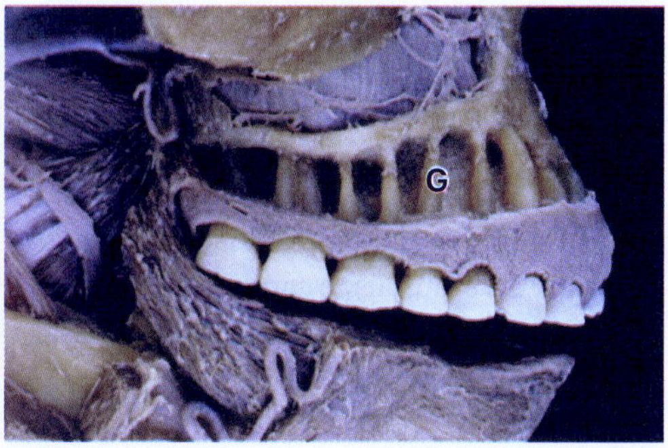

FIGURA 11 Nervos alveolares superiores médios (G).

Fonte: acervo dos autores.

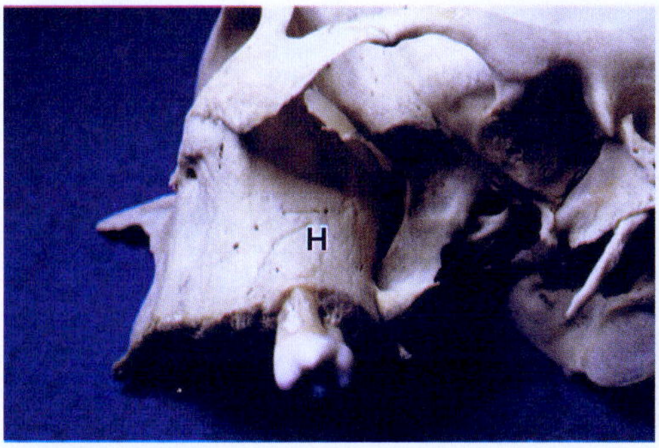

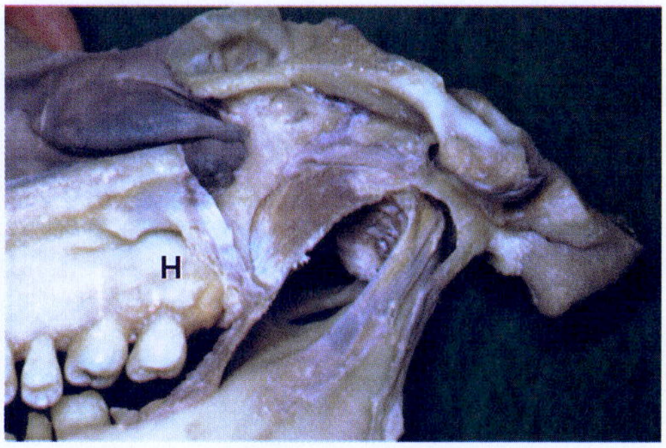

FIGURA 12 Nervos alveolares superiores posteriores (H).

Fonte: acervo dos autores.

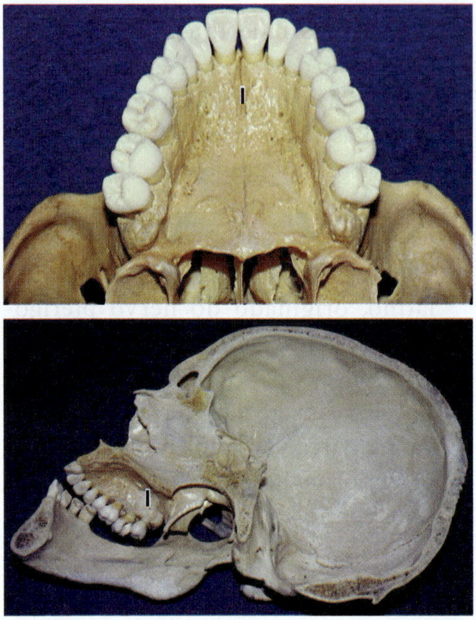

FIGURA 13 Nervo nasopalatino (I).
Fonte: acervo dos autores.

- Anestesia: mucosa palatina dos incisivos (centrais e laterais) e caninos, mucosa do septo nasal e assoalho da cavidade nasal.

Região dos nervos palatinos maior e menores (Figura 14)

- Técnica: bloqueio dos nervos palatinos maior e menores.
- Localização: região do forame palatino maior, na intersecção do processo alveolar da maxila com a porção posterior do palato ósseo, na área do ápice das raízes dos segundos e terceiros molares superiores (Figura 14).
- Anestesia: o nervo palatino maior inerva a mucosa palatina dos pré-molares e molares superiores. Os nervos palatinos menores inervam a mucosa do palato mole, assim como as tonsilas palatinas.

Técnicas de anestesia mandibular

Bloqueio do nervo alveolar inferior

- Técnica: bloqueio do nervo alveolar inferior.
- Localização: região do forame da mandíbula, abaixo da língula (Figura 15).
- Anestesia: todos os dentes inferiores de um hemiarco e estruturas linguais associadas, bem como as estruturas vestibulares localizadas mesialmente ao primeiro molar inferior. Como o nervo lingual mantém íntima relação com o nervo alveolar inferior, este também pode ser anestesiado nessa técnica.

Bloqueio do nervo mentual

- Técnica: bloqueio do nervo mentual.

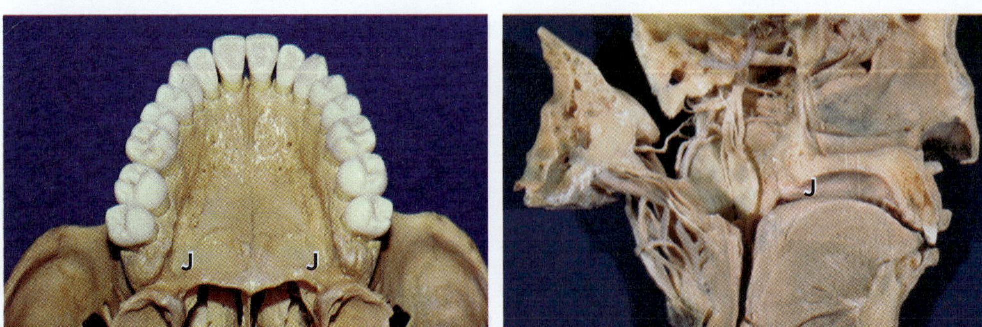

FIGURA 14 Nervo palatino maior e menores (J).
Fonte: acervo dos autores.

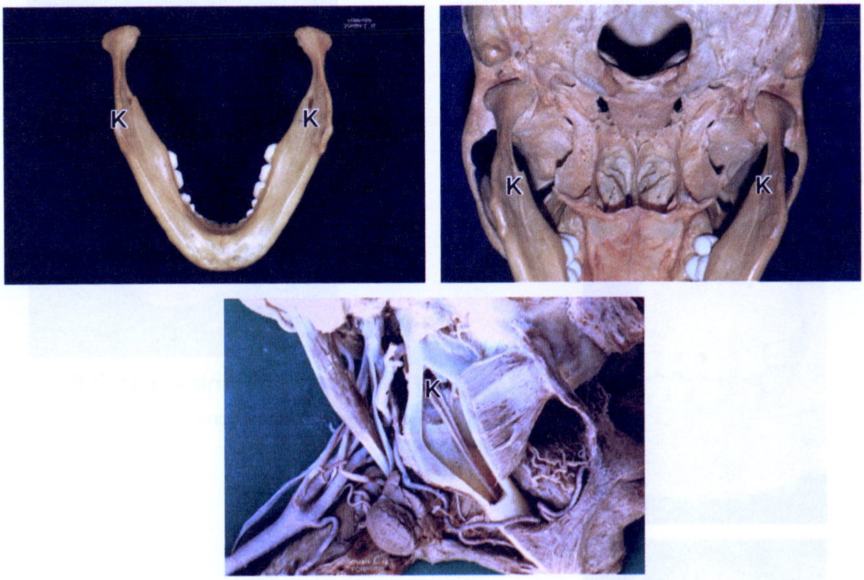

FIGURA 15 Bloqueio do nervo alveolar inferior (K).

Fonte: acervo dos autores.

- Localização: região do forame mentual (Figura 16).
- Anestesia: dentes incisivos, canino e pré-molares inferiores.

Referências anatômicas para as técnicas de anestesia na odontopediatria

Anestesia maxilar

- Técnica: anestesia local infiltrativa do nervo infraorbital, originado do ramo do nervo maxilar e que emite os ramos dos nervos alveolares anteriores.
- Localização: região do forame infraorbital (Figura 17).
- Anestesia: dentes incisivos (central e lateral) e canino superior.
- Técnica: anestesia infiltrativa dos nervos alveolares superiores médios ou posteriores, originados do nervo maxilar.
- Localização: região do ápice da raiz do dente selecionado (Figura 18).
- Anestesia: dentes caninos e molares superiores.

Anestesia mandibular

Bloqueio do nervo alveolar inferior

- Técnica: bloqueio do nervo alveolar inferior.
- Localização: região do forame da mandíbula, abaixo da língula (Figura 19).
- Anestesia: dentes molares inferiores e estruturas vestibulares e linguais associadas.

Bloqueio do nervo mentual

- Técnica: bloqueio do nervo mentual.
- Localização: região do forame mentual (Figura 20).
- Anestesia: dentes anteriores (incisivos central e lateral) e canino.

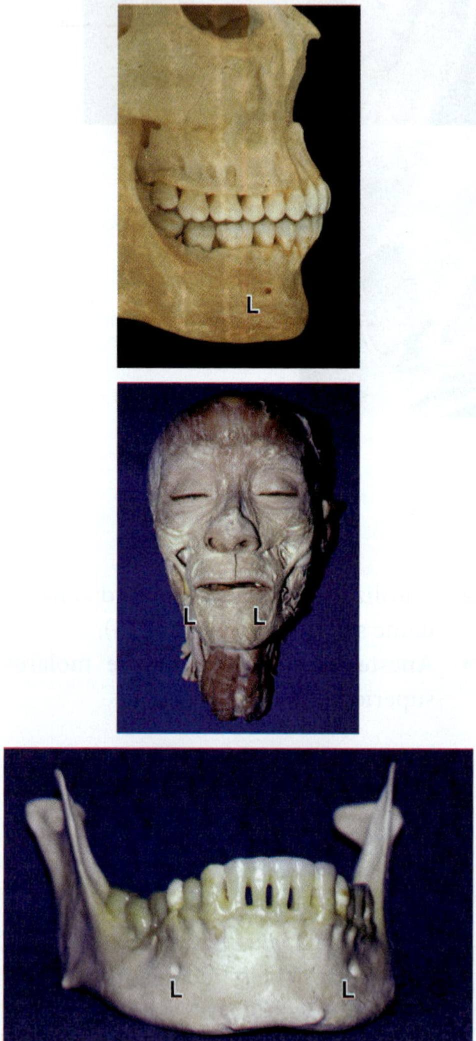

FIGURA 16 Bloqueio do nervo mentual (L).

Fonte: acervo dos autores.

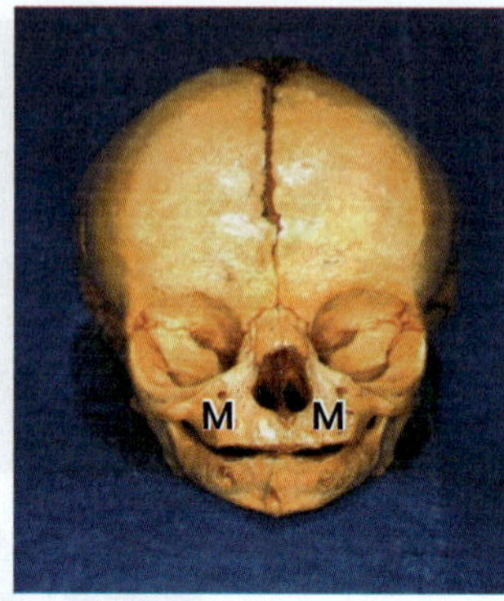

FIGURA 17 Nervo infraorbital (M).

Fonte: acervo dos autores.

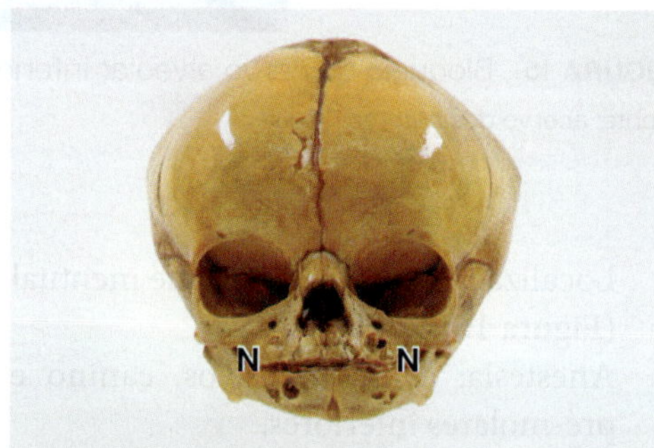

FIGURA 18 Nervo alveolar superior médio ou posterior (N).

Fonte: acervo dos autores.

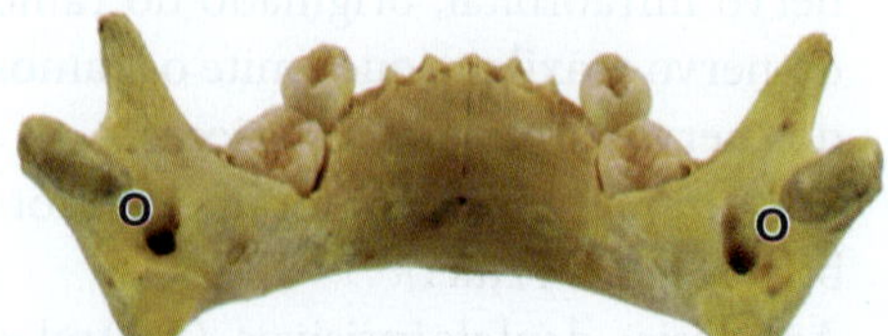

FIGURA 19 Nervo alveolar inferior (O).

Fonte: acervo dos autores.

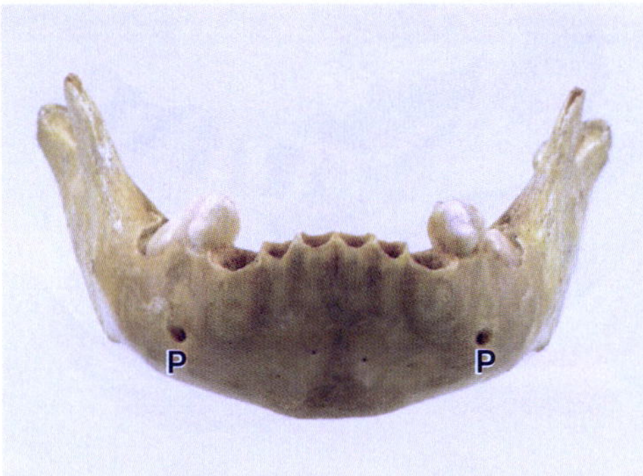

FIGURA 20 Nervo mentual (P).

Fonte: acervo dos autores.

Anestesias complementares

Anestesia complementar transpapilar superior

- Técnica: anestesia transpapilar ou interpapilar.
- Localização: região da papila interdental do dente selecionado. No caso dos dentes superiores, os nervos anestesiados serão os ramos dos nervos alveolares superiores (Figura 21).
- Anestesia: local de interesse.

Anestesia complementar transpapilar inferior

- Técnica: anestesia transpapilar ou interpapilar.
- Localização: região da papila interdental do dente selecionado. No caso dos dentes inferiores, o nervo anestesiado será o alveolar inferior (Figura 22).
- Anestesia: local de interesse.

Anestesia complementar intrapulpar

- Técnica: anestesia intrapulpar.
- Localização: região da polpa do dente (Figura 23).

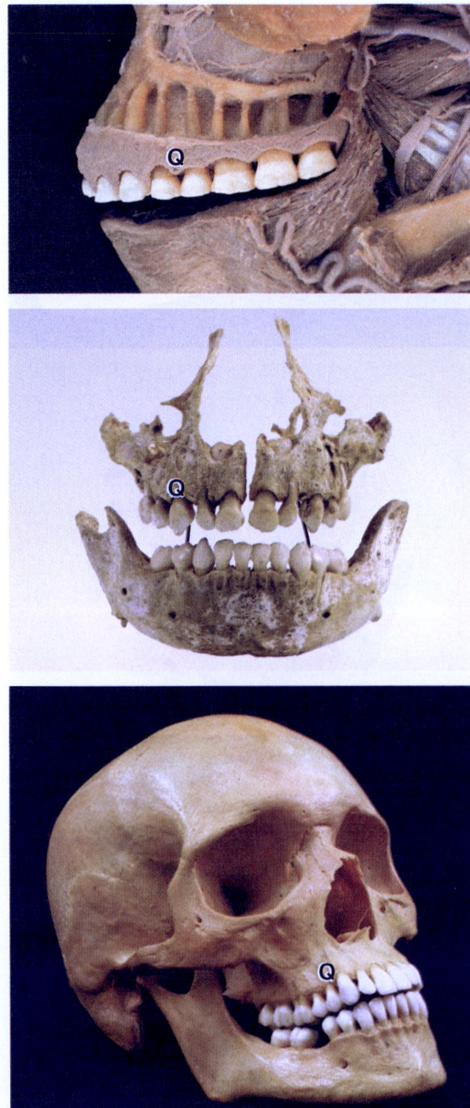

FIGURA 21 Anestesia transpapilar superior (Q).

Fonte: acervo dos autores.

- Anestesia: localizada no dente de interesse.

Bloqueio do nervo bucal

- Técnica: bloqueio do nervo bucal.

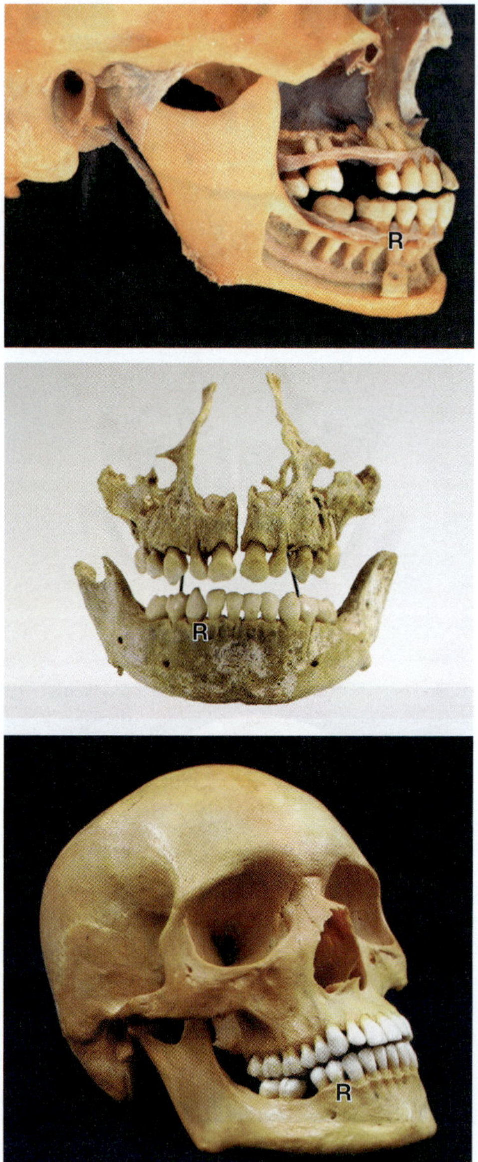

FIGURA 22 Anestesia transpapilar inferior (R).

Fonte: acervo dos autores.

- Localização: região da margem anterior da mandíbula (Figura 24).
- Anestesia: pele, mucosa vestibular dos molares inferiores.

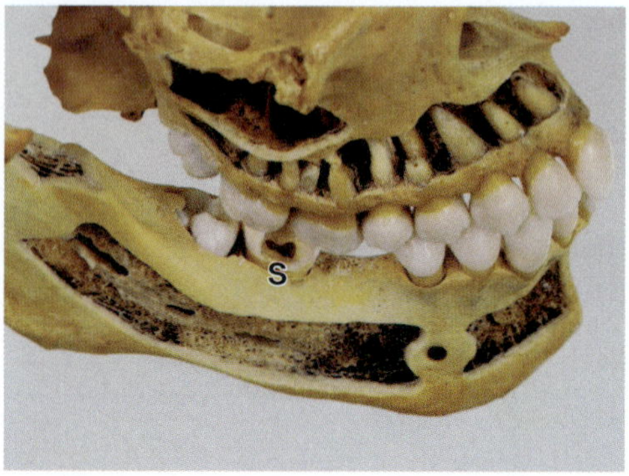

FIGURA 23 Anestesia intrapulpar (S).

Fonte: acervo dos autores.

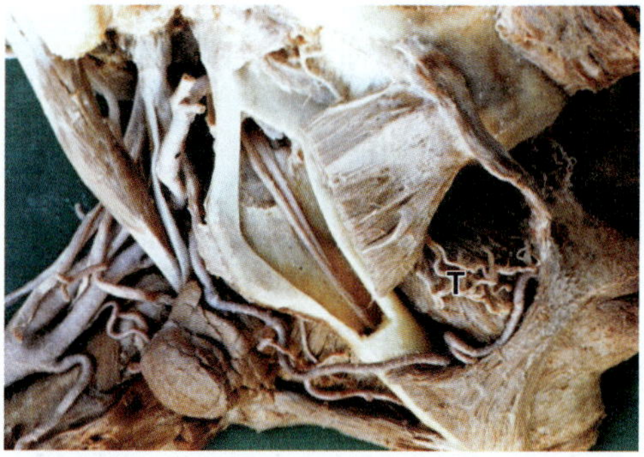

FIGURA 24 Bloqueio do nervo bucal (T).

Fonte: acervo dos autores.

TÉCNICAS DE ANESTESIA MAXILAR

Para a anestesia dos dentes superiores pode ser utilizada a técnica terminal infiltrativa (Figura 25), pela qual a introdução da agulha é feita diretamente no processo alveolar, entre a mucosa e o periósteo, próximo ao ápice da raiz dos dentes da arcada superior. Essa técnica apresenta sucesso quase total nos dentes superiores devido à presença de uma

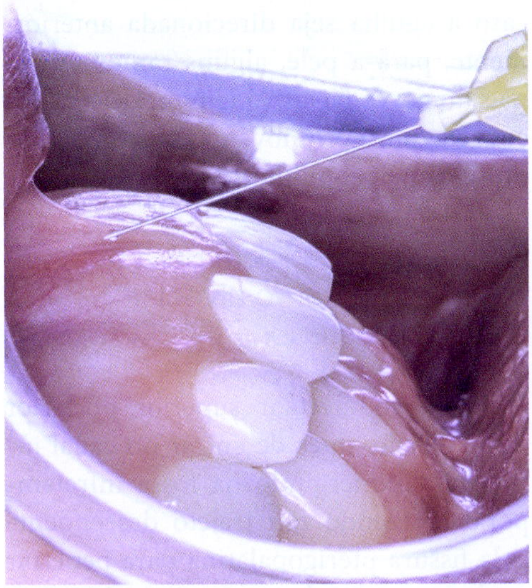

FIGURA 25 Anestesia terminal infiltrativa realizada no incisivo central superior direito. Deve ser levada em consideração a altura do ápice radicular para a infiltração entre a mucosa e o periósteo para a difusão anestésica pelo tecido ósseo.
Fonte: acervo dos autores.

lâmina alveolar vestibular delgada que permite ao líquido anestésico infiltrar-se pela maxila, que se apresenta porosa em toda a sua extensão.

Quando há necessidade de anestesiar mais de um dente, ou então de trabalhar em um campo infectado ou inflamado, é imprescindível o emprego da anestesia regional. Assim, ao injetar o anestésico em uma região distante (no ramo terminal nervoso) do campo operatório não há risco de dissipação do processo inflamatório/infeccioso e há maior sucesso da técnica, uma vez que o pH ácido de processos inflamatórios interfere na funcionalidade do anestésico, fato este que deve ser levado em consideração tanto para as técnicas de anestesia maxilar quanto mandibular, que serão futuramente descritas.

Pontos de referência para o bloqueio do nervo alveolar superior anterior, nervo alveolar superior médio e ramos terminais do nervo infraorbital

Os nervos alveolares superiores são ramificações do nervo infraorbital, e como os ramos alveolar superior anterior, alveolar superior médio e os terminais do infraorbital emergem do forame infraorbital ou próximos deste, o bloqueio dos ramos mencionados é realizado com uma única técnica anestésica. Dessa forma, a região do dente incisivo central superior à raiz mesiovestibular do primeiro molar superior, bem como a mucosa vestibular dessa região, lábio superior do lado infiltrado e região de pele correspondente ao terço médio, estendendo-se da região de asa do nariz à parede lateral de órbita do lado infiltrado, têm seu bloqueio sensitivo em uma única técnica anestésica.

Para a realização correta da técnica, quatro pontos de referência anatômica devem ser levados em consideração: margem infraorbital, centro da pupila, forame infraorbital e pré-molares superiores.

Para a localização do forame infraorbital, deve-se palpar a região de margem infraorbital e, seguindo a linha imaginária reta do centro da pupila, o forame estará localizado de 5 a 7 mm inferiormente à margem infraorbital. Observação clínica: quando localizado e pressionado, é comum o paciente relatar sensação dolorosa e semelhante a um "choque" (Figura 26).

Após a localização extraoral do forame infraorbital, deve-se manter o dedo indicador sobre ele e, com o dedo polegar, sentir o fundo de fórnix na região anterior à crista zigomaticoalveolar, coincidindo com a região dos pré-molares (Figura 27).

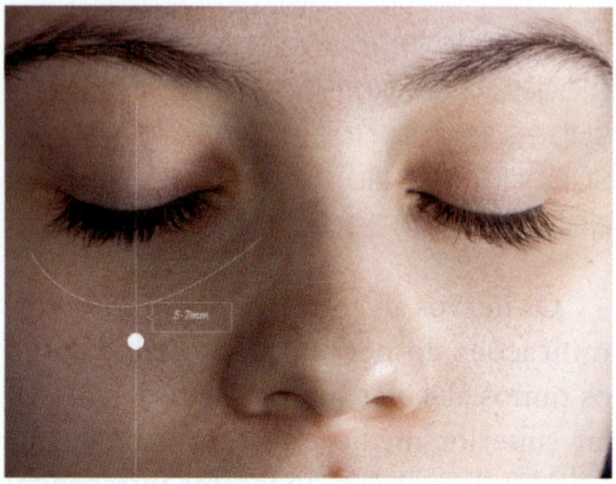

FIGURA 26 Forame infraorbital localizado entre 5 e 7 mm abaixo da margem infraorbital seguindo a linha imaginária reta do centro da pupila.

Fonte: acervo dos autores.

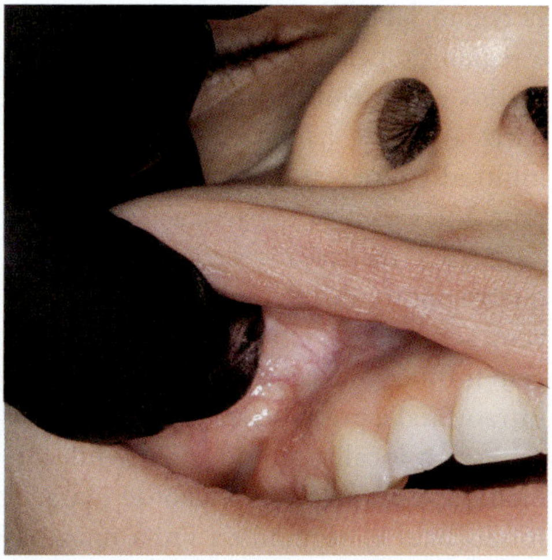

FIGURA 27 Posicionamento dos pré-molares superiores para a localização do ponto de entrada da agulha para anestesia dos nervos alveolares superiores anterior e médio.

Fonte: acervo dos autores.

O ponto de entrada da agulha e sua angulação devem ser respeitados, pois, caso a agulha seja angulada lateralmente, sua passagem será interrompida pela presença da crista zigomaticoalveolar. Ou, ainda, caso a agulha seja direcionada anteriormente, para a pele, alguns ramos terminais do nervo facial podem ser deslocados com a agulha, promovendo ptose labial ou ptose da pálpebra inferior.

Pontos de referência para o bloqueio do nervo alveolar superior posterior

O nervo alveolar superior posterior é ramificado antes de entrar no canal infraorbital, emergindo na fossa infratemporal e fazendo um trajeto descendente pela fissura pterigopalatina para penetrar os forames alveolares no túber da maxila. Dessa forma, sua localização impossibilita que o bloqueio na região de forame infraorbital atinja seus ramos. Com o bloqueio correto do nervo alveolar superior posterior, as regiões a serem anestesiadas correspondem aos dentes posteriores, excluindo a raiz mesiovestibular do primeiro molar superior e a mucosa vestibular correspondente à região dos molares.

Os pontos de referência anatômica para a realização correta da técnica são: tuberosidade da maxila, crista zigomaticoalveolar primeiro molar superior.

Ao localizar a face vestibular do primeiro molar superior e palpar sua região de fundo de fórnix, será possível sentir a elevação formada pela presença da crista zigomaticoalveolar (que deve ser levada em consideração durante a introdução da agulha) (Figura 28).

Seguindo posteriormente ao fundo de fórnix, é possível palpar uma elevação óssea de formato arredondado na face distal do terceiro molar superior (ou segundo molar superior, se o terceiro molar estiver ausente). Este é o túber da maxila (Figura 29).

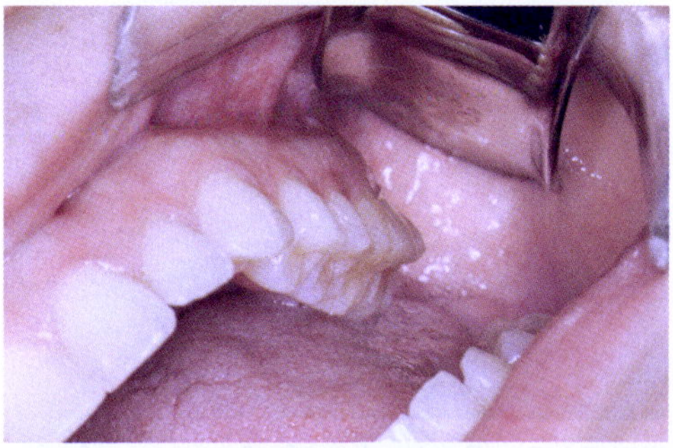

FIGURA 28 Localização da face vestibular do primeiro molar superior, crista zigomaticoalveolar e fundo de fórnix da região.

Fonte: acervo dos autores.

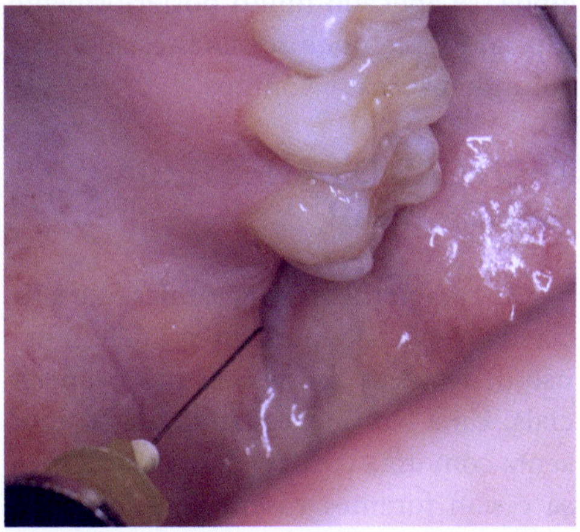

FIGURA 29 Localização do túber da maxila.

Fonte: acervo dos autores.

Ao realizar o bloqueio do nervo alveolar superior posterior, deve-se levar em consideração a altura da penetração da agulha, uma vez que esta pode atingir o plexo pterigóideo e provocar hematomas na região da bochecha. Ou ainda, caso o anestésico seja injetado em um plano sagital muito lateral, pode-se promover a anestesia do nervo lingual.

Pontos de referência para o bloqueio do nervo nasopalatino

A anestesia do palato duro deve ser realizada sempre que necessária intervenção na mucosa palatina em associação às técnicas alveolares superiores. O nervo nasopalatino emerge pelo forame incisivo, e sua técnica anestésica permite o bloqueio sensitivo da região de palato duro, estendendo-se de canino a canino do lado oposto, mucosa do septo nasal e assoalho da cavidade nasal

Os pontos de referência anatômica são dois: incisivos centrais superiores e papila incisiva.

Na face lingual dos incisivos centrais superiores, na região que coincide com a linha média, é possível observar a presença de uma eminência fibrosa, denominada papila incisiva (Figura 30). A papila incisiva reveste a fossa incisiva, e essa região apresenta uma mucosa firme e aderida ao tecido ósseo, que aumenta a pressão da injeção nesse local. Como os forames incisivos estão localizados no interior da fossa incisiva (5 mm a partir da face lingual dos incisivos centrais superiores), há maior espaço para a acomodação do líquido injetado.

Vale ressaltar que, como o nervo nasopalatino do lado direito e do lado esquerdo emerge na fossa incisiva, com um único bloqueio é feita a anestesia da mucosa palatina, estendendo-se na região anterior de canino a canino.

Pontos de referência para o bloqueio do nervo palatino maior

O nervo palatino maior emerge pelo forame palatino maior e é responsável

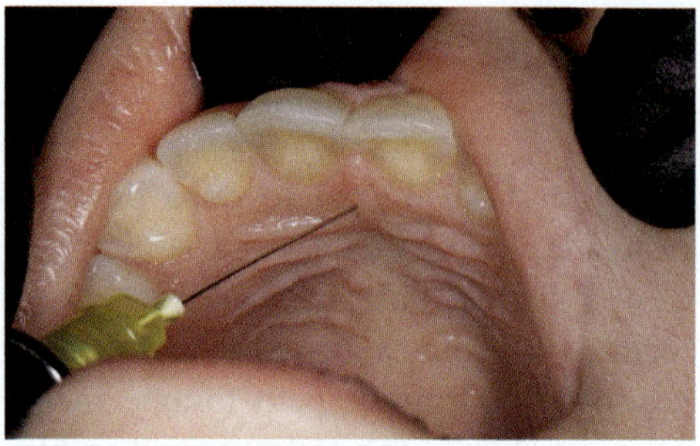

FIGURA 30 Papila incisiva e face palatina dos incisivos centrais superiores.
Fonte: acervo dos autores.

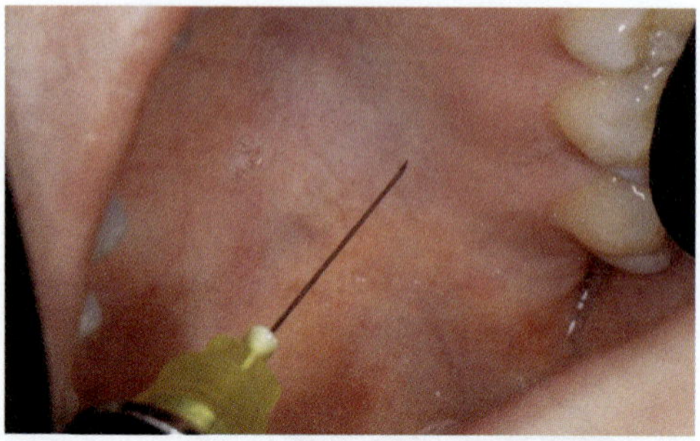

FIGURA 31 Ponto de referência anatômica para anestesia do nervo palatino maior.
Fonte: acervo dos autores.

pela inervação de toda a extensão do palato duro a partir da região do primeiro pré-molar superior, e suas fibras se distendem até a região anterior do palato, que é inervada pelo nervo nasopalatino.

Para a realização do bloqueio do nervo palatino maior, são levados em consideração três pontos de referência anatômica: terceiro molar superior, ângulo posterolateral do palato duro e o limite entre palato duro e palato mole.

O forame palatino maior está localizado entre a maxila e o osso palatino, sobre o ângulo posterolateral do palato, 1 cm medialmente à face palatina do terceiro molar superior e 3 mm da borda posterior do palato duro (Figura 31). Na ausência de terceiro molar superior, deve-se levar em consideração o limite palato duro / palato mole.

Seguindo os pontos de referência mencionados, é possível sentir uma depressão ao palpar a região posterior do palato duro, sendo ela o forame palatino maior.

Quando realizadas as técnicas anestésicas do palato duro, é preciso atenção com a quantidade de líquido injetado e com o tipo de anestésico escolhido. Ao utilizar vasoconstritores em grande quantidade, pode haver necrose tecidual, ou ainda, se aplicado muito posteriormente, o palato mole pode ser anestesiado, provocando náuseas e vômitos.

TÉCNICAS DE ANESTESIA MANDIBULAR

As características anatômicas do processo alveolar da mandíbula dificultam o uso de técnicas anestésicas mais superficiais. Uma vez que a mandíbula se apresenta com uma cortical óssea mais espessa e sem forames vasculares, dificulta a infiltração do anestésico pelo processo alveolar.

Pontos de referência para o bloqueio do nervo alveolar inferior

O nervo alveolar inferior dirige-se inferior e posteriormente ao músculo pterigóideo lateral e por trás e por fora do nervo lingual (com apenas 8 mm de distância entre ambos). Assim, em uma única técnica é possível realizar o bloqueio de ambos os nervos. Ao penetrar o canal mandibular, inerva molares e pré-molares antes de bifurcar-se em nervo mentual, e parte de suas fibras seguem através de canalículos ósseos para inervar canino e incisivos.

Os pontos de reparo a ser levados em consideração são: borda anterior do ramo da mandíbula, fossa retromolar, crista temporal, prega pterigomandibular e plano oclusal dos molares inferiores.

Ao localizar a borda anterior da mandíbula e deslizar o dedo para a região mais posterior, é possível sentir um tecido fibroso correspondente ao ligamento pterigomandibular que faz parte da prega pterigomandibular. Essa prega marca a borda anterior do músculo pterigóideo medial e forma com a face medial do ramo da mandíbula o espaço pterigomandibular, que é delimitado superiormente pelo músculo pterigóideo lateral. É nesse espaço que estão localizados os nervos alveolar inferior, lingual e bucal.

Sobre a crista temporal é inserido o tendão do músculo temporal, também percebido à palpação. Entre a prega pterigomandibular e o tendão do temporal será realizada a introdução (a agulha pode ser direcionada a partir dos pré-molares do lado oposto ou do mesmo lado a ser anestesiado) da agulha 1,5 cm acima do plano oclusal dos molares inferiores. A região de fossa retromolar estará interiormente ao ponto de entrada da agulha (Figura 32).

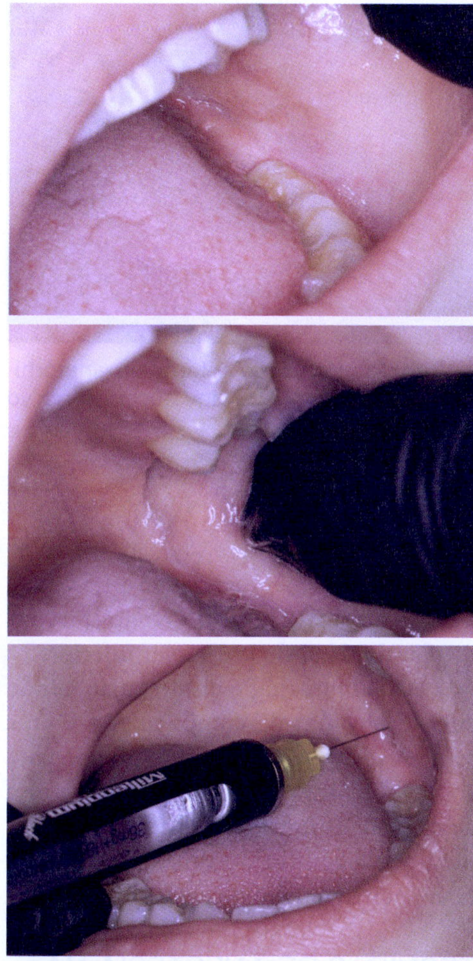

FIGURA 32 Delimitação do espaço pterigomandibular para realização da anestesia do nervo alveolar inferior.

Fonte: acervo dos autores.

Pontos de referência para o bloqueio do nervo mentual

A prática do bloqueio do nervo mentual é uma alternativa para o bloqueio do nervo alveolar inferior, quando é necessária a realização de procedimentos odontológicos na região que se estende entre os pré-molares. O forame mentual está localizado na região de segundo pré-molar, e em 25% das pessoas pode estar localizado entre os pré-molares inferiores. Ao realizar o bloqueio do nervo mentual, há insensibilidade nos pré-molares, canino, incisivo, mucosa vestibular e pele do lábio inferior e mento (Figura 33).

Para a realização da anestesia do nervo mentual, são levados em consideração os seguintes pontos de referência anatômica: pré-molares inferiores e base da mandíbula.

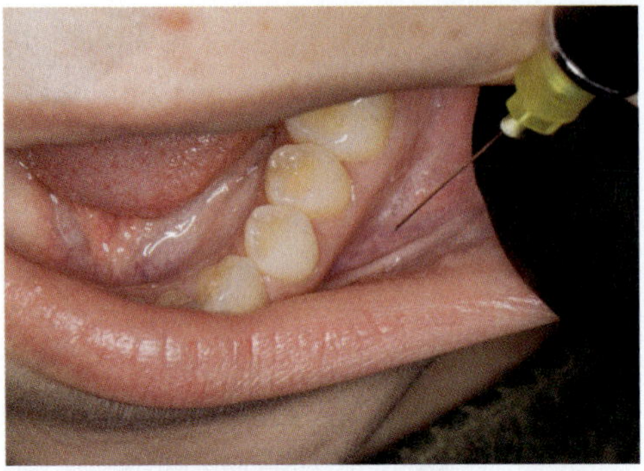

FIGURA 33 Ponto de referência anatômica para realização da anestesia do nervo mentual.

Fonte: acervo dos autores.

Os forames mentuais estão a 1,5 cm da base da mandíbula na direção do ápice radicular do segundo pré-molar inferior.

O canal mentual é muito curto, tendo entre 3 e 6 mm de comprimento e uma angulação de 45 graus para cima, para trás e para fora. Deve-se respeitar essa angulação durante a técnica anestésica para que a infiltração do líquido ocorra de maneira correta.

TÉCNICAS DE ANESTESIA NA ODONTOPEDIATRIA

Ao longo do crescimento, o crânio passa por modificações para seu desenvolvimento. O recém-nascido apresenta formação quase completa do neurocrânio, enquanto o viscerocrânio ainda é pouco desenvolvido, apresentando uma desproporção entre os terços da face. Com o surgimento da dentição decídua, aos 2 anos, ocorrem grandes expansões e o crescimento da face, o que se repete com a erupção dos dentes permanentes, entre 6 e 12 anos. A partir desse momento, as trações dos músculos da mastigação auxiliam no processo de crescimento facial até que o neurocrânio e o viscerocrânio apresentem proporcionalidade de suas dimensões.

Levando esses fatores em consideração, para a prática anestésica na odontopediatria alguns pontos de referência anatômica precisam ser levados em consideração, uma vez que, ao longo do desenvolvimento, o posicionamento de algumas estruturas apresenta-se de maneira distinta de pacientes adultos.

Pontos de referência para anestesia maxilar

Para a anestesia, os pontos de referência anatômica serão semelhantes aos do adulto. Algumas diferenças são notadas, como a quantidade de dentes na arcada, uma vez que a dentição decídua não apresenta pré-molares nem distância entre a coroa do dente e o forame infraorbital.

Deve-se levar em consideração os seguintes pontos de referência anatômica: forame infraorbital, margem infraorbital, centro da pupila e canino superior decíduo.

A localização do forame infraorbital será realizada da mesma forma citada anteriormente: deve-se localizar a margem infraorbital e, seguindo a linha reta imaginária do centro da pupila, o forame infraorbital estará entre 5 e 7 mm abaixo da margem infraorbital. Entretanto, como mencionado, a distância entre a coroa do canino superior decíduo e o forame infraorbital é reduzida devido ao desenvolvimento da região de terço médio da face. Dessa forma, o uso da agulha anestésica deve ser levado em consideração. A anestesia do nervo alveolar superior anterior e médio se estenderá na região de incisivo central, incisivo lateral e canino superior decíduo, mucosa vestibular, lábio superior do lado a ser anestesiado e pele das regiões adjacentes.

Para a anestesia dos molares superiores decíduos, a técnica anestésica do nervo alveolar superior posterior também será semelhante à apresentada anteriormente. Serão levados em consideração os seguintes pontos de referência: túber da maxila, crista zigomaticoalveolar e primeiro molar superior decíduo.

A altura e a profundidade de introdução da agulha devem ser respeitadas, pela presença das veias do plexo pterigóideo mais profundamente e a presença do nervo lingual mais lateralmente.

As técnicas anestésicas menos abrangentes podem ser levadas em consideração para o atendimento odontopediátrico. O uso de anestesia infiltrativa no dente em que será realizado o procedimento tem alta taxa de sucesso na difusão do líquido devido ao fato de a maxila ser rica em trabéculas.

Pontos de referência para anestesia mandibular

Para o bloqueio do nervo alveolar inferior na odontopediatria, devem ser levados em consideração os mesmos pontos de referência citados anteriormente: borda anterior do ramo da mandíbula, fossa retromolar, crista temporal, prega pterigomandibular e plano oclusal dos molares inferiores decíduos.

Deve-se localizar na região de ramo da mandíbula a prega pterigomandibular e o tendão do músculo temporal. No espaço formado entre essas duas estruturas, será realizada a introdução da agulha, desta vez 5 mm acima do plano oclusal, levando em consideração o tamanho do ramo mandibular de uma criança em comparação a um adulto. Com a realização dessa técnica é possível anestesiar o nervo lingual, que passa próximo ao nervo alveolar inferior.

Para o bloqueio do nervo mentual, existem algumas alterações nos pontos de referência anatômica em comparação a pacientes adultos: primeiro e segundo molares inferiores decíduos e base da mandíbula.

A anatomia do forame mentual em crianças apresenta as mesmas características de inclinação e posicionamento do adulto. Entretanto, como a espessura do corpo da mandíbula é menor em crianças, há um espaço menor entre a crista alveolar e o forame quando comparado aos adultos.

Técnicas suplementares

O uso de técnicas complementares, como o próprio nome diz, refere-se a técnicas que auxiliam no bloqueio dos ramos terminais mencionados ao longo deste capítulo. Esse auxílio pode referir-se a fornecer ao paciente maior comodidade para a realização de uma técnica (como no caso do nervo nasopalatino) ou pela necessidade de um tratamento específico que não demande um bloqueio regional.

Pontos de referência para anestesia transpapilar

O espaço interdental (localizado entre dois dentes) é preenchido pela papila interdental. A papila interdental é formada por uma mucosa especializada, a gengiva, e é através dela que a gengiva vestibular continua em gengiva lingual.

Os pontos de reparo para a técnica são a papila interdental e o septo interdental.

A técnica de anestesia transpapilar é realizada pela transfixação da agulha na papila interdental, ou seja, a agulha é inserida acima do septo interdental perpendicularmente à papila (Figura 34). Nessa técnica, utiliza-se pouca quantidade anestésica e é comum o aparecimento de isquemia na região da papila.

Pontos de referência para anestesia intrapulpar ou intraligamentar

Como mencionado anteriormente, algumas técnicas complementares são fundamentais para a realização de procedimentos odontológicos. É o caso da anestesia intrapulpar, amplamente utilizada em tratamentos endodônticos e exodontias por odontossecção, para trazer maior conforto ao paciente.

Na técnica intrapulpar, o anestésico é dispensado diretamente na polpa dos dentes, sendo esse o ponto de referência anatômica para a realização da técnica. Ao realizar a abertura coronária, é penetrado o esmalte e a dentina do dente até chegar à câmara pulpar (Figura 35).

A técnica de anestesia intraligamentar muitas vezes pode ser utilizada para complementar os demais bloqueios maxilares e mandibulares durante cirurgias periodontais e exodontias. Como a gengiva livre não se insere nos dentes, entre ambos existe um espaço chamado de sulco gengival, e é nesse espaço que se realiza a anestesia intraligamentar.

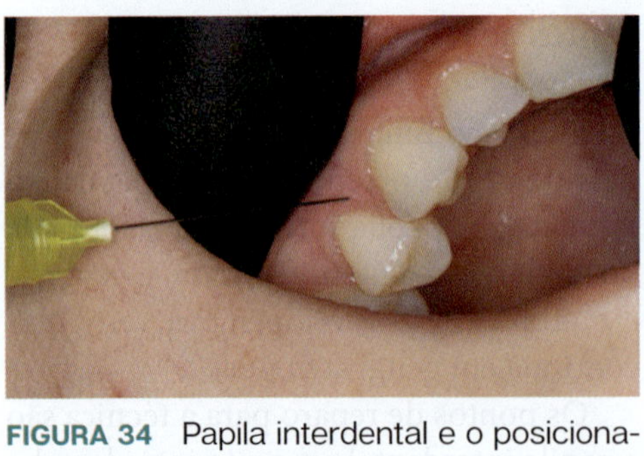

FIGURA 34 Papila interdental e o posicionamento da agulha perpendicular ao seu plano de inserção.

Fonte: acervo dos autores.

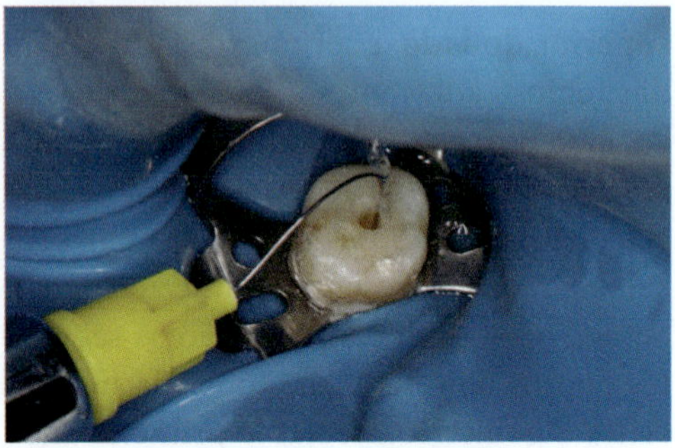

FIGURA 35 Anestesia intrapulpar com introdução da agulha na câmara pulpar e aplicação ativa.

Fonte: acervo dos autores.

Os pontos de referência para a realização da técnica são o sulco gengival e a junção cemento-esmalte. Ao penetrar o sulco gengival, a agulha se aprofundará, rompendo as fibras do ligamento periodontal da região para a realização da técnica anestésica.

Pontos de referência para anestesia do nervo bucal

O nervo bucal é um ramo do nervo mandibular, e seu bloqueio anestésico complementa a técnica para a anestesia mandibular. Esse nervo dirige-se anteriormente ao músculo pterigóideo medial, passando para a face lateral do músculo bucinador, e cruza a margem anterior do ramo da mandíbula. Dessa forma, ele inerva o músculo bucinador, a mucosa da bochecha e a mucosa vestibular dos dentes posteriores inferiores.

Os pontos de referência para a realização da técnica são: prega pterigomandibular, tendão temporal e pré-molares inferiores. Ao cruzar a margem anterior da mandíbula, o nervo bucal passa acima e lateralmente à fossa retromolar e se distribui pela gengiva vestibular da região de molares inferiores e na bochecha (Figura 36).

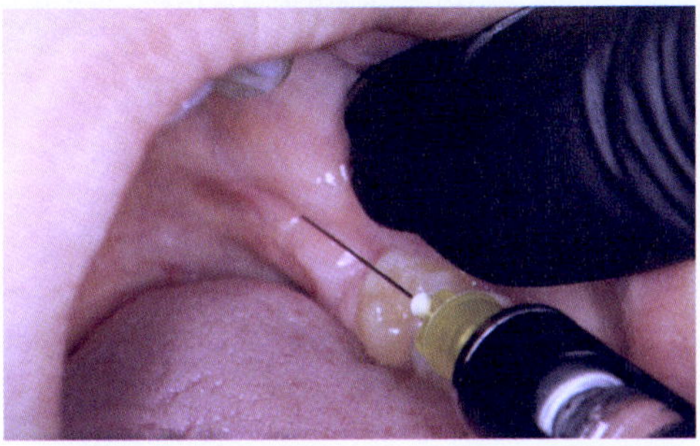

FIGURA 36 Ponto de referência para a anestesia do nervo bucal.

Fonte: acervo dos autores.

REFERÊNCIAS

1. Tambelli CH. Fisiologia oral: série Abeno. Capítulo 3 – Neurofisiologia da dor. São Paulo: Artes Médicas; 2014. p. 39-52.
2. Douglas CR. Tratado de fisiologia aplicada às ciências médicas. 6.ed. Capítulo 11 – Fisiologia da função sensorial. São Paulo: Grupo GEN; 2006. p.130-137.
3. Srinivasa NR, et al. Definição revisada de dor pela Associação Internacional para o Estudo da Dor: conceitos , desafios e compromissos. Iasp; 2020. p.1-8.

SUGESTÕES DE LEITURA

Alves N, Cândido PL. Anatomia para o cirurgião-dentista. 2.ed. São Paulo: Santos; 2013.

Baldo MVC, Regatao MC. Fundamentos de odontologia: fisiologia oral. São Paulo: Santos; 2013. p.56-66.

Bradley RM. Essentials of oral physiology. Mosby; 1995, p.38-50.

Fehrenbach MJ, Herring SW. Anatomia ilustrada da cabeça e do pescoço. 2.ed. Barueri: Manole; 1998.

Malamed SF. Manual de anestesia local. 6.ed. Elsevier; 2013.

Purves D, et al. Neurociências. 4.ed. Porto Alegre: Artmed; 2010.

Rizzolo RJC, Madeira MC. Anatomia facial com fundamentos de anatomia sistêmica geral. 6.ed. São Paulo: Sarvier; 2019.

Sessle BJ, Lavigne GJ, Lund JP, Dubner R. Dor orofacial, da ciência básica a conduta clínica. 2.ed. Quintessence; 2010. p.27-33, 164-5.

Teixeira LMS, Reher P, Reher VGS. Anatomia aplicada à odontologia. 3.ed. Rio de Janeiro: Guanabara Koogan; 2020.

3

Farmacologia das soluções para anestesia local em odontologia

Anne Caroline Gercina Carvalho Dantas
Klinger de Souza Amorim
Liane Maciel de Almeida Souza
Francisco Carlos Groppo

PONTOS-CHAVE

- Definição e propriedades dos anestésicos locais.
- Mecanismo de ação dos anestésicos locais.
- Farmacologia dos anestésicos locais.
- Combinações disponíveis no comércio brasileiro.
- Cálculo da dose máxima.
- Farmacotoxicologia dos anestésicos locais.

INTRODUÇÃO

Os anestésicos locais (AL) são fármacos que suprimem, de forma reversível, a transmissão dos impulsos nervosos, promovendo assim a insensibilidade do tecido anestesiado.[1] Não associadas a outras substâncias, as moléculas de AL são classificadas como bases fracas. São vasodilatadoras (exceção à cocaína), lipossolúveis e instáveis quando expostas ao ar, tornando-se impróprias para injeção nessas condições.[1,2]

Como forma de viabilizar seu uso prático, transformando as moléculas em soluções, os AL são combinados com o ácido clorídrico, um ácido forte. O resultado são sais, os cloridratos, presentes nas soluções anestésicas comerciais, disponíveis para uso injetável. Em forma de cloridrato, os AL tornam-se solúveis em água, permanecendo mais estáveis nessa solução do que na forma de base.[1]

PROPRIEDADES DESEJÁVEIS DOS ANESTÉSICOS LOCAIS

Algumas propriedades são essenciais aos AL, tais como:

- Produzir a perda reversível e transitória da sensibilidade apenas no local que recebeu a injeção e sem produzir perda de consciência.
- Não ser irritante para os tecidos.
- Não causar qualquer alteração permanente nos nervos.
- Apresentar baixa toxicidade sistêmica.
- Ser eficaz quando infiltrado ou aplicado localmente na mucosa.

- Apresentar curto tempo de latência.
- Dispor de uma duração longa o suficiente para possibilitar o procedimento, mas que permita uma recuperação rápida.
- Ser isento de reações alérgicas.
- Ser estável em solução.
- Ser prontamente submetido à biotransformação no corpo.
- Ser estéril ou capaz de ser esterilizado pelo calor, sem deteriorar.

Todos os AL utilizados atualmente contemplam a maior parte dessas características.[1]

CLASSIFICAÇÃO ESTRUTURAL E PROPRIEDADES GERAIS DOS ANESTÉSICOS LOCAIS

Os AL são divididos em dois grupos: aminoamidas e aminoésteres, de acordo com sua estrutura (Figura 1). Em sua maioria apresentam uma extremidade lipofílica e uma hidrofílica, sendo por esse motivo denominados anfipáticos, ou seja, são solúveis em água e gordura.[1] A porção lipofílica é composta por um resíduo aromático, e a porção hidrofílica é composta por uma terminação amina. A diferença entre eles está na cadeia intermediária, que pode apresentar um grupo éster ou um grupo amida. Esse grupo, portanto, caracteriza se o anestésico é aminoéster ou aminoamida.[3]

MECANISMO DE AÇÃO

Geração e propagação do impulso nervoso

A função primordial de um nervo é transmitir impulsos das porções periféricas até o sistema nervoso central (SNC) ou vice-versa. Os impulsos são potenciais elétricos que podem ser desencadeados por estímulos químicos, térmicos, mecânicos ou elétricos. Uma vez iniciado por qualquer estímulo, o impulso elétrico seguirá em uma única direção sem ser interrompido. O estímulo doloroso é transmitido pelas fibras nervosas desde sua origem até o SNC, propagados por despolarizações transitórias das células

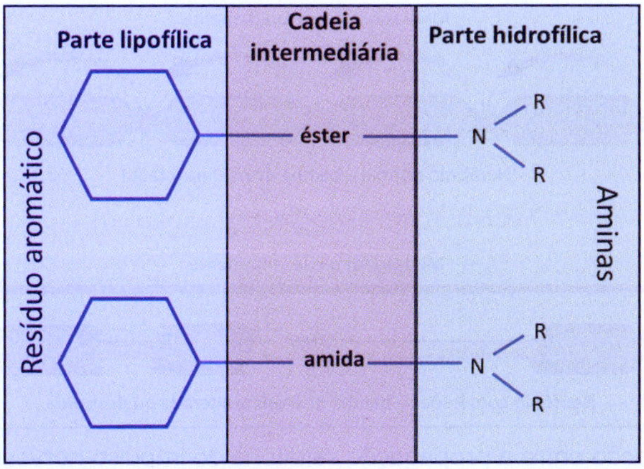

FIGURA 1 Estrutura dos anestésicos locais.

Fonte: elaboração dos autores.

nervosas devido à entrada de íons sódio (Na+), através de proteínas de membrana denominadas canais de sódio. De forma simplificada, os AL bloqueiam a transmissão do estímulo doloroso, inibindo a geração e a propagação do estímulo para o SNC, local em que o estímulo será, de fato, interpretado como dor.[1,4]

Fibras nervosas mielinizadas e amielinizadas

Existem fibras nervosas envoltas e não envoltas por mielina, uma substância rica em glicofosfolipídios e colesterol e que cria uma membrana lipídica, que recobre axônios e permite comunicação muito mais veloz entre neurônios. Nas fibras não mielinizadas, a transmissão do impulso nervoso ocorre com a despolarização ao longo da membrana. Já a bainha de mielina isola o axônio eletricamente, permitindo a despolarização somente nos chamados nodos de Ranvier (invaginação da fibra nervosa formada pela união das células de Schwann). Nesses nodos, a membrana nervosa é exposta diretamente ao meio extracelular, sendo por isso o local onde os canais de sódio são encontrados em abundância.[1]

As propriedades isolantes da bainha de mielina permitem a um nervo mielinizado conduzir impulsos saltatórios, com velocidade muito mais rápida do que um nervo amielinizado de igual tamanho (Figura 2). Nas fibras mielinizadas, é necessário que pelo menos dois a três nodos de Ranvier sejam bloqueados para que o impulso nervoso não se propague, enquanto nas fibras mielinizadas o efeito anestésico se instala mais rapidamente.[1] Caso a condução de um impulso seja bloqueada em um só nodo, a corrente saltará sobre aquele nodo e ocorrerá a despolarização no nodo seguinte. Assim, o bloqueio nervoso não ocorrerá com a quantidade inadequada do AL, impossibilitando a anestesia profunda.[5]

Os AL bloqueiam a condução nervosa pela diminuição seletiva da permeabilidade aos íons sódio, ou seja, esses íons não entram no axoplasma do nervo e, assim, não há geração do potencial de ação. A membrana nervosa continuará polarizada, mantendo o potencial elétrico inal-

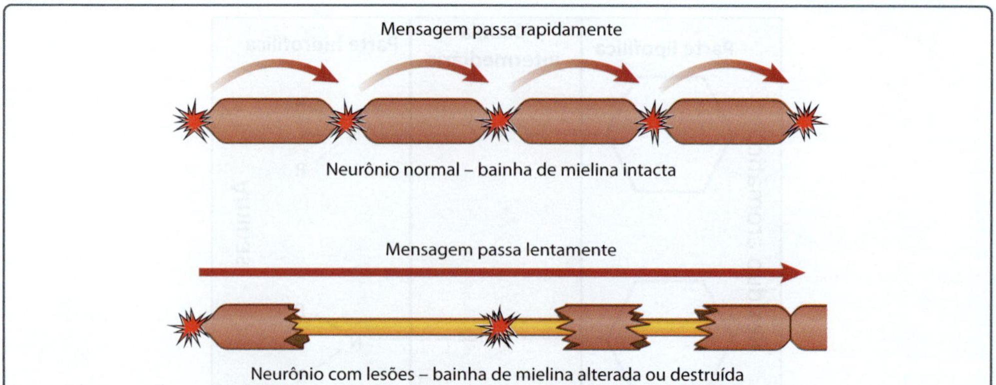

FIGURA 2 Comparação entre a propagação saltatória do impulso nervoso em axônios mielinizados e amielinizados.

Fonte: adaptação de Malamed.[8]

terado, mas não haverá a propagação de impulsos. Sendo assim, qualquer impulso que chegue ao segmento nervoso bloqueado será paralisado, porque não é capaz de liberar a energia necessária para continuar sua propagação. Por isso, o bloqueio nervoso produzido pelos AL é denominado "não despolarizante".[3]

Foram propostas duas teorias, a da expansão da membrana e a do receptor específico (Figura 3), para explicar o mecanismo de ação de AL.[6,7]

A teoria da expansão da membrana afirma que as moléculas lipossolúveis de AL podem penetrar por entre os lipídios da membrana, provocando um distúrbio geral da matriz lipoproteica da membrana do nervo, impedindo o aumento da permeabilidade aos íons Na+.[4] Essa teoria poderia explicar a atividade da benzocaína, um AL do tipo éster, que apresenta somente porção lipofílica, atualmente utilizado somente para anestesia tópica.[1,7]

Já para os anestésicos com grupo hidrofílico, a teoria do receptor específico, mais aceita, relata que os AL em sua forma não ionizada (AL) atravessariam a membrana do axônio e penetrariam na célula nervosa. A partir de então, já no interior da célula nervosa, as moléculas ionizadas dos anestésicos locais (ALH^+) se ligariam a receptores específicos presentes nos canais de sódio, reduzindo ou impedindo a entrada de Na+ na célula, resultando no bloqueio da condução nervosa.[4]

DISSOCIAÇÃO, FORMAS IONIZADAS E NÃO IONIZADAS DOS ANESTÉSICOS LOCAIS

Na forma de cloridrato, os AL, quando injetados, podem apresentar parte de suas moléculas na forma ionizada (ALH^+) e parte na forma não ionizada (AL), dependendo do pH tecidual e do pKa do anestésico.[3] As duas formas das moléculas do AL, ou seja, a base livre (AL), lipossolúvel, não ionizada e não "carregada", e a catiônica (ALH^+), ionizada, "carregada" e que não é lipossolúvel, coexistiriam em equilíbrio em uma solução. Apenas a base livre conseguiria atravessar a membrana nervosa e, portanto, ter efeito anestésico.[9]

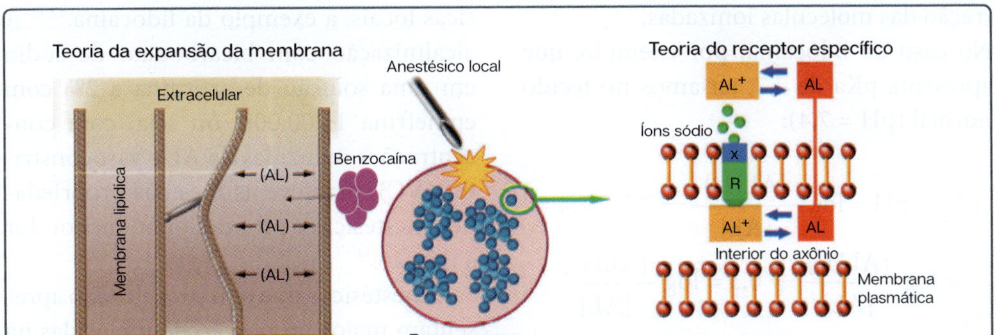

FIGURA 3 Mecanismo de ação. Teoria da expansão da membrana à esquerda e do receptor específico à direita.

Fonte: adaptação de Malamed[8] e Andrade.[15]

O Ka é a constante de ionização de um ácido e diz respeito à proporção de moléculas que estariam ionizadas (A–) ou não (AH) em uma solução.

$$Ka = \frac{[H^+] \times [A^-]}{[AH]}$$

No caso dos AL:

$$Ka = \frac{[H^+] \times [AL]}{[ALH^+]}$$

Como o número resultante é muito pequeno, o antilog do Ka é mais usado, ou seja:

$$pKa = -\log Ka$$

Ainda assim, a fórmula é pouco prática, e, para facilitar o entendimento, a equação de Henderson-Hasselbalch relaciona a concentração das moléculas com o pH do meio no qual o AL se encontra:

$$pKa - pH = \frac{\log [ALH^+]}{\mathbf{[AL]}}$$

Na qual: [AL] é a concentração das moléculas não ionizadas e $[AL\text{-}H^+]$ é a concentração das moléculas ionizadas.

No caso da lidocaína, por exemplo, que apresenta pKa de 7,7, teríamos no tecido normal (pH = 7,4):

$$pKa - pH = \log \frac{[ALH^+]}{[AL]} \rightarrow 7{,}7 - 7{,}4 =$$

$$= \log \frac{[ALH^+]}{[AL]} \rightarrow 0{,}3 = \log \frac{[ALH^+]}{[AL]}$$

Aplicando as propriedades de logaritmo ($= 10^{0,3}$) → $[ALH^+] = 2 \times [AL]$, ou seja, a cada 3 moléculas de lidocaína, somente uma passará para dentro da fibra e promoverá o bloqueio do canal de sódio.

Curiosamente, se o tecido estiver inflamado, seu pH cai para próximo de 6. Nessa condição, a relação seria $[AL - H^+] = 50 \times [AL]$, ou seja, a cada 51 moléculas de lidocaína, somente uma promoverá o bloqueio do canal de sódio, daí a noção de que em tecidos inflamados a anestesia não "pega".[10]

A inflamação tecidual também influencia na anestesia pela diminuição do limiar de excitabilidade neuronal, o que faz estímulos usualmente não percebidos passarem a desencadear dor.[1] Para compensar o baixo pH, o tecido promove o tamponamento do meio, o que demanda tempo e influencia diretamente o início da ação do AL.[11]

O aumento do pH das soluções anestésicas poderia elevar significativamente a quantidade de moléculas disponíveis da forma ativa e lipossolúvel do anestésico, resultando em maior conforto para o paciente durante a injeção, menor tempo de latência, menor injúria tecidual e melhores resultados em tecidos inflamados ou infectados.[11] Alguns estudos já demonstraram bons resultados com o tamponamento/alcalinização de soluções anestésicas locais, a exemplo da lidocaína.[12,13] A alcalinização com bicarbonato de sódio em uma solução de articaína a 2% com epinefrina 1:200.000, ou seja, com concentrações reduzidas de AL e vasoconstritor (VC), manteve as mesmas propriedades anestésicas e proporcionou menor dor à injeção.[14]

Anestésicos que têm pKa elevado apresentam maior proporção de moléculas na forma ionizada e são, portanto, menos eficazes em penetrar a membrana nervosa. Dessa forma, apresentam maior tempo de latência. Em contrapartida, os anestésicos que têm pKa mais próximo do pH tecidual fisiológico[7,4] apresentam menor tempo de latência, como observado no Quadro 1.

Outro fator importante é a ligação proteica, especialmente às proteínas do canal de sódio. Anestésicos com maior afinidade por proteínas apresentam maior duração do efeito anestésico, pois permanecem ligados por tempo maior nos canais de sódio, mantendo-os bloqueados.[10,15]

Os AL também diferem com relação à potência anestésica, sendo usados em concentrações que variam entre 0,5 e 4%. Isso decorre, em grande parte, das diferenças na solubilidade lipídica, determinada pelas diferentes conformações da molécula do AL. A bupivacaína, por exemplo, é mais lipossolúvel e potente que a articaína, permitindo que seja formulada como uma concentração de 0,5% (5 mg/mL), em contrapartida à articaína, usada em concentração de 4% (40 mg/mL).[16]

A maior lipossolubilidade não só aumenta a potência como também permite uma difusão mais rápida através das membranas celulares. Para AL, isso acelera o início da anestesia. Cada anestésico local apresenta suas próprias características farmacológicas, que devem ser levadas em consideração no momento de escolher a solução anestésica (Tabela 1).

Todos os AL são excelentes vasodilatadores, e, quanto mais vasodilatador, maior será a absorção sistêmica, impedindo ou diminuindo drasticamente que o anestésico atinja a membrana nervosa.[15,16] Por isso, AL sem VC têm pouca duração de efeito.

COMPONENTES DAS SOLUÇÕES ANESTÉSICAS

Os AL são usados sob a forma de soluções que costumam conter:

QUADRO 1 Fatores que influenciam a dissociação do anestésico local

Fator	Ação afetada	Relação
pKa	Latência	↓ pKa ↓ Latência
Lipossolubilidade	Potência	↑ Lipossolubilidade ↑ Potência
Ligação	Duração	↑ Ligação proteica ↑ Duração
Atividade vasodilatadora	· Potência. · Duração.	↑ Ação vasodilatadora ↓ Potência e duração

Fonte: Malamed.[8]

TABELA 1 Propriedades farmacológicas dos anestésicos locais

Anestésicos	pKa	Lipossolubilidade relativa	Ligação proteica	Vasodilatação relativa
Lidocaína	7,7	4	65	1
Mepivacaína	7,9	1	75	0,8
Articaína	7,8	17	95	1
Prilocaína	7,7	1,5	55	0,5
Bupivacaína	8,1	27,5	95	2,5

Fonte: adaptação de Malamed.[1]

- Um sal anestésico, que pode ser uma aminoamida ou aminoéster.
- Veículo – geralmente água bidestilada com uma substância isotônica (cloreto de sódio).
- Uma substância VC.
- Antioxidantes da família dos sulfitos (bissulfito ou metabissulfito de sódio) quando o VC é uma amina simpatomimética (epinefrina, norepinefrina, corbadrina).
- Um conservante bacteriostático, usualmente da família dos parabenos (metilparabeno).

As substâncias antioxidantes podem tornar a solução mais propensa a desencadear reações alérgicas, por isso é importante investigar a presença de alergias a esse componente. O conservante parabeno, presente em muitas formulações, tem a função de impedir a proliferação de bactérias e fungos.[17] Esse composto pode ser um alérgeno em potencial.

Seu uso é comum em formas farmacêuticas para uso múltiplo, por exemplo, em AL disponíveis em frasco-ampola, mais comumente utilizados em ambiente hospitalar.[17] O tubete anestésico odontológico é uma forma farmacêutica de uso único. O metilparabeno pode ser encontrado em tubetes plásticos sob a justificativa da maior porosidade do material e maior risco de contaminação, quando comparado aos tubetes de vidro.[18] Porém, mesmo algumas das soluções comercializadas em tubetes de vidro no Brasil mencionam na bula a presença de metilparabeno, sobretudo naquelas contendo prilocaína. Assim, é possível essa substância estar presente também em tubetes de vidro. É necessário verificar os componentes de cada solução, evitando possíveis complicações sistêmicas.

FARMACOCINÉTICA DOS ANESTÉSICOS LOCAIS

O que acontece após a injeção de um anestésico local?

Absorção

Os AL deixam de exercer seu efeito quando são absorvidos do local de administração para a circulação sanguínea, diferentemente de outros agentes que precisam primeiro ser absorvidos para promoverem efeito. A absorção dos anestésicos ocorre da fibra nervosa para o sistema cardiovascular, sendo transportado para todo organismo quando absorvido.

Quando são injetados nos tecidos moles, os AL usados clinicamente causam vasodilatação na área, aumentando a velocidade de absorção, o que causa menores duração e profundidade da anestesia, além de elevar a concentração no sangue, consequentemente aumentando o potencial de superdosagem. Esse fenômeno também está relacionado à vascularização no local da injeção. Em mucosas mais vascularizadas, o sangramento é usualmente maior após a injeção de um AL sem VC.

Assim, para compensar a vasodilatação, agentes VC (epinefrina, norepinefrina, corbadrina, felipressina etc.) são adicionados às soluções de AL.

Distribuição

Independentemente da adição de VC, após serem absorvidos para a corrente sanguínea, os AL são distribuídos para todos os tecidos. Obviamente, os órgãos mais perfundidos e críticos (cérebro, coração, rins e fígado) inicialmente apresentarão níveis sanguíneos mais elevados do AL (Quadro 2). Dessa forma, o nível sanguíneo do AL é influenciado pela velocidade em que a substância é absorvida para o sistema cardiovascular e pela velocidade de distribuição do compartimento vascular para os tecidos, assim como por sua eliminação.

QUADRO 2 Órgãos mais perfundidos

Região	% recebida de débito cardíaco
Rim	22
Sistema gastrintestinal	21
Músculos esqueléticos	15
Cérebro	14
Pele	6
Fígado	6
Osso	5
Músculo cardíaco	3
Outros	8

Fonte: adaptação de Malamed.[1]

Importante lembrar que todos os AL atravessam prontamente a placenta e entram no sistema circulatório do feto.

Metabolismo dos anestésicos locais

O organismo transforma de maneira diferente as moléculas dos ésteres e amidas. Para os ésteres, o metabolismo (biotransformação) inicia pelas enzimas esterases, já no plasma sanguíneo. Os ésteres, no entanto, apresentam maior potencial alergênico devido ao metabólito comum presente em todos os componentes desse grupo, o ácido paraminobenzoico ou PABA.[19]

De forma geral, os anestésicos do tipo amida são biotransformados pelo fígado, via citocromo P450, principalmente pelas isoformas *CYP3A4* e *CYP1A2*. A taxa de metabolização depende do fluxo de sangue e da função hepática, de modo que condições que retardam o fluxo sanguíneo hepático podem retardar o metabolismo das amidas e têm potencial para aumentar a toxicidade.[19]

A prilocaína é metabolizada principalmente no fígado e pouco nos rins. Embora existam relatos de metabolismo pulmonar, a cinética da prilocaína no pulmão não difere da bupivacaína e da mepivacaína, indicando que o metabolismo pulmonar não é importante.

A articaína é metabolizada majoritariamente pelas esterases plasmáticas (95%), graças a seu grupamento éster. O restante (5%) é metabolizado no fígado, sendo apontado como uma opção adequada para indivíduos hepatopatas.[15] Curiosamente, não se verifica o aumento da toxicidade da articaína em indivíduos com deficiência congênita de pseudocolinesterase.[19]

Obviamente, quando ocorre metabolismo por mais de uma via, caso da articaína, a meia-vida é mais curta, e, de fato, a meia-vida da articaína é a menor dentre os AL mais usados em odontologia (Tabela 2).

Quanto à metabolização dos AL, deve-se atentar ao fato de que os produtos dessa metabolização, ou seja, os metabólitos, podem ter atividade não relacionada a sua intenção clínica. Um exemplo disso é a monoetilglicinexilidida, um metabólito da lidocaína que pode produzir sedação e sonolência após a administração do AL. A ortotoluidina, um metabólito da prilocaína, tem sido associada ao desenvolvimento de metemoglobinemia.[15,19]

Os rins são os excretores primários tanto para os AL quanto para seus metabólitos. Uma percentagem do AL já é excretada de forma inalterada na urina e varia de acordo com a substância.[1]

TABELA 2 Tempo de meia-vida e eliminação correlacionada aos anestésicos locais

Anestésico local	Tempo de meia-vida (h)	Eliminação (h)
Lidocaína	1,6	8
Mepivacaína	1,9	9,5
Prilocaína	1,6	8
Articaína	0,7	3,5
Bupivacaína	2,7	15

Fonte: adaptação de Malamed.[1]

Metabolismo e excreção de vasoconstritores

Existem dois grupos de VC aminas simpatomiméticas (epinefrina, norepinefrina, corbadrina e fenilefrina) e derivados de vasopressina (felipressina). As aminas atuam em todos os vasos (venosos e arteriais), já os derivados de vasopressina só atuam em vasos venosos. A epinefrina é considerada o VC mais potente. A norepinefrina tem 25% da efetividade da epinefrina, a corbadrina 15% e a fenilefrina 5%. A fenilefrina, embora bem menos eficaz, apresenta ligação mais estável aos receptores, o que causa maior duração da vasoconstrição e pode levar à necrose, particularmente no palato duro.[1,15] Esse VC, assim como a corbadrina, não é mais encontrado no mercado brasileiro.

O metabolismo da epinefrina e da noraepinefrina se dá pela recaptação nos terminais nervosos adrenérgicos, sendo ali inativadas pela enzima monoaminaoxidase (MAO) e pela enzima catecol-O-metiltransferase (COMT) nos tecidos. A corbadrina é inativada por essas duas enzimas de maneira similar. Já a fenilefrina sofre hidroxilação em epinefrina, seguida de oxidação em metanefrina, sendo eliminada da mesma forma que a epinefrina. Entretanto, por não ser uma catecolamina, não sofre ação da COMT e tem metabolismo mais lento.[15]

EFEITO CLÍNICO DAS SOLUÇÕES DE ANESTÉSICOS LOCAIS DISPONÍVEIS NO BRASIL

No Brasil, os AL disponíveis para uso odontológico na forma de tubetes são articaína, lidocaína, bupivacaína, mepivacaína e prilocaína. Todas são consideradas amidas de duração intermediária, com exceção da bupivacaína, que é de longa duração.

A lidocaína é o anestésico considerado padrão-ouro, e todos os outros AL são comparados a ela. Está disponível em formulações a 2% com 1:100.000 de epinefrina, apresenta rápido tempo de latência (entre 2 e 4 minutos) e duração de anestesia pulpar de 60 minutos e de 3 a 5 horas de anestesia em tecidos moles.[15] Também está disponível na concentração de 2 e 3% associada a norepinefrina a 1:50.000. A lidocaína a 2% com epinefrina 1:100.000 é o anestésico mais recomendado para crianças e o único atualmente recomendado para gestantes.[20]

A mepivacaína tem a menor atividade vasodilatadora dentre as amidas, sendo absorvida pelos vasos sanguíneos em uma proporção menor, se comparada aos demais AL. Está disponível na concentração de 3% sem VC, a qual costuma ser recomendada em pacientes que apresentam contraindicações absolutas ao uso de VC. A mepivacaína a 3% sem VC tem uma duração de 20 minutos de anestesia pulpar após infiltração e cerca de 40 minutos após bloqueio. Também está disponível na concentração de 2% associada a epinefrina 1:100.000. Nessas condições, apresenta tempo de latência e duração semelhantes à da lidocaína 2% com epinefrina 1:100.000.[1,15] É metabolizada por oxidases microssomais hepáticas de função fixa, hidroxilação e reações de N-desmetilação. Com relação à gravidez, a mepivacaína é classificada como categoria C, portanto não recomendada para pacientes grávidas.[21]

A articaína é um anestésico considerado híbrido (éster e amida). Sendo metabolizada principalmente pelas esterases plasmáticas, é o anestésico de escolha para hepatopatas. Difere dos outros AL por ter anel de tiofeno em vez do anel de benzeno, o que aumenta sua lipossolubilidade e permite maior eficiência para atravessar barreiras lipídicas, aumentando sua difusão nos tecidos.[21]

Comercialmente, a articaína está disponível no Brasil para uso odontológico na concentração de 4% e associada à epinefrina tanto em 1:100.000 quanto 1:200.000. Tem tempo de latência rápido e duração entre 60 e 75 minutos de anestesia pulpar em infiltrações maxilares, podendo durar até 90 minutos.[14]

Apesar de não haver contraindicação absoluta, seu uso em gestantes e em crianças menores que 4 anos não é recomendado, devido à falta de estudos que comprovem sua segurança clínica. Estudos retrospectivos e relatos de casos associaram o uso de articaína a 4% com epinefrina 1:100.000 a uma incidência maior, embora relativamente rara, de parestesia após bloqueio do nervo alveolar inferior.[22,23] Um estudo relatou que a articaína contribuiu para um aumento de mais de 20 vezes em relatos de parestesia em comparação com todos os outros AL combinados.[24]

A prilocaína no Brasil está disponível na concentração de 3%, associada à felipressina a 0,03 UI/mL.[15] Nessa concentração, não foi encontrada relação com parestesia.[25] A prilocaína a 3% com felipressina 0,03 UI/mL é indicada como primeira opção quando não existe contraindicação ao uso de VC do tipo amina simpatomimética (epinefrina, norepinefrina etc.), pois permite algum grau de hemostasia durante o procedimento. A felipressina é análoga ao hormônio antidiurético vasopressina e atua diretamente na musculatura lisa das paredes dos vasos sanguíneos da circulação venosa, em receptores V1.[1,15]

A prilocaína também tem pouca ação vasodilatadora quando comparada às demais amidas. A hidrólise da prilocaína por amidases produz ortotoluidina e N-propilalanina, e, em alguns pacientes, a ortotoluidina pode causar metemoglobinemia quando grandes doses de prilocaína são usadas.[21] De fato, um estudo mostrou que a administração de prilocaína a 4% (5 mg/kg) em crianças saudáveis causou um pico de metemoglobina duas vezes maior do que a administração de lidocaína a 2% com epinefrina 1:100.000.[26] Isso mostra que, apesar de o risco ser baixo, existe a possibilidade real de metemoglobinemia após a administração de prilocaína.

A prilocaína é classificada na categoria B para gestantes e, portanto, considerada segura para uso nessas pacientes.[21] No entanto, atravessa a placenta mais rapidamente que os demais anestésicos, o que pode levar a doses excessivas de prilocaína ao feto, aumentando o risco de metemoglobinemia fetal. Desse modo, não deve ser a primeira escolha para gestantes. Quando a lidocaína a 2% com epinefrina não puder ser indicada, a opção será pela mepivacaína 3% sem VC.[15]

A bupivacaína é um anestésico considerado quatro vezes mais potente que a lidocaína.[1] Apresenta latência longa (entre 6 e 10 minutos) e está disponível apenas na concentração a 0,5% e associada a adrenalina 1:200.000, para uso odontológico. Está indicada para procedimentos mais longos e pode também ser utilizada como estratégia para controle de dor pós-operatória. A administração de bupivacaína pode proporcionar alívio da dor pós-operatória por mais de 12 horas. Embora em doses elevadas a bupivacaína seja considerada cardiotóxica por um mecanismo ainda não completamente elucidado,[27] essa dose tóxica supera em muito aquela utilizada em odontologia. Esse AL é metabolizado no fígado por amidases e é excretado pelos rins.[21]

Além dos anestésicos locais supramencionados, a ropivacaína também pode ser encontrada no mercado brasileiro. Entretanto, ela não está disponível em tubetes odontológicos.

A ropivacaína é comercializada em seu isômero levógiro, em ampolas ou frasco-ampolas, nas concentrações de 0,5%, 0,75% e 1%. Esse anestésico pode ser utilizado sem a presença de um agente vasoconstritor associado e ainda manter um perfil anestésico de longa duração.[28] Suas propriedades pouco vasodilatadoras ou até mesmo uma possível vasoconstrição ainda são discutidas na literatura.[29] Portanto, ropivacaína pode ser uma opção quando se objetiva uma anestesia de longa duração sem uso de agente vasoconstritor específico.[30]

O Quadro 3 mostra as combinações de AL e VC presentes no comércio brasileiro.

DOSES MÁXIMAS DOS ANESTÉSICOS LOCAIS

Assim como qualquer outro medicamento, a dose máxima possível para administrar um AL com segurança deve ser respeitada, para evitar a ocorrência de reações tóxicas ou sobredosagem. As doses dos AL são apresentadas em miligramas da substância por unidade de peso corporal (mg/kg). Os valores estimados para essa referência consideram pacientes normorreativos, ou seja, aqueles que se encontram no meio da curva de distribuição normal.

A dose máxima do sal anestésico depende da massa corporal do indivíduo

QUADRO 3 Combinações de anestésicos locais e vasoconstritores presentes no comércio brasileiro

Sal anestésico	Concentração do sal anestésico	Vasoconstritor	Concentração do vasoconstritor
Lidocaína	2%	Nenhum	–
		Norepinefrina	1:50.000
		Epinefrina	1:100.000
	3%	Norepinefrina	1:50.000
Mepivacaína	2%	Epinefrina	1:100.000
	3%	Nenhum	–
Prilocaína	3%	Felipressina	0,03 UI/mL
Articaína	4%	Epinefrina	1:100.000
		Epinefrina	1:200.000
Bupivacaína	0,5%	Epinefrina	1:200.000

Fonte: elaboração dos autores.

(kg). No entanto, existe um valor máximo independente da massa corporal que nunca deverá ser ultrapassado, isto é, a dose máxima recomendada independe do peso.[15] As doses máximas variam de acordo com a literatura internacional, mas dependem da massa corporal até um limite máximo possível (independente da massa corporal).[1,15] No Quadro 4, recomendamos as doses máximas mais conservadoras de cada AL disponível no Brasil.

A Figura 4 mostra como calcular a dose de um AL, usando as informações da Tabela 3.

Dose máxima do vasoconstritor

Além da dose máxima do sal anestésico, é necessário levar em consideração a dose máxima do VC. A concentração dos VC costuma ser referida em proporção (p. ex., 1:100.000 ou 1 para 100 mil). A dose máxima pode ser apresentada em miligrama (mg) ou micrograma (mcg). A concentração de 1:100.000 significa 1 g de sal anestésico em 100.000 mL de solução (água), portanto, em uma solução de 1:100.000 tem-se 0,01 mg/mL ou 10 mcg/mL.

A epinefrina é o VC mais utilizado em AL, e isso ocorre porque os benefícios desse fármaco, que incluem boa hemostasia e a ação em receptores beta 2, fazem dela a melhor escolha em detrimento de todos os outros. O aumento dos níveis plasmáticos de epinefrina ocorre de maneira dose-dependente e de maneira linear. Estudos mostram que esses níveis após injeção intraoral equivalem aos atingidos durante a prática de atividade física moderada/intensa e estão associados a um aumento moderado do débito cardíaco e volume sistólico.[1] A pressão arterial e a frequência cardíaca são minimamente afetadas com essas doses em pacientes ASA I. No entanto, em pacientes que apresentam doenças cardiovasculares ou hipertireoidismo, os efeitos colaterais da absorção da epinefrina devem ser avaliados em relação aos efeitos dos níveis sanguíneos elevados de AL.

A administração intravascular de VC em indivíduos hiper-reativos, ou ainda a ocorrência de interações medicamentosas não previstas, podem produzir manifestações clínicas significativas. A American Heart Association (AHA) recomenda, em pacientes com comprometimento cardiovascular, limitar a exposição de epinefrina a um máximo de 0,04 mg por consulta. A dose máxima recomendada de epinefrina para pacientes sem comprometimento

TABELA 3 Doses máximas mais conservadoras de cada anestésico local disponível no Brasil

Sal	Concentração	Dose máxima por peso (mg)	Dose máxima absoluta (mg)	Total de sal por tubete (1,8 mL)	Máximo absoluto (tubetes)
Lidocaína	2%	4,4	300	36 mg	8,3
	3%	4,4	300	54 mg	5,5
Mepivacaína	2%	4,4	300	36 mg	8,3
	3%	4,4	300	54 mg	5,5
Articaína	4%	7	500	72 mg	6,9
Prilocaína	3%	6	400	54 mg	7,4
Bupivacaína	0,5%	1,3	90	9 mg	10

Fonte: adaptação de Andrade.[15]

Se desejo realizar uma anestesia de **lidocaína 2% com epinefrina 1:100.000** em um indivíduo de **60 kg**, para calcular o número de tubetes odontológicos ou a quantidade máxima em mL, devo realizar os seguintes passos:

Lidocaína 2% → 20 mg em 1 mL, ou 36 mg em 1 tubete de 1,8 mL.
Dose máxima da lidocaína por kg de massa corporal → 4,4 mg.
Dose máxima da lidocaína que não deverá ser ultrapassada independentemente do peso → 300 mg.

Peso x dose máxima/kg
60 kg x 4,4 mg = 264 mg
264 mg é menor do que 300 mg, então considerarei 264 mg a dose máxima desse paciente.

Número máximo de tubetes odontológicos
264 mg / 36 mg = 7,33 ou aproximadamente 7 tubetes

Quantidade máxima em mL
264 mg / 20 mg = 13,2 mL

FIGURA 4 Exemplo de cálculo de dose máxima do anestésico lidocaína 2% com epinefrina 1:100.000.

Fonte: elaboração dos autores.

cardiovascular é 5 vezes maior, ou seja, 0,2 mg por consulta.[1] As doses máximas dos VC atualmente disponíveis no Brasil para pacientes saudáveis e pacientes com alteração cardiovascular compensada são mostradas no Quadro 4.

Em pacientes saudáveis, a dose máxima de VC supera a dose máxima indicada para o sal anestésico. Nesses casos, a dose máxima deve ser aquela do sal anestésico. Em pacientes com alteração cardiovascular compensada, o fator limitante é sempre o vasoconstritor.

CONTRAINDICAÇÕES DE VASOCONSTRITORES

Apesar de a epinefrina ser o VC de melhor escolha para uso odontológico, apresenta as contraindicações absolutas presentes no Quadro 5.

No Brasil, a formulação contendo prilocaína associada à felipressina é indicada nessas condições, mesmo em relação à alergia aos sulfitos, pois essa formulação não apresenta esse antioxidante. Assim, não há contraindicação absoluta ao uso de VC no país.

FARMACOTOXICOLOGIA DOS ANESTÉSICOS LOCAIS

Os AL estão entre os fármacos mais seguros para uso médico e odontológico. Como qualquer outro fármaco, têm potencial para respostas não esperadas ou não desejadas. A toxicidade sistêmica gerada pela administração do AL pode

QUADRO 4 Doses máximas dos vasoconstritores associados aos anestésicos locais disponíveis no Brasil

Quantidade máxima					
Vasoconstritor	**Concentração**	**Em ASA I**		**Em pacientes com alteração cardiovascular compensada**	
Epinefrina	1:50.000	0,2 mg	5,5 tubetes	0,04 mg	1 tubete
	1:100.000		10 tubetes		2 tubetes
	1:200.000		22 tubetes		4 tubetes
Norepinefrina	1:50.000	0,34 mg	9 tubetes	Não indicado	
Felipressina	0,03 UI/mL	0,39 UI	7 tubetes	0,27 UI	5 tubetes

Fonte: adaptação de Andrade.[15]

QUADRO 5 Contraindicações absolutas da epinefrina

1. História de infarto agudo do miocárdio sem liberação para atendimento odontológico, por parte do cardiologista.
2. História de acidente vascular cerebral há menos de 6 meses.
3. Angina de peito instável (dor no peito com mínimo esforço).
4. Síndrome de Wolff-Parkinson-White.
5. Insuficiência cardíaca congestiva não tratada ou não controlada.
6. Hipertireoidismo não controlado.
7. Feocromocitoma.
8. História de alergia a sulfitos.

Fonte: adaptação de Andrade.[15]

ocorrer por superdosagem absoluta (dose total elevada), superdosagem relativa (injeção intravascular rápida), pela incapacidade de excreção, pela rápida absorção do local da administração e pela biotransformação lenta.

Superdosagem aos anestésicos

As reações de superdosagem se manifestam como sinais clínicos e sintomas pela administração excessiva absoluta ou relativa de um fármaco, tornando elevados os níveis sanguíneos desse fármaco em seus órgãos-alvo.[1] Muitos fatores influenciam a taxa pela qual esse nível se eleva e a duração do tempo em que permanece elevado. Os fatores predisponentes podem estar relacionados ao fármaco (vasoatividade, presença de VC, concentração, dose, via de administração), à técnica realizada pelo operador (aspiração prévia, injeção lenta, respeito à dose máxima recomendada) ou até mesmo às condições do próprio paciente (sexo, idade, peso, condições sistêmicas, uso de outros medicamentos, vascularização no local da injeção).[1,17]

Considerando que os AL injetáveis são substâncias vasodilatadoras e que a cavidade oral é uma das áreas mais vascularizadas, quanto maior a vascularização no local de injeção mais rápida será a absorção desse fármaco, o que pode culminar em menor duração da anestesia e elevado nível sanguíneo do AL.

A superdosagem absoluta pode ocorrer quando a dose máxima é ultrapassada. Já a superdosagem relativa ocorre quando o anestésico alcança níveis sanguíneos elevados pela administração rápida e inadvertida dentro de um vaso sanguíneo.[1,15] Por isso, a aspiração durante a execução da técnica anestésica é fundamental, pois injeções intravasculares, mesmo em doses seguras, podem levar à superdosagem relativa. O mesmo ocorre quando o AL é injetado muito rapidamente, causando aumento repentino dos níveis plasmáticos.[17] Por conta disso, a aspiração deve obrigatoriamente anteceder a deposição do anestésico, principalmente em técnicas de bloqueio. A injeção deve ser feita em velocidade lenta, cerca de 1 mL/minuto, o que demandaria aproximadamente 2 minutos para a injeção de um tubete de 1,8 mL.

A dificuldade em excretar os AL obviamente pode contribuir diretamente para seu acúmulo e consequente toxicidade. Durante a gestação, a função renal da gestante pode estar prejudicada, causando excreção deficiente e acúmulo de fármacos no sangue e elevando, assim, o risco de superdosagem. Da mesma forma, idosos e crianças muito pequenas estão mais propensos a desenvolver reações tóxicas aos AL, pois a absorção, o metabolismo e a excreção podem ser menos eficazes nessa população. Idosos são mais propensos a doenças sistêmicas que podem favorecer reações de superdosagem, como insuficiência cardíaca congestiva (ICC), disfunção renal e/ou hepática. Todas essas condições podem influenciar na metabolização e excreção da droga, levando a um aumento dos níveis sanguíneos de AL.[17]

A administração concomitante de outros medicamentos também pode influenciar os níveis de AL. Cardiodepressores e antiarrítmicos, como digitálicos, betabloqueadores, bloqueadores dos canais de cálcio, mexiletina, amiodarona e antidepressivos tricíclicos, podem aumentar os níveis sanguíneos de anestésico livre e culminar em efeitos tóxicos.[1,17] Alguns agentes anti-histamínicos, como a cimetidina, podem competir com essas drogas por enzimas oxidativas hepáticas durante sua metabolização. Estes podem diminuir a velocidade da biotransformação, levando ao aumento dos níveis sanguíneos da lidocaína, por exemplo, e favorecendo sua sobredose.[1]

Idiossincrasia

A idiossincrasia é uma resposta inesperada e qualitativamente anormal a um fármaco, diferindo de suas ações farmacológicas usuais. Não depende da dose do AL nem de sua exposição prévia, e usualmente está associada a fatores genéticos.[1] É considerada rara, acometendo 1 a 5% da população mundial, responsável pelo desenvolvimento de uma sensibilidade particular a uma droga.[17]

Reações alérgicas

O fenômeno alérgico envolvendo AL se transformou em verdadeiro "tabu" ao longo dos anos. Por vezes, indivíduos associam o desconforto ou outras manifestações clínicas (palpitação, tontura, euforia, náusea etc.) à alergia. Isso é compreensível, pois é após a anestesia local que muitos pacientes relatam essa sintomatologia. É fundamental que o cirurgião-dentista tenha a competência de compreender e distinguir tais eventos, assim como investigar as experiências anteriores de seus pacientes para considerá-las de fato como alergia ou não.

A alergia real aos anestésicos do grupo amida é extremamente rara, embora exista. Em geral, as manifestações alérgicas são mais comuns aos antioxidantes, em particular aos sulfitos. Diferentemente de outras reações tóxicas, as manifestações clínicas observadas na alergia são produzidas por uma resposta exagerada do sistema imune.[1,31]

As alergias, reais reações de hipersensibilidade, são definidas como um estado imunológico hipersensível, obtido por exposição a um antígeno particular e posterior reexposição a ele.[17,21] O Quadro 6 mostra que podem ser classificadas quanto à gravidade, em leves ou graves; quanto ao início, em imediatas ou tardias; e, quanto ao mediador envolvido e ao tempo de início, em tipos I, II, III e IV.

As reações associadas às soluções de AL são do tipo I ou tipo IV, e, apesar de serem consideradas raras, podem evoluir rapidamente para um quadro mais grave com risco à vida, a anafilaxia.[17]

O tipo I consiste em uma reação de hipersensibilidade imediata, na qual ocorre a liberação de autacoides como histamina, bradicinina, prostaglandina, SR-a (substância de liberação lenta da anafilaxia), entre outros, além de uma infinidade de células sensibilizadas pela imunoglobulina E (IgE), principalmente mastócitos e basófilos.[17] Esses mediadores causam vasodilatação, aumento da permeabilidade capilar, contração da musculatura lisa, hipotensão, edema e obstrução das vias aéreas (broncoespasmo), sendo responsáveis pelas manifestações clínicas graves como o angioedema, crise de asma e choque anafilático.[32]

O sistema complemento também pode mediar uma reação alérgica tardia (tipo IV). As reações tipo IV têm início tardio e resultam da liberação de mediadores das células T sensibilizadas, causando uma resposta tissular superficial e localizada e apresentando como manifestação clínica a dermatite de contato.[17]

A reação alérgica aos anestésicos tipo amida é extremamente rara, embora existam relatos. Quando presente, inviabiliza o uso de qualquer formulação desses AL. Em geral, as reações de hipersensibilidade estão mais associadas aos agentes bacteriostático e/ou antioxidante.[32]

QUADRO 6 Classificação das reações de hipersensibilidade mediadas imunologicamente

Tipo	Tempo de resposta	Manifestação	Mecanismo
I	5-30 minutos	Anafilaxia, asma brônquica, urticária, angioedema, febre do feno.	Mediadores de mastócitos sensibilizados por IgE causam aumento da permeabilidade vascular, edema e contração do músculo liso.
II	1-3 horas	Anemia hemolítica autoimune, eritroblastose fetal, síndrome de Goodpasture.	Anticorpo IgG ou IgM reagindo com a superfície celular ou antígenos ligados à célula resultam na destruição celular.
III	1-3 horas	Doença do soro, nefrite lúpica, hepatite viral aguda.	Os complexos imunes (complexos antígeno-anticorpo) ativam o complemento, que atrai leucócitos; mediadores liberados dessas células produzem inflamação.
IV	8-12 horas	Dermatite alérgica de contato, granulomas infecciosos, hepatite crônica.	Linfócitos T sensibilizados que reagem com antígenos liberam linfocinas que produzem inflamação celular.

Fonte: adaptação de Speca et al.[31]

Como já mencionado neste capítulo, os parabenos (metilparabeno, etilparabeno, propilparabeno e butilparabeno) são utilizados como conservantes, bacteriostáticos e fungicidas em formulações anestésicas contidas em frascos-ampolas de múltiplas aplicações.[17] No Brasil, infelizmente também podem estar presentes, particularmente o metilparabeno, nos tubetes de plástico e em embalagens frasco-ampola, de uso mais comumente hospitalar.[15]

Nos pacientes com hipersensibilidade, é imperioso que o dentista evite as formulações que contenham esse agente.[17,31] Já os bissulfitos (bissulfito de sódio ou metabissulfito de sódio) são antioxidantes associados às soluções anestésicas que contenham VC do tipo adrenérgico (epinefrina, norepinefrina, fenilefrina e levonordefrina). Esses agentes são responsáveis pelas reações alérgicas em pacientes com histórico de hipersensibilidade aos sulfitos e geralmente nos asmáticos em uso de corticosteroides. Na hipersensibilidade a esses agentes, soluções sem VC (mepivacaína a 3%) ou a prilocaína a 3% com felipressina 0,03 UI/mL poderão ser utilizadas com segurança.[17]

REFERÊNCIAS

1. Malamed S. Handbook of local anesthesia. 7.ed. St. Louis: Elsevier-Mosby; 2019.
2. Imran E, Moeen F, Abbas B, et al. Comparative analysis of different local anesthetic solutions available in market: an in vitro and clinical study. European Journal of Dentistry. 2021;15(04):660-8.
3. Barletta M, Reed R. Local anesthetics. Veterinary Clinics of North America: Small Animal Practice. 2019;49(6):1109-25.
4. Strichartz G. Molecular mechanisms of nerve block by local anesthetics. anesthesiology. 1976;45(4):421-41. Disponível em: https://pubs.asahq.org/anesthesiology/article/45/4/421/25667/Molecular-Mechanisms-of-Nerve-Block-by-Local. Acesso em: 26/06/23.
5. Franz DN, Perry RS. Mechanisms for differential block among single myelinated and non-myelinated axons by procaine. The Journal of Physiology. 1974;236(1):193-210.
6. de Jong RH. Site and mode of action of local anesthetics. Clin Anesth. 1969;2:1-17.
7. Ritchie JM. Mechanism of action of local anaesthetic agents and biotoxins. Br J Anaesth. 1975;47(Suppl):191-8.
8. Malamed S. Neurofisiologia. Manual de anestesia local. 7.ed. Rio de Janeiro: Guanabara Koogan; 2022. p.2-23.
9. Warren VT, Fisher AG, Rivera EM, et al. Buffered 1% lidocaine with epinephrine is as effective as non-buffered 2% lidocaine with epinephrine for mandibular nerve block. Journal of Oral and Maxillofacial Surgery. 2017;75(7):1363-6. Disponível em: https://linkinghub.elsevier.com/retrieve/pii/S0278239116313337. Acesso em: 26/06/23.
10. Silva BB, Duarte D, Amorim K de S. Infecções na área de atuação da cirurgia. In: Silva BB, Duarte DD, Amorim CS (coord.). Terapêutica das infecções odontológicas. Nova Odessa: Napoleão Editor; 2020. p.80-95.
11. Malamed SF. Buffering local anesthetics in dentistry. Pulse. 2011;44(6):8-9.
12. Phero JA, Nelson B, Davis B, et al. Buffered versus non-buffered lidocaine with epinephrine for mandibular nerve block: clinical outcomes. Journal of Oral and Maxillofacial Surgery. 2017;75(4):688-93. Disponível em: https://pubmed.ncbi.nlm.nih.gov/27815105/. Acesso em: 26/06/23.
13. Phero JA, Warren VT, Fisher AG, et al. Buffered 1% lidocaine with epinephrine can be as effective as nonbuffered 2% lidocaine with epinephrine for maxillary field block. Journal of Oral and Maxillofacial Surgery. 2017;75(10):2071-5. Disponível em: https://linkinghub.elsevier.com/retrieve/pii/S0278239117303506. Acesso em: 26/06/23.
14. Amorim KS, Fontes VTS, Gercina AC, et al. Buffered 2% articaine versus non-buffered 4% articaine in maxillary infiltration: randomized clinical trial. Clinical Oral Investigations. 2020. Disponível em: http://link.springer.com/10.1007/s00784-020-03674-x. Acesso em: 26/06/23.
15. Andrade ED. Terapêutica medicamentosa em odontologia. 3.ed. Porto Alegre: Artes Médicas; 2014.
16. Becker DE, Reed KL. Local anesthetics: review of pharmacological considerations. Anesthesia Progress. 2012;59(2):90-102.
17. Maciel DL, Souza A. Complicações sistêmicas da anestesia local: reações adversas. 2021.
18. Silva GHR da, Bottoli CBG, Groppo FC, et al. Methylparaben concentration in commercial Brazilian local anesthetics solutions. Journal of Applied Oral Science. 2012;20(4):444-8. Disponível em: http://www.scielo.br/scielo.php?script=sci_arttext&pid=S1678-77572012000400009&lng=en&tlng=en. Acesso em: 26/06/23.

19. Giovannitti JA, Rosenberg MB, Phero JC. Pharmacology of local anesthetics used in oral surgery. Oral and Maxillofacial Surgery Clinics of North America. 2013;25(3):453-65.
20. Favero V, Bacci C, Volpato A, et al. Pregnancy and dentistry: a literature review on risk management during dental surgical procedures. Dentistry Journal. 2021;9(4):46.
21. Ogle OE, Mahjoubi G. Local anesthesia: agents, techniques, and complications. Dental Clinics of North America. 2012;56(1):133-48.
22. Garisto GA, Gaffen AS, Lawrence HP, et al. Occurrence of paresthesia after dental local anesthetic administration in the United States. The Journal of the American Dental Association. 2010;141(7):836-44.
23. Haas DA, Lennon D. A 21 year retrospective study of reports of paresthesia following local anesthetic administration. J Can Dent Assoc. 1995;61(4):319-20, 323-6, 329-30.
24. Hillerup S, Jensen R. Nerve injury caused by mandibular block analgesia. International Journal of Oral and Maxillofacial Surgery. 2006;35(5):437-43.
25. Hillerup S, Jensen R. Nerve injury caused by mandibular block analgesia. International Journal of Oral and Maxillofacial Surgery. 2006;35(5):437-43.
26. Gutenberg LL, Chen JW, Trapp L. Methemoglobin levels in generally anesthetized pediatric dental patients receiving prilocaine versus lidocaine. Anesth Prog. 2013;60(3):99-108.
27. Gao Y, Chen B, Zhang X, et al. The anesthetic bupivacaine induces cardiotoxicity by targeting L-type voltage-dependent calcium channels. Journal of International Medical Research. 2020;48(8):030006052094261.
28. Hansen TG. Ropivacaine: a pharmacological review. Expert Review of Neurotherapeutics. 2004;4(5):781-91.
29. Budharapu A, Sinha R, Uppada UK, et al. Ropivacaine: a new local anaesthetic agent in maxillofacial surgery. British Journal of Oral and Maxillofacial Surgery. 2015;53(5):451-4. Disponível em: http://www.ncbi.nlm.nih.gov/pubmed/25818492. Acesso em: 26/06/23.
30. Amorim K de S, Gercina AC, Ramiro FMS, et al. Can local anesthesia with ropivacaine provide postoperative analgesia in extraction of impacted mandibular third molars? A randomized clinical trial. Oral Surgery, Oral Medicine, Oral Pathology and Oral Radiology. 2020. Disponível em: https://pubmed.ncbi.nlm.nih.gov/33223455/. Acesso em: 26/06/23.
31. Speca SJ, Boynes SG, Cuddy MA. Allergic reactions to local anesthetic formulations. Dental Clinics of North America. 2010;54(4):655-64.
32. Milam SB, Giovannitti JA. Local anesthetics in dental practice. Dent Clin North Am. 1984;28(3):493-508.

4

Material e instrumentais

Alexandre Elias Trivellato
Samuel Macedo Costa

PONTOS-CHAVE

- Introdução ao instrumental necessário para realização da anestesia odontológica.
- Como escolher o material para o uso seguro.
- Cuidados para manutenção e segurança do uso.

INTRODUÇÃO

Os conceitos iniciais do emprego de substâncias ou drogas para atingir o limiar de anestesia são datados da Grécia Antiga, porém o desenvolvimento e o emprego da técnica anestésica, ainda que de forma tópica e experimental, foram iniciados na metade do século XIX, pelo oftalmologista Carl Koller. A anestesia local infiltrativa, por sua vez, foi descrita por William Halsted em 1884, com o emprego de solução de cocaína para bloqueios regionais subcutâneos. Ao longo dos anos, o desenvolvimento no armamentário de instrumentais e na farmacologia das substâncias permitiu um procedimento seguro.[1]

Os três componentes fundamentais para a realização do procedimento de anestesia local infiltrativa são a seringa, a agulha e o cartucho anestésico, também chamado de tubete.[2]

A SERINGA

Diversos foram os tipos de seringa empregados na odontologia, e atualmente os dispositivos podem ser divididos em descartáveis e não descartáveis, com ou sem mecanismo de aspiração positiva.

As seringas mais utilizadas são as do tipo carpule, metálicas ou plásticas e também os modelos plásticos descartáveis, mais presentes em serviços hospitalares.

Anteriormente, outros modelos eram mais comumente empregados, como os modelos do tipo a jato e sem agulha e o modelo do tipo periodontal, porém seu uso decaiu, estando pouco presente nos consultórios brasileiros.[2]

As seringas com mecanismos de aspiração, automática ou não, são o padrão-

-ouro no uso diário em odontologia, uma vez que os acidentes transoperatórios não são raros com o uso de seringas que não permitem a aspiração, podendo levar a complicações indesejáveis e severas.[3,4] A realização da aspiração prévia e durante o procedimento anestésico oferece ao cirurgião-dentista a vantagem de realizar uma anestesia mais segura e bem-sucedida.[4]

Neste capítulo, iremos nos ater às seringas que oferecem a realização da aspiração, com um adendo àquelas que não apresentam essa possibilidade, acrescentando que estas não devem ser utilizadas na prática diária.

Seringas descartáveis

As seringas descartáveis podem ser encontradas no mercado em diversos tamanhos e configurações: com e sem agulha acoplada, com e sem dispositivo de segurança. Essas seringas não têm adaptação para cartuchos, sendo necessário que se faça uma aspiração do conteúdo do líquido anestésico diretamente da ampola, por meio de agulhas de aspiração.[2]

As seringas não reutilizáveis são em sua maioria de material plástico, contendo dois mecanismos para fixação da agulha, com e sem trava. O modelo com a trava Luer Lok apresenta uma espiral para que a agulha seja acoplada, trazendo maior segurança na administração, uma vez que não pode ser ejetada caso uma grande pressão seja empregada no êmbolo (Figura 1). Enquanto isso, o modelo destravado, chamado de Luer Slip, apresenta uma extensão do êmbolo para que ocorra a rápida inserção da agulha, agilizando o processo de montagem do dispositivo, porém esse método não deve ser utilizado em anestesia local intraoral,

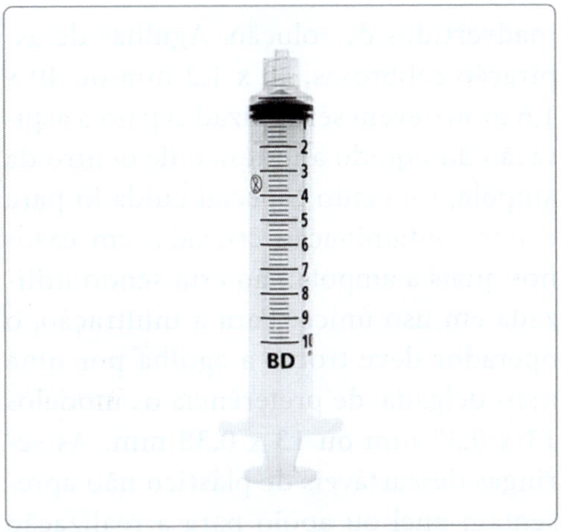

FIGURA 1 Seringa descartável com padrão de trava do tipo Luer Lok.
Fonte: acervo dos autores.

pois exige que seja realizada uma aspiração no local de infiltração (Figura 2). Os dispositivos sem trava podem não suportar a pressão e ejetar a agulha, causando acidentes ou espalhamento de material contaminado e anestésico.

Preferencialmente, deve-se empregar seringas de até 3 a 5 mL, que permitem a administração de quantidade suficiente de anestésico, evitando que uma sobredosagem possa ser atingida por volumes

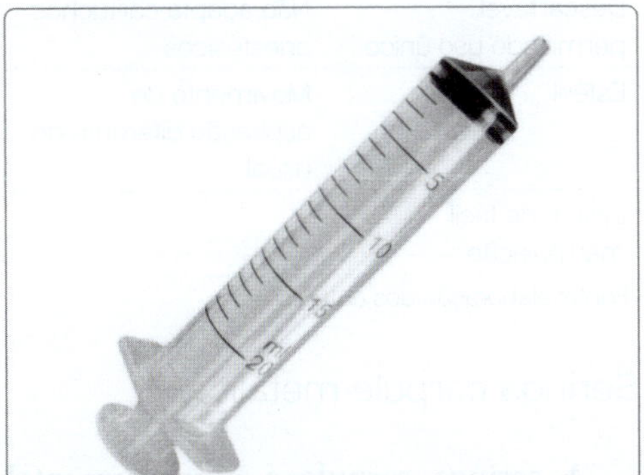

FIGURA 2 Seringa descartável com padrão de trava do tipo Luer Slip.
Fonte: acervo dos autores.

inadvertidos de solução. Agulhas de aspiração calibrosas, 40 x 1,2 mm ou 40 x 1,6 mm, devem ser utilizadas para a aspiração do líquido anestésico de dentro da ampola, tomando especial cuidado para evitar contaminação cruzada, em casos nos quais a ampola não está sendo utilizada em uso único. Para a infiltração, o operador deve trocar a agulha por uma mais delgada, de preferência os modelos 13 x 0,35 mm ou 13 x 0,38 mm. As seringas descartáveis de plástico não apresentam anel ou apoio para a realização da aspiração, o que demanda do operador uma técnica com as duas mãos para atingir o objetivo. A seringa descartável não deve ser empregada na rotina odontológica, estando indicada apenas nos momentos em que um sistema convencional de seringas, do tipo carpule, não estiver disponível.[2]

O Quadro 1 resume as vantagens e desvantagens do uso da seringa descartável na anestesia local em odontologia.

QUADRO 1 Vantagens e desvantagens do uso da seringa descartável na anestesia local em odontologia

Vantagens	Desvantagens
Descartável, permitindo uso único	Não adapta cartuchos anestésicos
Estéril	Movimento de aspiração diferente do usual
Leve e de fácil manipulação	

Fonte: elaboração dos autores.

Seringa carpule metálica

A seringa carpule é o instrumental mais empregado para a administração de anestesia local em odontologia. Também é o mais prático, sendo adaptável ao uso de cartuchos anestésicos e agulhas extrafinas, ideais para as infiltrações intraorais. O carregamento dos tubetes anestésicos pode ser realizado pela lateral ou pela base do êmbolo da seringa, e apenas um tubete pode ser administrado a cada infiltração, o que controla e reduz drasticamente os riscos de uma sobredosagem inadvertida. A agulha deve ser adaptada e rosqueada em posição, o que protege o sistema de falhas e da ejeção do material. A grande maioria das seringas carpules é apresentada em aço inoxidável cirúrgico, esterilizável e reaproveitável.[2]

No interior do êmbolo se observa o arpão, que se conecta à borracha da base do tubete anestésico, o que possibilita a aspiração. O arpão é conectado ao pistão, que é acionado pelo operador durante o procedimento de infiltração. Alguns modelos apresentam o mecanismo de autoaspiração, que facilita ainda mais para o operador, uma vez que, ao pressionar o diafragma da borracha do tubete anestésico, obtém-se uma pressão negativa, que permite a aspiração (Figura 3).[5]

O Quadro 2 resume as vantagens e desvantagens do uso da seringa carpule metálica.

Seringa carpule plástica

O sistema de seringas do tipo carpule também apresenta uma opção em plástico, reutilizável e autoclavável, permitindo o uso por algumas oportunidades antes de ser descartada. Seu mecanismo de ação e emprego clínico é idêntico ao da seringa carpule metálica com carregamento posterior (Figura 4).

O Quadro 3 resume as vantagens e desvantagens do uso da seringa carpule plástica.

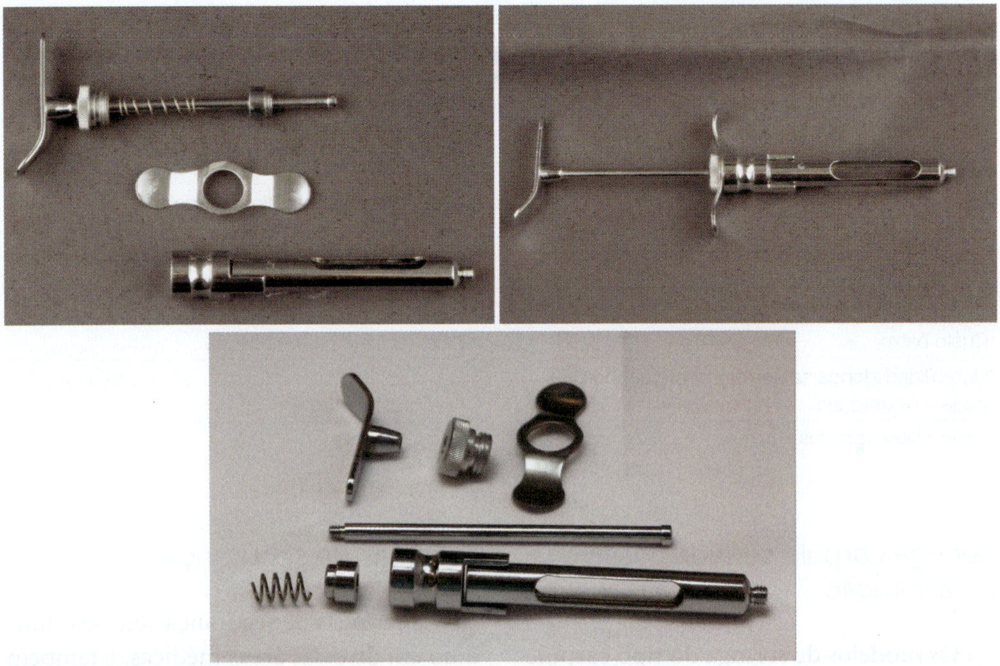

FIGURA 3 Seringa carpule metálica montada e desmontada.

Fonte: acervo dos autores.

QUADRO 2 Vantagens e desvantagens das seringas carpule metálicas

Vantagens	Desvantagens
Cartucho visível	Peso
Autoclavável	Pode ser grande para os operadores com mãos pequenas
Fácil manipulação	
Diferentes *designs*, facilitando a adaptação do operador	
Fácil aspiração	
Resistente à ferrugem	
Durabilidade longa	

Fonte: elaboração dos autores.

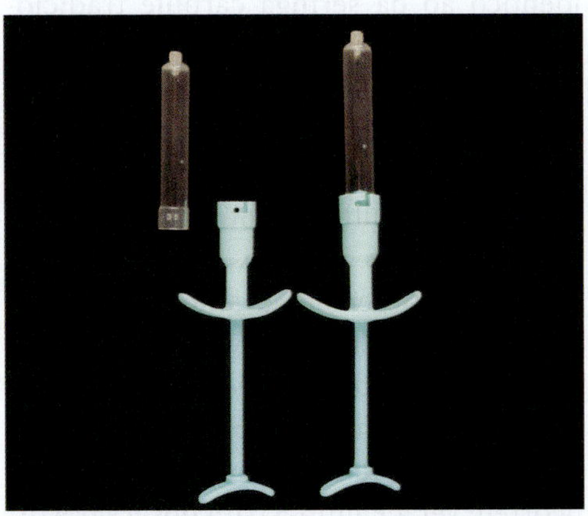

FIGURA 4 Seringa carpule plástica do tipo reaproveitável (Jetclean, Viconmed, Contagem, Brasil).

Fonte: acervo dos autores.

QUADRO 3 Vantagens e desvantagens das seringas carpule plásticas

Vantagens	Desvantagens
O plástico tem uma aparência mais amigável ao paciente	Tamanho maior que o habitual
Estéril	Possibilidade de infecção com cuidados inadequados
Leve e de fácil manipulação	Deterioração mais rápida do material
Cartucho visível	
Fácil aspiração	
Resistente à ferrugem	
Custo baixo	
Durabilidade longa se corretamente acondicionada e higienizada	

Fonte: elaboração dos autores.

Seringa carpule sem dispositivo de aspiração

Os modelos de seringa do tipo carpule sem dispositivo de aspiração não são recomendados para a prática odontológica, porém seu uso ainda é comum no Brasil, em especial pelo descuido de profissionais em renovar seus materiais e pelo baixo custo de aquisição. É feita de material idêntico ao da seringa carpule tradicional, porém com alteração no dispositivo do pistão, que não apresenta possibilidade de adaptação com a borracha do tubete, impedindo a realização de uma pressão negativa. A infiltração intravascular pode ocorrer em até 30% dos procedimentos realizados, porém esse fenômeno é observado em apenas 2,5% das infiltrações realizadas com dispositivos sem mecanismo de aspiração, o que poderia esconder do cirurgião que a infiltração endovenosa ocorreu; ver a Figura 5 para observar a diferença entre as seringas com e sem o mecanismo de aspiração.[6,7]

O Quadro 4 resume as vantagens e desvantagens do uso da seringa carpule sem dispositivo de aspiração.

Seringas de segurança

As seringas de segurança vêm se difundido em diversas áreas médicas, e também na odontologia. No Brasil, têm seu uso popularizado pelas chamadas "seringas de toxina botulínica" e também por alguns dispositivos de aplicação subcutânea de insulina. Esse modelo de seringa apresenta uma trava na base da agulha, que reduz o risco de lesão perfurativa incidental após a retirada do tecido.[2] Esse dispositivo é de uso único e apresenta modelos com e sem adaptação para tubetes anestésicos. Este último é difícil de adquirir para a prática no Brasil, estando restrito para importadores.

O modelo com adaptação para tubetes anestésicos foi introduzido no mercado a partir de 2011, com montagem e ação idêntica às das seringas carpules tradicionais, porém, ao retirar a agulha do tecido, uma bainha protege o operador. Esses modelos foram projetados para uso em uma única injeção, mas permitem que o cartucho seja recarregado e uma segunda infiltração seja realizada, embora todo o mecanismo de segurança seja desativado, o que desencoraja o ato (Figura 6).

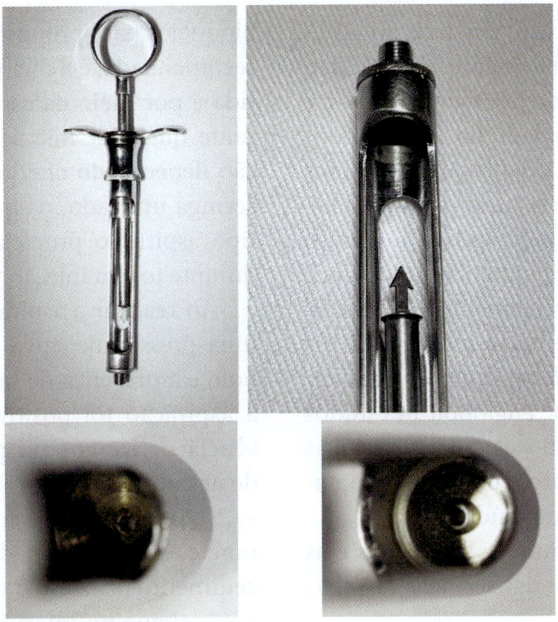

FIGURA 5 Seringa carpule metálica sem mecanismo de aspiração. Note a presença do arpão em seta, não recomendado atualmente. Nas imagens inferiores, note a comparação entre a seringa sem o dispositivo de aspiração, à esquerda, e a seringa carpule com dispositivo, à direita.

Fonte: arquivo da Faculdade de Odontologia de Ribeirão Preto, Universidade de São Paulo.

QUADRO 4 Vantagens e desvantagens das seringas carpule sem dispositivo de aspiração

Vantagens	Desvantagens
Custo menor que o dos modelos com aspiração	Não realiza aspiração
	Maior risco de complicações

Fonte: elaboração dos autores.

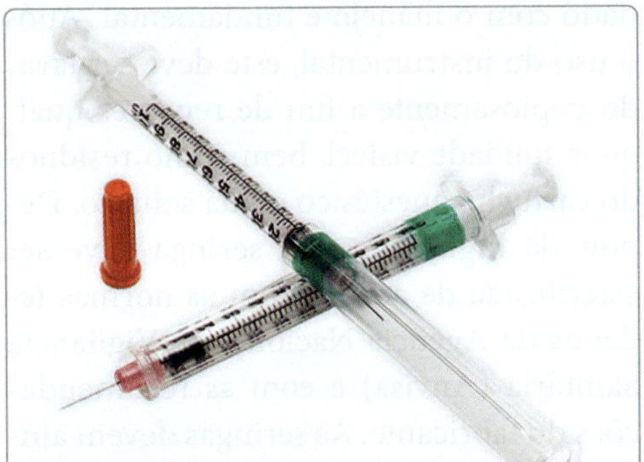

FIGURA 6 Seringa de segurança do tipo sem adaptação para cartuchos anestésicos (BD Safery Lock, BD, New Jersey, EUA).

Fonte: disponível em https://tinyurl.com/2fpckfw8.

O modelo mais difundido no país é o sem adaptação, que requer uma ação semelhante à das seringas descartáveis tradicionais, com a necessidade de aspirar o conteúdo anestésico de uma ampola e a substituição da agulha de aspiração por agulha de segurança.

Jeanes[8] descreve a aplicabilidade dos sistemas de segurança no dia a dia da prática clínica em anestesia local, concluindo que, ao utilizar esse sistema, os profissionais de saúde não necessitam de treinamento específico, sem grandes esforços para adaptação ao uso, em face do sistema que usaram previamente.[8] Porém, em um estudo conduzido por Cuny, Fredkin e Budenz na Universidade do Pacífico, nos EUA, foi avaliada a adaptação dos alunos aos dispositivos de segurança por 1 ano. Descobriu-se que, logo após o início do uso, houve um aumento das lesões por agulha, porém o treinamento e as medidas de monitoramento se mostraram eficazes na redução desse evento.[9] Uma revisão sistemática que englobou 14 estudos concluiu que o uso do sistema de seringas de segurança é seguro e bem avaliado entre os profissionais de saúde.[10]

O Quadro 5 resume as vantagens e as desvantagens do uso das seringas de segurança.

QUADRO 5 Vantagens e desvantagens das seringas de segurança

Vantagens	Desvantagens
Descartável e de uso único	Custo elevado
Estéril até o uso	Requer adaptação do operador
Leve	

Fonte: elaboração dos autores.

Por que fazer aspiração durante a infiltração de anestésicos locais?

No processo da administração de um anestésico local, a infiltração do anestésico na luz de um vaso sanguíneo constitui a principal complicação. Nesses casos, a ponta da agulha atinge o interior de um vaso, e a solução anestésica é depositada e absorvida mais rapidamente do que se deseja, podendo desencadear reações adversas diversas.[4]

A prevenção da injeção intravascular de solução anestésica local durante a administração de injeções infiltrativas e de bloqueios para propósitos odontológicos é recomendada, e a melhor forma de ser obtida é por meio da aspiração prévia e durante qualquer injeção. A correta aspiração depende do operador e do sistema da seringa utilizado; o sistema da seringa do tipo aspiração propicia tal procedimento durante toda a injeção.[4]

Ao realizar a aspiração, o sistema gera uma pressão negativa no interior do êmbolo e a presença de sangue confirma que a aspiração foi positiva, enquanto a ausência de sangue ou presença de bolhas de ar confirma que a aspiração foi negativa.[4,11] Se observado sangue no interior do tubete, este deve ser descartado e o procedimento anestésico deve ser reiniciado, pois sangue no interior do tubete dificulta a observação de uma segunda aspiração positiva; ver o mecanismo de aspiração na Figura 7.[4]

Cuidados com o manejo das seringas

As seringas de uso em odontologia são em sua maioria de longo prazo, em especial as carpules metálicas, portanto, o cuidado com o manejo é fundamental. Após o uso do instrumental, este deve ser lavado copiosamente a fim de remover qualquer sujidade visível, bem como resíduos do cartucho anestésico ou da solução. Depois da higienização, a seringa deve ser esterilizada de acordo com as normas federais da Agência Nacional de Vigilância Sanitária (Anvisa) e com as recomendações do fabricante. As seringas devem ainda ser desmontadas, higienizadas e lubrificadas a cada cinco ciclos de autoclave. Em caso de dano ao material ou perda de corte no arpão, pode-se substituir a peça ou então toda a seringa.[2]

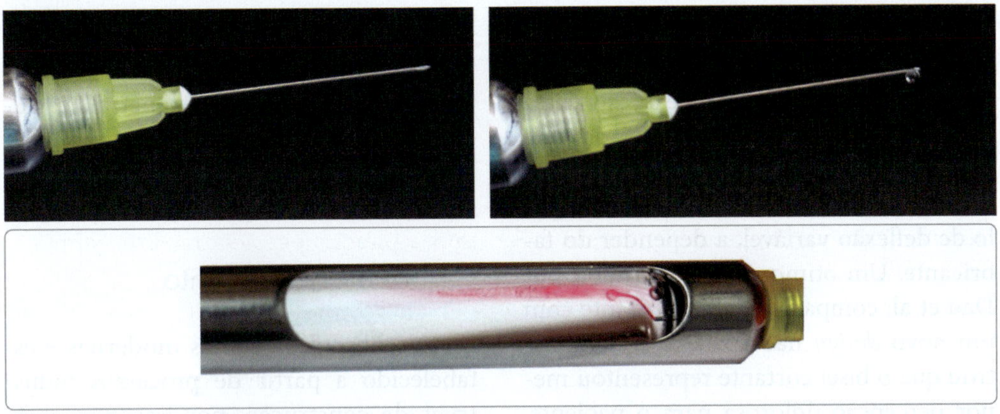

FIGURA 7 Seringa carpule durante movimento de aspiração. Note a formação de uma gotícula de anestésico na ponta do bisel, que é retraída assim que ocorre a aspiração. Tubete anestésico com aspiração positiva.

Fonte: arquivo da Faculdade de Odontologia de Ribeirão Preto, Universidade de São Paulo.

Para os modelos descartáveis, após o uso deve-se cuidadosamente realizar o descarte em local apropriado, em especial nas caixas coletoras para material perfurocortante, de cor amarelada (Figura 8). Nesses casos, não deve ser realizada higiene ou proteção na região da agulha, a fim de reduzir o risco de lesão inadvertida.[2]

A AGULHA

A agulha é parte fundamental no procedimento da realização da anestesia local, pois é o veículo que leva a solução anestésica até seu local de depósito. Atualmente, em conformidade com a legislação brasileira, deve ser pré-esterilizada, de uso único, construída em material de aço inoxidável especial, não contaminante.[12] Além disso, no território nacional, é expressamente proibido o ato de reencapar a agulha, devendo esta ser acondicionada em caixa de descarte ou apresentar dispositivos de segurança para o fechamento.[12]

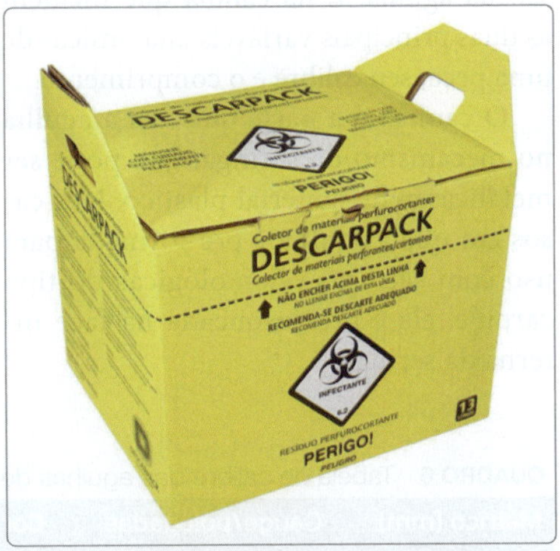

FIGURA 8 Caixa coletora de material perfurocortante, do tipo amarela (coletor de material perfurocortante, Descarpack, Ilhota, Brasil).

Fonte: disponível em https://tinyurl.com/29kvyry3.

Partes da agulha

A agulha é formada por uma cânula tubular, de aço inoxidável, que compreende do bisel da ponta ativa até o canhão. Nesta seção, será definida cada uma das partes que formam uma agulha moderna.[12]

O bisel da ponta, ou apenas bisel, é a parte ativa e cortante da agulha. É por meio dele que a agulha vence a resistência tecidual e adentra a região desejada para depositar a solução. O bisel é especialmente delicado, de eixo excêntrico, com ângulo de deflexão variável, a depender do fabricante. Um ótimo estudo realizado por Dau et al. comparou o bisel cortante com um novo *design* não cortante e demonstrou que o bisel cortante representou menor percepção dolorosa para o paciente, bem como significativa redução na deformação da agulha.[13]

A cânula, ou corpo, é uma peça longa e tubular que compreende toda a extensão da agulha. É na cânula que incidem as duas principais variáveis anatômicas de uma peça, seu calibre e o comprimento.

O canhão é a parte que fixa a agulha no mecanismo da seringa, que pode ser metálica ou de material plástico. Nos casos em que a agulha é pré-formada para uso com seringas odontológicas do tipo carpule, ela é pré-rosqueada na face interna da seringa.

Algumas agulhas apresentam uma parte extra, uma extensão da cânula que atravessa a parte do canhão e penetra o cartucho anestésico, perfurando o diafragma. A extremidade interna, que rompe o cartucho, apresenta uma ponta romba.[2]

Calibre e comprimento

O calibre das agulhas modernas é estabelecido a partir de processos industriais de construção, por isso não ocorrem alterações e grandes distorções entre os modelos. O diâmetro da luz das agulhas é convencionalmente designado por um número, e, quanto maior o valor, menor o diâmetro, portanto, menor o calibre. Por exemplo uma agulha de calibre 25 tem uma luz maior do que uma agulha de calibre 27. Outra forma de classificar o calibre das agulhas é o modelo universal, por meio de uma tabela de cores (Quadro 6).

Diversos estudos demonstraram que o uso de agulhas mais calibrosas apresenta vantagem em relação àquelas menos calibrosas (Quadro 7), como menor deflexão

QUADRO 6 Tabela de calibre das agulhas de acordo com a classificação por cores

Métrico (mm)	Gauge/polegadas	Cor do canhão (a cor do canhão define o diâmetro da agulha)
1,60 x 40	16 G 1 ½	Branco
1,20 x 25 1,20 x 40	18 G 1 18 G 1 ½	Rosa
1,00 x 25 1,00 x 30	19 G 1 19 G 1 ¼	Creme
0,80 x 25 0,80 x 30	21 G 1 21 G 1 ¼	Verde
0,70 x 25 0,70 x 30	22 G 1 22 G 1 ¼	Preto
0,55 x 20	24 G ¾	Violeta
0,45 x 13	26 G ½	Castanho
0,38 x 13	27 5 G ½	Cinza

Fonte: elaboração dos autores.

nos tecidos, o que acarreta maior precisão na aplicação e reduz a chance de um erro anatômico, em especial nas infiltrações profundas, como nas técnicas de Gow-Gates, Vazirani-Akinosi e do nervo alveolar superior posterior. Além disso, o uso de agulhas mais calibrosas está relacionado com menor ocorrência de fratura do material.[2,14]

A chance aumentada de aspiração positiva foi intensamente estudada por diversos autores, e não foram encontradas diferenças significativas entre diferentes calibres de agulha, desde o calibre 23 até o calibre 30.[15]

QUADRO 7 Vantagens do uso de agulhas de calibre maior, em comparação com aquelas de menor calibre

Menor deflexão intratecidual.
Maior precisão da injeção.
Menor probabilidade de fratura da agulha.
Aspiração mais fácil.
Nenhuma diferença na percepção de dor pelo paciente.

Fonte: elaboração dos autores.

Os modelos mais utilizados em odontologia são os de calibre 30 e 27, mas sabe-se que o uso de agulhas mais calibrosas em infiltrações com maior risco de aspiração positiva leva ao emprego maior de agulhas de calibre 25 nessas situações.[2]

O comprimento das agulhas é parte principal das polêmicas em torno da anestesia em odontologia, e diversas são as associações entre o comprimento das agulhas e a percepção de dor, o que leva a ansiedade e antecipação de sofrimento pelo paciente, porém essa é uma associação falsa.

Os tamanhos mais facilmente encontrados para utilização em odontologia são: agulhas longas, curtas e extracurtas. A agulha curta apresenta comprimento médio de 20 mm, podendo chegar a 25 mm em algumas marcas, enquanto a agulha longa pode chegar a 32 mm, com média de 32 mm.[2] Outros tamanhos podem ser adquiridos para uso na clínica, como o médio e o extralongo (Figura 9).

As agulhas não podem, em hipótese alguma, ser inseridas até a parte do canhão de fixação, pois essa é a região de maior fraqueza do sistema, permitindo que a agulha frature em caso de um movimento inesperado, pelo paciente ou pelo operador. Dessa forma, os tecidos adjacentes irão sepultar totalmente a agulha, devido a sua característica elástica.[2] Por isso, o emprego de uma agulha longa deve ser preferível em todas as situações que requeiram uma penetração mais profunda.

O CARTUCHO ANESTÉSICO

O cartucho anestésico, ou tubete anestésico, é um cilindro de vidro ou de plástico que contém a substância anestésica e uma série de outros componentes. É um componente fundamental do processo de

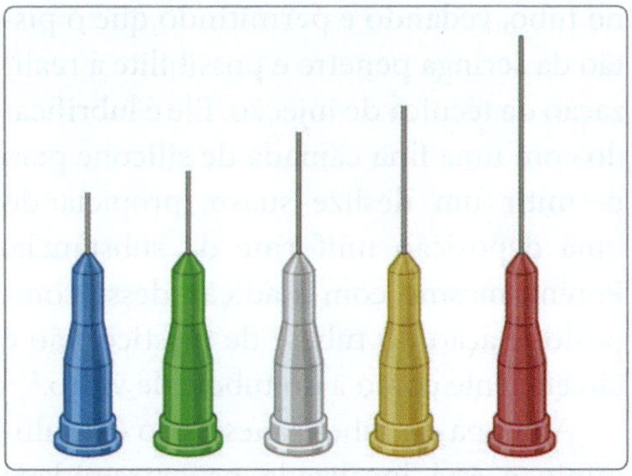

FIGURA 9 Comparação entre diferentes tamanhos de agulha, da esquerda para a direita: extracurta, curta, média, longa e extralonga.

Fonte: elaboração dos autores.

anestesia local em odontologia, e seu desenho é específico para uso das seringas do tipo carpule.

Componentes

O cartucho pode apresentar diferentes volumes, variando entre 1 e 2,2 mL – no Brasil, encontra-se exclusivamente o volume de 1,8 mL. Os componentes do cartucho são o tubo, o êmbolo, a tampa e o diafragma da tampa.

O tubo anestésico deve ser preferencialmente de vidro, sendo totalmente vedado e límpido a fim de não permitir a contaminação do material, porém alguns fabricantes introduziram o tubo de material plástico. Os cartuchos de plástico apresentam diversas características negativas, e as principais são o não vedamento, a possibilidade de vazamento durante a injeção, a necessidade do emprego de maior força para o procedimento e o fato de serem expostos a oxigênio, por serem permeáveis ao ar. Dessa forma, degradam a substância mais rapidamente, levando a uma validade menor.[2]

O êmbolo funciona como uma rolha no tubo, vedando e permitindo que o pistão da seringa penetre e possibilite a realização da técnica de injeção. Ele é lubrificado com uma fina camada de silicone para permitir um deslize suave, propiciando uma deposição uniforme da substância. Porém, mesmo com a adição desse composto, a ação do tubete de plástico não é tão eficiente como a do tubete de vidro.[2]

A tampa do tubete anestésico é de alumínio e está localizada na extremidade oposta do êmbolo. Ela se ajusta hermeticamente no tubo, mantendo na região central um diafragma semipermeável, que faz a vedação do tubo. Porém, pode ser perfurada em mais de uma oportunidade, o que pode levar à contaminação do conteúdo do tubete.[2]

O cartucho anestésico é preenchido com uma série de substâncias e não apenas pela solução da droga anestésica. O cloreto de sódio e a água estéril estão sempre presentes em todos os tubetes odontológicos, podendo a droga vasoconstritora (VC), o metabissulfito de sódio e o metilparabeno ser encontrados em outras soluções.

A droga anestésica é a parte fundamental do tubete, sendo disponível em diferentes concentrações. Ela é estável e pode ser autoclavada sem alteração farmacológica. De forma bem básica, pode-se concluir que a droga anestésica é responsável pela reação química que irá interromper o impulso nervoso, impedindo a continuidade e levando à sensação de anestesia.[2]

A associação com uma droga VC é comumente empregada em muitas soluções anestésicas, a fim de aumentar o tempo e a profundidade de ação dos fármacos, também configurando um aumento da segurança em seu uso. Outro ponto importante é que esses tubetes apresentam um pH mais ácido, o que leva a um início de ação mais rápido e a menor ardência na aplicação, o que resulta em menor desconforto ao paciente.[2]

Todos os cartuchos com a adição de droga vasopressora também apresentam uma substância antioxidante, que comumente é o metabissulfito de sódio. Ele impede a oxidação do vasopressor, reagindo firmemente com o oxigênio antes de este se ligar às moléculas da droga, porém o metabissulfito pode apresentar diversas reações indesejáveis, sendo a alergia a mais presente e que causa maior preocupação.[16,17]

Outra substância comumente adicionada é o cloreto de sódio, empregado para equilibrar a relação eletrolítica da solução, deixando-a isotônica aos tecidos do corpo. A água estéril, também conhecida como água de injeção, é empregada em quantidade constante, para proporcionar o correto volume da solução no cartucho, porém, em quantidades inadvertidamente elevadas, a água de injeção é potencialmente danosa, por ser fortemente hipotônica (0 mOsm/L).[18]

Outro material comumente empregado na solução do tubete anestésico é o metilparabeno. Com ação bacteriostática, fungistática e antioxidante, ele auxilia na preservação da solução, porém está descontinuado em uma série de países devido ao elevado número de associações medicamentosas e episódios de alergia. No Brasil, até o momento, seu uso permanece regulamentado, apesar dos esforços de diversas instituições e representantes de classes.[18]

Código de cores

Os cartuchos anestésicos são classificados internacionalmente com base em um conhecido código de cores que, além de identificar o produto, tem função de aumentar a segurança, evitando o uso inadvertido de substâncias (Quadro 8).

O rótulo do produto é marcado com a cor determinada e o tubete apresenta uma faixa plástica para marcação (Figura 10). Antes da utilização e da injeção, o operador deve se certificar de observar não apenas o rótulo como a marcação da cor do tubete.

Cuidados com o uso dos cartuchos anestésicos

Os tubetes anestésicos são geralmente comercializados em embalagens hermeticamente fechadas, com 5 unidades plásticas, chamadas de *blisters*, comportando 10 cartuchos cada.[2] O *blister* é considerado estéril, porém nenhum fabricante propaga tal informação, nem existe legislação específica no Brasil. Os cartuchos anestésicos não devem ser submetidos a autoclave, uma vez que os VC são destruídos e as demais substâncias podem ter alteração estrutural. Os tubetes devem ser mantidos no interior do *blister* até seu uso, a fim de evitar contaminações e sujidades.

QUADRO 8 Representação do código de cores dos tubetes anestésicos em relação à substância

Solução	Cor no código de cores de cartuchos
Articaína + epinefrina 1:100.000	Dourado
Articaína + epinefrina 1:200.000	Verde-escuro
Lidocaína 2%	Azul-claro
Lidocaína 2% + epinefrina 1:100.000	Azul
Lidocaína 3%	Cinza-claro
Lidocaína 3% + epinefrina 1:50.000	Rosa
Mepivacaína 3%	Verde-claro
Mepivacaína 2% + epinefrina 1:100.000	Marrom
Mepivacaína 2% + noradrenalina 1:100.000	Laranja
Prilocaína 3% + felipressina 0,03 UI	Verde-piscina

Fonte: elaboração dos autores.

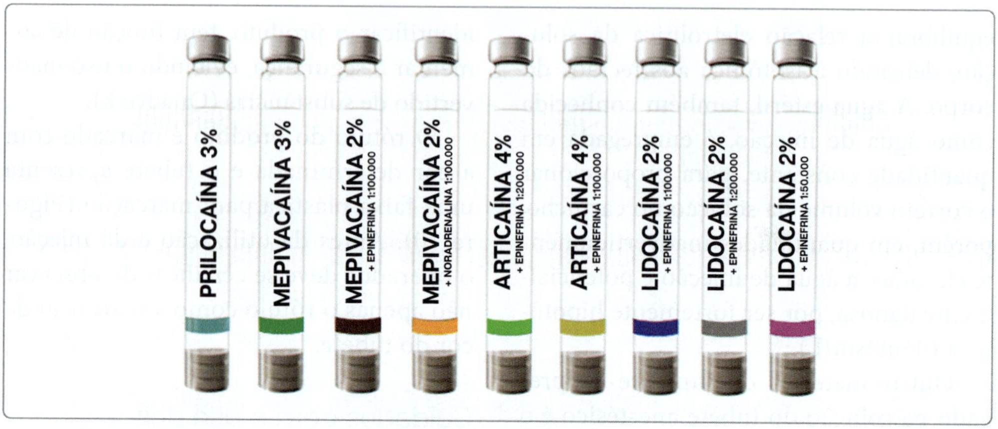

FIGURA 10 Comparação entre as cores dos tubetes.
Fonte: elaboração dos autores.

Além disso, o ideal é que sejam armazenados em ambiente escuro e com temperatura ambiente.

Durante o uso, deve-se retirar o tubete do *blister* e inserir na seringa, mas, se o operador julgar necessário, pode higienizar com gazes estéreis umedecidas em álcool etílico a 70%. Estas não devem estar embebidas ou os tubetes submersos, para que o álcool não ultrapasse a membrana semipermeável e contamine a substância anestésica. Em casos de contaminação com álcool ou injeção incidental, pode-se incorrer em complicações nervosas locais, como a parestesia.[2]

Tubetes danificados não devem ser utilizados em qualquer hipótese, devendo ser descartados imediatamente. As alterações mais observadas nos tubetes são as bolhas, que podem significar a não esterilidade da solução. É preciso que seja uma grande bolha única, pois atualmente se observam pequenas bolhas, que significam a injeção proposital de nitrogênio para colaborar com a conservação do produto. Outras alterações observadas são o êmbolo extruído e a tampa corroída ou enferrujada, ambos relacionados com armazenamento inadequado. Por fim, cartuchos quebrados ou rachados não devem ser empregados, pois podem causar extravasamento e ainda se fragmentar, lesando o paciente ou o operador.[2]

O operador deve ficar atento ao posicionamento da perfuração da agulha no tubete. Essa perfuração deve ser centralizada na membrana, como demonstrado na Figura 11. Perfurações excêntricas podem levar a vazamento ou alterações na pressão da introdução, e os cartuchos devem ser trocados se o operador observar dificuldade ou alteração na injeção.[2] Tubetes que apresentem destruição da membrana ou tampa danificada não devem ser utilizados em hipótese alguma.

MATERIAIS PADRÃO

O procedimento de infiltração para realização da anestesia local envolve o uso combinado de uma série de instrumentais e materiais, a fim de promover a técnica correta, com minimização dos danos, riscos e incômodo ao paciente. O emprego

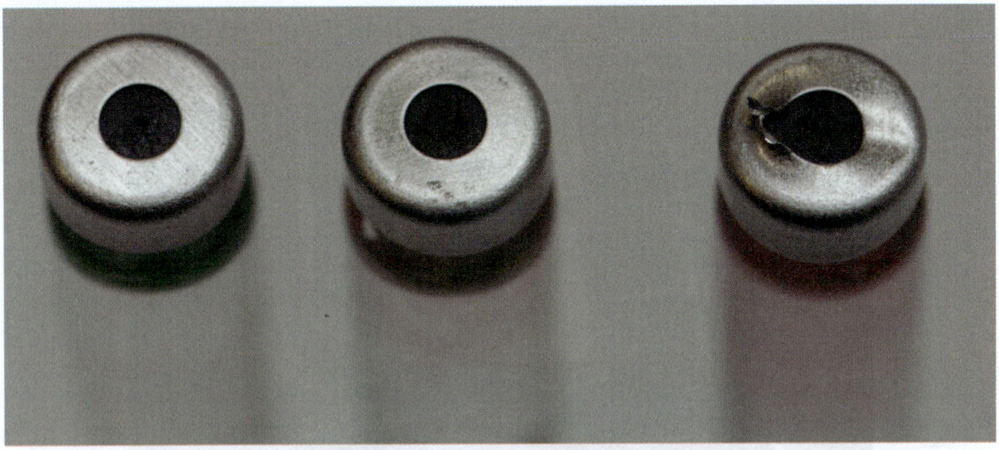

FIGURA 11 Fotografia em maior aumento demonstrando os tipos de perfurações observadas na membrana dos cartuchos anestésicos. À esquerda se observa a perfuração cêntrica, que deve ser o objetivo do operador. No centro se observam múltiplas perfurações excêntricas, o que deve inutilizar este tubete. À direita se observa um tubete com a tampa danificada, devendo, portanto, ser descartado.

Fonte: acervo da Faculdade de Odontologia de Ribeirão Preto, Universidade de São Paulo.

do anestésico tópico exige que a mucosa oral esteja seca para que seja aplicado e sua ação, potencializada.

O anestésico tópico, usualmente em gel, deve ser aplicado com o auxílio de um bastão do tipo cotonete, ou com algodão fixado, para trazer precisão na aplicação, sem despejar o gel anestésico em outras regiões da cavidade oral e sem impregnar a luva do operador.

A seringa mais utilizada pelos cirurgiões-dentistas brasileiros é a do tipo carpule, metálica e estéril. A agulha escolhida pelo cirurgião é acoplada e rosqueada na posição, sempre atento para que esta não esteja solta ou empenada. O cartucho anestésico de escolha é posicionado, sempre avaliando a integridade do tubete de vidro, membranas e diafragma. Com o auxílio de um afastador ou de um espelho clínico, o operador deve iniciar a técnica anestésica, como preconizado. Caso seja possível observar que houve vazamento de anestésico, a mucosa oral deve ser irrigada com soro fisiológico estéril, com auxílio de seringa hipodérmica e agulha para irrigação. Nesses casos, o cirurgião pode ainda utilizar um aspirador, popularmente chamado de sugador, para aspirar o excesso de soro fisiológico e material anestésico. O armamentário ideal está exposto na Figura 12.

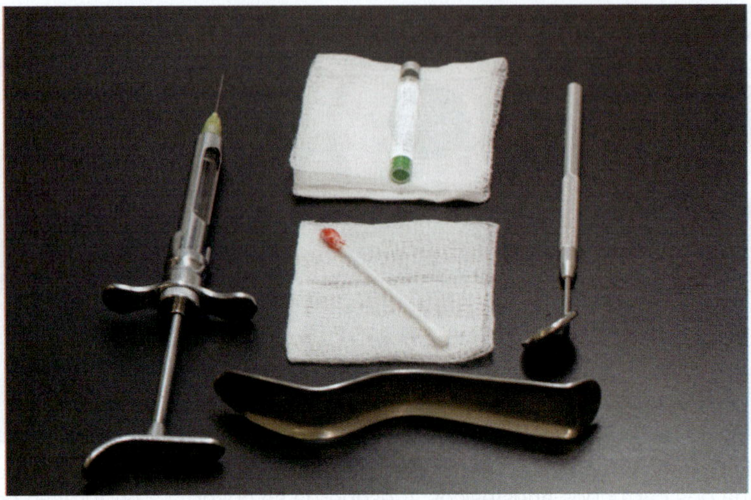

FIGURA 12 Material padrão utilizado para anestesia local intraoral em odontologia.

Fonte: acervo da Faculdade de Odontologia de Ribeirão Preto, Universidade de São Paulo.

REFERÊNCIAS

1. Butterworth IV JF, Mackey DC, Wasnick JD. Morgan & Mikhail's anesthesiology. 5.ed. New York: McGraw Hill; 2013.
2. Malamed SF. Handbook of local anesthesia. 7.ed. New York: Elsevier; 2020.
3. Vasconcellos RJH, Freitas CCM, Vasconcelos BCE. Estudo comparativo entre seringas com e sem refluxo: avaliação in vitro de aspirações positivas. Odonto. 2005;13(26):105-14.
4. Vasconcelos BCE, Freitas KCM, Almeida RAC, Mauricio HA. The importance of the aspiration technique prior to inferior alveolar nerve block. Rev Cir Traumatol Buco-Maxilo-Fac [Camaragibe]. 2007;7(1):29-36.
5. Bartlett SZ. Clinical observations on the effects of injections of local anesthetic preceded by aspiration. Oral Surg. 1972;33:520.
6. Dos Santos FE, Pires MSM, et al. Blood reflux during local anesthesia: laboratory evaluation. RFO. 2008;13(3):26-30.
7. Girotto MA, Faria ET. Capacidade aspirativa de seringas anestésicas reutilizáveis de uso odontológico. Unimar Ciência. 2000;9(2):29-34.
8. Jeanes A. Zero-stik-safety syringe: an automatic safety syringe. Br J Nurs. 1999;12;8(8):530-1, 534-5.
9. Cuny E, Fredekind RE, Budenz AW. Dental safety needles' effectiveness: results of a one-year evaluation. The Journal of the American Dental Association. 2000;131(10):1443-8.
10. Tarabay R, El Rassi R, Dakik A, et al. Knowledge, attitudes, beliefs, values, preferences, and feasibility in relation to the use of injection safety devices in healthcare settings: a systematic review. Health Qual Life Outcomes. 2016.
11. Kuster CG, Udin RD. Frequency of accidental intravascular injection of local anesthetics in children. Journal of Dentistry for Children. 1985; p.183-7.
12. Brasil. Resolução de Diretoria Colegiada da Agência Nacional de Vigilância Sanitária – Anvisa –RDC n. 540, de 31 de agosto de 2021. Diário Oficial da República Federativa do Brasil, DF. Disponível em: https://www.in.gov.br/en/web/dou/-/resolucao-rdc-n-540-de-30-de--agosto-de-2021-341672417. Acesso em: 1 mar. 2022.
13. Dau M, Buttchereit I, Ganz C, et al. Influence of needle bevel design on injection pain and needle deformation in dental local infiltration anaesthesia: randomized clinical trial. Int J Oral Maxillofac Surg. 2017;46(11):1484-9.
14. Hartmann A, Lawall T, Philipp L, Daubländer M. Needle tip deformation in local dental anesthesia: a technical note. J Mech Behav Biomed Mater. 2022;126:105034.
15. Trapp LD, Davies RO. Aspiration as a function of hypodermic needle internal diameter in the in-vivo human upper limb. Anesth Prog. 1980;27:49-51.
16. Lai MC, Hung TY, Lin KM, et al. Sodium metabisulfite: effects on ionic currents and excitotoxicity. Neurotox Res. 2018;34(1):1-15.
17. García-Gavín J, Parente J, Goossens A. Allergic contact dermatitis caused by sodium metabisulfite: a challenging allergen: a case series and literature review. Contact Dermatitis. 2012;67(5):260-9.
18. Paparella S. Sterile water: an unforeseen risk in some emergency departments. J Emerg Nurs. 2008;34:552-4.

5

Biossegurança

Alexandre Elias Trivellato
Samuel Macedo Costa

PONTOS-CHAVE

- Introdução aos cuidados necessários para manter a correta biossegurança para realização da anestesia odontológica.
- Como armazenar, preservar, higienizar e preparar o material para o uso.
- Cuidados para manutenção e segurança do uso.

INTRODUÇÃO

O procedimento de anestesia local em odontologia não está excluído dos cuidados usuais e obrigatórios quanto à higiene e biossegurança, devendo ainda ser parte integrante da formação e atualização do profissional da odontologia.[1] O desenvolvimento e a implantação de rotinas, normas e procedimentos de desinfecção e esterilização são fundamentais para o gerenciamento dos resíduos odontológicos, o que contribui para a redução de eventos adversos, como infecções cruzadas, acidentes perfurantes e doenças infecciosas.[1]

Os cuidados de biossegurança em anestesiologia oral envolvem desde o acondicionamento do material até cuidados com o uso, a higiene, a esterilização, a validade e o descarte correto do material. Neste capítulo abordarmos todos esses parâmetros.

ACONDICIONAMENTO

Os materiais odontológicos devem ser acondicionados em ambiente limpo e fora do alcance do paciente. Apesar de frequentemente utilizados, os armários para armazenamento não devem ser empregados, uma vez que a manutenção da cadeia asséptica se mostra dificultada nesses casos. O ideal é que os instrumentais sejam abrigados em caixas, invólucros e embalagens apropriadas, diretamente na sala de atendimento ou nos aparelhos de esterilização. Outra opção interessante é que sejam acondicionados em estantes metálicas perfuradas,[2] entretanto, essa prática se torna difícil de aplicar no dia a dia de uma clínica odontológica, devido à limitação dos espaços e à rotina de atendimentos.

O principal fator a demandar atenção no correto acondicionamento do material é o prazo de validade da esterilização, que se dá pelo material de proteção do pacote. Os principais materiais apresentam uma grande variação no prazo de validade.[2] O Quadro 1 resume os principais materiais utilizados em odontologia e o prazo de validade da proteção do material estéril.

QUADRO 1 Principais materiais em odontologia e prazo de validade

Material	Prazo de validade
Papel	3 dias
Tecidos	7 dias
Saco plástico selado	3 a 12 meses

Fonte: elaboração dos autores.

Uma vez abertos propositalmente ou violados acidentalmente, os materiais têm uso único, devendo passar por todo o processo de higiene, desinfecção e esterilização novamente, ainda que não utilizados no contato com o paciente.

Os tubetes anestésicos exigem acondicionamento específico, a fim de que se garanta a segurança do fármaco e também do material do cartucho. A recomendação é que sejam armazenados em sua embalagem original, chamados de *blisters*, em temperatura entre 15 e 30°C, afastados do contato direto com a luz. Os tubetes jamais devem ser armazenados submersos em substâncias derivadas de álcool, iodo ou qualquer outra substância, uma vez que, sob imersão, ocorre o ressecamento da borracha do êmbolo, permitindo que a substância penetre o tubete e contamine o fármaco. Sob a justificativa de degermação do tubete, os fabricantes recomendam que uma gaze embebida com álcool 70° pode ser empregada.

BIOSSEGURANÇA DA ANESTESIA LOCAL NO ATENDIMENTO ODONTOLÓGICO DE ROTINA

Todos os procedimentos odontológicos apresentam riscos à exposição a microrganismos patogênicos e necessitam de rigoroso controle de infecção cruzada. As feridas cirúrgicas são consideradas o segundo maior causador de infecção em ambientes hospitalares, seja pela natureza da ferida, pelo microambiente local ou pela contaminação de materiais e instrumentais utilizados no processo.[2]

Dessa forma, é fundamental que o cirurgião-dentista consiga determinar os riscos de infecção e adaptar seu atendimento em busca de minimizar os riscos.

A primeira etapa consiste em padronizar quais são as áreas do consultório odontológico, ou sala cirúrgica, que demandam maior atenção e cuidado, e essa padronização é realizada a partir da classificação de Spaulding.[3]

A área de maior atenção é a chamada área crítica, que contempla as áreas de atendimento, os laboratórios microbiológicos e de patologia. Nessa região estão todas as estruturas envolvidas no atendimento direto ao paciente, expostos aos fluidos dos procedimentos, bem como aos possíveis aerossóis expelidos. Todos os procedimentos e materiais envolvidos nos procedimentos de preparo e aplicação de anestésicos locais estão contemplados nas áreas críticas.

A área de consulta, apesar do nome sugestivo, contempla locais nos quais o paciente não está presente, porém trabalhos protéticos são armazenados, bem como áreas de higienização dos materiais.

Já as áreas não críticas são aquelas que envolvem os setores administrativos de uma clínica ou instituição de ensino odontológico, como almoxarifado, biblioteca, áreas administrativas, recepção, salas de aula e demais espaços sem contato com materiais ou procedimentos cirúrgicos.[2,3]

O próximo passo é o correto tratamento dos instrumentais, por meio da mesma classificação de Spaulding. Os materiais são segregados em itens críticos, semicríticos e não críticos.

Os itens críticos são aqueles que tocam os tecidos, podendo ou não penetrá-los. Alguns instrumentos que podem ser empregados na realização de uma anestesia local podem ser classificados nesse grupo, como o afastador. Todos os demais instrumentais cirúrgicos são considerados itens críticos.

Os itens semicríticos são aqueles instrumentais que tocam os tecidos, porém obrigatoriamente não os penetram; em especial se consideram os instrumentais de restauração dentária, arcos para dique de borracha e posicionadores radiográficos.

Itens não críticos são aqueles não relacionados com o procedimento *per se*, como refletores, cadeiras, paredes e demais estruturas do consultório.

A seringa do tipo carpule, instrumento mais empregado na realização da anestesia local odontológica, está em uma zona cinzenta dessa classificação, estando mais próxima da classificação de item semicrítico, uma vez que, se bem utilizada, não deve jamais penetrar o tecido. Porém, por ser empregada quase exclusivamente para procedimentos que envolvem outros itens críticos, ela deve receber o mesmo tratamento e cuidados de higiene e acondicionamento que os itens críticos.[2,3] Em uma normativa, o Ministério da Saúde considera a seringa carpule passível de processamento.[4] Dessa forma, o profissional deve estar atento aos procedimentos corretos para o preparo do material para a esterilização. O processamento de um material inclui todo o processo, desde a limpeza e higiene do material, somado aos cuidados corretos para esterilização, acondicionamento e armazenamento até o uso. Veja na Figura 1 os cuidados com a seringa carpule.

PASSO A PASSO PARA O PROCEDIMENTO SEGURO

O operador deve estar atento a uma série de fatores a fim de que o procedimento seja ao mesmo tempo eficaz e seguro, com mínimos riscos à biossegurança e obediência às regras sanitárias. Não se pode abrir mão de um correto passo a passo para o preparo do procedimento.

Para todos os procedimentos que envolvam a anestesia local em odontologia, deve-se empregar o uso de materiais esterilizados, com respeito a uma cadeia asséptica, e para tanto o operador deve ter realizado a antissepsia das mãos e braços, colocação do capote cirúrgico estéril e das luvas cirúrgicas.

Uma mesa deve ser montada corretamente, seguindo os princípios de barreiras assépticas. Ao montar a mesa, um auxiliar deve oferecer ao operador a seringa carpule, esterilizada à parte e desmontada.

O operador deve, então, montar corretamente a seringa e solicitar que o auxiliar higienize os tubetes, com álcool a 70% em toda a extensão do tubete, e o posicione na mesa sobre uma gaze estéril, como demonstrado na Figura 2.

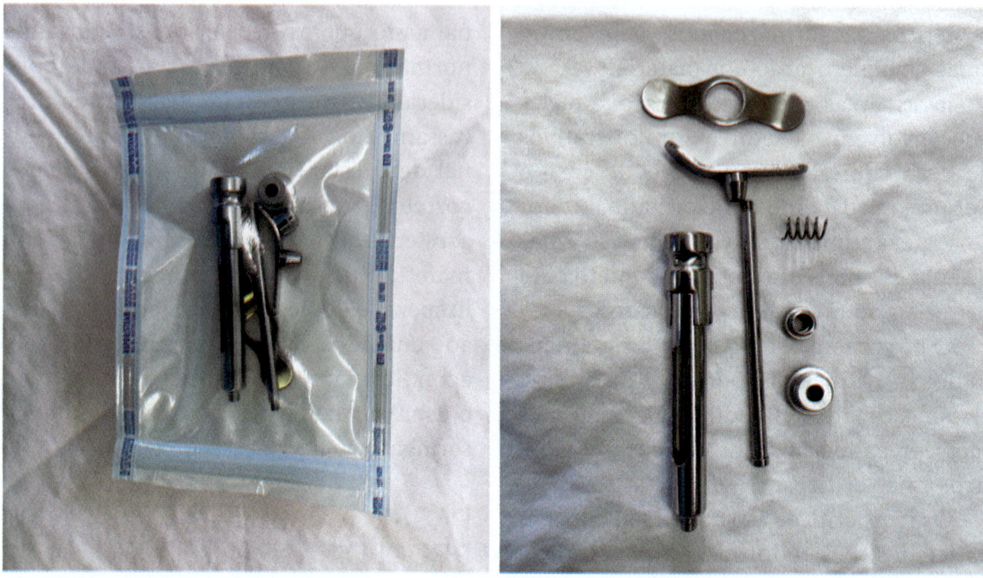

FIGURA 1 Correto método de acondicionamento da seringa carpule para esterilização. A seringa deve ser desmontada totalmente, a fim de que as peças internas sejam igualmente expostas a temperatura e pressão adequadas pela autoclave. O auxiliar deve disponibilizar ao operador a seringa, para que este realize a montagem na mesa cirúrgica.

Fonte: acervo dos autores.

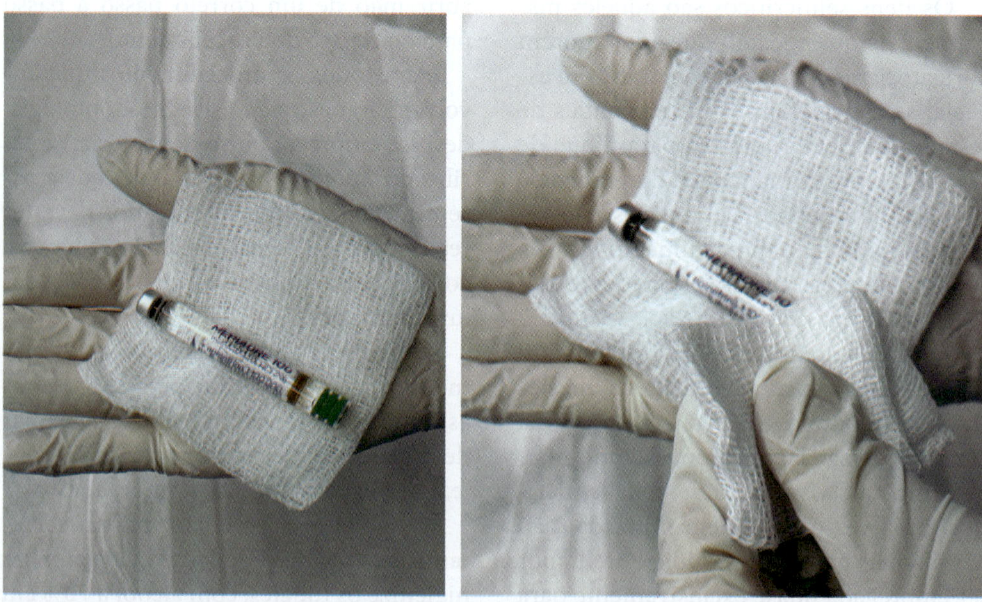

FIGURA 2 Correto método de degermação do tubete anestésico, realizado pelo auxiliar, com auxílio de gaze e álcool a 70%. O auxiliar deve esfregar o tubete, para remoção de contaminantes.

Fonte: acervo dos autores.

Aponte o seu celular para o *QR Code* abaixo e veja o vídeo
Método para desmontagem da seringa carpule.

Então, o auxiliar deve entregar o tubete degermado ao cirurgião, que deve retrair totalmente o êmbolo da seringa, para então adentrar com o tubete. Em seguida, deve encaixar e adaptar a agulha na rosca, assegurando-se de que está presa, sem tocar o canhão e também a seringa. Ao final, o auxiliar remove a proteção de plástico da agulha, descartando-a.

Apesar de ser uma prática constante em odontologia, não se deve realizar a instalação da agulha previamente ao tubete, uma vez que nessa sequência se exige um empenho maior de força para conexão do arpão da seringa na borracha de vedação na base do tubete, o que aumenta a pressão dentro do cartucho, podendo levar a vazamento da solução durante a infiltração e também a fissuras ou fraturas no tubete (Figuras 3 e 4).[5]

Uma haste plástica flexível deve ser utilizada para coletar o anestésico tópico em sua embalagem. Com uma das pontas, deve-se secar a região da infiltração para melhor fixação e absorção do anestésico.

Com a seringa devidamente montada, o operador deve realizar o procedimento de infiltração como planejado em sua téc-

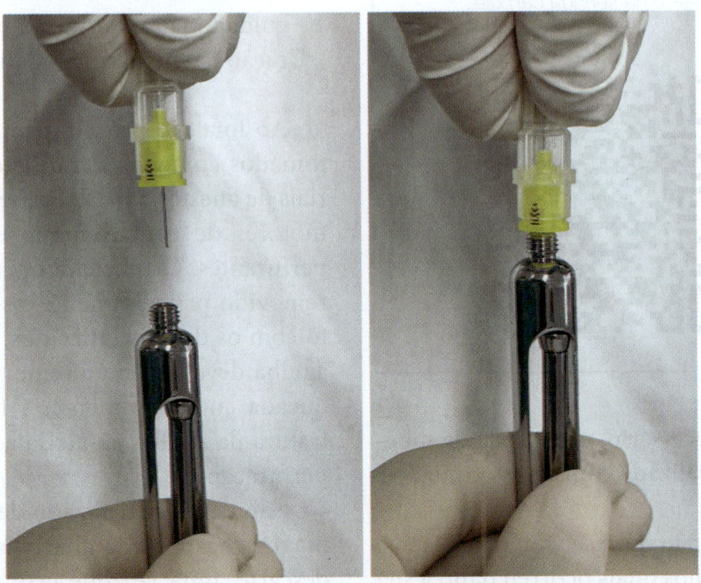

FIGURA 3 Montagem da agulha na seringa carpule. O operador deve se assegurar de que o pistão não está tocando a região anterior. O auxiliar então encaixa a agulha na rosca e realiza a fixação desta. Após o procedimento, o auxiliar deve descartar a tampa protetora da agulha.
Fonte: acervo dos autores.

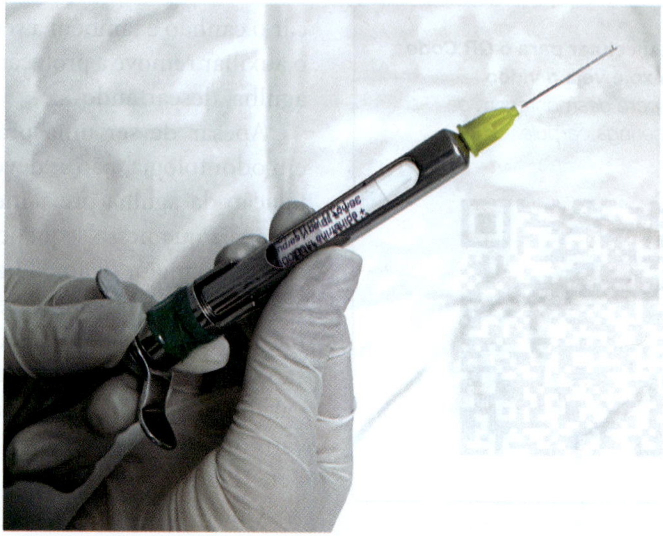

FIGURA 4 Seringa montada, pronta para a realização do procedimento.
Fonte: acervo dos autores.

Aponte o seu celular para o *QR Code* abaixo e veja o vídeo
Sequência de montagem do tubete anestésico na seringa carpule..

nica. Caso necessário, uma troca de tubete pode ser realizada com certos cuidados:

- A agulha não deve ser removida, salvo em casos nos quais ocorreu dano a sua estrutura.
- O pistão deve ser totalmente retraído e a seringa aberta, para que o tubete seja retirado de forma passiva, não devendo ser necessário remover com o auxílio de pinça.
- O novo cartucho deve ser inserido com cuidado para permitir a correta perfuração de membrana do diafragma.[5]

Ao final do procedimento, devem ser tomados cuidados a fim de que os materiais de anestesia local não se tornem promotores de contaminação e de eventos perfurantes. O tubete anestésico deve ser removido primeiramente e separado junto com os demais utilizados, se houver. A agulha deve ser então removida e desrosqueada cuidadosamente, a fim de evitar fratura da agulha ou ainda acidentes com perfuração.

Não deve ser realizado de forma alguma o reencape da agulha, mesmo que para descarte, uma vez que esse procedimento pode apresentar elevado risco para um evento adverso com perfuração do operador ou de seu auxiliar.

Aponte o seu celular para o *QR Code* abaixo e veja o vídeo
Sequência de desmontagem de tubete e agulha.

Os cuidados com higiene, esterilização e descarte de materiais são fundamentais no passo a passo da realização da anestesia local em odontologia.

LIMPEZA E ESTERILIZAÇÃO

Os materiais utilizados na odontologia frequentemente estão expostos aos diversos meios de contaminação, e nos procedimentos para realização da anestesia local não é diferente. O sangue e fluidos como saliva ou pus podem impregnar os instrumentais, colaborando para um evento de infecção cruzada entre o paciente e o profissional, ou ainda entre pacientes.

O profissional responsável pela limpeza do instrumental cirúrgico deve portar todos os equipamentos de proteção individual (EPI), como gorro, óculos, máscara e luvas de borracha, especiais para uso pesado, com revestimento reforçado.

Todo o material deve ser imerso em uma solução desinfetante chamada de solução pré-lavagem, por um tempo a depender de cada fabricante dessa solução. Após o banho pré-lavagem, os instrumentais devem ser escovados copiosamente, removendo-se todas as sujidades com o auxílio de detergentes que possuem substâncias proteolíticas, compostos fenólicos, desincrustantes, iodóforos e outros produtos.[2] Após a higienização, os instrumentos devem ser secos totalmente, com o auxílio de toalhas de papel ou compressa limpa e descartável.

Os itens críticos devem ser sempre esterilizados após esta última etapa, em método de autoclave, com rigoroso controle de protocolo. A autoclave deve ser programada para uma pressão interna de 3 a 3,5 bar, com temperatura média de 135ºC. Já os itens semicríticos apresentam uma indicação de esterilização pelo método de autoclave, porém pode-se optar apenas pela desinfecção de alto nível, descrita anteriormente. Os itens não críticos não podem ser esterilizados, pela dimensão e pela combinação de materiais, porém sua desinfecção por meio de produtos químicos de limpeza deve sempre ser respeitada.

É importante que todo cirurgião-dentista saiba considerar situações importantes relativas aos métodos de esterilização. Em algumas, o correto protocolo deve sempre ser empregado, o que contraindica o uso de material que não arrefeceu, ou seja, cujo pacote se encontre quente. Outro fato é que o uso de estufas para realização da esterilização está completamente proscrito, sendo proibido em odontologia no Brasil.[4]

De forma geral, a fim de manter um protocolo de higiene e esterilização de qualidade, alguns pontos podem ser observados, como demonstrado no Quadro 2.

QUADRO 2 Cuidados para um protocolo de higiene e esterilização

Iniciar a higienização dos instrumentais imediatamente ao fim do procedimento.
Imergir o material em solução desinfetante e manter pelo tempo indicado pelo fabricante.
Evitar que os materiais se acumulem na cuba de higienização.
Escovação copiosa, removendo sangue, pus, sujidades e marcas de ferrugem.
Enxágue efetivo, com água corrente.
Secagem do material.
Correto acondicionamento em pacotes para esterilização.
Abastecer a autoclave apenas com água destilada, podendo usar inibidores de ferrugem.
Proibido uso de estufa.
Ao final do ciclo, aguardar que o pacote esfrie totalmente para acondicionamento e novo uso.

Fonte: elaboração dos autores.

VALIDADE

Os materiais envolvidos na realização de anestesia local em odontologia não estão excluídos dos habituais cuidados com a validade. Por vezes o cirurgião-dentista adquire uma grande quantidade de insumos, portanto os cuidados com o correto prazo de validade devem ser respeitados.

Os instrumentais não apresentam validade a ser considerada, uma vez bem cuidados e acondicionados, porém os insumos descartáveis, como a agulha e o tubete anestésico, demandam cuidados com relação à validade.

A agulha anestésica apresenta um extenso prazo de validade, de 5 anos, caso seja preservada em um local seco e com o lacre mantido. Por outro lado, o tubete anestésico apresenta duas datas de validade distintas, de acordo com o modo de armazenagem.

Dentro do *blister* intacto, o tubete apresenta conservação por 24 meses, porém, após a abertura do *blister*, os tubetes devem ser consumidos em até 6 meses, quando a validade não pode ser mais garantida e a solução pode ser contaminada.[2]

O anestésico tópico, se preservado dentro de sua embalagem original, apresenta validade de 24 meses a partir da data do envase.

DESCARTE DO MATERIAL

Os materiais empregados na realização da anestesia local em odontologia apresentam diferentes formas de descarte, portanto o cirurgião-dentista deve estar atento para que o correto manejo seja realizado.

Os instrumentais, como dito anteriormente, não apresentam validade, porém, quando inutilizados ou mal acondicionados, devem ser descartados, a fim de reduzir os riscos para o procedimento. Por serem objetos metálicos, e com potencial de lesão a terceiros, ainda que mínimos, as seringas carpules devem ser desmontadas e descartadas, envoltas em papel, ou ainda, se disponíveis, em recipientes de materiais para coleta seletiva e reciclagem.

As agulhas odontológicas devem receber o descarte adequado, dentro de caixas coletoras amarelas, especiais para materiais perfurantes. Em hipótese alguma deve-se realizar a higienização de agulhas odontológicas, usadas ou não.[2]

Os tubetes anestésicos devem ser descartados em caixas coletoras, assim como as agulhas odontológicas, devido a seu material cortante em caso de fratura ou quebra do tubete, porém o ideal seria que as caixas coletoras de tubetes fossem separadas das caixas de agulhas.[2]

REFERÊNCIAS

1. Associação Brasileira de Odontologia. Biossegurança e segurança do paciente. Brasília: ABO; 2018.
2. Guimarães Júnior J. Biossegurança e controle de infecção cruzada em consultórios odontológicos. v.1. São Paulo: Santos; 2001.
3. Spaulding E. The role of chemical disinfection in the prevention of nosocomial infections. In: Proceedings of the International Conference on Nosocomial Infections, 1970. Chicago, IL: American Hospital Association; 1971. p.247-54
4. Brasil. Ministério da Saúde. Agência Nacional de Vigilância Sanitária. Resolução da Diretoria Colegiada (RDC) n. 15, de 15 de março de 2012. Dispõe sobre requisitos de boas práticas para o processamento de produtos para saúde e dá outras providências. Brasília, DF, 2012. Disponível em: https://bvsms.saude.gov.br/bvs/saudelegis/anvisa/2012/rdc0015_15_03_2012.html.
5. Malamed SF. Handbook of local anesthesia. 7.ed. New York: Elsevier; 2020.

6

Avaliação pré-anestésica

Camila Leal Sonego
José Wittor de Macêdo Santos
Lucas Borin Moura
Matheus Coelho Blois
Otacílio Luiz Chagas Júnior
Pedro Henrique de Azambuja Carvalho

PONTOS-CHAVE

- Os distúrbios convulsivos ocasionam os distúrbios neurológicos mais comuns em consultório.
- Alguns autores sugerem uma nova dose máxima de 0,054 mg de epinefrina (3 tubetes 1:100.000) para pacientes com hipertensão e doenças cardiovasculares de forma geral.
- Na população asmática sem alergias, é possível utilizar soluções anestésicas em geral contendo epinefrina e norepinefrina, seja a 1:100.000 ou a 1:200.000.
- A articaína é teoricamente o anestésico mais seguro para pacientes com porfirias hepáticas, assim como para pacientes com doença renal crônica.
- Os autores concluíram que o uso de doses usuais sem alterações de anestésicos contendo vasoconstritores adrenérgicos é seguro em pacientes com moderado controle da DM e que fazem uso correto dos medicamentos.
- Em pacientes diabéticos com doença renal associada, é indicado o uso de articaína com epinefrina, e deve-se evitar o uso de lidocaína e mepivacaína, cujas metabolização e excreção ocorrem de forma mais lenta.
- O uso de anestésicos locais comuns com epinefrina não são contraindicados em pacientes gestantes.

HISTÓRIA MÉDICA DO PACIENTE

A anestesia local e os procedimentos odontológicos tiveram uma evolução exponencial nos últimos 60 anos, e uma das áreas com mais avanços foi a segurança do paciente e a prevenção de complicações odontológicas.[1,2] Considerando a totalidade dos pacientes odontológicos, é improvável que eventos adversos, decorrentes da anestesia local, ocorram em indivíduos sistemicamente competentes sem a manifestação de comorbidades transitórias ou permanentes no momento do procedimento anestésico.[3,4]

No entanto, em muitos serviços ambulatoriais e mesmo hospitalares de atenção odontológica, a avaliação de risco pré-anestésico e da história pregressa dos pacientes não é uma rotina. Estima-se que cerca de 3 a 21% dos cancelamentos de procedimentos no mundo ocorram por identificação de condições adversas apenas no pré-operatório imediato, levando a incremento de custos aos serviços de saúde, frustração do paciente e equipe cirúrgica, além de elevar os níveis pré-operatórios de ansiedade e angústia do paciente.[5,6]

A coleta de uma história médica pregressa completa pode, em grande parte dos casos, reduzir as "surpresas" quanto ao estado de saúde do paciente. Embora a coleta de história médica completa seja rotina nos centros educacionais e hospitais-escola, o que se observa nas clínicas e consultórios privados normalmente é o uso de instrumentos de avaliação breve do histórico de saúde. Instrumentos breves, com avaliação mais direta do histórico médico do paciente, podem ser úteis nas mãos de profissionais experientes, mas ainda assim podem ocultar informações importantes sobre os riscos pré-operatório e pré-anestésico. Os estudantes de odontologia e cirurgiões-dentistas devem estar aptos a realizar uma abrangente avaliação do paciente a fim de evitar interações adversas dos procedimentos odontológicos e de anestesia local, com condições médicas pregressas.[7-9]

Os principais relatos adversos de saúde sistêmica investigados pelos dentistas são o histórico de alergias, o diagnóstico prévio de diabetes, distúrbios hemorrágicos e comorbidades cardiovasculares, bem como o histórico e a ocorrência atual de tratamentos médicos e uso de medicações contínuas.[9,10] Contudo, o que se espera de uma ampla avaliação clínica do paciente é que, mesmo aquelas comorbidades latentes ou com diagnóstico incerto, possam ser detectadas a partir do relato do indivíduo.

A avaliação do histórico de saúde pode se dar inicialmente na forma de questionário, de fácil leitura e compreensão, a ser respondido diretamente pelo paciente com perguntas de resposta dicotômica afirmativa ou negativa, a fim de facilitar a observação do profissional a itens de relevância no prontuário médico do paciente.[3,11] Visando padronizar e difundir a prática do questionário de saúde, a Faculdade de Odontologia da Universidade do Pacífico (UOP, School of Dentistry), em parceria com a Metlife, desenvolveu e traduziu para mais de 36 idiomas um questionário padrão, que abrange uma gama significativa de condições sistêmicas crônicas e facilita a identificação de alterações de saúde. Esse questionário está disponível no *site* www.metdental.com, na seção Multi-Language Health History Forms, e pode ser utilizado na íntegra ou servir como guia para os profissionais elaborarem seus próprios questionários.

A avaliação completa dos antecedentes de saúde do paciente não deve ficar restrita ao questionário autopreenchido. É indispensável também que os profissionais, sejam eles iniciantes ou experientes, realizem a entrevista de saúde com o paciente, investigando especificamente cada sistema: cardiovascular, endócrino, neurológico, excretor, musculoesquelético, imuno e hematológico, a fim de estipular com precisão o risco anestésico de cada indivíduo que busca atendimento odontológico, seja por doenças preexistentes não diagnosticadas ou por doenças crônicas com controle inadequado.

AVALIAÇÃO DE RISCO ANESTÉSICO

Diversos métodos e escalas foram propostos ao longo das últimas décadas a fim de sistematizar a avaliação de risco dos pacientes a serem submetidos a procedimentos cirúrgicos, sob anestesia local, geral ou sedação. Essas escalas têm por objetivo padronizar a comunicação entre os profissionais e facilitar a identificação de condições sistêmicas que podem levar a taxas elevadas de morbidade e mortalidade decorrentes do ato cirúrgico ou anestésico. Atualmente a Classificação do Estado Físico da Sociedade Americana de Anestesiologistas – ASA PS (do inglês, American Society of Anesthesiologists Physical Status Classification)[12] é uma das mais difundidas, dada sua praticidade e abrangência para os mais diversos estados de saúde, tendo como foco não o quadro específico do paciente, mas sim sua probabilidade de mortalidade e morbidade decorrente das mais diversas condições de saúde. O Quadro 1 apresenta a classificação ASA PS.

A classificação de risco deve servir como um guia para a conduta do profissional, auxiliando na tomada de decisão

QUADRO 1 Adaptação da Classificação do Estado Físico da Sociedade Americana de Anestesiologistas

Classificação	Descrição	Exemplos – inclui mas não limitado a
ASA I	Sem alterações orgânicas, bioquímicas, fisiológicas ou neuropsiquiátricas	–
ASA II	Paciente com doença sistêmica leve, sem comprometimento funcional que pode ou não estar relacionada com a necessidade cirúrgica	Gestantes, pacientes com obesidade (IMC entre 30 e 40), DM ou HTA com controle adequado, fumante ou consumo de álcool social, doença pulmonar leve
ASA III	Paciente com doença sistêmica severa, com limitação funcional significativa, mas não incapacitante	DM ou HTA sem controle adequado, DPOC, obesidade mórbida (IMC > 40), hepatite ativa, dependência ou abuso de álcool, história (< 3 meses) de AVC, ou IAM ou necessidade de stents, DR com diálises programadas
ASA IV	Paciente com doença sistêmica com constante ameaça à vida	IAM, AVC ou stents recentes (< 3 meses), disfunção valvar severa, DR sem realização de diálises, choque ou sepse
ASA V	Paciente moribundo, em que não se espera sobrevida sem a intervenção cirúrgica	Rompimento de aneurisma torácico/abdominal, trauma massivo, hemorragia intracraniana com efeito de massa, colite isquêmica devido a doença cardíaca ou disfunção de múltiplos órgãos ou sistemas
ASA VI	Paciente com declaração de morte cerebral, cujos órgãos serão removidos para doação	–

AVC: acidente vascular cerebral; DM: diabetes *mellitus*; DPOC: doença pulmonar obstrutiva crônica; DR: doença renal; HTA: hipertensão arterial; IAM: infarto agudo do miocárdio; IMC: índice de massa corporal.
Fonte: ASA.[12]

e no preparo pré-operatório do paciente, de acordo com as necessidades de cada condição adversa de saúde. Além disso, a classificação serve também como alerta para o profissional, equipe, paciente e familiares sobre as possíveis complicações e desfechos do procedimento indicado. Procedimentos eletivos e de urgência podem ser realizados em pacientes ASA I e II sem maiores complicações, e com risco insignificante de mortalidade ou morbidade pós-operatórias decorrentes da anestesia local ou do ato operatório. Em pacientes ASA III, pode ser necessária a adequação das condições sistêmicas antes de procedimentos eletivos, ou adaptar o procedimento ao paciente, por exemplo, agendar entre os intervalos de diálise dos pacientes com insuficiência renal. Já pacientes ASA IV, não devem ser submetidos a procedimentos eletivos, devendo-se esperar a resolução clínica da condição. Procedimentos de urgência podem ser realizados com acompanhamento do estado clínico do paciente. Em pacientes ASA V, os procedimentos a serem realizados devem estar diretamente relacionados a doença causadora da condição, ou então procedimentos não invasivos que melhorem a qualidade de vida do paciente.

AVALIAÇÃO FÍSICA DO PACIENTE

O objetivo de avaliar o paciente antes da realização dos procedimentos é torná-los mais seguros, possibilitando aumentar a confiança dos pacientes em nossas condutas. Como discutido previamente, começamos determinando o estado físico e psicogênico do paciente, por meio de uma anamnese detalhada (ver modelos no *QR Code* adiante). Assim que o paciente finaliza o preenchimento, pode ser observado que, no questionário sugerido, entramos no quadro de aferição dos sinais vitais, passando então para a etapa de exame físico, que irá complementar a etapa anterior, após a leitura das respostas.

O próprio dentista, portanto, ou seu auxiliar treinado, pode facilmente realizar essa primeira aferição por meio de equipamentos digitais como o aparelho de pressão arterial digital de pulso e o oxímetro. Os valores são registrados, e com isso teremos um comparativo para o dia do procedimento. Considerando o estresse que envolve o atendimento odontológico para os pacientes, às vezes podemos interpretar de forma errada um paciente com hipertensão ou taquicardia, eventos que podem estar relacionados a um quadro de ansiedade e que devem ser controlados, mas sem a necessidade do uso de anti-hipertensivos, por exemplo.

O foco desta seção está na avaliação física dos sistemas do paciente e não na avaliação física da cavidade oral. Os sistemas cardiovascular, respiratório e digestivo, por exemplo, podem fornecer diversas informações a respeito do atual estágio de saúde do paciente. O Quadro 2 sintetiza os principais parâmetros clínicos a avaliar no paciente a ser submetido ao procedimento sob anestesia local.

QUADRO 2 Parâmetros físicos de interesse na avaliação pré-anestésica do paciente odontológico

Pressão arterial
Frequência cardíaca
Frequência respiratória
Saturação
Temperatura
Altura
Peso

Fonte: elaboração dos autores.

A partir da anamnese e da avaliação física, que, quando sistematizadas no atendimento, podem ser feitas de maneira rápida e precisa, realizamos uma entrevista, buscando coletar informações baseadas no que avaliamos, como possível dificuldade respiratória, sudorese, alteração na coloração das escleras, que nos dariam indícios de quadros de sedentarismo, ansiedade ou problemas hepáticos, por exemplo. O peso e a altura são parâmetros importantes para a avaliação do índice de massa corporal (IMC), ou seja, a relação entre a massa do corpo em quilogramas pela área total desse corpo (altura^2); além disso, são parâmetros importantes para a estimativa da dose anestésica máxima. Os Quadros 3 a 6 e a Tabela 1 mostram os principais parâmetros clínicos e seus valores de referência para pacientes adultos e pediátricos.

Sugerimos que os consultórios tenham equipamentos básicos para essas aferições e para auxílio em eventual emergência médica, como por exemplo os apresentados na Figura 1.

A grande maioria dos pacientes odontológicos se enquadra nos níveis ASA I e ASA II, sendo esses saudáveis ou com doenças controladas. Porém, pacientes ASA III podem também buscar atendimento odontológico em ambiente ambulatorial, com o agravante de muitos não saberem que são doentes, sendo, portanto, pacientes com maior risco de serem submetidos a proce-

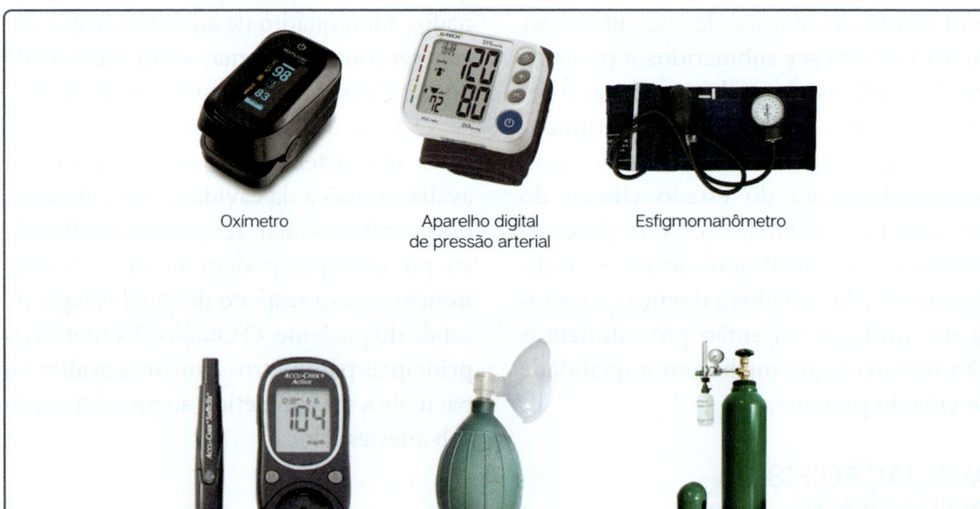

FIGURA 1 Equipamentos básicos sugeridos para aferições e preparação em caso de uma emergência médica.

Fonte: imagens retiradas do *site* das empresas.
Oxímetro: https://www.multilaser.com.br/oximetro-de-dedo-oxygen-multilaser-saude-hc261/p
Aparelho digital de pressão: https://www.accumed.com.br/product/aparelho-de-pressao-digital-de-pulso-g-tech-gp400/
Esfigmomanômetro: https://www.accumed.com.br/product/esfigmomanometro-aneroide-premium/
Glicosímetro: https://www.accu-chek.com.br/monitores-de-glicemia/active
Ambu: https://www.marcamedica.com.br/reanimador-manual-ambu-adulto-em-vinil/
Cilindro de oxigênio: https://ortossintetica.com.br/wp-content/uploads/2021/08/Cilindros_-1.jpg

QUADRO 3 Valores de referência de pressão arterial em mmHg

Pressão sistólica	Pressão diastólica	Classificação	Indicação
< 130	< 85	Normal	Reavaliar em 1 ano
130-139	85-89	Normal/limítrofe	Reavaliar em 6 meses
140-159	90-99	Hipertensão leve	Reavaliar a cada 2 meses
160-179	100-109	Hipertensão moderada	Reavaliar a cada 1 mês
> ou = 180	> 110	Hipertensão grave	Encaminhar ao PA

PA: pronto atendimento.
Fonte: elaboração dos autores.

QUADRO 4 Valores de referência de pressão arterial em mmHg e as considerações para o atendimento odontológico

Pressão arterial	Classificação ASA	Considerações para tratamento odontológico
< 140 e < 90	I	1. Tratamento odontológico de rotina.
140-159 e/ou 90-94	II	1. Considerar consulta médica. 2. Tratamento odontológico de rotina. 3. Protocolos de redução de ansiedade.
200+ e/ou 115+	III	1. Verificar novamente a pressão arterial. 2. Encaminhar ao pronto atendimento. 3. Contraindicado qualquer procedimento no momento em ambulatório.

ASA: Sociedade Americana de Anestesiologistas.
Fonte: elaboração dos autores.

QUADRO 5 Valores de referência das frequências cardíaca e respiratória

Frequência cardíaca	Condição clínica
< 60 bpm	Bradicardia
60-100 bpm	Normal
> 100 bpm	Taquicardia
Frequência respiratória	
< 12 mrpm	Bradipneia
12-20 mrpm	Normal
> 20 mrpm	Taquipneia

bpm: batimentos por minuto; mrpm: movimentos respiratórios por minuto.
Fonte: elaboração dos autores.

QUADRO 6 Valores de referência para o IMC

IMC	Condição clínica
Abaixo de 18,5 kg/m^2	Abaixo do peso
Entre 18,5-24,9 kg/m^2	Peso normal
Entre 25-29,9 kg/m^2	Sobrepeso
Entre 30-34,9 kg/m^2	Obesidade leve
Entre 35-39,9 kg/m^2	Obesidade moderada
Acima de 39,9 kg/m^2	Obesidade mórbida

IMC: índice de massa corporal.
Fonte: elaboração dos autores.

TABELA 1 Valores de referência de sinais vitais em pacientes pediátricos

Idade	Frequência respiratória	Frequência cardíaca	Pressão arterial
1 ano	30-40 mrpm	110-160 bpm	65-85 mmHg
2-5 anos	25-30 mrpm	95-140 bpm	60-95 mmHg
5-12 anos	20-25 mrpm	80-120 bpm	60-100 mmHg
12 anos	15-20 mrpm	60-100 bpm	70-110 mmHg

Fonte: elaboração dos autores.

dimentos. Com isso, é de suma importância que o cirurgião-dentista atente para fatores externos à cavidade oral, pois esses sinais e sintomas podem ajudar a melhorar a qualidade de vida dos pacientes quando uma doença sistêmica é descoberta e tratada. Para os pacientes frequentes, é importante manter esses dados atualizados a cada 3 ou 6 meses, pois os pacientes podem sofrer alterações em sua saúde ao longo do tratamento. Além disso, cabe ressaltar a relevância da avaliação psicogênica, visto que os tratamentos odontológicos geram estresse, medo e ansiedade, e a maioria das emergências está relacionada ao momento da anestesia local, não por consequência da droga, mas sim por conta de estresse e desequilíbrio psicogênico gerados no paciente, associados a um evento de dor. É necessário saber quando se deve controlar a ansiedade por métodos de condicionamento verbal e quando se deve optar pela administração de sedativos.

> Aponte o celular para o *QR Code* abaixo e veja exemplos de Ficha de anamnese

ANESTÉSICOS LOCAIS E DISTÚRBIOS NEUROLÓGICOS

A utilização de anestésicos locais (AL) em pacientes portadores de desordens neurológicas requer uma adequada anamnese e entendimento do comprometimento neurológico para ajuste do tratamento. Entre as principais alterações encontradas no consultório odontológico, podemos incluir: distúrbios convulsivos, danos neurológicos ocasionados pelo alcoolismo e acidente vascular cerebral.

Distúrbios convulsivos

Os distúrbios convulsivos são caracterizados pela contração muscular involuntária, podendo ocorrer de forma generalizada ou isolada, em apenas uma parte do corpo. Caracteristicamente, a convulsão ocorre pelo aumento exacerbado da atividade elétrica cerebral.

As convulsões parciais acometem apenas uma parte do hemisfério cerebral, de modo que o paciente pode apresentar alteração do nível de consciência associada a alterações psíquicas e sensoriais, incluindo desde a presença de movimentos involuntários até alucinações e o comprometimento sensorial.

Já nas convulsões generalizadas, os dois hemisférios cerebrais são acometidos por impulsos elétricos desorganizados. Os tipos mais comuns de convulsões generalizadas são a crise de ausência e a convulsão tônico-clônica. Nas crises de ausência, o paciente pode apresentar por um curto período o olhar vago e não estar responsivo ao estímulo verbal. Porém, nas convulsões tônico-clônicas, está presente a perda de consciência de forma súbita. Inicialmente, na fase tônica, os músculos dos membros e do tronco se contraem e distendem, enquanto a face pode apresentar cianose. Depois, na fase clônica, são observadas contrações incontroláveis e repetitivas, podendo ocorrer sialorreia e mordedura de lábios e da língua.

Independentemente do tipo de convulsão, alguns fatores desencadeantes podem ser observados, como febre alta em infantes, meningites, encefalites, desequilíbrio eletrolítico, tumores cerebrais, epilepsia, traumatismo craniano, abstinência de álcool e outras drogas, efeito colateral de medicamentos, distúrbios metabólicos e falta de oxigenação cerebral.

Diante da necessidade de anestesia em um paciente com histórico convulsivo, é necessário conhecer o tipo de convulsão, a duração, possíveis sequelas e quais são os fatores desencadeantes e as medicações utilizadas para prevenção do quadro. Em casos eletivos, os procedimentos anestésicos devem ser adiados até o controle do distúrbio convulsivo. Em casos controlados, os procedimentos anestésicos podem ser realizados sem a necessidade de cuidados específicos, apenas utilizando medidas para redução da ansiedade, e evitando que o paciente apresente hipoglicemia ou fadiga. Em casos de urgência em pacientes descontrolados, a sedação profunda e o monitoramento são a opção de escolha, seja hospitalar ou no consultório odontológico.

Entretanto, deve-se ressaltar que a reação quanto à superdosagem de AL caracteristicamente manifesta-se como atividade convulsiva tônico-clônica. Dessa forma, o controle para uso racional da quantidade de AL é imprescindível nesses casos.

Danos neurológicos decorrentes de alcoolismo

Pacientes com histórico de uso excessivo de álcool requerem alguns cuidados em relação ao atendimento odontológico. Caracteristicamente, esses pacientes podem apresentar insuficiência hepática, interação de medicamentos com o álcool, além de alterações decorrentes da abstinência.

Diante da presença de insuficiência hepática, alguns cuidados devem ser realizados para evitar medicações que necessitem do metabolismo hepático. Assim, AL do tipo amida que apresentem metabolização hepática devem ser evitados. Além disso, a produção dos fatores de coagulação pode estar alterada, por isso, a investigação pré-operatória deve ser realizada para determinar o grau de comprometimento do paciente.

Ainda, os sedativos utilizados para controle da ansiedade pré-anestésica interagem com o álcool, e essa interação potencializa o nível de sedação, além de suprimir o reflexo de vômito. Caso sejam utilizadas medicações sedativas, o monitoramento rígido deve ser realizado para verificar sinais de excesso de sedação.

Acidente vascular cerebral

O acidente vascular encefálico (AVE), popularmente conhecido como acidente vascular cerebral (AVC), resulta de um êmbolo ou trombo ocasionando a isquemia ou a ruptura vascular na região cerebral.

Usualmente, um paciente com histórico de AVE estará sempre sujeito a um novo episódio. Assim, caracteristicamente ele estará em tratamento para prevenção do quadro.

Do ponto de vista odontológico, é importante identificar o atual estado neurológico do paciente, a fim de registrar no período pré-anestésico e observar possíveis alterações após o procedimento. Normalmente esse paciente estará em uso de medicações anticoagulantes ou antiplaquetárias, além de anti-hipertensivos. Dessa forma, o profissional deve estar preparado para eventuais sangramentos em procedimentos cirúrgicos e, ainda, trabalhar com protocolos de controle e redução de ansiedade não medicamentosos durante a anestesia local e demais procedimentos que causem estresse.

PACIENTES COM DISTÚRBIOS CARDIOVASCULARES

O falecido professor de anestesia Robert Dripps citava a noção de que um resultado satisfatório da anestesia é fortemente determinado pela qualidade dos cuidados pré e pós-anestésicos.[13] Considerando esse princípio, a avaliação pré-operatória do paciente odontológico por meio de uma adequada anamnese e exame físico tem importância primordial. A documentação meticulosa do histórico médico pregresso do paciente e a avaliação impecável dos sinais vitais são essenciais para que o dentista possa determinar a aptidão do paciente para a anestesia e o tratamento planejado. Considerando esse enfoque, pacientes identificados com problemas no sistema cardiovascular são sempre tema de forte debate.

Atualmente, em todo o mundo é crescente o número de indivíduos diagnosticados como portadores de doenças cardiovasculares. Junto com esse aumento invariavelmente aumenta o número desse tipo de paciente necessitando de tratamento odontológico e que buscam os cuidados de um clínico geral ou especialista. Para atendê-los, o profissional deve estar apto a evitar qualquer intercorrência que coloque em risco a saúde desses pacientes, assim como ter um correto manejo terapêutico perante esses indivíduos.

Como são inúmeros os tipos e subtipos de doenças do sistema cardiovascular, sendo impossível a total abrangência do assunto, neste capítulo serão abordados somente alguns aspectos das doenças cardiovasculares mais comuns na população, com atenção especial ao manejo desses pacientes pelo cirurgião-dentista, dando enfoque aos cuidados durante a realização de anestesias locais nesses pacientes.

Em muitos casos, como veremos ao longo deste tópico, não haverá misticismo no adequado manejo dos pacientes em ambiente ambulatorial. Porém, não é incomum encontrarmos aqueles que apresentarão dois ou mais problemas cardiovasculares ou sistêmicos simultaneamente, dificultando ainda mais o entendimento por parte do profissional. Daí a importância de se referir, quando necessário, ao médico assistente do paciente para obter informações sobre as condições gerais de saúde desses indivíduos e, assim, traçar um plano de tratamento.

A avaliação e o manejo adequados de condições médicas preexistentes requer uma compreensão básica das características fisiopatológicas da condição. Isso permitirá ao cirurgião-dentista compreender o estado do paciente e elaborar adequadamente um plano para sua tomada de decisão durante o atendimento odontológico. Por convenção, os distúrbios mais comuns serão abordados separadamente, mas os pacientes frequentemente têm mais de uma dessas condições.

Hipertensão

A hipertensão é a doença cardiovascular mais comum no mundo, responsável pela morte de cerca de 10,4 milhões de pessoas anualmente devido à pressão alta.[14] Embora seja uma classificação artificial, a hipertensão é normalmente classificada em primária ou essencial (90 a 95% dos casos) e secundária (5 a 10%), sendo a secundária decorrente de outras patologias e com o tratamento voltado para essas patologias de base. Já a classificação quanto ao grau de severidade da hipertensão pode ser visualizada no Quadro 3.

Foi demonstrado que a hipertensão não tratada é associada ao encurtamento da vida em cerca de 10 a 20 anos. As altas morbidade e a mortalidade associadas à hipertensão são atribuídas a sua influência deletéria em órgãos vitais. Doença arterial coronariana, insuficiência cardíaca, insuficiência renal por falência, retinopatia e AVC são algumas das consequências típicas e sérias devido a danos a órgãos alvos pela hipertensão arterial em sua forma crônica. Embora a progressão contínua da doença não seja uma regra, a maioria não tratada dos adultos com hipertensão desenvolverá aumentos progressivos na pressão arterial ao longo do tempo.[15]

O manejo médico de pacientes hipertensos inclui o uso de diuréticos, betabloqueadores e vasodilatadores. Anteriormente, a gravidade da hipertensão era baseada sobretudo na pressão diastólica, mas as diretrizes atuais usam como melhor referência a pressão sistólica. Inicialmente não havia diretrizes absolutas sobre limites para tratamento odontológico eletivo. No entanto, Fleisher[16] avaliou a associação de estágios da hipertensão com desfechos adversos durante cirurgia não cardíaca eletiva e encontrou aumento considerável no risco com aferições de pressão arterial pré-operatórias de 180 x 110 mmHg.

Doença cardíaca isquêmica

A doença cardíaca isquêmica é uma condição caracterizada por uma discrepância entre a demanda de oxigênio pelo miocárdio e o suprimento fornecido devido ao fluxo sanguíneo reduzido da artéria coronária para este. A aterosclerose é geralmente a lesão primária que leva à perfusão diminuída devido à obstrução do vaso. Se um vaso ficar totalmente ocluído ou se ocorrer trombose com ruptura de placas ateromatosas, a região miocárdica nutrida pelo vaso obstruído sofrerá necrose (isto é, infarto do miocárdio). A demanda miocárdica de oxigênio é determinada principalmente pela frequência cardíaca e pela tensão sistólica da parede (pós-carga).[17]

Dor no peito (angina) é geralmente o primeiro sintoma da doença arterial coronariana. No entanto, um paciente pode tolerar graus variados de obstrução coronariana sem sintomas, desde que a frequência cardíaca e a pressão arterial não imponham uma demanda excessiva. De fato, alguns pacientes permanecem completamente assintomáticos e sua doença é descoberta durante atividade física mais extenuante ou outros exames de rotina. Nesse caso, a condição é rotulada de isquemia silenciosa. Esses pacientes podem não sentir dor anginosa durante os períodos de isquemia do miocárdio ou infarto.[18]

A natureza e a frequência dos episódios de angina são indicativos da gravidade das lesões coronarianas. De forma geral, quando a dor no peito ocorre apenas durante exercícios ou estresse emocional, a condição é chamada de angina estável. Como a dor é desencadeada por um aumento da tensão cardíaca ou da demanda miocárdica de oxigênio, presume-se que a lesão coronariana é relativamente estável e reflete aterosclerose não complicada. Quando a dor torácica torna-se mais frequente e ocorre em repouso, assume-se que as lesões ateroscleróticas estão se tornando instáveis e exibindo ruptura de placas e eventos trombóticos. Isso é chamado de angina instável ou pré-infarto. Apesar de antigo, um sistema para classificação da angina introduzido pela Canadian Cardiovascular Society é útil para avaliação e classificação desses pacientes (Quadro 7).[19]

QUADRO 7 Classificação da angina pela Canadian Cardiovascular Society

Classe	Descrição
Classe 1	Angina causada apenas por esforço severo ou prolongado
Classe 2	Angina em esforço moderado, como subindo escada
Classe 3	Angina com esforço leve resultando em limitação de atividades normais; incapacidade de andar 2 blocos ou subir 1 lance de escadas
Classe 4	Angina com quase qualquer atividade ou em repouso

Fonte: elaboração dos autores.

Os quadros de angina estável apresentam baixo risco cardiovascular durante os procedimentos odontológicos, desde que sejam seguidos os protocolos padrão de redução de estresse e ansiedade por controle verbal e farmacológico, como óxido nitroso ou benzodiazepínicos, quando necessário. É ainda importante a presença de vasodilatadores coronarianos como o dinitrato de isossorbida ou o propatiniltrato no consultório para administração sublingual, se necessário, em crises. Já os quadros de angina instável apresentam risco significativo para um episódio agudo grave ou ruptura de placas levando ao infarto do miocárdio, estando contraindicados procedimentos eletivos. A consulta com o médico do paciente deve preceder o tratamento odontológico. Junto com os protocolos de redução de ansiedade nesses pacientes, é importantíssimo aplicar uma anestesia local adequada.[17]

Insuficiência cardíaca

A insuficiência cardíaca é a incapacidade do coração de contrair o músculo cardíaco e manter um volume normal de sangue ejetado para suprir as necessidades metabólicas dos tecidos periféricos. Esse defeito na contratilidade miocárdica pode ser atribuído a uma variedade de causas, incluindo isquemia por doença arterial coronariana, cardiomiopatias primárias, além de carga hemodinâmica excessiva imposta pela hipertensão arterial crônica. Em alguns casos de insuficiência cardíaca, a contratilidade não é prejudicada, e o que ocorre é uma diminuição da complacência da parede ventricular, o que o impede de ter uma dilatação que aceite um volume de enchimento adequado durante a diástole. Essa forma de insuficiência cardíaca é descrita como "insuficiência diastólica" para distingui-la de "insuficiência sistólica", atribuída a uma força contrátil diminuída. Mais recentemente, esses termos foram revisados para insuficiência cardíaca com ou sem frações de ejeções normais.[15]

Os medicamentos usados para tratar esses pacientes incluem a digoxina, que aumenta a força de contração do coração; diuréticos, que combatem o edema; e vasodilatadores, que reduzem a pré-carga e a pós-carga no comprometido miocárdio. Atualmente, os inibidores da enzima conversora de angiotensina (ECA) (p. ex., captopril, lisinopril, enalapril) são considerados vasodilatadores de escolha. O uso rotineiro de digoxina e diuréticos perdeu popularidade. Nos últimos anos, os betabloqueadores foram considerados úteis para o tratamento da insuficiência cardíaca juntamente com os inibidores da ECA.[20]

O paciente com insuficiência cardíaca deve ser avaliado para sinais de edema periférico e sintomas de congestão pulmonar, especialmente quando reclinado em decúbito dorsal. Atenção especial deve ser dada ao monitoramento da pressão arterial, porque elevações repentinas podem levar a reforço venoso e a congestão pulmonar.

Arritmias cardíacas

O débito cardíaco é o evento cardiovascular primordial necessário para sustentar o fluxo sanguíneo por todo o corpo. O coração deve manter um ciclo regular de relaxamento e contração para cumprir esse objetivo. Qualquer anormalidade na taxa ou ritmo é rotulada de arritmia. A consideração principal é se o ritmo é estável o suficiente para permitir um débito cardíaco suficiente para sustentar a pressão arterial. Uma história de síncope ou tonturas são sinais de que o ritmo é instável, e uma consulta médica é indicada. Para procedimentos com sedação moderada a profunda ou anestesia geral, o monitoramento deve incluir traçado contínuo de eletrocardiograma (ECG) e avaliação da pressão arterial a cada 5 a 10 minutos.[15]

Considerações farmacológicas e indicações para sedação e anestesia local não devem ser alteradas apenas devido à presença de um marca-passo. Porém, é importante que agentes para uso em caso de bradiarritmias (p. ex., atropina, epinefrina) estejam prontamente disponíveis para uso no consultório, o que pode ocorrer por falha no marca-passo. No cenário improvável da necessidade de desfibrilação ou cardioversão, as pás do desfibrilador não devem ser colocadas próximas ao marca-passo. As considerações sobre marca-passos são idênticas para pacientes que possuem cardiodesfibriladores implantáveis. Claramente é recomendada a consulta com o cardiologista para que uma tomada de decisão seguindo um algoritmo de tratamento possa ser realizada de forma correta para evitar riscos e complicações durante o atendimento em consultório odontológico.[15]

Na ausência de limitação nas atividades de rotina do paciente, ele poderá receber tratamento odontológico com anestesia local, obedecendo-se aos mesmos cuidados preconizados aos portadores de doença cardíaca isquêmica ou insuficiência cardíaca. No caso contrário, quando o paciente portador de arritmia cardíaca apresentar restrições às atividades de rotina, ou se apresentar arritmia com a presença simultânea de outras alterações cardiovasculares, é imprescindível que o dentista faça contato com o médico cardiologista para troca de informações e mudanças que forem necessárias no atendimento odontológico.

Doença cardíaca valvular

O coração tem quatro válvulas: aórtica, pulmonar e outras duas chamadas de atrioventriculares (direita e esquerda). A doença cardíaca valvular se deve a doença ou dano a alguma dessas válvulas. Três condições primárias afetam as válvulas cardíacas: regurgitação, estenose e prolapso. Uma válvula regurgitante é aquela que apresenta incapacidade de se fechar completamente, e a válvula com estenose é aquela impossibilitada de abrir-se totalmente, ambas condições que causam fluxos patológicos do sangue entre ventrículos e átrios. O prolapso da válvula ocorre quando os folhetos se projetam na câmara proximal ao se fechar. Essa condição não altera o fluxo sanguíneo, que resulta em um murmúrio, mas pode produzir um som de "clique" ao se fechar. A regurgitação pode ocorrer isoladamente, com estenose ou prolapso.[15]

Na maioria das vezes, a doença valvular é atribuída a defeitos congênitos, podendo ocorrer também por tensão excessiva devido a outras condições, tais como hipertensão arterial crônica, lesão nas estruturas de suporte das válvulas, infarto do miocárdio ou dano inflamatório após febre reumática. As válvulas aórtica e mitral são as mais comumente acometidas. O prolapso da válvula mitral é uma condição consideravelmente comum, representando uma anormalidade benigna, a menos que a regurgitação se desenvolva, com o acometimento da válvula aórtica tendo pior prognóstico. Eventualmente, os mecanismos compensatórios com a doença crônica falham e sua severidade aumenta.[14,15,21]

A menos que seja lesado, o endotélio é resistente à formação de trombos e à infecção pela maioria das bactérias. No entanto, o endotélio do coração pode ser lesado por jatos de alta velocidade produzidos por estenose ou regurgitação. Essas áreas, assim como os folhetos da válvula fibrótica, permitem a infecção direta por organismos virulentos ou o desenvolvimento de um trombo fibrinoplaquetário não infectado, a chamada endocardite trombótica não bacteriana (ETNB). Essa vegetação fornece um local para fixação bacteriana durante bacteremia transitória e pode resultar em endocardite infecciosa.[14,17]

Uso de anestésicos com vasoconstritores

O tratamento odontológico é frequentemente associado a dor, medo e ansiedade. Estresse e ansiedade podem levar à liberação exagerada de catecolaminas endógenas da medula adrenal, causando distúrbios hemodinâmicos. AL com vasoconstritores (especialmente a epinefrina) em odontologia conferem anestesia prolongada, toxicidade sistêmica reduzida e um bom controle do sangramento. Porém, claramente o uso indiscriminado de vasoconstritores (VC) em AL aumentará a frequência cardíaca, a pressão arterial e a demanda miocárdica subsequente de oxigênio, aumentando os riscos, mas a anestesia inadequada não pode sobrepor-se ao uso consciente de anestésicos com VC, já que, durante uma situação de estresse, a secreção endógena de catecolaminas pelas adrenais aumenta em até 40 vezes e pode atingir níveis sanguíneos muito maiores se comparados aos obtidos após a aplicação de um tubete de anestésico com epinefrina 1:50.000.[11]

Nos pacientes com pré-hipertensão, não há necessidade de qualquer mudança no protocolo de atendimento e realização de anestesia local. Porém, em pacientes com hipertensão leve, é indicado o uso seguro de até 2 tubetes de 1,8 mL de anestésicos com epinefrina 1:100.000, dando uma dose total de epinefrina de 0,036 mg e respeitando o máximo indicado para esses pacientes com doença cardiovascular controlada, que seria 0,04 mg. Sempre se deve realizar uma técnica anestésica adequada, com aspiração e injeção lenta, podendo essa técnica ser complementada com sedação consciente com o uso de óxido nitroso ou benzodiazepínicos. Nos casos de hipertensão moderada com aferições acima de 160 x 100 mmHg, assim como em outras condições cardíacas não controladas (Quadro 8), a epinefrina está contraindicada e o anestésico mais recomendado é a prilocaína a 3% com felipressina; na hipertensão grave, estão totalmente contraindicados procedimentos eletivos, e urgências apenas em ambiente hospitalar.[1]

Com relação à escolha do sal anestésico, a literatura não relata dados que sobreponham uma solução a outra no uso em pacientes com doença cardiovascular. No estudo de Elad et al.[22] não houve diferença entre a solução à base de articaína a 4% e lidocaína a 2% na pressão sistólica, pressão diastólica e saturação de oxigênio (SO_2) em todos os momentos/intervalos testados nos pacientes. A solução à base de articaína foi comparativamente tão segura quanto a solução à base de lidocaína em pacientes com doença cardiovascular, apesar das diferenças na concentração do agente do AL e VC, sendo comumente preferível para anestesias infiltrativas.

Nos pacientes com doença cardíaca isquêmica, as orientações para uso de anestésicos com VC é similar à dos casos de hipertensão, e a quantidade considerada limítrofe de anestésicos com VC adrenérgicos nesses pacientes é comumente o mesmo padrão de 0,04 mg de epinefrina (2 tubetes). Porém, recentemente tem ocorrido variação em relação a esse valor, com alguns autores sugerindo uma dose máxima de 0,054 mg (3 tubetes) para pacientes com doenças cardiovasculares de forma geral.[21]

> Limite máximo de epinefrina: 0,04 mg = = 2 tubetes com 1:100.000.
>
> Novo limite sugerido = 0,054 mg = = 3 tubetes com 1:100.000.

Consultas odontológicas na segunda parte da manhã e curtas são o ideal. AL com VC devem ser usados criteriosamente, já que a epinefrina pode precipitar arritmia ou outras complicações. Além disso, VC como epinefrina são contraindicados em pacientes com arritmia refratária e devem ser utilizados com cuidado em pacientes com desfibriladores ou marca-passos implantados.[21]

QUADRO 8 Condições cardíacas que contraindicam o uso de vasoconstritores adrenérgicos em odontologia

Angina instável
Infarto do miocárdio recente
Cirurgia de revascularização do miocárdio recente
Arritmias refratárias
Hipertensão grave não tratada ou não controlada
Insuficiência cardíaca congestiva não tratada ou não controlada

Fonte: Gupta et al.[17]

Embora a resposta indesejável seja relacionada a doses altas e raramente vistas em clínicas odontológicas, o dentista deve ter cuidado no uso de VC em pacientes com doença cardíaca significativa devido às graves sequelas da combinação de drogas. Agentes como clonidina e dexmedetomidina, quando disponíveis, podem ser usados como alternativas mais seguras à epinefrina com a solução anestésica local em pacientes hipertensos. Nesses pacientes, também pode ser prudente usar soluções de lidocaína, prilocaína e mepivacaína sem VC.[23]

PACIENTES COM DOENÇAS PULMONARES

A função primária dos pulmões é realizar a troca gasosa em nosso organismo por meio da oxigenação do sangue e da remoção do dióxido de carbono, produto do metabolismo. Essa troca gasosa exige um intrincado sistema que pode ser influenciado por alterações vasculares, processos inflamatórios agudos e crônicos, hiper-reatividade das vias aéreas e doenças progressivas degenerativas. Existem múltiplas condições sistêmicas que afetam o sistema respiratório. Dentre essas condições, as mais comuns de interesse são as doenças obstrutivas das vias aéreas, compreendendo a asma e a doença pulmonar obstrutiva crônica (DPOC). Ambas poderão manifestar-se por meio de dispneia, tosse, chiado e produção de muco. Pacientes com essas condições podem necessitar de alterações no atendimento ambulatorial no ambiente do consultório do cirurgião-dentista, sobretudo no perioperatório de procedimentos cirúrgicos sob anestesia local.[24]

Asma

A asma brônquica é a doença respiratória inflamatória crônica mais comum. Ela é caracterizada pelo aumento da responsividade da árvore brônquica a uma variedade de estímulos. Em geral, é uma doença autolimitada, sendo a falta de ar o principal sintoma devido ao estreitamento das vias aéreas, que ocorre tanto por inflamação e edema das paredes mucosas das vias aéreas quanto pela maior presença de muco aderente gerado pelo processo inflamatório e liberação de citocinas e mediadores das células de defesa, além de espasmos da musculatura lisa.[25]

A etiologia da asma não é totalmente esclarecida. Não é considerada uma doença hereditária, mas há forte predisposição genética relacionada para seu desenvolvimento. A maior prevalência se dá em crianças na idade escolar, mas pode aparecer em fases mais avançadas da vida. As crises asmáticas podem ser precipitadas por exercícios físicos, infecção respiratória viral, inalação de ar frio ou de agentes irritantes (fumaça de cigarro, gasolina, tinta fresca etc.) e exposição a alérgenos específicos, como os salicilatos e os sulfitos, medicamentos como os anti-inflamatórios não esteroidais (Aines) e inibidores da ECA, além de fatores psicológicos e emocionais, podem ser modificadores, podendo agravar as crises. De forma mais ampla, a asma é classificada como extrínseca ou atópica e intrínseca ou não atópica (Figura 2).[26,27]

Além da classificação simplista da asma em intrínseca e extrínseca, deve ainda ser classificada com base em diversos critérios clínicos e de tratamento. O Quadro 9 ilustra a classificação do National Asthma Education and Prevention Program.[28]

Visando ao melhor tratamento do paciente asmático, a prevenção das crises agudas de asma é o maior objetivo. O cirurgião-dentista deve realizar uma anamnese especialmente voltada para traçar o perfil clínico do paciente asmático para seu correto manejo:

1. De qual tipo de asma você é portador?
2. Quando você foi diagnosticado com asma?
3. Você tem algum tipo de alergia?
4. Quais medicamentos você utiliza para o tratamento da asma? Teve alguma mudança recente no protocolo medicamentoso?
5. Quando foi a última vez que teve crise?
6. O que provoca seus ataques de asma?
7. Você já teve alguma crise grave com necessidade de hospitalização?

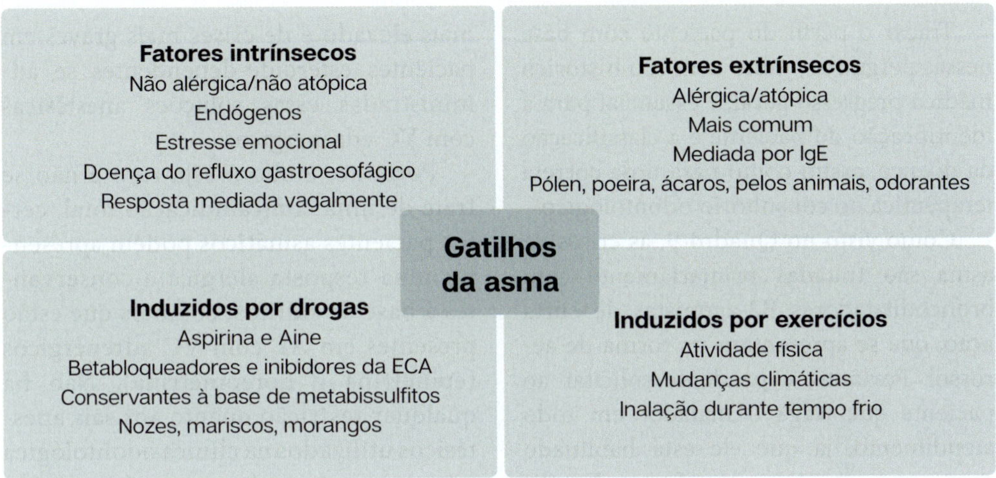

FIGURA 2 Gatilhos clássicos que podem provocar crises de asma.

Aine: anti-inflamatórios não esteroidais; ECA: enzima conversora de angiotensina.
Fonte: adaptação de Baghani e Ouanounou.[26]

QUADRO 9 Classificação da asma quanto à severidade e abordagem terapêutica recomendada

Classificação da asma	História e padrão dos sintomas	Tratamento
Intermitente	• Sintomas diurnos ≤ 2 x por semana. • Sintomas noturnos ≤ 2 x por mês. • Uso de BACA para alívio dos sintomas ≤ 2 x por semana. • Nenhuma limitação na atividade diária.	BACA como necessário
Pouco persistente	• Sintomas diurnos (não • diário) > 2 x por semana. • Sintomas noturnos 3-4 x por mês. • Uso de BACA para alívio dos sintomas; (não diariamente) > 2 x por semana. • Pequenas limitações na atividade diária.	BACA como necessário 1. Dose baixa de CI OU 2. ARL
Moderadamente persistente	• Sintomas diurnos diários. • > 1 x por semana de sintomas noturnos (não toda noite). • Uso diário de BACA para alívio dos sintomas. • Algumas limitações na atividade diária.	BACA como necessário 1. Dose baixa de CI + BALA/ARL OU 2. Doses médias de CI OU 3. Doses médias de CI + BALA/ARL
Severamente persistente	• Várias vezes por dia de sintomas diários. • Sintomas noturnos 7 x por semana. • Várias x por dia de uso do BACA para alívio dos sintomas. • Limitações extremas na atividade diária.	BACA como necessário 1. Alta dose de CI + BALA OU 2. Alta dose de CI + BALA + CO *Considerar omalizumabe para asmáticos alérgicos

ARL: antagonista do receptor de leucotrieno; BACA: B2 agonista de curta ação; BALA: B2 agonista de longa ação; CI: corticosteroide inalatório; CO: corticosteroides orais.
Fonte: adaptação de National Asthma Education and Prevention Program.[28]

Traçar o perfil do paciente com base nessas perguntas, junto com seu histórico médico pregresso geral, é essencial para a identificação do paciente e a classificação da doença, assim como para uma correta terapêutica no consultório odontológico.

Como visto no Quadro 9, as crises de asma são tratadas primariamente com broncodilatadores B2-agonistas de curta ação, que se apresentam na forma de aerossol. Portanto, é prudente solicitar ao paciente que traga o inalador em todo atendimento, já que ele está habituado com a preparação e com a forma de aplicação. Além disso, é importante que o cirurgião-dentista tenha um broncodilatador de emergência no consultório.

Como fatores emocionais são fatores modificadores da asma, a ansiedade e o estresse odontológico podem desencadear ou exacerbar ataques de asma em pacientes suscetíveis. Esforços devem ser feitos para reduzir esse estresse por meio de condicionamento verbal, construção de confiança, técnicas de relaxamento e terapia cognitivo-comportamental. Além disso, como principal fator no controle do estresse no consultório, é essencial a redução da dor usando anestesia local profunda e adequada.

No clássico estudo de Bush et al.,[29] os autores avaliaram a prevalência de sensibilidade aos sulfitos em pacientes asmáticos, após avaliarem e testarem 203 pacientes, sendo 83 destes esteroide-dependentes. Eles concluíram que a prevalência de sensibilidade aos sulfitos na população asmática que avaliaram foi de 3,9%, sendo maior (8,4%) quando considerado apenas o grupo de esteroide-dependentes. Isso não diminui o risco de crise induzida nos pacientes não esteroide-dependentes, mas demonstra o risco mais elevado e de crises mais graves em pacientes esteroide-dependentes se administradas essas soluções anestésicas com VC adrenérgicos.

Portanto, embora seja raro e não se trate de uma contraindicação total, certos pacientes asmáticos podem apresentar uma resposta alérgica a conservantes à base de sulfitos, como os que estão presentes em AL com VC adrenérgicos (epinefrina e norepinefrina). Não há qualquer restrição quanto aos sais anestésicos utilizados na clínica odontológica em pacientes asmáticos, porém, devido ao risco de reações a soluções contendo VC adrenérgicos, a literatura atual indica o uso de soluções como mepivacaína a 3% sem VC ou prilocaína 3% com felipressina em pacientes com histórico de alergia aos sulfitos. Na população asmática em geral sem alergias, é possível utilizar as demais soluções anestésicas contendo epinefrina e norepinefrina, seja a 1:100.000 ou a 1:200.000.[26,30]

PACIENTES COM DOENÇAS HEMATOLÓGICAS

O tratamento odontológico do paciente coagulopata exige atenção profissional. Como em qualquer atendimento, uma boa anamnese e exame físico são fundamentais para o diagnóstico e a prevenção de eventuais intercorrências. Uma vez que o diagnóstico de tal condição for realizado, a solicitação de exames laboratoriais como hemograma, coagulograma e o contato com o médico hematologista trazem maior elucidação dos potenciais riscos do atendimento e, com isso, permitem a individualização de conduta para cada caso, tornando o atendimento mais seguro (Quadro 10).[31,32]

QUADRO 10 Sinais e sintomas de suspeição na investigação de doenças hematológicas e exames laboratoriais complementares sugeridos

Sinais e sintomas a serem investigados
Histórico de hemorragia.
Relato de sangramento em pequenos traumas.
Equimoses superficiais.
Petéquias.
Hematomas superficiais.
Histórico familiar.
Exames laboratoriais
Contagem de plaquetas.
Tempo de protrombina (TP).
Tempo de tromboplastina parcial ativada (TPPa).

Fonte: elaboração dos autores.

Diversos fármacos utilizados rotineiramente para evitar eventos tromboembólicos em pacientes com histórico de infarto do miocárdio ou AVC isquêmico, por exemplo, também devem ser reconhecidos pelos profissionais.[33,34] Citamos aqui alguns exemplos (nome genérico – nome comercial):

- Ácido acetil salicílico (Aspirina®).
- Heparina (Clexane®).
- Warfarina (Marevan®).
- Clopidogrel (Plavix®).
- Rivaroxabana (Xarelto®).

Uma maneira interessante de tomar a decisão quanto a realizar ou não os procedimentos pode ser baseada, então, no histórico do paciente, no uso de medicamentos e nos resultados dos exames laboratoriais, além da troca de informação com o médico assistente do paciente.

Procedimentos não invasivos podem ser realizados com maior segurança, enquanto procedimentos mais invasivos (p. ex., procedimentos cirúrgicos, exodontias e raspagens periodontais subgengivais) exigem muita atenção para um eventual risco de hemorragia.[32,33]

A literatura refere que o RNI (Razão Normalizada Internacional) obtido com base no tempo de protrombina (TP) pode ser um bom padrão de referência.[35] Considera-se seguro realizar procedimentos cirúrgicos em pacientes em uso de medicamentos antitrombóticos ou que apresentem alterações nos exames laboratoriais, desde que estejam acompanhados e com baixo risco cirúrgico após avaliação médica. Quando o RNI for de até 3, os procedimentos podem ser realizados com algumas modificações na conduta convencional (Quadro 11).

Já em casos em que o RNI se apresentar maior do que 3, uma conversa com o médico sobre a possibilidade de dimi-

QUADRO 11 Modificações na conduta sugeridas no atendimento de pacientes com alterações hematológicas e RNI < 3

Orientação rigorosa quanto aos cuidados pós-procedimento:
• Não cuspir. • Não beber usando canudos. • Não se expor ao sol. • Aplicar gelo. • Manter alimentação líquida, pastosa e fria por 48 horas. • Realizar compressão com gaze no local.
Alterações na técnica realizada:
• Suturas compressivas. • Uso de esponjas de colágeno. • Hemostasia com adrenalina. • Cauterização ou ligadura de vasos, se necessário. • Evitar prescrição de Aine. • Monitorar a ferida para assegurar a formação de coágulo. • Orientar bochecho com comprimido de ácido tranexâmico macerado.

Aine: anti-inflamatórios não esteroidais; RNI: Razão Normalizada Internacional.
Fonte: elaboração dos autores.

nuir ou interromper o uso da medicação se torna importante. A medicação só deve ser suspensa ou alterada por quem realizou sua prescrição, no caso o médico assistente do paciente. Não sendo possível diminuir o RNI ou se o paciente apresenta risco cirúrgico médio para alto, a conduta correta é adiar o procedimento ou encaminhar a um cirurgião bucomaxilofacial, que conseguirá realizar o procedimento em ambiente hospitalar e controlado.

Por fim, é importante atentar para os casos de pacientes hemofílicos ou com qualquer risco aumentado para hemorragia, nos quais mesmo procedimentos pequenos podem vir a gerar riscos potencialmente sérios, sendo, portanto, fundamental um aprofundamento a respeito do estágio de saúde do paciente, seus riscos e a definição correta da realização do procedimento sob maior segurança.

PACIENTES COM DISFUNÇÕES HEPÁTICAS

Porfirias hepáticas

As porfirias são um grupo de doenças genéticas em sua maioria, resultantes de deficiência parcial na atividade de enzimas envolvidas na síntese do radical heme da hemoglobina, com exceção de uma porfiria cutânea, que é causada por um aumento na atividade do ácido aminolevulínico (ALA) sintase-2. Isso pode resultar no acúmulo ou na excreção de porfirinas, que são pigmentos vermelho-púrpura de natureza cristalina.[36,37] Os sinais e sintomas das porfirias dependem do tipo e da quantidade de porfirinas acumuladas, com os sinais mais comuns sendo ataques neuroviscerais com sintomatologia dolorosa, características fotossensíveis da pele ou ambas.

Existem diferentes tipos de porfirias, classificadas atualmente de acordo com suas deficiências enzimáticas específicas. Porém, são as porfirias agudas as com caráter mais preocupante e de maior interesse para o manejo em ambiente de consultório odontológico.[37,38] As porfirias agudas são classificadas em quatro tipos, de acordo com o Quadro 12, sendo três tipos com um padrão hereditário autossômico dominante e um tipo extremamente raro de padrão autossômico recessivo. Um fator comum em todos os tipos de porfiria é o aumento na síntese da enzima 5-aminolevulínica (ALA), que inicia a biossíntese do heme.[36]

Embora compreendam um grupo de doenças consideravelmente raras, a possibilidade de pacientes com porfirias agudas comparecerem no consultório odontológico é inerente, sendo fundamental que os cirurgiões-dentistas tenham um adequado conhecimento sobre essas doenças metabólicas e seu significado clínico com

QUADRO 12 Tipos de porfirias e sua enzima defeituosa

Enzima deficiente	Porfiria associada	Padrão hereditário
Hidroximetilbilano sintase	Porfiria intermitente aguda	Autossômico dominante
Protoporfirinogênio oxidase	Coproporfiria hereditária	Autossômico dominante
Protoporfirinogênio oxidase	Porfiria variegata	Autossômico dominante
Delta-aminolevulinato (ALA) deidratase	Porfiria deficiente de ALA deidratase	Autossômico recessivo

Fonte: de Carvalho et al.[2]

impacto no manejo perioperatório dos pacientes para prevenir ataques agudos, já que esses podem ser desencadeados por estresse cirúrgico, medicamentos e anestésicos e são potencialmente fatais.[38]

Anestésicos locais em pacientes com porfirias

Atualmente contamos com uma série de listas e bases de dados com *guidelines* acerca de várias doenças, e também para as porfirias. Previamente ao atendimento, antes de anestesiar ou prescrever qualquer medicamento, é recomendável acessar no mínimo duas dessas listas de consulta para definir as drogas seguras em cada caso. A maioria das listas conta com um sistema simples de busca no qual basta inserir o nome genérico do fármaco para saber se é segura ou não para uso clínico e as considerações de acordo com o tipo de porfiria. Com base nessas informações, é possível definir o manejo odontológico ou identificar a necessidade de entrar em contato com o médico assistente do paciente para discutir o risco/benefício do emprego de determinada substância. Podemos citar o *site* da *Drug Database for Acute Porphyria,*[39] a *American Porphyria Foundation Safe Drug list*[40] e o *site* da Associação Brasileira de Porfiria.[41]

Antigas relações traziam a lidocaína como anestésico considerado inseguro, indicando o uso da bupivacaína e da prilocaína.[42] Porém, o *Drug Database for Acute Porphyria* traz uma relação atualizada de medicamentos e sua segurança para portadores da doença, e classifica as soluções anestésicas locais com ou sem epinefrina e felipressina como provavelmente não porfirogênicas, portanto seguras, em concordância com a lista divulgada pela Associação Brasileira de Porfiria, considerando apenas a procaína como um tipo de anestésico sem dados disponíveis para indicação ou contraindicação.[40,41]

Embora os anestésicos sejam provavelmente não porfirogênicos em si, são potencialmente porfirogênicos, pela alta lipossolubilidade e pelo fato de todos eles possuírem metabolização no sistema hepático. Na prática, a maioria dos pacientes com porfiria pode ser anestesiada com relativa segurança, se forem tomadas as precauções necessárias. Porém, além do uso do anestésico, existem outros fatores, como o estresse e as infecções, que podem precipitar juntamente com os anestésicos, ou de forma isolada, uma crise aguda de porfiria. Não há na literatura dados e estudos completos que possibilitem assegurar complemente o uso de um anestésico, com a maioria dos trabalhos possuindo baixa robustez.[36]

A bupivacaína e a prilocaína são consideradas seguras e devem ser usadas como primeira opção, bem estabelecido desde 2001.[42] A lidocaína e a mepivacaína, que é praticamente seu análogo, também são soluções seguras, exigindo maiores cuidados no uso em alguns pacientes mais suscetíveis a ataques agudos, especialmente quanto à mepivacaína, cuja metabolização no fígado se dá de forma mais lenta do que a dos demais anestésicos. Como orientação para uso de qualquer solução, o menor volume necessário deve ser utilizado, podendo ser considerada indicada a quantidade de 2 a 3 tubetes de anestésico com epinefrina 1:100.000.

Embora não haja uma quantidade razoável de dados de forma objetiva, a articaína, assim como para pacientes com doença renal crônica, é teoricamente o anestésico mais seguro também para pacientes com porfirias hepáticas, pois possui meia-vida plasmática mais curta e sua metabolização já é iniciada no próprio plasma sanguíneo, antes da passagem pelo fígado. Ela é rapidamente metabolizada no plasma sanguíneo (90 a 95%) e no fígado (apenas 5 a 10%), onde é transformada em ácido articaínico, biologicamente inativo. A meia-vida plasmática da articaína é de 20 minutos, enquanto a da lidocaína é de 90 minutos. Essa característica confere à articaína um potencial mais seguro, pois novas administrações durante a consulta são possíveis após um período menor entre as doses quando comparada com outras soluções.[43-45]

> Assim como para pacientes com doença renal crônica, a articaína é teoricamente o anestésico local mais seguro para pacientes com porfirias.

No estudo do caso, assim como após o contato com o médico, aproveite para se inteirar sobre o protocolo de atendimento recomendado no caso de um ataque agudo da doença. Na fase inicial das crises agudas leves, os pacientes podem responder a medidas conservadoras, como ingestão de carboidratos e monitoramento dos sinais vitais. Se houver o desenvolvimento de alterações neurológicas ou não responder às medidas conservadoras, internação para tratamento da dor com opioides intravenosos, reposição de fluidos e/ou heme-arginato são indicados, 3 mg/kg (máximo 250 mg), 1 vez/dia, por 4 dias.[37]

PACIENTES COM DOENÇAS RENAIS

Insuficiência renal

Os rins são órgãos tão importantes fisiologicamente quanto o sistema cardiovascular, participando de inumeráveis funções do organismo. Além da função primária de excreção de produtos e metabólitos do organismo, realizam a eliminação de fármacos, regulam o equilíbrio ácido-base e hidroeletrolítico do organismo, o controle da pressão arterial sistêmica, além de participarem da produção de componentes importantes para a homeostase, como a produção de eritropoietina e prostaglandinas. No entanto, exatamente pela participação dos rins em diferentes processos hemostáticos e seus papéis de excreção e reabsorção, os rins estão sujeitos a sofrer danos provocados por diferentes agentes tóxicos e isquêmicos, e por doenças coexistentes, como diabetes, hipertensão, obesidade, infecções urinárias etc. Quando os rins são danificados a ponto de não exercerem essas funções reguladoras, instala-se o quadro de insuficiência renal.[46]

De forma geral, a insuficiência renal pode ser classificada em aguda ou crônica. A insuficiência renal aguda é a instalação do quadro da doença de forma repentina dentro de poucos dias, com diminuição da capacidade de filtração dos rins e do equilíbrio hidroeletrolítico. Diferentemente, a insuficiência renal crônica é uma doença caracterizada pela incapacitação dos rins de forma progressiva e lenta, podendo, às vezes, ser silenciosa e irreversível. Nesse caso, a doença crônica costuma estar associada com outras doenças de base.[47]

> Quando o quadro de insuficiência renal é instalado de forma brusca, pode ser tratado como a insuficiência aguda. A insuficiência renal crônica ocorre de forma lenta, progressiva e normalmente associada a comorbidades.

Com o aumento do número de pacientes com insuficiência renal crônica de forma global, é cada vez mais comum a presença desse tipo de paciente no ambiente do consultório odontológico. É necessário, portanto, o conhecimento adequado da doença pelos cirurgiões-dentistas, o entendimento de seu impacto sobre a qualidade de vida do paciente, assim como as modificações e os cuidados com relação ao uso de medicamentos e anestésicos nesses pacientes. O Quadro 13 traz uma adaptação da classificação da doença renal feita pela National Kidney Foundation.[48]

Os protocolos anestésicos para paciente renais crônicos devem ser definidos a partir da gravidade da disfunção renal e das comorbidades de base que estiverem presentes no paciente. Se este ainda estiver com a doença em seu estágio precoce e/ou controlada, sem alterações sistêmicas e laboratoriais, o tratamento odontológico, assim como os protocolos de anestesia local, pode seguir de maneira rotineira como para qualquer outro paciente. De forma objetiva, o uso de anestésicos locais não é contraindicado nem exige modificações em pacientes com TFG > 50 mL/minuto, mas as dosagens devem ser mínimas e o intervalo entre as injeções estendido o máximo possível.[49] Caso contrário, se o paciente não tiver a doença controlada ou já estiver em progressão avançada, o dentista deverá entrar em contato com o nefrologista do paciente sobre o tipo de procedimento a ser realizado, fármacos e soluções anestésicas que pretende empregar.

QUADRO 13 Estadiamento da doença renal crônica, seu significado clínico e a conduta indicada para cada estágio

Estágio	Descrição	TFG – mL/min	Significado clínico	Conduta
–	Em risco crescente	≥ 60 (com fatores de risco para doença renal crônica)	Necessitam de redução dos fatores de risco.	Acompanhamento rigoroso.
1	Dano renal com TFG normal ou aumentada	≥ 90	São pacientes com função renal normal, mas que apresentam risco de deterioração.	Tratamento das comorbidades e redução da progressão da disfunção.
2	Dano renal com leve diminuição da TFG	60-89	Os rins estão em seu limite. São doentes que correm risco de lesão renal pelo emprego de Aine.	Condutas anteriores e estimativa de evolução da doença.
3	TFG moderadamente diminuída	30-59	Produção de eritropoietina diminuída e instalação do quadro de anemia.	Condutas anteriores e tratamento das complicações.
4	TFG severamente diminuída	15-29	Sinais e sintomas mais notórios da doença e análises laboratoriais alteradas.	Preparação para diálise e transplante.
5	Falência renal	< 15 (ou diálise)	Insuficiência terminal com a diálise indicada.	Transplante renal indicado (se uremia presente).

Aine: anti-inflamatórios não esteroidais; TFG: taxa de filtração glomerular.
Fonte: elaboração dos autores.

Não há necessidade de modificações nos protocolos anestésicos em pacientes com TFG acima de 50 mL/minuto.

Os anestésicos locais têm dois sítios de ligação às proteínas plasmáticas: um de alta afinidade e baixa capacidade, e um de baixa afinidade e alta capacidade na albumina; o sítio de ligação à albumina torna-se cada vez mais importante à medida que a concentração plasmática do anestésico local aumenta. A acidose metabólica, comum no paciente renal crônico, aumenta a porcentagem de fármacos não ligados, e esse efeito é mais pronunciado com bupivacaína, sendo contraindicada nesses pacientes. A lidocaína é metabolizada no fígado e excretada pelos rins. A deterioração aguda ou crônica da função renal pode levar a seu *clearance* inadequado, isto é, exacerbado, com o uso de mepivacaína, que tem metabolização e excreção ainda mais lenta.[49]

Por sua vez, como já citado, a articaína é rapidamente metabolizada no plasma sanguíneo e no fígado, onde é transformada em ácido articaínico, biologicamente inativo. Ela possui uma meia-vida plasmática de apenas 20 minutos, característica essa que confere à articaína um potencial mais seguro para novas administrações durante a consulta em intervalos menores de tempo entre as doses quando comparada com outras soluções. Tais características tornam a articaína a solução anestésica preferível indicada para pacientes com doenças renais, assim como para hepatopatas.[43-45]

PACIENTES COM DISFUNÇÕES ENDÓCRINAS

O sistema endócrino engloba múltiplas glândulas produtoras de hormônios cujos efeitos ocorrem de diferentes formas e em diferentes locais no organismo. Graves problemas podem decorrer de um desarranjo do sistema endócrino, e tais distúrbios podem ter grande influência no atendimento desses pacientes pelo cirurgião-dentista, seja por meio da necessidade de alterações no tratamento em si, seja pela mudança de protocolos farmacológicos e/ou anestésicos. Considerando tais distúrbios, o de maior destaque e abordado nesta seção é o diabetes *mellitus*.

Realizar o uso de anestesia local nos menores volumes possíveis de uma solução de articaína 4% ou lidocaína 2%, com epinefrina 1:100.000 (máximo de 2 tubetes por sessão em pacientes com doença moderada a avançada). Quando a epinefrina estiver contraindicada, empregar solução de prilocaína 3% com felipressina (exceto em pacientes com anemia, devido ao risco de metemoglobinemia). Evitar o uso da mepivacaína, cujas metabolização hepática e excreção renal são mais lentas.

Diabetes *mellitus*

Dentre os distúrbios endócrinos, o diabetes é o mais comum na população com grandes implicações clínicas. Possui uma etiologia complexa e multifatorial, ocasionando um estado de hiperglicemia persistente devido à ausência de insulina produzida no organismo ou a uma diminuição do seu efeito após a produção pelo pâncreas.[50] Mundialmente, cerca de 422 milhões de pessoas têm DM e 1,6 milhão de mortes são atribuídas diretamente à doença a cada ano. No Brasil, a prevalência dessa doença na Pesquisa Nacional de Saúde (PNS) de 2013 aparecia como 6,6%.

Em 2019, passou a 7,7%, mostrando um aumento progressivo e alarmante que vem ocorrendo desde 1990.[51,52]

A doença é classificada de acordo com seu mecanismo etiológico em tipo 1, quando há uma falha na produção hormonal de insulina, e tipo 2, quando pode haver níveis adequados ou até altos de insulina, mas esta não é efetiva em nível celular. Os pacientes com diabetes tipo 1 são também chamados de insulinodependentes devido à dependência de reposição exógena do hormônio. Em geral, são diagnosticados em um estágio mais precoce da vida e correspondem a um número menor da população diabética. Já o diabetes tipo 2, ou adquirido, abrange a maior parte dos pacientes afetados pelo distúrbio e costuma ter fatores dietéticos e de estilo de vida como principais fatores desencadeadores.[53]

O diabetes pode ser assintomático ou com alterações leves a alterações sistêmicas severas. O paciente pode vivenciar um quadro de sede anormal, com alto consumo de líquidos e, consequentemente, excesso de urina, cansaço, perda de peso, infecções, até alterações nos sistemas cardiovascular e neurológico, com neuropatia periférica e alterações em retina, podendo levar a amaurose, doença renal, infecções e necroses teciduais.[50]

O diagnóstico objetivo do diabetes, além dos sinais e sintomas, envolve a identificação de quadro hiperglicêmico em jejum e do teste oral de tolerância à glicose, mais conhecido como curva glicêmica. Considerando a importância de avaliar o controle glicêmico do paciente com maior prazo, o teste laboratorial que avalia a percentagem da hemoglobina glicada (HbA1c) é muito útil e bastante utilizado para avaliar a eficácia do controle terapêutico do diabetes e o risco de complicações.[51]

A prevenção da doença em indivíduos com predisposição ao distúrbio, por meio de alterações no estilo de vida e dietético, é o principal objetivo a ser alcançado. Em pacientes com a doença já instalada, o controle glicêmico é decisivo para prevenir complicações sistêmicas, micro e macrovasculares. O tratamento farmacológico do diabetes é realizado sobretudo com hipoglicemiantes orais, como as sulfonilureias, a metformina e, em casos não responsivos a esses medicamentos, a insulina. Como a doença é crônica e, se não cuidada, também progressiva, todos os pacientes, mesmo os com o diabetes tipo 2, poderão necessitar de complementação com insulina exógena.[53]

É bem estabelecido que a inclusão de VC nas soluções anestésicas traz indiscutíveis vantagens, tais como prolongamento da anestesia, menor toxicidade sistêmica pela diminuição da velocidade de absorção e hemostasia. Porém, até pouco tempo, o uso de soluções anestésicas contendo VC adrenérgicos como a epinefrina era contraindicado para diabéticos, por causar aumento dos níveis de glicose no plasma.[54] Isso se dava porque a epinefrina tem uma ação no organismo exatamente inversa à ação da insulina. Seu efeito é dado por estimulação da gliconeogênese e da glicogenólise hepática. O risco de complicações da administração de epinefrina dependerá muito do tipo de diabetes, do controle das doenças de base e da própria aferição das taxas realizada pelo paciente, da dose e da via de administração da epinefrina. Em geral, a chance de complicações após a administração das doses usuais em odontologia em pacientes diabéticos é muito baixa.

Em um estudo realizado por Tily e Thomas,[55] os autores avaliaram o efeito glicêmico da administração de anestésicos locais contendo epinefrina em pacientes saudáveis e diabéticos submetidos a extração dentária; não foram vistas diferenças significativas no nível glicêmico entre os grupos. Foram avaliados 60 pacientes (30 diabéticos tipo 2 e 30 saudáveis), que receberam injeção de lidocaína com epinefrina em 1:80.000 (1 a 5 tubetes), seja como infiltração ou como bloqueio nervoso para extração dentária (1 a 7 dentes). Os pacientes foram avaliados por meio de um glicosímetro (Accu-Chek Active®, Roche) previamente à cirurgia e uma segunda leitura foi feita 10 minutos após o procedimento.

Curiosamente, no grupo de pacientes diabéticos, 66,7% apresentaram queda na glicose pós-operatória ao invés de aumento. Os autores acreditam que isso ocorre nos pacientes com diabetes tipo 2 sob uso de hipoglicemiantes, isto é, medicamentos com meia-vida longa que agem baixando os níveis de glicose mesmo quando esta se eleva devido ao uso de epinefrina, além do maior consumo de glicose pelos músculos no momento da cirurgia. A única alteração significativa no nível de glicose esteve presente em pacientes que, por conta própria, não tomaram seus medicamentos hipoglicemiantes no dia do procedimento, com significante aumento do nível de glicose após o procedimento. Os autores concluíram que doses usuais sem alterações de anestésicos contendo VC adrenérgicos são seguras em pacientes com moderado controle da doença e que usam corretamente os medicamentos, não se aplicando, porém, a pacientes descompensados ou insulinodependentes, nos quais há maior sensibilidade ao uso da epinefrina, não devendo ser utilizados em quantidade superior a 3 tubetes.[55]

Ainda avaliando os efeitos de soluções contendo VC sobre os níveis glicêmicos, Meneses-Santos et al.[56] realizaram estudo clínico randomizado comparando as soluções de lidocaína 2% com epinefrina 1:100.000 (20 pacientes) e prilocaína 3% com felipressina 0,03 UI/mL (20 pacientes) em pacientes diabéticos submetidos a extração dentária. Os autores não identificaram alterações significativas nas taxas de pressão arterial, frequência cardíaca, saturação e níveis glicêmicos entre os grupos durante e após os procedimentos, considerando seguro o uso de 2 tubetes de ambas as soluções e VC em tais pacientes, porém, considerando que o uso de lidocaína com epinefrina diminui os níveis glicêmicos quando associado com protocolo de redução de ansiedade, as vantagens desta são sobrepostas às da solução de prilocaína com felipressina.[56]

Enquanto a maior parte da discussão refere-se ao uso de VC nos pacientes diabéticos, não há um sal anestésico que sobressaia a outro considerando apenas o diabetes em si. Porém, considerando as doenças de base que frequentemente estão associadas e pioram o quadro desses pacientes, como a insuficiência renal, a escolha do sal anestésico ideal levará em conta os mesmos parâmetros do paciente com disfunção renal. Assim, em pacientes diabéticos com doença renal associada, é indicado o uso de articaína e deve-se evitar o uso de lidocaína e mepivacaína, cujas metabolização e excreção ocorrem de forma mais lenta.[49]

AVALIAÇÃO PRÉ-ANESTÉSICA DA GESTANTE E PUÉRPERA

Pacientes gestantes, quando submetidas a tratamentos cirúrgicos bucomaxilofaciais, necessitam de uma avaliação pré-anestésica, muitas vezes multidisciplinar, para a melhor abordagem e tempo ideal do atendimento cirúrgico, uma vez que a maioria dos procedimentos bucomaxilofaciais é considerada tratamento eletivo na especialidade. A gestação corresponde a um estado biológico da mulher no qual alterações fisiológicas são observadas, podendo, assim, surgir comorbidades antes não identificadas. Pode-se citar algumas alterações: pré-eclâmpsia, eclâmpsia, síndrome Hellp (hemólise, enzimas hepáticas elevadas, baixa contagem de plaquetas), anemias, função pulmonar diminuída e perfusão renal, assim como alterações endócrinas como diabetes e obesidade, entre outras.[57]

Por esses motivos, qualquer intervenção cirúrgica que necessite ser realizada em uma paciente gestante merece total atenção e discussão do caso com a equipe médica responsável pela paciente. O planejamento multidisciplinar, a comunicação entre os profissionais e o planejamento para o tempo ideal da abordagem permite um atendimento humanizado e seguro, trazendo excelentes resultados e segurança.

Alterações endócrinas

No período gestacional, os níveis de estrogênio e progesterona estão aumentados, comparados ao ciclo menstrual mensal da mulher, e isso pode acarretar doenças periodontais e alteração da flora bucal, com maior presença de *Prevotella intermedia*, uma bactéria anaeróbia Gram-negativa, gerando um quadro de doença periodontal como a gengivite gravídica, que necessita de intervenção odontológica, além de aumentar o risco de abscessos faciais.[58]

O sistema metabólico sofre alterações, e a maior ingestão de carboidratos o sobrecarrega, gerando um quadro de diabetes muitas vezes subclínico e assintomático em um quadro de diabetes gestacional.

Alterações gastrintestinais

O crescimento do feto e as alterações hormonais durante a gestação reduzem a motilidade intestinal da mãe, alterando a absorção de nutrientes pelo intestino. Neste ponto, ressalta-se a importância do cirurgião-dentista na introdução de medicamentos via oral para tratamento, uma vez que se considera viável atravessar pela placenta qualquer tipo de medicamento introduzido via oral e/ou venoso.

A agência norte-americana *Food and Drug Administration* (FDA) classifica as drogas medicamentosas nas categorias A, B, C, D e X, conforme o Quadro 14.

Segundo o FDA, a melhor indicação medicamentosa para gestantes engloba os medicamentos das classes A e B; os da classe C, se os benefícios superam os malefícios, podem ser uma alternativa; os da classe D somente devem ser usados quando houver absoluta necessidade, e os da classe X são proibidos devido aos riscos e malefícios que podem acometer o feto. Com isso, o cirurgião deve ter conhecimento e certeza absoluta ao indicar fármacos no período gestacional.

Alterações hematológicas

Distúrbios hematológicos como a trombocitopenia podem ser descobertos durante a gestação, o que ocasiona maior risco de hematomas e hemorragias pós-procedimentos cirúrgicos, tornando necessárias a avaliação e a comunicação do profissional com o médico hematologista. Nesses casos, quando possível, postergar o procedimento odontológico cirúrgico para um segundo

QUADRO 14 Classificação das substâncias na gravidez (FDA)

Classe A	Estudos adequados e bem controlados não demonstraram risco para o feto no 1º trimestre da gravidez.
Classe B	Os estudos de reprodução animal não demostraram risco para o feto, e não existem estudos adequados e bem controlados em gestantes OU Os estudos em animais mostraram um efeito adverso, mas estudos adequados e bem controlados em gestantes não demostraram risco para o feto no 1º, no 2º ou no 3º trimestre.
Classe C	Os estudos de reprodução animal constataram um efeito adverso no feto, e não existem estudos adequados e bem controlados em seres humanos, contudo benefícios potenciais poderiam justificar o uso da substância nas gestantes, apesar dos riscos potenciais.
Classe D	Existem evidências positivas do risco fetal humano com base em dados de reação adversa a partir de estudos ou experiências de investigação ou *marketing* em seres humanos, mas os benefícios potenciais justificam o uso da substância em gestantes, apesar dos riscos potenciais.
Classe X	Estudos em animais ou em seres humanos apresentaram anormalidades fetais e/ou existem evidências positivas de risco humano fetal com base nos dados de reação adversa a partir da experiência de investigação ou marketing, e os riscos relacionados com o uso da substância nas gestantes claramente sobrepujam os benefícios potenciais.

FDA: Food and Drug Administration.
Fonte: elaboração dos autores.

momento pós-gestação e em um ambiente mais controlado para a intervenção.

Em caso de pacientes hemofílicas ou que tenham riscos aumentados para hemorragia, é preciso discutir a conduta com o médico responsável e decidir pelo melhor momento de atendimento, uma vez que a paciente se encontra em estado delicado de saúde e gerando uma vida.

Alterações cardiovasculares

Doenças cardiovasculares preexistentes podem ser agravadas no período gestacional, assim como podem surgir novas comorbidades, por exemplo, pré-eclâmpsia ou eclâmpsia gestacional, ou seja, um aumento da pressão arterial instalada geralmente a partir da 20ª semana gestacional, podendo evoluir para uma eclâmpsia com risco de mortalidade da mãe e do feto.[59] Fatores como edema dos membros, enxaqueca, vertigem e convulsão são alguns dos sinais clínicos do quadro instalado na puérpera.

O uso de anestésicos locais em pacientes gestantes não é contraindicado, desde que se utilizem doses seguras terapêuticas, uma vez que estar gerando uma vida não constitui uma contraindicação. Para segurança do feto e da mãe, é preciso considerar o tipo de substância anestésica utilizada, a quantidade deste, o tipo de técnica anestésica e seus efeitos citotóxicos. O padrão ouro utilizado como anestésico tópico de escolha é a lidocaína 2% com adrenalina 1:100.000, sendo segura a dose de dois tubetes para o procedimento odontológico local.[58] Prilocaína e articaína são sais que podem levar a um quadro de metemoglobinemia na mãe e/ou no feto. A bupivacaína apresenta maior cardiotoxicidade; já mepivacaína não tem seus riscos detalhados para o feto, motivo pelo qual acaba sendo contraindicada como primeira escolha.

Os VC como a adrenalina em uma quantidade de 1:100.000 são considerados seguros e eficazes no efeito analgésico do sal anestésico e em relação à durabilidade desse efeito. A felipressina, por ser derivada da vasopressina, pode acarretar o efeito de contração uterina, por isso seu uso não é indicação absoluta. Já quanto à noradrenalina, há riscos neurológicos e alterações cardiovasculares, sendo, portanto, contraindicada para pacientes gestantes.

O atendimento multidisciplinar e o entendimento do processo gestacional, incluindo suas alterações fisiológicas ao longo dos meses, possibilitam melhores esclarecimentos e tomadas de decisão para o atendimento da paciente gestante, pesando sempre o risco e o benefício de uma intervenção bucomaxilofacial e, respectivamente, o melhor momento para a abordagem e o tempo ideal de intervenção.

REFERÊNCIAS

1. Moore PA, Hersh EV. Local anesthetics: pharmacology and toxicity. Dent Clin North Am. 2010;54(4):587-99.
2. Carvalho RWF de, Pereira CU, dos Anjos ED, et al. Anestésicos locais: como escolher e prevenir complicações sistémicas. Rev Port Estomatol Med Dent e Cir Maxilofac. 2010;51(2):113-20.
3. Malamed SF. Knowing your patients. J Am Dent Assoc. 2010;141(Spec. Suppl.):S3-S7.
4. Scully C, Ettinger RL. The influence of systemic diseases on oral health care in older adults. J Am Dent Assoc. 2007;138(9 Suppl.):S7-S14.
5. Yen C, Tsai M, Macario A. Preoperative evaluation clinics. Curr Opin Anaesthesiol. 2010;23(2):167-72.
6. Pollard JB, Olson L. Early outpatient preoperative anesthesia assessment: does it help to reduce operating room cancellations? Anesth Analg. 1999;89(2):502-5.
7. Emam HA, Jatana CA, Wade S, Hamamoto D. Dental student self-assessment of a medical history competency developed by oral and maxillofacial surgery faculty. Eur J Dent Educ. 2018;22(1):9-14.
8. Nique TA. Preanesthetic evaluation of the ambulatory oral surgery patient. Oral Maxillofac Surg Clin North Am. 1992;4(4):743-9.
9. Veltrini VC, Capelozza ALA, Damante JH. Evaluation of health questionnaires used in dentistry. Spec Care Dent. 2002;22(6):221-5.
10. Schmalz G, Lange J, Krause F, et al. Evaluation of an individual anamnesis tool for teaching risk-oriented prevention: a pilot study in undergraduate dental students. BMC Med Educ. 2022;22(1):1-8.
11. Malamed SF. Handbook of local anesthesia-e-book. Elsevier Health Sciences. 2019.
12. ASA Physical Status Classification System. American Society of Anesthesiologists (ASA). Disponível em: https://www.asahq.org/standards-and-guidelines/asa-physical-status-classification-system. Acesso em: 14 set. 2022.
13. Dripps RD, Eckenhoff JE, Vanda LD. Introduction to Anesthesia: the principles of safe practice. B Rev. 1983;62:86U.
14. Stanaway JD, Afshin A, Gakidou E, et al. Global, regional, and national comparative risk assessment of 84 behavioural, environmental and occupational, and metabolic risks or clusters of risks for 195 countries and territories, 1990-2017: a systematic analysis for the Global Burden of Disease Study 2017. Lancet. 2018;392(10159):1923-94.
15. Becker DE. Preoperative medical evaluation: Part 1: general principles and cardiovascular considerations. Anesth Prog. 2009;56(3):92-103.
16. Fleisher LA. Preoperative evaluation of the patient with hypertension. JAMA. 2002;287(16):2043-6.
17. Gupta K, Kumar S, Kukkamalla MA, et al. Dental management considerations for patients with cardiovascular disease: a narrative review. Rev Cardiovasc Med. 2022;23(8):261.
18. Greenwood M, Meechan JG. General medicine and surgery for dental practitioners Part 1: Cardiovascular system. Br Dent J 2003 19410. 2003;194(10):537-42.
19. Campeau L. Letter: grading of angina pectoris. Circulation. 1976;54(3):522-3.
20. Herman WW, Ferguson HW. Dental care for patients with heart failure: an update. J Am Dent Assoc. 2010;141(7):845-53.
21. Napeñas JJ, Kujan O, Arduino PG, et al. World Workshop on Oral Medicine VI: Controversies regarding dental management of medically complex patients: assessment of current recommendations. Oral Surg Oral Med Oral Pathol Oral Radiol. 2015;120(2):207-26.
22. Elad S, Admon D, Kedmi M, et al. The cardiovascular effect of local anesthesia with articaine plus 1:200,000 adrenalin versus lidocaine plus 1:100,000 adrenalin in medically compromised cardiac patients: a prospective, randomized, double blinded study. Oral Surgery, Oral Med Oral Pathol Oral Radiol Endodontology. 2008;105(6):725-30.
23. Ezmek B, Arslan A, Delilbasi C, Sencift K. Comparison of hemodynamic effects of lidocaine, prilocaine and mepivacaine solutions without vasoconstrictor in hypertensive patients. J Appl Oral Sci. 2010;18(4):354-9.
24. Gesek DJ. Respiratory anesthetic emergencies in oral and maxillofacial surgery. Oral Maxillofac Surg Clin North Am. 2013;25(3):479-86.

25. Becker DE. Preoperative medical evaluation. Part 2: Pulmonary, endocrine, renal, and miscellaneous considerations. Anesth Prog. 2009;56(4):135-45.
26. Baghani E, Ouanounou A. The dental management of the asthmatic patients. Spec Care Dent. 2021;41(3):309-18.
27. Motta RHL, Ramacciato JC, Tófoli GR, et al. Tratamento odontológico de pacientes asmáticos. Rev Assoc Paul Cir Dent. 2007:145-50.
28. Morosco G, Kiley J. Expert Panel Report 3 (EPR-3): Guidelines for the diagnosis and management of asthma-Summary Report 2007. J Allergy Clin Immunol. 2007;120(5 Suppl).
29. Bush RK, Taylor SL, Holden K, et al. Prevalence of sensitivity to sulfiting agents in asthmatic patients. Am J Med. 1986;81(5):816-20.
30. Speca SJ, Boynes SG, Cuddy MA. Allergic reactions to local anesthetic formulations. Dent Clin North Am. 2010;54(4):655-64.
31. Zingade J, Kumar G, Gujjar PK. Medical emergencies in dentistry: a review. J Heal Sci Res. 2021;12(1):11-16.
32. Blinder D, Manor Y, Martinowitz U, Taicher S. Dental extractions in patients maintained on oral anticoagulant therapy: comparison of INR value with occurrence of postoperative bleeding. Int J Oral Maxillofac Surg. 2001;30(6):518-21.
33. Eichhorn W, Burkert J, Vorwig O, et al. Bleeding incidence after oral surgery with continued oral anticoagulation. Clin Oral Investig. 2012;16(5):1371-6.
34. Abbas MJ, Albaaj FSO, Hussein HM, Mahmood AA. Importance of preventive dentistry in the elderly: a personal approach. Dent Res J (Isfahan). 2022;19(1).
35. Taylor JP. A good old INR test. Br Dent J 2022 23211. 2022;232(11):759.
36. Brown GJ, Welbury RR. The management of porphyria in dental practice. Br Dent J 2002 1933. 2002;193(3):145-6.
37. Wilson-Baig N, Badminton M, Schulenburg-Brand D. Acute hepatic porphyria and anaesthesia: a practical approach to the prevention and management of acute neurovisceral attacks. BJA Educ. 2021;21(2):66.
38. Chemmanur AT, Bonkovsky HL. Hepatic porphyrias: diagnosis and management. Clin Liver Dis. 2004;8(4):807-8.
39. Napos. Disponível em: https://www.drugs-porphyria.org/. Acesso em: 15 nov. 2022.
40. Drug Database – American Porphyria Foundation. Disponível em: https://porphyriafoundation.org/drugdatabase/. Acesso em: 15 nov. 2022.
41. Associação Brasileira de Porfiria. Disponível em: http://www.porfiria.org.br/medicamentos.htm. Acesso em: 15 nov. 2022.
42. Kunitz O, Frank J. Anästhesiologisches management bei patienten mit akuten porphyrien. Anaesthesist. 2001;50(12):957-67.
43. Oertel R, Rahn R, Kirch W. Clinical pharmacokinetics of articaine. Clin Pharmacokinet. 1997;33(6):417-25.
44. Muller WPE, Weiser P, Scholler KL. Pharmakokinetik von articain bei der nervus mandibularis-blockade. Anaesthesist – Reg Anaesthesie. 1991;14(3):52-5.
45. Vree TB, Gielen MJM. Clinical pharmacology and the use of articaine for local and regional anaesthesia. Best Pract Res Clin Anaesthesiol. 2005;19(2 Spec. ISS.):293-308.
46. Greenwood M, Meechan JG, Bryant DG. General medicine and surgery for dental practitioners Part 7: Renal disorders. Br Dent J 2003 1954. 2003;195(4):181-4.
47. Brockmann W, Badr M. Chronic kidney disease: pharmacological considerations for the dentist. J Am Dent Assoc. 2010;141(11):1330-9.
48. Levey AS, Coresh J, Balk E, et al. National Kidney Foundation Practice guidelines for chronic kidney disease: evaluation, classification, and stratification. Ann Intern Med. 2003;139(2):137-47
49. Paparella M, Martina V, Rizzo MA, Gallieni M. What every doctor should know about drug safety in patients with chronic kidney disease. Contrib Nephrol. 2015;184:24-50.
50. Greenwood M, Meechan JG. General medicine and surgery for dental practitioners Part 6: The endocrine system. Br Dent J. 2003;195(3):129-33.
51. Malta DC, Bernal RTI, Sá ACMGN de, et al. Diabetes autorreferido e fatores associados na população adulta brasileira: Pesquisa Nacional de Saúde, 2019. Cien Saude Colet. 2022;27(7):2643-53.
52. Sociedade Brasileira de Diabetes. Disponível em: https://diabetes.org.br/. Acesso em: 15 nov. 2022.
53. Wray L. The diabetic patient and dental treatment: an update. Br Dent J 2011 2115. 2011;211(5):209-15.
54. Hill CM. Pain and anxiety control for the conscious dental patient. Br J Oral Maxillofac Surg. 2000;38(4):407.
55. Tily FE, Thomas S. Glycemic effect of administration of epinephrine-containing local anaesthesia in patients undergoing dental extraction, a comparison between healthy and diabetic patients. Int Dent J. 2007;57(2):77-83.
56. Meneses-Santos D, Amorim KS, Dantas ACGC, et al. Comparison of two vasoconstrictors on glycemic levels in diabetic patients. Clin Oral Investig. 2020;24(12):4591-6.
57. Metzger L, Teitelbaum M, Weber G, Kumaraswami S. Complex pathology and management in the obstetric patient: a narrative review for the anesthesiologist. Cureus. 2021;13(8).
58. Bastos RDS, dos Santos Silva B, Cardoso JA, et al. Desmistificando o atendimento odontológico à gestante: revisão de literatura. J Dent Public Heal (inactive/archive only). 2014;5(2).
59. Arendt KW, Lindley KJ. Obstetric anesthesia management of the patient with cardiac disease. Int J Obstet Anesth. 2019;37:73-85.

Mecanismos de controle de ansiedade e estresse em procedimentos odontológicos

Vitor José da Fonseca
Claudio Ferreira Nóia
Luciana Asprino
Márcio de Moraes
Alexander Tadeu Sverzut

PONTOS-CHAVE

- Técnica de verbalização para controle da ansiedade dos pacientes, incluindo os medos mais comuns relacionados ao atendimento odontológico.
- Sedação mínima (consciente) por meio de benzodiazepínicos por via oral.
- Sedação mínima (consciente) por via inalatória utilizando a mistura de N_2O e O_2.

INTRODUÇÃO

Durante a anamnese de nossos pacientes, é extremamente comum nos depararmos com relatos de desconforto, ansiedade e medo causados pelos procedimentos odontológicos. No dia a dia, também é comum escutarmos de amigos e pessoas do convívio que ir ao dentista é uma experiência que gera grande preocupação.

Um estudo clássico de 1987[1] avaliou os medos mais comuns aos seres humanos por meio de entrevistas com mil adultos, e o resultado é no mínimo preocupante para a odontologia, já que o segundo medo mais comum foi o de ir ao dentista, perdendo apenas para o medo de falar em público (Figura 1).

O medo e a ansiedade relacionados aos tratamentos odontológicos reduzem o limiar de tolerância à dor. Dores de maior duração/intensidade, desconforto com procedimentos que não possuem potencial de dano, ou seja, situações que comumente não geram problema durante o atendimento odontológico podem se tornar um desafio.

Um exemplo comum são os pacientes com experiências negativas no consultório odontológico. Esses pacientes tendem a sentir níveis elevados de dor durante a anestesia, não compatíveis com o procedimento executado.[2] Nesse contexto, fica evidenciado que a dor é realmente um processo complexo, que envolve uma experiência sensorial e emocional desagra-

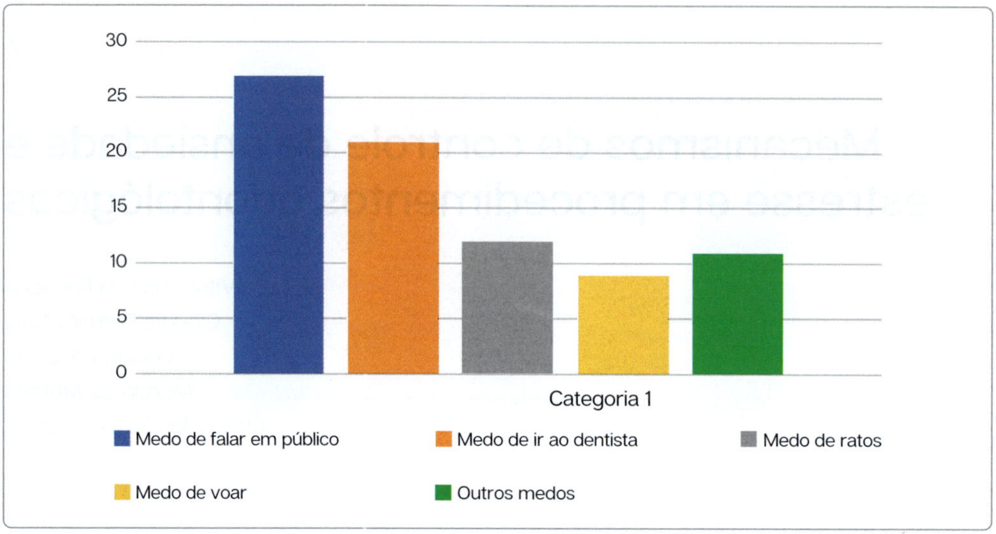

FIGURA 1 Medos mais comuns segundo estudo publicado na revista *Dental Health Advisor* em 1987.

Fonte: *Dental Health Advisor*.[1]

dável, associada a um dado tecidual real ou simplesmente potencial.

O medo faz os pacientes procurarem o dentista somente quando necessário. Em outras palavras, os pacientes mais ansiosos buscam tratamento em fases agudas, como cáries profundas, abscessos odontogênicos, mobilidade dentária, dentre outras. Nesses casos, são esperadas intervenções mais invasivas, que causam maior desconforto, levando a um aumento ainda maior da ansiedade.[3,4]

Existem mecanismos, ainda pouco explorados no Brasil, que podem ajudar no atendimento odontológico de pacientes muito ansiosos e também prevenir experiências negativas que geram maior nível de estresse em atendimentos futuros. A Figura 2 mostra os vários níveis de sedação/anestesia que podemos utilizar. É importante salientar que, estando o paciente inconsciente, ou sabendo que o procedimento de sedação planejado levará o paciente a esse quadro, os procedimentos de sedação/anestesia devem ser realizados pelo profissional médico capacitado, preferencialmente em ambiente hospitalar.

Observe que a própria verbalização é relatada como um mecanismo de controle do estresse, sendo este o principal método não farmacológico de controle da ansiedade. Neste capítulo, abordaremos sucintamente a verbalização e nos aprofundaremos no estudo da sedação medicamentosa: por via oral com benzodiazepínicos e sedação inalatória com a mistura dos gases óxido nitroso e oxigênio.

VERBALIZAÇÃO

Para trabalharmos a verbalização, precisamos responder à seguinte pergunta: o que causa tanta ansiedade?

Podemos citar 6 principais medos (Figura 3), que serão discutidos a seguir:

1. Medo da dor.
2. Medo do desconhecido.

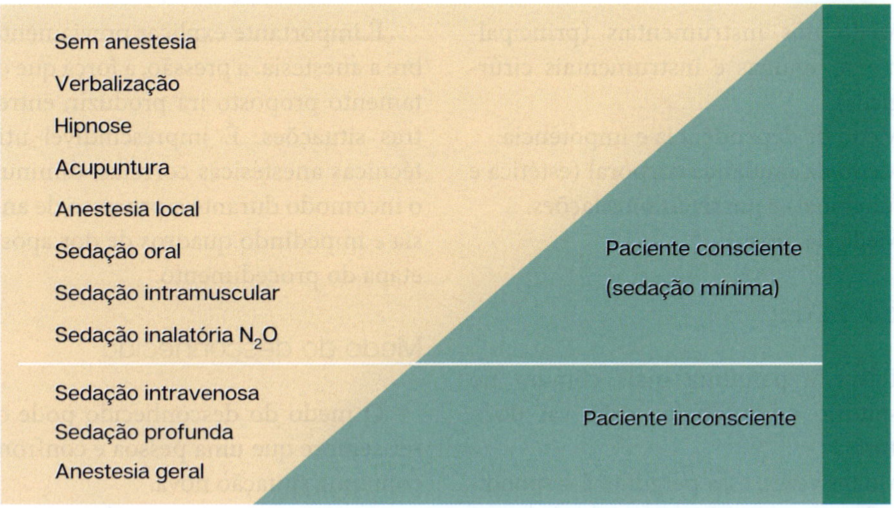

FIGURA 2 Níveis de sedação/anestesia com paciente consciente e inconsciente.
Fonte: adaptação de Clark e Brunick.[5]

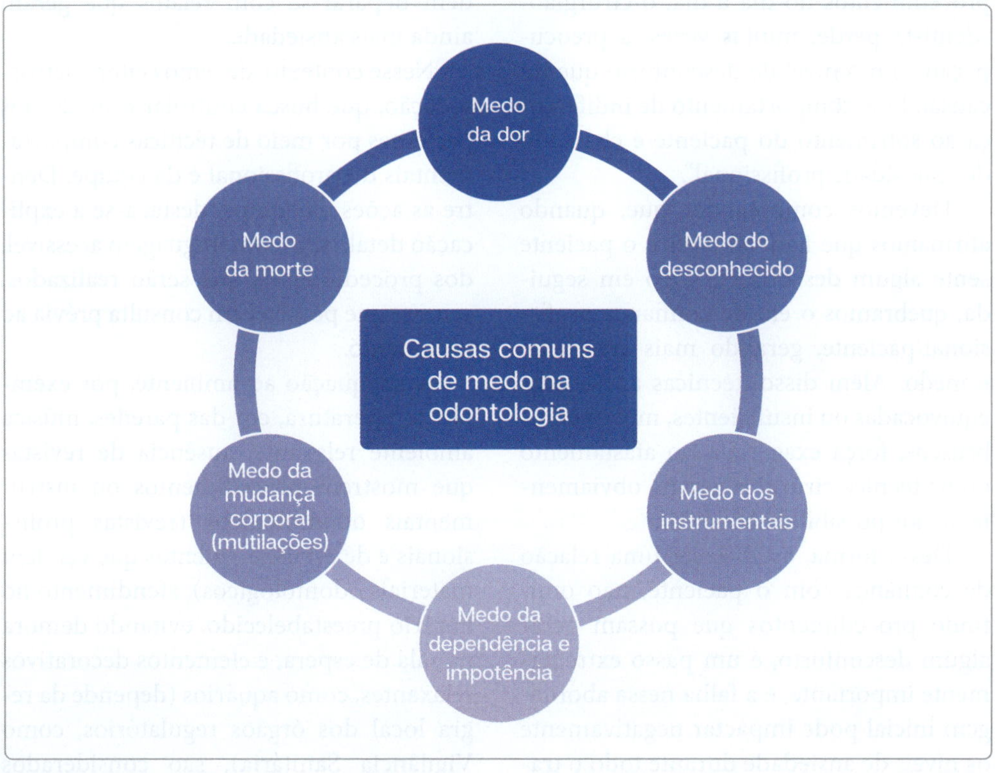

FIGURA 3 Medos mais comuns relacionados à odontologia.
Fonte: elaboração dos autores.

3. Medo dos instrumentais (principalmente agulhas e instrumentais cirúrgicos).
4. Medo de dependência e impotência.
5. Medo da mudança corporal (estética e funcional) e possíveis mutilações.
6. Medo da morte.

Medo da dor

Talvez a pergunta mais comum no consultório odontológico seja: vai doer, doutor?

Muitas vezes, essa pergunta é respondida de forma automática e superficial, de certa forma não dando a devida atenção à resposta ideal que deveria ser dada ao paciente visando à diminuição inicial da ansiedade.

Com a mecanização e a repetição dos procedimentos no dia a dia, o cirurgião-dentista perde, muitas vezes, a preocupação com o nível de desconforto que irá causar. Esse comportamento de indiferença ao sofrimento do paciente é chamado de "calosidade profissional".

Devemos compreender que, quando afirmamos que não vai doer e o paciente sente algum desconforto logo em seguida, quebramos o elo de confiança profissional/paciente, gerando mais ansiedade e medo. Além disso, técnicas anestésicas equivocadas ou insuficientes, movimentos bruscos, força exagerada no afastamento ou na técnica cirúrgica geram, obviamente, maior possibilidade de dor.

Dessa forma, estabelecer uma relação de confiança com o paciente, não omitindo procedimentos que possam gerar algum desconforto, é um passo extremamente importante, e a falha nessa abordagem inicial pode impactar negativamente os níveis de ansiedade durante todo o tratamento proposto e também futuros.

É importante explicar previamente sobre a anestesia, a pressão, a força que o tratamento proposto irá produzir, entre outras situações. É imprescindível utilizar técnicas anestésicas corretas, diminuindo o incômodo durante o processo de anestesia e impedindo quadros de dor após essa etapa do procedimento.

Medo do desconhecido

O medo do desconhecido pode ocorrer sempre que uma pessoa é confrontada com uma situação nova.

A perspectiva de ser submetido a um procedimento odontológico nunca antes realizado causa angústia e preocupação nos pacientes. Muitos procuram informações sobre o tratamento específico e podem deparar-se com relatos que geram ainda mais ansiedade.

Nesse contexto, devemos citar a iatrossedação, que busca controlar o medo dos pacientes por meio de técnicas comportamentais do profissional e da equipe. Dentre as ações da equipe, destaca-se a explicação detalhada, com linguagem acessível, dos procedimentos que serão realizados, sempre que possível em consulta prévia ao tratamento.

A adequação ao ambiente, por exemplo, temperatura, cor das paredes, música ambiente relaxante, ausência de revistas que mostrem procedimentos ou instrumentais odontológicos (revistas profissionais e de estabelecimentos que vendem materiais odontológicos), atendimento no horário preestabelecido, evitando demora na sala de espera, e elementos decorativos relaxantes, como aquários (depende da regra local dos órgãos regulatórios, como Vigilância Sanitária), são considerados métodos de iatrossedação.

Cabe salientar um fato curioso: a presença de aquários em consultórios odontológicos nos EUA é comum para relaxamento do paciente (iatrossedação). Isso é demonstrado claramente no filme *Procurando Nemo* (Pixar/Disney), de 2003. No enredo, o protagonista (peixe-palhaço) Nemo foge do aquário de um consultório odontológico e, a partir desse fato, o filme tem seu desenrolar.

Durante os atendimentos, o profissional deve demonstrar domínio da terapia proposta, incluindo dados e citando casos nos quais o tratamento foi realizado com sucesso. Algumas frases devem ser evitadas pela equipe, por exemplo, "é a primeira vez que fazemos esse tratamento", "o seu caso está mais difícil que o normal", "está sangrando muito", entre outras. A comunicação deve ser clara, não omitindo possíveis riscos ou complicações, mas demonstrando capacidade para contornar as intercorrências durante o tratamento quando elas ocorrem.

Medo dos instrumentais (principalmente agulhas e instrumentais cirúrgicos)

Um dos maiores medos durante o atendimento odontológico é a visualização dos instrumentais.[4] Alguns objetos, como agulhas, seringas, fórceps e limas, levam o paciente a imaginar a utilização durante o tratamento, causando maior desconforto. É importante instruir a equipe sobre a necessidade de manter os instrumentais fora do ângulo de visão dos pacientes até sua utilização.

Um cuidado importante é cobrir os instrumentais durante a entrada do paciente no consultório de atendimento caso não seja possível tirá-los de seu campo de visão.

Toda a preparação do atendimento, por exemplo, montagem da mesa com seringa carpule, lâminas, agulhas etc., deve ser realizada sem o paciente estar na sala.

Medo de impotência e dependência

Infelizmente, esse é o medo mais difícil de eliminar em odontologia. Por conta da natureza do tratamento odontológico, o paciente fica incapacitado de visualizar o trabalho do profissional e se encontra em posição desconfortável, muitas vezes em decúbito dorsal.

A familiarização com a equipe e o aumento da confiança no profissional com o decorrer do tratamento influenciam positivamente. Outro fator importante é a verbalização dos passos do procedimento, em linguagem acessível, mas aqui cabe um adendo: é importante sempre perguntar ao paciente se ele deseja isso. Muitos ficam mais ansiosos com essa situação e preferem não saber o que está ocorrendo.

Medo da mudança corporal e mutilação

A odontologia lida com mudanças instantâneas, e é esperado que haja ansiedade com o resultado após o tratamento. Dessa forma, observamos desde pacientes ansiosos pelo resultado estético de tratamentos reabilitadores até pacientes que serão submetidos a exodontias múltiplas apreensivos com o medo da mutilação.

Sempre que possível, recomenda-se realizar uma projeção do resultado final. Por exemplo, em reabilitações, podemos lançar mão de ensaios restauradores, também conhecidos pelo termo em inglês *mock-up*.

No caso de exodontias ou tratamentos mutiladores, como a remoção de tumores que levam a perda funcional e piora estética da face, é interessante propor ou orientar sobre as possíveis modalidades de tratamento visando à reabilitação estética e funcional. A perspectiva de uma recuperação da condição prévia, mesmo que parcialmente, alivia o medo do paciente perante a mudança corporal e a mutilação que o tratamento proposto irá causar.

Medo da morte

Apesar do alto número de atendimentos odontológicos sem complicações graves, devemos compreender que os casos de morte no consultório odontológico ganham grande repercussão na mídia.

Além disso, os pacientes se colocam em posição de vulnerabilidade, já que o profissional realizará procedimentos muitas vezes complexos e administrará substâncias capazes de causar alterações fisiológicas instantâneas, não sendo, portanto, um medo que deva ser desconsiderado pelo profissional.

O melhor momento de minimizar esse medo é na consulta inicial. A realização de uma anamnese completa, atentando à história pregressa médica, além de minimizar verdadeiramente os riscos, tranquiliza o paciente. Da mesma forma, a orientação clara e demonstrando conhecimento sobre o assunto diminui a ansiedade relacionada ao risco de morte.

MÉTODOS FARMACOLÓGICOS DE SEDAÇÃO MÍNIMA

Em alguns casos, a realização de boa verbalização pode não ser suficiente para o controle da ansiedade dos pacientes. Nesses casos, podemos lançar mão de medicamentos que proporcionem maior conforto para os pacientes e maior tranquilidade para os profissionais. O Quadro 1 apresenta as indicações para sedação medicamentosa.

QUADRO 1 Indicações para utilização de sedação mínima em odontologia

- Quando os sinais e sintomas da ansiedade aguda não forem controláveis apenas por meio de métodos não farmacológicos.
- Nas intervenções mais invasivas (drenagem de abscessos, exodontia de elementos inclusos, cirurgias periodontais, perirradiculares ou implantodônticas, dentre outras), mesmo em pacientes habitualmente cooperativos ou que aparentam estar calmos e tranquilos.
- No tratamento de pacientes que relatam, durante a anamnese inicial, experiências negativas no consultório odontológico que possam gerar maior ansiedade, mesmo que aparentemente cooperativos.
- No atendimento de pacientes portadores de hipertensão arterial, doença cardiovascular, asma brônquica ou com história de episódios convulsivos, com a doença controlada, com o objetivo de minimizar as respostas ao estresse cirúrgico.*
- Logo após traumatismos dentários acidentais, situações que requerem pronto atendimento, muitas vezes em ambiente ambulatorial.

* Observação deve ser realizada sobre os níveis de sedação/anestesia com o paciente inconsciente, pelo profissional médico, preferencialmente em ambiente hospitalar.
Fonte: adaptação de Andrade.[6]

Segundo a American Dental Association (ADA), podemos classificar a sedação em odontologia em diferentes níveis.

A sedação mínima (anteriormente chamada de sedação consciente) é aquela que promove uma discreta depressão do nível de consciência, produzida por método farmacológico, não afetando a habilidade do paciente de respirar de forma automática e independente e permitindo que ele responda de maneira apropriada à estimulação física e ao comando verbal. Já a sedação moderada envolve a combinação de vários agentes sedativos e o uso de sedativos por via parenteral. Na sedação profunda, é necessário utilizar altas doses de sedativos por via oral, inalatória ou parenteral.[7]

Na clínica odontológica, utilizamos preferencialmente a sedação mínima, já que, embora as funções cognitivas e de coordenação motora se encontrem discretamente afetadas, as funções respiratórias e cardiovasculares permanecem inalteradas.[6]

Para a realização de sedação moderada, é necessária a presença de um profissional médico anestesista, e para a sedação profunda, é seguro considerar o ambiente hospitalar.

No Brasil, os medicamentos mais utilizados para sedação são os benzodiazepínicos por via oral, devido principalmente à facilidade de aquisição/utilização. Não demandam equipamentos específicos, atingindo uma boa eficácia e alta margem de segurança clínica.

Por sua vez, a sedação mínima por meio da mistura de óxido nitroso (N_2O) e oxigênio (O_2) está ganhando espaço na odontologia, ainda gradativa e lentamente. Para se ter uma ideia, segundo informações coletadas junto ao CFO-Br (Conselho Federal de Odontologia – Brasil), no mês de dezembro de 2021, apenas 1.866 cirurgiões-dentistas encontravam-se devidamente habilitados para utilização de N_2O e O_2 para sedação. Nesse mesmo período, estavam registrados 363.052 profissionais no conselho, portanto, uma taxa de aproximadamente 0,5% dos dentistas brasileiros está capacitada para a utilização de sedação inalatória. Essa porcentagem é muito inferior à de países como EUA, Canadá e Austrália.

Sedação mínima por via oral com uso de benzodiazepínicos

Os benzodiazepínicos constituem o grupo de psicotrópicos mais comumente utilizados na prática clínica médica devido a suas quatro atividades principais: ansiolítica, hipnótica, anticonvulsivante e relaxante muscular. Em geral, são prescritos para os transtornos de ansiedade, insônia e epilepsia.[8] Na odontologia, muitos profissionais apresentam certa resistência e insegurança para prescrever, mesmo que em dose única.

Apesar do risco bem estabelecido de causar dependência e de, por isso, serem drogas cuja prescrição deve ser realizada em receituário de controle especial (receituário azul no Brasil), são medicamentos altamente seguros do ponto da vista de toxicidade.

Tomando como exemplo o diazepam, suas doses tóxicas são muito maiores se comparadas às doses terapêuticas em adultos: 250 a 400 mg / 5 a 10 mg, respectivamente.[6] Podemos comparar, por exemplo, com o paracetamol, medicação amplamente comercializada, muitas vezes sem a necessidade de receituário, cuja dose tóxica (4 g/dia) é muito próxima da dose terapêutica (2 g/dia).[9]

Ação dos benzodiazepínicos

Acredita-se que os benzodiazepínicos exercem a maioria de seus efeitos ao interagir com receptores de neurotransmissores inibitórios diretamente ativados pelo ácido gama-aminobutírico (Gaba), considerado o principal neurotransmissor depressor do sistema nervoso central (SNC). Os receptores de Gaba são proteínas ligadas à membrana, que podem ser divididas em dois subtipos principais: os receptores Gaba-A e Gaba-B.

Os receptores Gaba-A ionotrópicos são compostos de cinco subunidades que se organizam para formar um canal de cloreto integral. Os receptores Gaba-A são responsáveis pela maior parte da neurotransmissão inibitória no SNC. Por outro lado, os receptores Gaba-B metabotrópicos, constituídos de peptídeos simples com sete domínios transmembrana, estão acoplados a seus mecanismos de transdução de sinais por proteínas G.

Os benzodiazepínicos atuam sobre os receptores Gaba-A, mas não sobre os receptores Gaba-B, por meio de sua ligação direta a um local específico distinto daquele da ligação do Gaba sobre o complexo receptor/canal iônico.[10]

Os benzodiazepínicos modulam a ligação do Gaba, e o Gaba altera a ligação dos benzodiazepínicos de modo alostérico. Em outras palavras, existe um aumento da afinidade do Gaba em seu respectivo sítio quando o benzodiazepínico se instala em outro local da proteína e vice-versa.[10]

A ativação específica dos receptores Gaba-A induz à abertura dos canais de cloreto (Cl–) da membrana dos neurônios, amplificando o influxo desse ânion para dentro das células, o que resulta, em última análise, na diminuição da excitabilidade e da propagação de impulsos excitatórios.[6]

Vantagens do uso dos benzodiazepínicos

A utilização dessa classe de fármacos promove o controle da ansiedade, tornando o paciente mais cooperativo. Além disso, observa-se diminuição do fluxo salivar e do reflexo de vômito e relaxamento da musculatura esquelética. Podem também ajudar a manter a pressão arterial em níveis seguros nos pacientes hipertensos.[6] Diminuem, portanto, o risco de complicações transoperatórias importantes, como angina *pectoris*, infarto agudo do miocárdio e acidente vascular cerebral. Também são úteis para prevenir intercorrências em pacientes com história de asma brônquica ou distúrbios convulsivos e diminuem a chance de eventos de lipotimia e síncope.

Efeitos adversos

Além do já citado risco de dependência, outros efeitos adversos podem ser encontrados (Quadro 2). As alterações mais graves são decorrentes do uso prolongado.[11-13]

QUADRO 2 Efeitos adversos dos benzodiazepínicos

Sonolência	Vertigem
Cansaço	Ataxia
Hipotensão postural	Amnésia anterógrada
Alucinações	Tolerância
Dependência	Efeito paradoxal

Fonte: elaboração dos autores.

A sonolência é o efeito mais comum e esperado quanto à utilização dessa classe de medicamento, principalmente com o uso do midazolam, por conta de sua ação hipnótica (indução do sono fisiológico).

A vertigem, apesar de pouco relatada, pode ocorrer após o uso de benzodiazepínicos.[11,14] Ela é relatada pelos pacientes como uma sensação de estar girando em torno do ambiente ou vice-versa, sendo bastante desagradável e levando à necessidade de interromper o procedimento. Apesar disso, alguns benzodiazepínicos são citados no tratamento da vertigem não relacionada a medicamentos.[15]

Após o uso, é comum que os pacientes apresentem sensação de cansaço e ataxia (coordenação motora e equilíbrio prejudicados). Da mesma forma, a hipotensão postural ou ortostática pode ocorrer, principalmente devido aos mínimos efeitos cardiovasculares provocados pelos benzodiazepínicos, que causam diminuição da pressão arterial e do esforço cardíaco.[16-18]

A hipotensão postural pode ser definida como a redução sustentada de, pelo menos, 20 mmHg da pressão arterial sistólica e/ou de 10 mmHg da pressão arterial diastólica, dentro de 3 minutos após a adoção da ortostase, ou seja, após assumir a posição de pé,[18] aumentando, portanto, o risco de quedas.[11,12]

> **Dica clínica:** os benzodiazepínicos têm o potencial de interferir na pressão arterial, podendo ser interessante sua administração em pacientes hipertensos ou com a chamada hipertensão do "jaleco branco".

A amnésia anterógrada temporária é outro efeito colateral dos benzodiazepínicos, que pode ocorrer mesmo quando empregados em dose única. Essa condição pode ser definida como a incapacidade de se lembrar dos acontecimentos que se seguiram a um evento tomado como ponto de referência. Geralmente coincide com o pico de atividade do medicamento, sendo mais comum com o uso do midazolam e do lorazepam.

Alguns profissionais consideram a amnésia anterógrada benéfica (efeito desejável), pois o paciente não irá se recordar da maioria dos procedimentos, alguns traumáticos, que poderiam servir de experiência negativa. Outros têm a amnésia anterógrada como indesejável (efeito adverso), pelo fato de o paciente não se lembrar das orientações e cuidados pós-operatórios por parte do profissional.[6]

Além da amnésia anterógrada, podem ocorrer episódios de alucinações, tanto visuais quanto sexuais. Os efeitos parecem ser mais comuns em sedação via intravenosa, mas existem relatos por via oral.[19,20]

> **Dica clínica:** é recomendável que o paciente sedado seja sempre atendido com a presença de um profissional de auxílio odontológico, ou, na falta deste, do acompanhante do paciente, principalmente pelo risco de alucinações de cunho sexual.

A utilização dos benzodiazepínicos por mais de 4 semanas é capaz de provocar fenômenos de tolerância (necessidade de doses cada vez maiores para manutenção de efeitos terapêuticos) e dependência (recaída de sintomas de insônia e ansiedade quando da suspensão abrupta do uso).[21]

As ocorrências, obviamente, estão mais relacionadas à prescrição médica, devido à necessidade de manutenção das drogas por mais tempo, mas os cirurgiões-dentistas devem minimizar os riscos de manter os pacientes com grande quantidade de medicamentos e utilização de forma não prescrita.

> **Dica clínica:** sugerimos entregar somente a dose necessária para a sedação mínima ao paciente, no dia do procedimento. O cirurgião-dentista deve evitar prescrições que possibilitem o uso extra de benzodiazepínicos. No Brasil, a venda de medicação fracionada não é uma realidade, e prescrever somente um comprimido ao paciente e este obter uma caixa do medicamento é um risco real a se considerar.

Mesmo quando se empregam doses baixas de benzodiazepínicos, uma pequena percentagem dos pacientes (menos de 1%) pode apresentar efeitos paradoxais (ou contraditórios), ou seja, ao invés da sedação esperada, o paciente apresenta excitação, agitação e irritabilidade.[6,13,14]

Os mecanismos fisiopatológicos relacionados a essas reações não são claros, no entanto, vários fatores de risco já foram identificados, incluindo pacientes crianças e idosos, predisposição genética, alcoolismo, transtornos de personalidade e/ou outros distúrbios psiquiátricos.[13,22]

Caso isso ocorra, devemos adiar o atendimento do paciente, mantendo-o em observação até a cessação desses efeitos. A droga medicamentosa flumazenil pode ser utilizada para reverter os sintomas.[22] Devido ao fato de os efeitos paradoxais serem mais comuns nos pacientes idosos[22] e de esses pacientes serem mais suscetíveis a quedas,[12] a indicação do lorazepam se torna mais prudente nesse grupo, já que essa medicação promove menor risco de efeito paradoxal quando comparada aos outros fármacos da classe.[6,13]

Dica clínica: em pacientes idosos, utilizar preferencialmente o lorazepam como droga ansiolítica de escolha.

Como utilizar os benzodiazepínicos

Existem vários benzodiazepínicos disponíveis para utilização no Brasil. O Quadro 3 apresenta os 7 mais prescritos por médicos e dentistas, segundo a Anvisa (Agência Nacional de Vigilância Sanitária). Destacamos em negrito os mais recomendados para sedação mínima em odontologia.

QUADRO 3 Medicamentos benzodiazepínicos mais prescritos no Brasil segundo a Anvisa

Medicamento
Alprazolam
Bromazepam
Clonazepam
Diazepam
Lorazepam
Flunitrazepam
Midazolam

* Medicamentos em negrito são os mais recomendados para utilização na odontologia.
Anvisa: Agência Nacional de Vigilância Sanitária.
Fonte: elaboração dos autores.

Apesar de não existirem protocolos definitivos, existem algumas características farmacológicas que direcionam a escolha do fármaco ideal para cada grupo de pacientes, ou, ainda, para cada tipo de procedimento.

Como já citado, o lorazepam é a medicação com menor risco de efeito paradoxal, portanto, é a medicação de escolha em pacientes idosos, seja em procedimentos curtos ou longos. Seu início de ação se dá em torno de 1 a 2 horas, e o término dos efeitos é observado 6 a 8 horas depois.[23] Não é indicado em crianças menores de 12 anos, e, por conta do início de ação demorado, acaba sendo pouco indicado na sedação de pacientes adultos.

Em pacientes pediátricos, para a grande maioria dos procedimentos, indicaremos o midazolam, devido a seu rápido início de ação de aproximadamente 30 minutos e duração de efeito pequena, por volta de 1 a 2 horas.[6,24] Caso o procedimento seja longo, podemos lançar mão do diazepam, cujo início de ação é observado após aproximadamente 1 hora e a duração do efeito pode ser superior a 24 horas.[25]

Já nos adultos, podemos utilizar maior número de benzodiazepínicos, sendo a indicação orientada pelo tempo de procedimento e preferência do profissional. Em procedimentos de curta duração, podemos optar pelo midazolam ou alprazolam. Este último tem início de ação após 1 hora e duração de efeito aproximada de 1 a 2 horas.[6] Para procedimentos com maior grau de complexidade, utilizamos o diazepam ou o lorazepam, devido à maior duração de efeito sedativo. O Quadro 4 traz as doses indicadas e a maneira de utilização em cada grupo de pacientes.

Contraindicações do uso de benzodiazepínicos

Os benzodiazepínicos possuem contraindicações relativas e absolutas determinadas, sobretudo, por sua capacidade depressora inespecífica no SNC.

Devem ser utilizados com cuidado nos seguintes casos:[6]

- Pacientes que fazem uso concomitante de outros fármacos depressores do SNC (anti-histamínicos, antitussígenos, barbitúricos, anticonvulsivantes etc.), pelo risco de potencialização do efeito depressor.
- Pacientes com doença de Alzheimer.
- Pacientes com doença de Parkinson.
- Pacientes com idade avançada.
- Portadores de insuficiência respiratória de grau leve.
- Portadores de doença hepática ou renal.
- Portadores de insuficiência cardíaca congestiva (ICC).
- Gestantes (segundo trimestre).
- Lactantes.

Os benzodiazepínicos não devem ser utilizados, ou seja, têm contraindicação absoluta, nos seguintes casos:[6]

- Portadores de insuficiência respiratória grave (lembrar que os benzodiazepínicos possuem capacidade de depressão do bulbo respiratório).
- Portadores de glaucoma de ângulo estreito (o relaxamento muscular dos músculos intrínsecos dos olhos pode causar aumento ainda maior da pressão intraocular).
- Portadores de miastenia grave (o relaxamento muscular pode provocar, entre outras alterações, dificuldades respiratórias nesse grupo de pacientes).
- Gestantes (no primeiro trimestre e no final da gestação).
- Crianças com comprometimento físico ou mental severo.

QUADRO 4 Indicação e utilização dos benzodiazepínicos relacionadas ao respectivo grupo de paciente

	Medicação utilizada	Dose recomendada	Indicação	Quando tomar
Idosos	Lorazepam	1 mg	Todos os procedimentos	2 horas antes
Crianças	Midazolam	0,25-0,5 mg/kg	Procedimentos curtos	30 minutos antes
	Diazepam	0,2-0,5 mg/kg	Procedimentos mais demorados	1 hora antes
Adultos	Midazolam	7,5-15 mg	Procedimentos curtos	30 minutos antes
	Alprazolam	0,5-0,75 mg		1 hora antes
	Diazepam	5-10 mg	Procedimentos mais demorados	1 hora antes
	Lorazepam	1-2 mg		2 horas antes

Fonte: elaboração dos autores.

- História de hipersensibilidade aos benzodiazepínicos.
- Apneia do sono (o relaxamento da musculatura promovido pelos benzodiazepínicos pode agravar o quadro).
- Etilistas: além de potencializar o efeito depressor dos benzodiazepínicos sobre o SNC, o álcool etílico pode induzir maior metabolização hepática desses compostos.

Sedação por via inalatória utilizando óxido nitroso (N_2O) e oxigênio (O_2)

A descoberta dos gases N_2O e O_2 é creditada ao inglês Joseph Priestley[26] no século XVIII, mas as propriedades de analgesia do N_2O foram descobertas somente pelo cirurgião-dentista Horace Wells.

Wells participou de uma exibição sobre os efeitos hilariantes da inalação do N_2O em 1844 e observou que um dos voluntários sob efeito do gás se cortou profundamente na perna, mas não relatou nenhum tipo de dor. Esse evento intrigou o dentista, que começou a realizar testes com o gás em seu consultório, encontrando bons resultados na modulação da dor durante exodontias.[27]

Horace Wells buscou demonstrar a capacidade analgésica do N_2O e foi autorizado a realizar uma cirurgia demonstrativa perante vários médicos e estudantes em Boston, em 1845. Quando Wells tentou remover um dente, o paciente pulou da cadeira, levando os observadores a acreditar que ele estava com dor. Consideraram, portanto, que Wells era um "charlatão" e que o gás não teria o efeito desejado. Algum tempo depois, o paciente teria confessado que não sentiu dor durante o procedimento, mas já era tarde. A demonstração de Horace Wells havia sido um fracasso.[27]

Infelizmente, Wells não foi reconhecido por sua descoberta em vida. Somente em 1864, a American Dental Association (ADA) e em 1870 a American Medical Association (AMA) proclamaram-no o descobridor da anestesia.[28]

Curiosamente, os cirurgiões-dentistas são profissionais que continuam utilizando de forma rotineira as propriedades da inalação do N_2O, principalmente por sua segurança. Para se ter uma noção da segurança desse gás, um estudo conduzido pelo dinamarquês Ruben[29] na década de 1970 apresentou dados de 3 milhões de casos utilizando a mistura de N_2O e O_2, sem apresentar nenhuma reação adversa importante. Da mesma forma, Jorgensen,[30] em 1985, cita a utilização do gás em 4 milhões de casos sem registros de reações adversas consideráveis.

> **Dica clínica:** a utilização da mistura dos gases N_2O/O_2 é considerada a forma de sedação mais segura no consultório odontológico.

Ação do N_2O

O N_2O é um gás inodoro, incolor e não inflamável. Embora não seja inflamável, ele suportará a combustão na mesma medida que o oxigênio. Esse gás requer uma concentração de 104% para atingir uma concentração alveolar mínima (CAM), portanto, não pode ser um único agente quando se busca anestesia geral, sendo combinado com outros anestésicos mais potentes e voláteis nesse caso.

A combinação dos efeitos analgésicos e anestésicos torna o óxido nitroso um adjuvante valioso na anestesia geral e uma ótima opção para sedação mínima em nível ambulatorial. O óxido nitroso tem baixa solubilidade no sangue, levando a um rápido início de ação.[31]

A ação do N_2O não está totalmente elucidada, mas ele parece ter múltiplos alvos espinais e supraespinais. O efeito anestésico do óxido nitroso parece ocorrer por meio da inibição não competitiva do NMDA (N-metil-D-aspartato) no SNC. Sugere-se que os efeitos analgésicos ocorrem por meio da liberação de opioides endógenos que atuam em seus receptores específicos. Dessa forma, suas ações analgésicas são semelhantes às da morfina. Por último, seus efeitos ansiolíticos aparentemente se dão por meio da ativação do Gaba-A.[32]

Com relação à farmacocinética, o N_2O praticamente não sofre metabolização. Aproximadamente 99% de todo o gás inalado é eliminado através dos pulmões sem biotransformação.[33] Uma pequena quantidade é metabolizada no trato gastrintestinal, sem riscos significantes para o organismo.[5]

Características desejáveis na sedação com o N_2O/O_2

O N_2O/O_2 apresenta muitos efeitos desejáveis em uma sedação mínima na odontologia, sendo alguns desses não encontrados na sedação com benzodiazepínicos por via oral (Quadro 5).

QUADRO 5 Características desejáveis presentes na sedação com N_2O/O_2

Efeito analgésico* e ansiolítico.
Rápido início de ação (efeito máximo em 3-5 minutos).*
Profundidade de sedação, sendo facilmente alterada para mais ou para menos.*
Duração da ação pode ser variável.*
Permite ser gradualmente dosado.*
Mínimos efeitos indesejáveis.
Ausência de relatos conhecidos de alergia ao N_2O.*
Rápida e completa recuperação após a finalização da sedação (tempo de recuperação total do paciente após o término da sedação é de 3-5 minutos, em oxigênio a 100%)*.

* Efeitos positivos da sedação com N_2O/O_2 não encontrados nos benzodiazepínicos por via oral.
Fonte: elaboração dos autores.

Contraindicação para sedação inalatória com N_2O/O_2

Existem algumas contraindicações importantes para a realização de sedação com N_2O/O_2, podendo ser devidas a alterações na via de administração dos fármacos ou à hiperoxigenação oferecida durante o procedimento. As principais contraindicações são:

- Pacientes respiradores bucais, devido à incapacidade de realizar trocas gasosas pelo nariz. Se o paciente não é capaz de respirar pelo nariz (local onde a máscara se adapta), quantidades insuficientes de N_2O/O_2 entrarão no sistema respiratório.[5,6]
- Infecções do trato respiratório superior: essas infecções comumente comprometem a troca de ar através do nariz, portanto, a sedação inalatória deve ser evitada em pacientes que apresentem resfriados, tosse, infecção sinusal, bronquite, sintomas relacionados a alergia etc.[5,6]
- Portadores de doença pulmonar obstrutiva crônica (DPOC) – enfisema, bronquite severa: nos indivíduos saudáveis, a interpretação dos níveis de CO_2 é suficiente para que o bulbo respiratório conduza as trocas gasosas, mas nos pacientes com DPOC grave, cujos níveis de CO_2 estão sempre alterados, os níveis de O_2 podem estimular

a respiração. Ao realizarmos a hiperoxigenação, o paciente pode apresentar dificuldades respiratórias.[5,6]

- Pacientes submetidos a quimioterapia com sulfato de bleomicina: esse agente antineoplásico é utilizado para tratamento de linfomas, tumores testiculares e carcinomas de células escamosas. Embora incomum, existe o risco de desenvolvimento de fibrose pulmonar quando administrado em conjunto do O_2 em concentrações superiores a 30%.[5,6,34]

Apesar dos riscos mínimos para os pacientes, que são expostos por curto período à sedação, a literatura relata vários estudos que associam a exposição crônica ao óxido nitroso com o início de efeitos adversos nos profissionais do consultório odontológico (cirurgiões-dentistas, técnicos e auxiliares de saúde bucal), que incluem aumento na taxa de aborto espontâneo, infertilidade e dificuldades reprodutivas, anomalias congênitas e retardo do crescimento fetal, aumento na incidência de câncer no colo do útero, risco aumentado de doenças renais e hepáticas, efeitos adversos na função da medula óssea e no sistema imunológico, distúrbios neurológicos generalizados e deficiência psicomotora.[35-39]

Devido ao risco ocupacional, alguns cuidados são importantes no consultório com o objetivo de minimizar o risco de exposição ao N_2O.[6,40,41]

A avaliação da contaminação do ar pelo N_2O durante o atendimento é muito importante. Nos EUA, é comum a prática de avaliação periódica da concentração de gás no ambiente por meio da espectrofotometria com infravermelho ou com equipamento individual de dosimetria.

Esses estudos do conteúdo do ar podem ser realizados no Brasil, mas, devido ao baixo número de profissionais que utilizam o N_2O/O_2 em nosso país, não é tão simples conseguir a compra ou locação desses equipamentos, ficando restrito às grandes cidades. Acreditamos que, com a expansão da utilização da sedação inalatória, empresas especializadas irão surgir para atender a essa demanda.

A instalação e a manutenção dos equipamentos devem ser realizadas apenas por representantes autorizados, sendo necessário atentar para a manutenção periódica dos equipamentos no período informado pelo fabricante.

Entre outras condições, a manutenção periódica detecta possíveis vazamentos no equipamento. O gás pode vazar em múltiplas conexões do aparelho, sendo indicada avaliação diária, que pode ser realizada de forma simples, com a utilização de uma mistura de água e sabão colocada sob a superfície das conexões; a presença de bolhas depois da aplicação indica vazamento, e um técnico deve ser chamado ao local previamente à utilização do espaço contaminado.

A acomodação dos equipamentos em ambientes bem arejados, com janelas e portas que garantam corrente de ar em determinados momentos do dia, auxilia bastante na eliminação dos gases oriundos do procedimento de sedação que possam estar presentes no consultório. A instalação de sistemas de exaustão na sala odontológica também auxilia nessa questão.

Durante a utilização do N_2O/O_2 é essencial a ligação de aspirador de alta potência (bomba a vácuo) no equipamento. Esse fator influencia na eficácia da sedação e minimiza a liberação do N_2O durante possíveis deslocamentos ou más adaptações das máscaras nasais.

A adaptação adequada da máscara nasal também é um fator muito importante para evitar a contaminação do ambiente com o N_2O. É necessário possuir máscaras de tamanhos diversos, e sempre é recomendada a realização de testes para verificar aquela que melhor se adapta a cada paciente.

> **Dica clínica:** a adaptação adequada da máscara nasal (tamanho compatível com a face do paciente) e a utilização de uma aspiração potente no equipamento são essenciais para uma boa sedação mínima com N_2O/O_2.

Titulação dos gases N_2O/O_2 (Figura 4)

Uma das grandes vantagens da sedação inalatória com N_2O/O_2 é a possibilidade de administração do N_2O de forma incremental, ou seja, podemos aumentar a dose de N_2O na mistura de gases até que o paciente atinja o estado de relaxamento e conforto esperados com a sedação. Uma sugestão é iniciar com a administração apenas de O_2 e posteriormente inserir o N_2O na mistura de 10 em 10%.

> **Dica clínica:** em pacientes pediátricos ou pacientes com grande fobia ao tratamento odontológico, podemos já iniciar com uma dose de 30 a 40% de N_2O.

Alguns sinais e sintomas listados no Quadro 6 são esperados quando alcançamos o ponto de sedação ideal.

Já quando ultrapassamos a dose ideal para o paciente, outros sinais e sintomas podem aparecer, e estão listados no Quadro 7.

> **Dica clínica:** em caso de sobressedação, devemos simplesmente reduzir a dose de N_2O na mistura até que o paciente apresente a melhora.

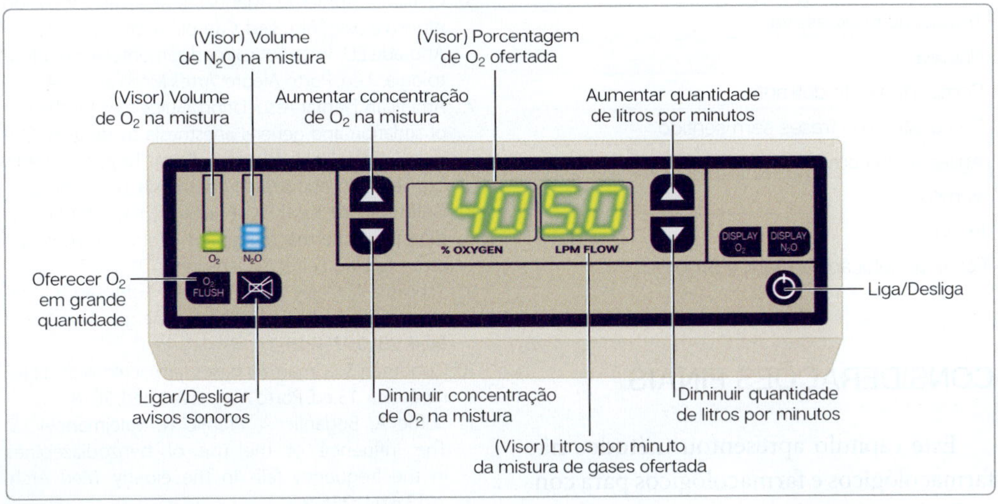

FIGURA 4 Equipamento utilizado para a titulação de N_2O/O_2 em odontologia mostrando o visor com a titulação dos gases.

QUADRO 6 Sinais e sintomas de uma sedação adequada

Sensação de relaxamento e estado de bom humor
Olhos menos ativos e com aparência brilhante
Paciente responsivo e ciente do ambiente que o cerca
Paciente relatando redução do medo e ansiedade
Dormência ao redor da boca
Formigamento nas extremidades e na mucosa bucal
Pernas e braços pesados
Aquecimento do corpo
Sensação de leveza

Fonte: adaptação de Clark e Brunick.[5]

QUADRO 7 Sinais e sintomas da sobressedação

Desligamento/dissociação do ambiente
Sonhos, alucinações e fantasias
Sensação de se sentir fora do corpo ou sentir-se flutuando
Incapacidade de se mover, comunicar ou responder a comandos
Zumbidos ou vibrações
Sonolência excessiva
Tontura
Transpiração excessiva
Náusea
Comportamento delirante
Fala pastosa ou frases sem sentido
Agitação ou comportamento agressivo
Vômitos
Inconsciência

Fonte: adaptação de Clark e Brunick.[5]

CONSIDERAÇÕES FINAIS

Este capítulo apresentou métodos não farmacológicos e farmacológicos para controle da ansiedade no consultório odontológico. Foi possível discorrer sobre os medos mais comuns e as técnicas de verbalização capazes de minimizar seus efeitos.

Comentamos sobre os benzodiazepínicos e sua segurança, sobretudo quando consideramos dose única previamente a procedimentos odontológicos.

Discutimos as vantagens e limitações da sedação inalatória com N_2O/O_2, método mais seguro de sedação no consultório odontológico.

Vale ressaltar que os cirurgiões-dentistas necessitam de curso de habilitação para o uso da sedação inalatória com N_2O/O_2.

REFERÊNCIAS

1. Our most common fears. Dental Health Advisor. Spring 1987.
2. van Wijk AJ, Makkes PC. Highly anxious dental patients report more pain during dental injections. Br Dent J. 2008;205(3):E7.
3. Doganer YC, Aydogan U, Yesil HU, et al. Does the trait anxiety affect the dental fear? Braz Oral Res. 2017;31:e36.
4. Gisler V, Bassetti R, Mericske-Stern R, et al. A cross-sectional analysis of the prevalence of dental anxiety and its relation to the oral health-related quality of life in patients with dental treatment needs at a university clinic in Switzerland. Gerodontology. 2012;29(2):e290-6.
5. Clark MS, Brunick AL. Manual de sedação com óxido nitroso e oxigênio. 3.ed. Campinas: Unicamp; 2013.
6. Andrade ED. Terapêutica medicamentosa em odontologia. 3.ed. Porto Alegre: Artes Médicas; 2014.
7. American Dental Association. Guidelines for the use of sedation and general anesthesia by dentists. Chicago: ADA; 2007. Disponível em: http://www.ada.org/sections/ about/pdfs/anesthesia_guidelines.pdf.
8. Griffin CE 3rd, Kaye AM, Bueno FR, Kaye AD. Benzodiazepine pharmacology and central nervous system-mediated effects. Ochsner J. 2013;13(2):214-23.
9. Schilling A, Corey R, Leonard M, Eghtesad B. Acetaminophen: old drug, new warnings. Cleve Clin J Med. 2010;77(1):19-27.
10. Goodman & Gilman. As bases farmacológicas da terapêutica. 13.ed. Porto Alegre: Artmed; 2018.
11. Softic A, Beganlic A, Pranjic N, Sulejmanovic S. The influence of the use of benzodiazepines in the frequency falls in the elderly. Med Arch. 2013;67(4):256-9.
12. Ballokova A, Peel NM, Fialova D, et al. Use of benzodiazepines and association with falls in older people

admitted to hospital: a prospective cohort study. Drugs Aging. 2014;31(4):299-310.

13. Mancuso CE, Tanzi MG, Gabay M. Paradoxical reactions to benzodiazepines: literature review and treatment options. Pharmacotherapy. 2004;24(9):1177-85.
14. McIntosh B, Clark M, Spry C. Benzodiazepines in older adults: a review of clinical effectiveness, cost-effectiveness, and guidelines. Ottawa: Canadian Agency for Drugs and Technologies in Health; 2011.
15. Hain TC, Uddin M. Pharmacological treatment of vertigo. CNS Drugs. 2003;17(2):85-100.
16. Reves JG, Samuelson PN, Lewis S. Midazolam maleate induction in patients with ischaemic heart disease: haemodynamic observations. Can Anaesth Soc J. 1979;26(5):402-9.
17. Reves JG, Gelman S. Cardiovascular effects of intravenous anesthetic drugs. In: Covino BG, Fozzard HA, Rehder K, Strichartz G (eds.). Effects of anesthesia. Bethesda: American Physiological Society; 1985.
18. Freeman R, Wieling W, Axelrod FB, et al. Consensus statement on the definition of orthostatic hypotension, neurally mediated syncope and the postural tachycardia syndrome. Clin Auton Res. 2011;21:69-72.
19. Dundee JW. Fantasies during sedation with intravenous midazolam or diazepam. Med Leg J. 1990;58(Pt.1):29-34.
20. van den Berg AA. Hallucinations after orally administered lorazepam in an adult: a problem revisited. Anaesthesia. 1996;51(9):891-2.
21. Willems IA, Gorgels WJ, Oude Voshaar RC, et al. Tolerance to benzodiazepines among long-term users in primary care. Fam Pract. 2013;30(4):404-10.
22. Weinbroum AA, Szold O, Ogorek D, Flaishon R. The midazolam-induced paradox phenomenon is reversible by flumazenil: epidemiology, patient characteristics and review of the literature. Eur J Anaesthesiol. 2001;18(12):789-97.
23. Matear DW, Clarke D. Considerations for the use of oral sedation in the institutionalized geriatric patient during dental interventions: a review of the literature. Spec Care Dentist. 1999;19(2):56-63.
24. Hartgraves PM, Primosch RE. An evaluation of oral and nasal midazolam for pediatric dental sedation. ASDC J Dent Child. 1994;61(3):175-81.
25. Loeffler PM. Oral benzodiazepines and conscious sedation: a review. J Oral Maxillofac Surg. 1992;50(9):989-97.
26. Smith WDA. Under the influence: a history of nitrous oxide and oxygen anaesthesia. London: Macmillan; 1982.
27. Jacobsohn PH. Dentistry's answer to the "humiliating spectacle". Wis Dent Assoc J. 1988;64(12):662-3.
28. Jacobsohn PH. What others said about Wells: memorials, tributes, affirmations. J Am Dent Assoc. 1994;125(12):1583-4.
29. Ruben H. Nitrous oxide analgesia in dentistry: its use during 15 years in Denmark. Br Dent J. 1972;132(5):195-6.
30. Jorgensen NB. Sedation, local and general anestesia in dentistry. 2.ed. Lea e Febiger, 1985.
31. Zafirova Z, Sheehan C, Hosseinian L. Update on nitrous oxide and its use in anesthesia practice. Best Pract Res Clin Anaesthesiol. 2018;32(2):113-23.
32. Emmanouil DE, Quock RM. Advances in understanding the actions of nitrous oxide. Anesth Prog. 2007;54(1):9-18.
33. Stoelting RD. Pharmacology and physiology in anesthesic practice. 4.ed. Lippincott Wilians e Wilkins Sd., 2006.
34. Fleming P, Walker PO, Priest JR. Bleomycin therapy: a contraindication to the use of nitrous oxide-oxygen psychosedation in the dental office. Pediatr Dent. 1988;10(4):345-6.
35. Rowland AS, Baird DD, Shore DL, et al. Nitrous oxide and spontaneous abortion in female dental assistants. Am J Epidemiol. 1995;141(6):531-8.
36. Cohen EN, Gift HC, Brown BW, et al. Occupational disease in dentistry and chronic exposure to trace anesthetic gases. J Am Dent Assoc. 1980;101(1):21-31.
37. Gutmann L, Johnsen D. Nitrous oxide-induced myeloneuropathy: report of cases. J Am Dent Assoc. 1981;103(2):239-41.
38. Vieira E, Cleaton-Jones P, Moyes D. Effects of intermittent 0.5% nitrous oxide/air (v/v) on the fertility of male rats and the post-natal growth of their offspring. Anaesthesia. 1983;38(4):319-23.
39. Rowland AS, Baird DD, Weinberg CR, et al. Reduced fertility among women employed as dental assistants exposed to high levels of nitrous oxide. N Engl J Med. 1992;327(14):993-7.
40. Control of nitrous oxide in dental operatories. National Institute for Occupational Safety and Health. Appl Occup Environ Hyg. 1999;14(4):218-20.
41. Howard WR. Nitrous oxide in the dental environment: assessing the risk, reducing the exposure. J Am Dent Assoc. 1997;128(3):356-60.

8

Métodos em anestesia

Lara Cristina Cunha Cervantes
Albanir Gabriel Borrasca
Osvaldo Magro Filho
Idelmo Rangel Garcia Junior

PONTOS-CHAVE

- Introdução em anestesia.
- Pontos principais em anestesia geral e anestesias regionais.
- Anestesia local: mecanismo de ação; instrumentos; classificação das técnicas anestésicas; descrição das técnicas terminais superficiais e profundas (infiltrativas).

INTRODUÇÃO

As anestesias estão envolvidas com o bloqueio das sensações, incluindo a dor, de forma temporária, por meio de fármacos que bloqueiam, no sistema nervoso central (SNC) ou periférico, o envio dos sinais sensoriais e motores, impedindo a resposta fisiológica desses sinais e traduzindo-os em falta de sensações, como analgesia, anestesia e amnésia. Tornam-se, assim, cada vez mais seguras e eficazes com o passar dos anos.

Elas podem ser divididas em quatro tipos básicos, sendo importante saber a finalidade de cada uma. São elas:

1. Anestesia geral.
2. Bloqueios espinais.
3. Bloqueios regionais (Capítulos 9 e 10).
4. Bloqueios locais.

A anestesia geral é utilizada para cirurgias de grande porte e/ou que necessitam que o paciente esteja totalmente inconsciente e imóvel. Normalmente, são cirurgias de cabeça e pescoço, de longa duração, em urgências e emergências cirúrgicas, exames de alta complexidade e de duração longa, e em pacientes não cooperativos e de risco.

É realizada em ambientes hospitalares e/ou ambientes seguros pela necessidade de aparato que assegure as condições cardiorrespiratórias do paciente e a manutenção da vida. Durante esse processo de anestesia, ocorre um estado de apneia e depressão respiratória, com bloqueio geral do SNC, que envolve um estado de hipnose, analgesia e relaxamento muscular voluntário.

Os bloqueios espinais podem ser divididos em anestesias peridural e raquidiana, nas quais são administrados anestésicos associados ou não a opioides, e as regiões anestesiadas são segmentos do corpo. Nesse caso, o paciente permanece consciente. As anestesias são aplicadas normalmente para cirurgias na região do tórax e abdome ou ainda para os membros inferiores e superiores (Figura 1).

As anestesias locais e regionais são métodos utilizados para cirurgias em áreas menores, pontuais e localizadas e/ou por técnicas específicas para os membros superiores. São procedimentos realizados em um local ou região anatômica específica. O paciente pode estar acordado, sonolento ou sedado (Quadro 1).

Anestesia e preparo pré-anestésico

O paciente a ser submetido ao tratamento anestésico-cirúrgico sob anestesia geral e/ou local necessita passar por uma visita-consulta ao anestesiologista ou ao profissional que irá realizar o ato anestésico antes do procedimento em si, para a escolha do tipo de anestesia que será empregada, o que depende de aspectos multifatoriais. A investigação desses fatores e as características individuais podem aumentar o risco anestésico. Alguns fatores importantes a serem considerados, abordados e corrigidos, se necessário, antes da anestesia são:

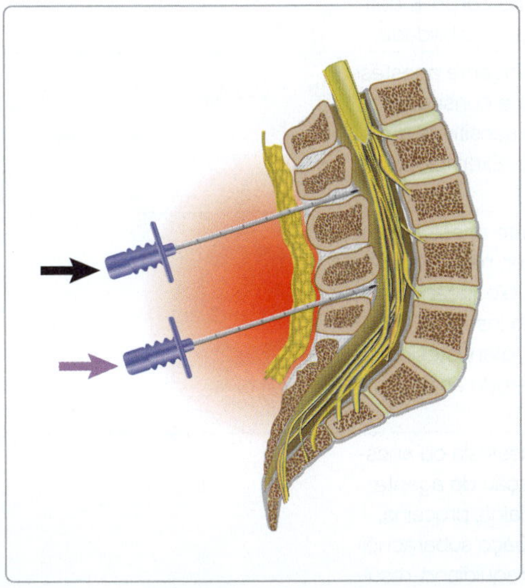

FIGURA 1 Esquema comparativo entre as técnicas de anestesia epidural (flecha preta) e raquianestesia (flecha roxa).

- Condições atuais de saúde: investigar o paciente sobre história de doenças pulmonares preexistentes, como asma e bronquite, que podem desencadear eventos broncoespasmódicos leves a agudos graves; hipertensão, que pode aumentar a incidência de acidente vascular ou infarto do miocárdio; hérnia de hiato, condição que aumenta o risco de broncoaspiração, além de infecções das vias aéreas superiores (Ivas), que colocam o paciente em risco de complicações pulmonares, broncoespasmo e obstrução das vias aéreas superiores (VAS); quadros alérgicos preexistentes e/ou possíveis; e doenças que interferem no metabolismo dessas drogas, como anemia, insuficiência respiratória aguda e hepatorrenais.
- História da doença atual: investigar os sinais e sintomas do paciente e a data de início desses indicativos, de que forma essa doença evoluiu e quais os exames e tratamento realizados até a data da avaliação, além da condição patofisiológica atual efetiva e real.
- História de doenças familiares: ocorrências importantes que possam interferir e/ou complicar o ato anestésico, como reações adversas a fármacos, alergias, antecedentes familiares de complicações anestésicas, histórico de hipertermia maligna, doenças hemor-

QUADRO 1 Tipos de técnicas anestésicas

Anestesia	Definição	Tipos
Anestesia geral	Estado de inconsciência reversível resultante da ação de um fármaco no sistema nervoso central. Esse estado de inconsciência se caracteriza por amnésia, analgesia, depressão dos reflexos, relaxamento muscular e depressão neurovegetativa.	• Inalatória. • IV. • Balanceada.
Anestesia geral inalatória	O agente anestésico volátil é utilizado sob pressão, e o estado de anestesia é alcançado quando o agente inalado atinge a concentração adequada no cérebro. Os agentes mais utilizados são o óxido nitroso (N_2O) e halogenados (halotano, isoflurano, enflurano e outros). O óxido nitroso, analgésico fraco que potencializa o efeito dos hipnoanalgésicos e barbitúricos, produz vasodilatação periférica e hipóxia por difusão – por esse motivo deve ser administrado junto com o oxigênio.	
Anestesia geral IV	A droga anestésica é infundida por um acesso venoso. Podem ser utilizados os anestésicos não opioides (p. ex., barbitúricos, benzodiazepínicos, cetamina, etomidato e propofol) e opioides (p. ex., fentanil, sufentanil, alfentanil, remifentanil) e bloqueadores neuromusculares.	
Anestesia geral balanceada	Combinação de agentes anestésicos inalatórios e IV.	• Bloqueio do nervo periférico. • Epidural/peridural. • Raquidiana.
Anestesia regional	Consiste na administração de um agente anestésico para bloquear ou anestesiar a condução nervosa a uma região do corpo. É definida como perda reversível da sensibilidade.	
Bloqueios do nervo periférico	Consiste na administração do agente anestésico em torno do plexo nervoso e consequente perda das funções motoras e sensitivas das áreas supridas por esse nervo. Exemplo: bloqueio do nervo isquiático.	
Anestesia epidural e peridural	Consiste na aplicação do agente anestésico no espaço ao redor da dura-máter, não atingindo o líquido cefalorraquidiano, bloqueando a condução nervosa e causando insensibilidade aos estímulos. Após a difusão, o anestésico se fixa ao tecido nervoso, bloqueando as raízes nervosas intra e extradurais.	
Anestesia raquidiana	Também chamada de raquianestesia ou anestesia espinal, consiste na aplicação do agente anestésico (bupivacapina, lidocaína, procaína, mepivacaína, prilocaína) no espaço subaracnóideo, atingindo o líquido cefalorraquidiano, resultando em bloqueio simpático, bloqueio motor, analgesia e insensibilidade aos estímulos.	

(continua)

QUADRO 1 Tipos de técnicas anestésicas (*continuação*)

Anestesia	Definição	Tipos
Anestesia combinada	Associação de anestesia geral e regional.	
Anestesia local	Consiste na infiltração de um anestésico local para bloquear a condução de impulsos nos tecidos nervosos. Os fármacos comumente utilizados são lidocaína, bupivacaína, prilocaína, articaína e ropivacaína. Pode ser tópica (aplicação de anestésicos em mucosas ou pele) ou infiltrativa (administrada nos tecidos).	

IV: intravenoso.
Fonte: elaboração dos autores.

rágicas como coagulopatias e intoxicações medicamentosas recorrentes em familiares são fatos a serem apontados e corrigidos nesse momento.

- Uso de medicamentos: checar todos os medicamentos que o paciente usa e sua posologia. O uso de medicamentos como anticonvulsivantes, antiarrítmicos, hipotensores, vasodilatadores, broncodilatadores, anti-histamínicos, anticoagulantes, betabloqueadores, diuréticos, hepatoprotetores, entre outros, pode interferir no procedimento anestésico cirúrgico.
- Avaliar hábitos: tabagismo, etilismo, uso de drogas e entorpecentes frequentes, como cocaína e analgésicos opioides, e uso de medicações de suporte, como vitaminas e suplementos alimentícios em excesso, são condições com relevância na escolha do tipo de abordagem anestésica mais bem indicada.

A avaliação anestésica determina os riscos e as dificuldades e pode gerar algumas classificações das condições patofisiológicas do indivíduo. A American Society of Anesthesiologists (ASA) criou uma das mais utilizadas, relativa à avaliação da gravidade de doenças e condições preexistentes que determinam o risco cirúrgico:[1]

- ASA I: paciente saudável, por exemplo, não obeso, não fumante e com boa tolerância a exercício físico.
- ASA II: paciente com doença sistêmica de grau leve ou moderado, ou seja, sem limitações funcionais e com doenças controladas.
- ASA III: paciente com doença grave que limita a atividade, mas não é incapacitante.
- ASA IV: paciente com doença severa, incapacitante, contribuindo para ameaça à vida.
- ASA V: paciente em fase terminal, que não se espera sobreviver sem a cirurgia.
- ASA VI: paciente com morte cerebral declarada, doador de órgãos em potencial.

ANESTESIA GERAL

A anestesia geral é um estado de depressão total do SNC que se baseia em hipnose, analgesia e supressão da atividade reflexa, com relaxamento dos músculos voluntários pela ação de fármacos de ação cortical associada à estabilidade hemodinâmica e neurovegetativa. Crawford W. Long foi o primeiro a propor o uso de éter sulfúrico como anestésico geral, em 1842. William Morton também utilizou o éter em 1846, e, em 1848, James Simpson iniciou o uso de clorofórmio. Esses anestésicos inalatórios foram amplamente utilizados até meados do século XX, porém apresentavam reações adversas, certa hepatotoxicidade, nefrotoxicidade e cardiotoxicidade.[2]

Além do amplo uso dos anestésicos inalatórios, Justus von Liebig, provou, em 1832, que, em condições suficientemente alcalinas, o hidrato de cloro era transformado em clorofórmio e ácido fórmico. Posteriormente, essa substância foi substituída por drogas intravenosas (IV) mais eficientes e mais seguras, como os barbitúricos (tiopental), quetamina (ou cetamina), etomidato, benzodiazepínicos e atualmente as fentanilas. O propofol tem sido amplamente utilizado para manutenção da profundidade anestésica com ou sem outras substâncias em associação, sendo chamado de anestesia balanceada, com doses menores de cada anestésico, o que diminui os efeitos colaterais de cada um.[2]

A anestesia geral promove a desnitrogenização por meio da pré-oxigenação, com o uso de oxigênio a 100% de fluxo por alguns minutos, o que aumenta o tempo de apneia após a indução anestésica, permitindo a intubação do paciente por um tempo maior e evitando possíveis complicações[3,4] (Figura 2).

Nesse âmbito, pode-se entender que o objetivo de toda anestesia geral é permitir a realização do procedimento cirúrgico ou diagnóstico sem trazer dano ou lesão ao paciente. Essa anestesia age no cérebro, bloqueando o estímulo doloroso, e apresenta três fases:

1. Indução: o paciente perde a consciência. Pode ser venosa ou inalatória, realizada por meio da administração do anestésico IV, seguida ou não do processo de intubação, a depender do tipo de anestesia.
2. Manutenção: período pelo qual se mantém esse estado anestésico, pela aplicação permanente das drogas anestésicas por infusão manual, bomba de infusão eletrônica, vaporização ou inalação controlada, dependendo do tipo de cirurgia.
3. Recuperação: período de interrupção do estado anestésico e momento de trazer o paciente a seu estado de consciência e recuperação cardiorrespiratória espontânea.

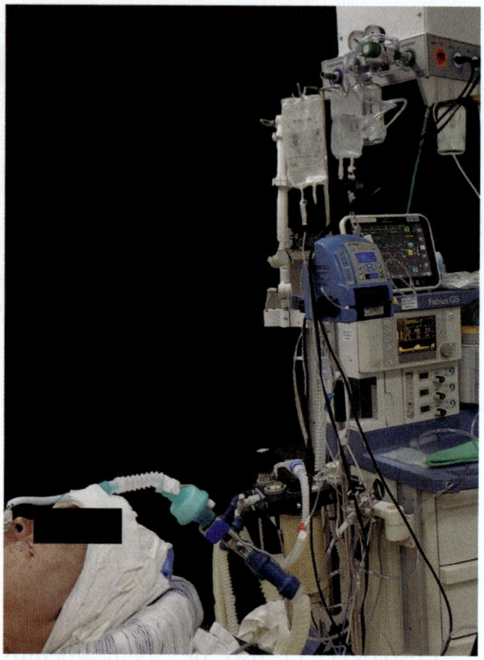

FIGURA 2 Anestesia geral sob intubação nasotraqueal.

Fonte: acervo dos autores.

O sucesso da anestesia geral depende de um preparo pré-anestésico eficiente e detalhado para que a escolha do protocolo de anestesia seja adequada e para que, durante sua realização, haja uma ótima perfusão e oxigenação tecidual, com controle dos parâmetros vitais por meio de uma monitoração eficiente e detalhada. O controle do processo da anestesia pode passar por uma avaliação, com base na escala de estágios da anestesia criada por Guedel, proposta em 1937:[5]

- Estágio I: analgesia. O paciente se encontra consciente, porém sonolento e com redução da resposta a estímulos álgicos.
- Estágio II: excitação ou delírio. Perda de consciência e início do período de excitação, com reações indesejáveis, como vômito, tosse, laringoespasmo, pupilas dilatadas e respiração irregular.
- Estágio III: anestesia cirúrgica. Sem movimento espontâneo, respiração tornando-se irregular, relaxamento muscular, pupilas contraídas. A anestesia é considerada adequada quando o estímulo doloroso não produz respostas somáticas autônomas deletérias. Divide-se em:
  - Plano I: do início da respiração automática até a cessação dos movimentos do globo ocular. O reflexo palpebral é perdido e o reflexo de deglutição desaparece. Pode ocorrer movimento acentuado do globo ocular, mas o reflexo conjuntival é perdido na parte inferior do plano.
  - Plano II: da cessação dos movimentos do globo ocular ao início da paralisia dos músculos intercostais. O reflexo laríngeo é perdido. Embora a inflamação do trato respiratório superior aumente a irritabilidade reflexa, o reflexo corneano desaparece, a secreção de lágrimas aumenta (um sinal útil de anestesia leve), a respiração é automática e regular e o movimento e a respiração profunda em resposta à estimulação da pele desaparecem.
  - Plano III: do início ao término da paralisia dos músculos intercostais. A respiração diafragmática persiste, mas há paralisia intercostal progressiva, pupilas dilatadas e o reflexo à luz é abolido. O reflexo laríngeo perdido no plano II ainda pode ser iniciado por estímulos dolorosos decorrentes da dilatação do ânus ou do colo uterino. Esse era o plano desejado para a cirurgia quando não eram usados relaxantes musculares.
  - Plano IV: da paralisia intercostal completa à paralisia diafragmática (apneia).
- Estágio IV: paralisia bulbar. Respiração superficial ou ausente, pupilas não reativas, hipotensão que pode progredir para parada cardiorrespiratória.

Essa classificação é baseada em sinais clínicos e movimentos musculares, inclusive os respiratórios, e a introdução de agentes anestésicos IV e os bloqueadores neuromusculares não permitem a detecção de tais sinais durante a avaliação.[6] Dessa forma, a profundidade anestésica passou a ser monitorada pelo índice bispectral (BIS), medido pelo monitor que processa sinais eletroencefalográficos (EEG) e gera um valor que se refere ao estado de consciência do paciente. Esse valor varia de zero a 100, com zero significando ausência de atividade cerebral e 100, que o paciente se encontra acordado.[7]

Nos últimos anos, a literatura tem mostrado diversos estudos controversos em relação ao uso do BIS, e atualmente novos trabalhos vêm surgindo com a proposta de sanar essa dúvida. Em revisão sistemática publicada na *Revista Brasileira de Anestesiologia* em 2017, os autores mostraram que a monitoração pelo BIS ainda tem suas vantagens, como a percepção de despertar precoce do paciente e o fato de evitar eventos adversos durante a cirurgia.[8] Dentre as possíveis complicações, é possível ocorrer:

- Sedação insuficiente.
- Complicações respiratórias: hipóxia, broncoespasmo, aspiração do conteúdo gástrico (síndrome de Mendelson), apneia.
- Complicações cardiovasculares: bradicardias, arritmias, hipotensão, hipertensão, embolia, parada cardíaca.
- Complicações neurológicas: anoxia cerebral, cefaleia, convulsões.
- Complicações digestivas: parada da motilidade intestinal, insuficiência hepática.
- Hipertermia maligna: distúrbio farmacogenético potencialmente fatal. Os gatilhos para desencadear um acúmulo exacerbado de cálcio (Ca^{2+}) no mioplasma são os anestésicos inalatórios e os relaxantes musculares, como a succinilcolina. Isso promove um metabolismo acelerado e atividade contrátil do músculo esquelético. O estado hipermetabólico gera calor e leva a hipoxemia, acidose metabólica, rabdomiólise e rápido aumento da temperatura corporal, que pode ser fatal se não reconhecido e tratado precocemente.[9]

BLOQUEIOS ESPINAIS OU PERIFÉRICOS (REGIONAIS)

Em 1885, foi realizada a primeira técnica de bloqueio anestésico regional, do plexo braquial, por William Halsted, cirurgião do Hospital Johns Hopkins, utilizando a cocaína como anestésico local (AL). Porém, em 1943, Nils Löfgren e seu assistente Bengt Lundqvis descobriram a lidocaína, aprovada pela Food and Drug Administration (FDA) dos Estados Unidos.[10] Essa modalidade anestésica pode ser realizada ou não em associação à sedação inalatória e apresenta diversas vantagens em relação à anestesia geral, como diminuição dos efeitos adversos, recuperação mais rápida e a não necessidade de estadia em um centro de recuperação da anestesia quando não associada à sedação. Além disso, permite atingir determinadas fibras nervosas, bloqueando uma região específica do corpo, como os membros superiores, inferiores e o abdome. As principais técnicas são: peridural, subaracnóidea e bloqueio dos plexos braquial, caudal, lombar ou de ramos de nervos periféricos.[10]

Anestesia epidural

A anestesia epidural consiste na injeção de AL no canal medular da coluna dorsal (Figura 1) e foi descrita por Fidel Pagés em 1921. Pagés descreveu o espaço peridural como dois cilindros, um externo e outro interno, sendo o primeiro a face interna da coluna e o segundo a face externa da dura-máter. Um paciente em posição de flexão forçada apresenta um aumento desse espaço, facilitando a inserção da agulha para anestesia. A punção pode ser realizada por acesso lateral ou central, sendo o lateral muito utilizado quando a cirurgia for realizada ipsilateralmente à anestesia, pois o tempo para o efeito ser completo é mais rápido do que quando feita contralateralmente.

O acesso lateral é realizado com a punção da agulha através do músculo espinal.

Existem dois marcos anatômicos que, ao serem atravessados, produzem um barulho audível próximo ao paciente: o ligamento amarelo e a dura-máter, porém esta não deve ser atravessada, devendo-se parar a agulha logo após atravessar o ligamento amarelo. Diferentemente, a técnica do acesso central, o qual apresenta o ligamento intraespinal com a mesma densidade do ligamento amarelo, não mostra diferentes resistências, apenas uma sensação de quem está realizando a técnica ao atravessá-los.

Em ambas as técnicas, é importante garantir que o bisel (curto) da agulha esteja voltado para fora; assim, mesmo que se toque a dura-máter, não há perfuração, e o anestésico é depositado naquela região, criando-se um espaço virtual por pressão negativa e levando à anestesia da região abdominal, pélvica e de membros inferiores.[11] Atualmente tem-se estudado a eficácia dessas anestesias usando apenas marcos anatômicos, neuroestimulação e até mesmo ultrassonografia durante o procedimento, para assegurar a diminuição de complicações. Porém, estudos mostram que as três técnicas apresentam taxa de sucesso sem diferença estatisticamente significativa.[12] Já em pacientes grávidas obesas, nas quais os marcos anatômicos não estão tão claros, a ultrassonografia mostrou resultados satisfatórios, com aumento do sucesso e consequente redução de complicações e efeitos adversos.[13]

Anestesia subaracnóidea ou raquianestesia

A raquianestesia é realizada por meio da punção da agulha até o espaço subaracnóideo. Nele se encontra o líquido cefalorraquidiano (Figura 1), no qual é injetado o AL, associado ou não a outras drogas, como os opioides, além da possibilidade de ser associado com a anestesia epidural. É indicada para pacientes ASA III ou IV, com contraindicações para realização de anestesia geral, em cirurgias que durem menos de 4 horas e que necessitam de intervenção na região de abdome inferior e membros inferiores, além de tumores na região da coluna.[14] A punção pode ser realizada através da linha média ou paramediana, e os marcos anatômicos podem ser palpados ou determinados a partir de uma ultrassonografia. O objetivo é o bloqueio sensitivo e motor em região abdominal, pelve e membros inferiores.[15]

Vários fatores estão relacionados à dificuldade de realização dessa técnica, como a experiência do profissional e a obesidade do paciente, que pode dificultar a palpação dos marcos anatômicos (processo espinal). O tipo de agulha também pode influenciar no bom resultado da técnica.[16] Complicações muito comuns associadas a essa técnica são cefaleia pós-punção da dura-máter, hematoma epidural, sequelas neurológicas, entre outras.

Bloqueio de plexos nervosos

O bloqueio dos plexos ou nervos periféricos permite a analgesia de uma região específica do corpo administrando-se o anestésico na saída da raiz nervosa ou do tronco nervoso. Os plexos mais citados na literatura são o braquial, o lombar, o celíaco,[17] o cervical[18] e o axilar.[19] A anestesia do plexo cervical é indicada para cirurgias superficiais no pescoço, dissecção de linfonodos, na emergência para acesso venoso central da jugular interna, tratamento de fraturas claviculares, entre outras.[18] A técnica do plexo cervical tem sido utilizada para analgesia do pescoço no pós-operatório de cirurgia ortognática, quando os métodos analgésicos convencionais não são efetivos.[20]

Outro exemplo é o bloqueio do plexo braquial, que anestesia as fibras nervosas de C4 a T1, dessensibilizando desde o ombro até as pontas dos dedos da mão do lado anestesiado. Além disso, dependendo do tipo de acesso para a anestesia desse plexo, é possível anestesiar uma região diferente. As técnicas apresentam risco de lesão nervosa, formação de hematoma, paralisia hemidiafragmática no bloqueio interescalênico, pneumotórax e punção da artéria subclávia no bloqueio supraclavicular, entre outras complicações possíveis.[21]

O bloqueio do plexo lombar também é um exemplo, anestesiando as regiões de quadril e coxa, porém não é responsável pela analgesia completa dessas regiões, necessitando de associações anestésicas. Além disso, tem sido utilizado para alívio da dor em casos de herpes-zóster. Complicações raras, como disseminação contralateral, fraqueza bilateral, hipotensão e dificuldade de micção, podem ocorrer.[22] Assim como auxilia as outras modalidades anestésicas, atualmente a ultrassonografia tem apresentado ótima aplicabilidade para identificar as raízes nervosas e direcionar corretamente a agulha, evitando lesões e diminuindo o risco de complicações.[23]

ANESTESIA LOCAL

Como já mencionado, a origem dos AL se deu com a descoberta da cocaína, e desde então muitas outras substâncias foram estudadas e incluídas na classe de anestésicos ou analgésicos locais.

Estes, por sua vez, podem ser classificados em duas formas: aminoamidas ou aminoésteres (Figura 3), e todos os anestésicos são anfipáticos (anfifílicos), ou seja, têm uma parte hidrofílica e uma hidrofóbica. Nessa estrutura, existe: um grupo aromático, que confere a maioria das propriedades lipofílicas da molécula; um grupo da amina terciária, que é hidrofílico e participa da ligação ao canal de sódio; uma cadeia intermediária, que determina a atividade anestésica diretamente relacionada a seu tamanho; e uma ligação, que pode ser amida ou éster, que designa a classificação e permite a reversibilidade do efeito, com início do metabolismo, além de determinar a potência e o coeficiente lipídico, que tem relação direta com essas ligações hidrofílicas (Figura 3).[24-26]

Os AL são bases fracas que se dissociam facilmente, com o pKa (constante de dissociação) entre 7,5 e 8,5, mantendo um equilíbrio entre moléculas ionizadas e não ionizadas (Quadro 2). Além da pKa, outras propriedades físico-químicas determinam a atividade dos AL. São elas: o peso molecular, a solubilidade lipídica e o

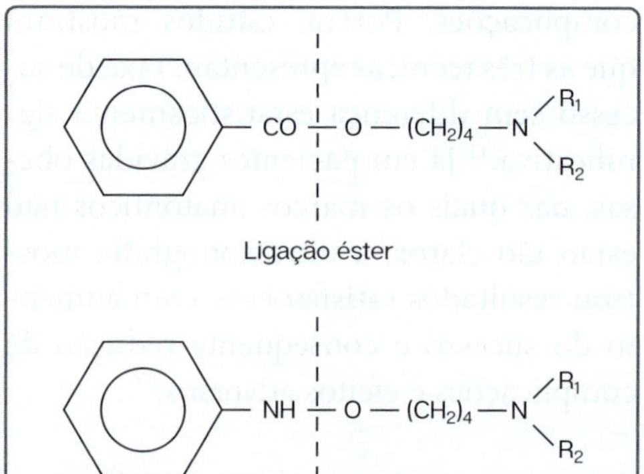

FIGURA 3 Representação esquemática das fórmulas estruturais dos anestésicos locais, evidenciando as ligações dos fármacos do grupo éster e do grupo amida.

Fonte: Pereira.[27]

grau de ligação às proteínas plasmáticas. O pKa é definido como o pH no qual o fármaco está em equilíbrio em suas formas ionizada e não ionizada, sendo esta última a que atravessa mais facilmente a membrana celular. Assim, quando o anestésico tem o pKa mais baixo, apresenta um grau de ionização menor no pH fisiológico, mostrando um início de ação mais rápido por chegar mais rapidamente ao interior do neurônio – ao contrário dos fármacos com pKa mais alto, que ionizam facilmente e demoram mais para chegar ao interior da célula, com início de ação mais lento.[28]

De modo semelhante ao mecanismo elucidado pelo valor do Pka, o peso molecular é inversamente proporcional à capacidade de o anestésico se difundir através dos tecidos, e mudanças no peso molecular pela mudança de anéis aromáticos normalmente estão associadas a mudanças de pKa e lipossolubilidade. Esta última é determinada pela estrutura do grupo aromático, e, como mencionado, determina a potência e a duração de ação do anestésico. Além disso, o grau de ligação às proteínas determina a fração livre do fármaco que atua se ligando aos receptores e promovendo a ação anestésica. Ou seja, fármacos com alto valor de ligação às proteínas têm longa duração de ação, pois são liberados lentamente para promover a analgesia nas células nervosas.[24,25,28] Os AL e suas classificações, configurações químicas, propriedades físico-químicas e farmacológicas estão listados no Quadro 2.

Mecanismo de ação

A forma de ação dos AL mais aceita até então é baseada na inibição dos canais iônicos dependentes de voltagem, principalmente os canais de sódio (Figura 4). A interação entre o anestésico e os canais de sódio pode acontecer de diversas maneiras, como a adsorção dos humores adjacentes à superfície da membrana e o transporte transmembrana. Este pode ocorrer pela ligação do anestésico ao receptor da subunidade alfa, ou ainda ultrapassar a membrana de modo mais lento por vias hidrofóbicas, alterando as cargas do canal (Figura 4).[29]

A teoria do receptor específico, que tem sido amplamente discutida, propõe que ocorra o deslocamento dos íons de cálcio (Ca^{2+}) dos canais de sódio, permitindo a ligação da molécula do anestésico a esse receptor. Com essa ligação, ocorre diminuição da condução de sódio e consequentemente da despolarização, e não se alcança o potencial de ação, com bloqueio da condução de estímulo. Contudo, com o crescimento das pesquisas em relação aos mecanismos desses fármacos, novas teorias têm sido estudadas. Uma revisão sistemática de 2021[30] discute a ação indireta do AL na membrana, devido a seu amplo espectro de ação, com base em três novas teorias:

1. Os AL dispersam microdomínios lipídicos. "Microdomínios" ainda é uma denominação controversa na literatura, porém são compostos por esfingolipídios e colesterol, que forma uma fase mais viscosa, com propriedades diferentes da camada bilipídica restante. Alguns receptores têm preferência por essas regiões, assim como as moléculas de AL, que dispersam e solubilizam esses microdomínios. A intensidade desse efeito depende da profundidade em que a molécula de AL está inserida na membrana e de seu volume. Esse mecanismo ainda não é totalmente elucidado, porém estudos mostram que a

QUADRO 2 Anestésicos locais e sua classificação, configuração química, propriedades físico-químicas e farmacológicas

Anestésicos locais	Estrutura química			Propriedades físico-químicas			Propriedades farmacológicas		
	Aromática (lipofílica)	Cadeia intermediária	Amina (hidrofílica)	Peso molecular (base)	pKa (36°C)	Início de ação	Solubilidade aproximada em lipídios	Ligação proteica	Duração de efeito
Procaína (éster)	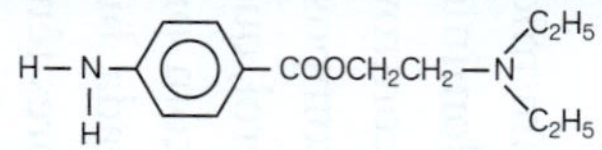			236	9,1	Lento	1	5	Curta
Amidas									
Prilocaína	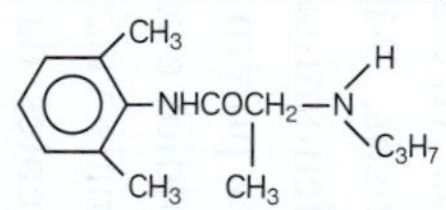			220	7,7	Rápido	1,5	55	Moderada
Lidocaína	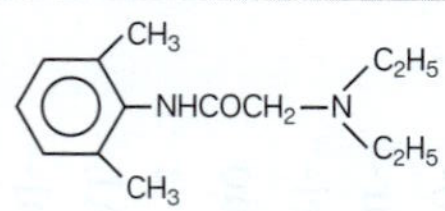			234	7,7	Rápido	4	65	Moderada
Mepivacaína	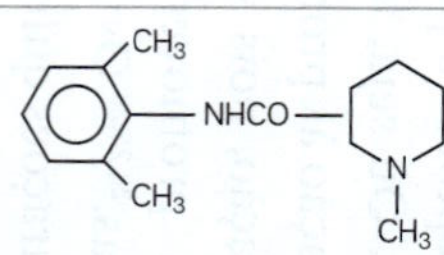			246	7,9	Rápido	1	75	Moderada
Bupivacaína	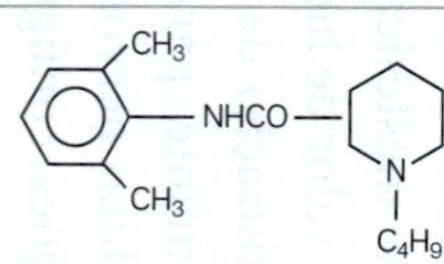			288	8,1	Moderado	ND	95	Longa
Articaína	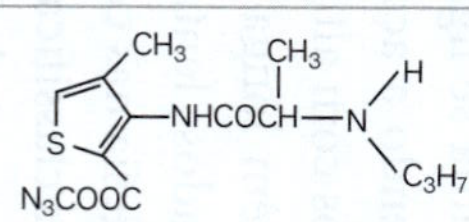			320	7,8	Rápido	17	95	Moderada

Fonte: adaptação de Malamed.[26]

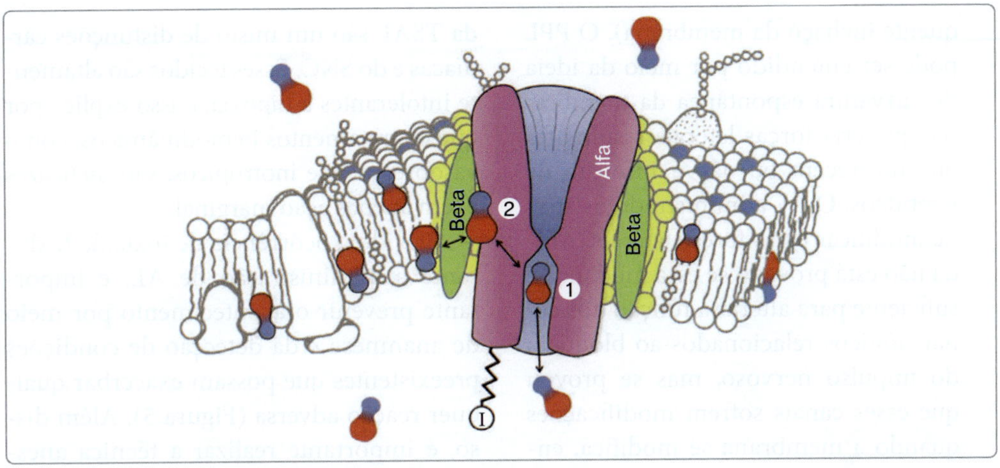

FIGURA 4 Formas de interação dos anestésicos locais (ovoides vermelho e azul) com os canais de sódio, com suas subunidades alfa e beta.

Fonte: Lirk et al.[29]

atuação dos AL nesses microdomínios é mais fraca que em outras regiões lipídicas. Ainda assim, existe diminuição da concentração dos receptores, inclusive os canais de sódio dependentes de voltagem, que têm sua ação inibida na destruição dos microdomínios. Além disso, o amplo espectro de ação poderia ser devido à presença dos outros receptores, como NMDA (N-metil-D-aspartato) e GABA (ácido gama-aminobutírico).

2. Os AL impedem a propagação de *soliton*: *solitons* são definidos como "pacotes de ondas" que se propagam sem desaparecer ou dissipar e que ocorrem em algum meio, como a bicamada lipídica. Os AL diminuem a temperatura de transição da bicamada, tornando-a mais fluida, desfavorecendo a formação de *solitons* e impedindo a propagação nervosa. Como as transições de fase da membrana são muito amplas, ainda não está claro se os AL são capazes de alterar suficientemente essa fase. Esse mecanismo não estaria ligado, pelo menos exclusivamente, aos canais de sódio, porém influenciaria o bom funcionamento dos canais e receptores presentes na membrana, explicando também o amplo espectro de ação dos AL.
3. Os AL modulam o perfil de pressão lateral (PPL): por serem anfifílicos, os AL se encaixam na camada bilipídica, mudando suas propriedades e afetando os canais e receptores, ligados ao mecanismo indireto mediado pela membrana. Esta sofre uma força contrária à tensão superficial (criada pela bicamada lipídica com água entre elas), chamada pressão lateral, desigualmente distribuída. O mecanismo PPL tem sido difundido como a maior propriedade física que pode modular a estrutura e a função das proteínas de membrana, como referido em 1950 pela teoria do volume crítico (algumas drogas não específicas poderiam se tornar tóxicas por seu grande volume e conse-

quente inchaço da membrana). O PPL pode ser entendido por meio da ideia de curvatura espontânea da membrana, que cria forças laterais resultantes que favorecem ou não a inserção de peptídeos. O AL administrado é capaz de modificar essas forças laterais. Ainda não está provado se essa mudança é suficiente para alterar a função dos canais iônicos relacionados ao bloqueio do impulso nervoso, mas se provou que esses canais sofrem modificações quando a membrana se modifica, então a teoria poderia ser elucidada com mais estudos.

4. Relacionada a esse mecanismo, está descrita também a propriedade antibacteriana dos AL, devido à alteração de atividade dos canais mecanossensitivos bacterianos, assim como dos canais eucarióticos. Com o aumento da pressão na camada lipídica, esses canais se abrem e os AL se ligam a eles, promovendo uma ação antibacteriana. Estudo recente mostra a ação bacteriostática e de contenção da formação de biofilme *in vitro* da lidocaína (principalmente), sozinha ou associada com antisséptico decametoxina em cultura da cepa *A. baumannii*, presente em feridas infectadas em hospitais.[31]

Toxicidade dos anestésicos locais

Apesar da alta eficácia e do amplo uso dentro da odontologia e da medicina, a toxicidade sistêmica por anestésico local (TSAL) é uma realidade em âmbito ambulatorial e merece atenção.[32] A TSAL é resultado da combinação de efeitos adversos nas vias dos receptores ionotrópicos (canais iônicos) e metabotrópicos (ativados indiretamente – não iônicos), mas os maiores sinais da TSAL são um misto de disfunções cardíacas e do SNC. Esses tecidos são altamente intolerantes à hipóxia, e isso explica por que os tratamentos hemodinâmicos, como vasopressores e inotrópicos, são ineficazes e têm apenas ação marginal.

Devido à ocorrência de toxicidade durante a administração de AL, é importante prevenir o acontecimento por meio de anamnese e da detecção de condições preexistentes que possam exacerbar qualquer reação adversa (Figura 5). Além disso, é importante realizar a técnica anestésica da forma mais precisa e correta, evitando injeções intravasculares, realizando aspiração negativa e fracionando a dose em intervalos de aplicação superiores a 30 segundos. Deve-se optar por anestésicos menos tóxicos em todos os casos e, ainda assim, em técnicas de anestesia de bloqueios regionais, usar a ultrassonografia sempre que possível (dentro da odontologia, o uso ainda é restrito).

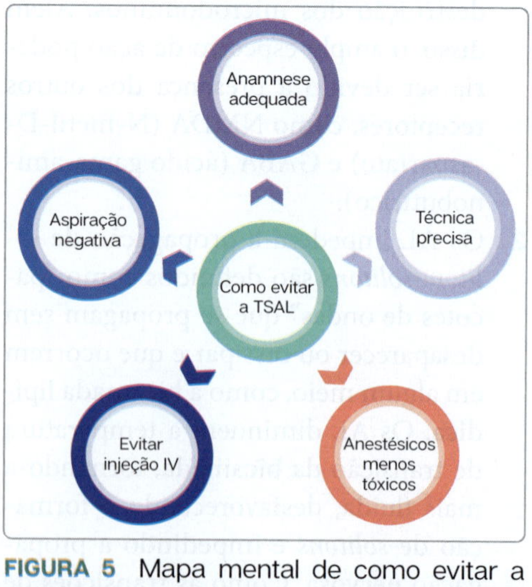
Anamnese adequada
Aspiração negativa
Técnica precisa
Como evitar a TSAL
Evitar injeção IV
Anestésicos menos tóxicos

FIGURA 5 Mapa mental de como evitar a toxicidade sistêmica por anestésicos locais (TSAL).

IV: intravenosa.
Fonte: elaboração dos autores.

Mesmo com todos os cuidados, um evento adverso pode ocorrer, e existem duas situações hipotéticas que podem levar a TSAL:

1. Rompimento da barreira sangue – tecido mole devido a múltiplas punções em anestesias regionais, lesando vasos de baixa pressão e levando a alta captação vascular.
2. O tecido mole em volta do anestésico realiza uma força elástica que empurra o anestésico para dentro dos vasos, mesmo sem injeção intravascular.[33]

É importante que o cirurgião-dentista esteja ciente de quais sinais deve observar. Em casos de toxicidade associada ao SNC, o paciente pode apresentar sinais excitatórios, como agitação, confusão e convulsões; depressores, como desaceleração mental, nível de consciência reduzido, coma e apneia. Ou, ainda, sinais não específicos, como parestesia perioral, zumbido no ouvido, diplopia, gosto metálico. Sinais relacionados ao sistema cardiovascular também podem surgir, como hipertensão, taquiarritmias, hipotensão, bradicardia, bloqueio de condução nervosa, arritmia ventricular e assístole (Quadro 3).

Quando esses sinais ocorrerem com o paciente, é crucial que o profissional pare a administração instantaneamente e chame por ajuda. Realizar a manutenção das vias respiratórias com oxigenação de 100%, estabelecer um acesso IV e interromper convulsões pela administração de benzodiazepínicos são tratamentos iniciais complementados pela administração IV de emulsão lipídica para a remoção do anestésico do local de ação. Esse tratamento pode ser realizado em bólus de 1,5 mL/kg de emulsão lipídica

QUADRO 3 Resumo dos sinais da toxicidade sistêmica por anestésicos locais, por sistema

Sistema de origem	Sinais da TSAL
Sistema nervoso central	• Excitatórios: agitação, confusão e convulsões. • Depressores: desaceleração mental, nível de consciência reduzido, coma e apneia.
Sinais não específicos	Parestesia perioral, zumbido no ouvido, diplopia, gosto metálico.
Sistema cardiovascular	Hipertensão, taquiarritmias, hipotensão, bradicardia, bloqueio de condução nervosa, arritmia ventricular e assístole.

TSAL: toxicidade sistêmica por anestésico local.
Fonte: elaboração dos autores.

por 2 a 3 minutos (100 mL) e continuar a infusão de 0,25 mL/kg até o paciente estar estável, por 10 minutos. Se a condição persistir, pode ser administrado no máximo 30 minutos de aproximadamente 10 mL/kg (700 mL). O paciente deve ser acompanhado e monitorado por um mínimo de 6 horas após o evento, sempre observado para excluir pancreatite.[32]

Composição da solução anestésica

Nas clínicas odontológicas, a forma de apresentação mais comum é o tubete anestésico de 1,8 mL, composto de sal anestésico, responsável pelo bloqueio da condução nervosa; cloreto de sódio, responsável por manter a solução isotônica; água estéril, para diluição da droga e volume; vasoconstritor, que pode ou não estar presente e é responsável por aumentar a profundidade e a duração da anestesia, diminuindo a absorção do anestésico pelos vasos sanguíneos por promover vasoconstrição; e metabissulfeto de sódio, substância antioxidante responsável pela conservação da solução (Quadro 4). Outra forma de apresentação é o frasco de múltiplas doses, que pode ser utilizado no consultório, porém é muito comum em hospitais. Além da composição semelhante à do tubete, ele contém metilparabeno, substância bacteriostática que auxilia na prevenção da contaminação da solução.

Instrumental

Para a realização de qualquer técnica anestésica, é necessário conhecer o material que será utilizado durante o procedimento. O cirurgião-dentista deverá ter em mãos uma seringa, uma ou mais agulhas, tubete anestésico ou frasco de múltiplas doses e, em caso de anestesia tópica, anestésico tópico e haste aplicadora.

QUADRO 4 Componentes de uma solução anestésica da apresentação em tubete e suas funções

Componentes da solução anestésica	Função
Sal anestésico (p. ex., lidocaína)	Bloqueio da condução nervosa
Cloreto de sódio	Manter a isotonicidade da solução
Água estéril	Veículo (diluição do sal e manutenção do volume)
Vasoconstritor	Vasoconstrição e aumento do efeito do anestésico no local da injeção (consequente diminuição da toxicidade)
Metabissulfito de sódio	Conservante (antioxidante)

Fonte: elaboração dos autores.

Existem vários tipos de seringas anestésicas para uso odontológico, e são divididas em descartáveis ou não. As seringas descartáveis são feitas de plástico e estão disponíveis em vários tamanhos; normalmente todos os tamanhos de agulha servem para todas as seringas, que apresentam um sistema de fixação da agulha em rosca, chamado de Luer Lock, ou o sistema de encaixe, chamado de Luer Slip (Figura 6). A vantagem da Luer Lock para a administração anestésica é a melhor fixação da agulha.

Independentemente do sistema utilizado, por não apresentarem aspiração automática, ao realizar a inserção da agulha nos tecidos, deve-se puxar o êmbolo, criando uma pressão negativa e verificando se há refluxo sanguíneo. Em caso de aspiração positiva, trocar a agulha de local para evitar injeção intravascular.

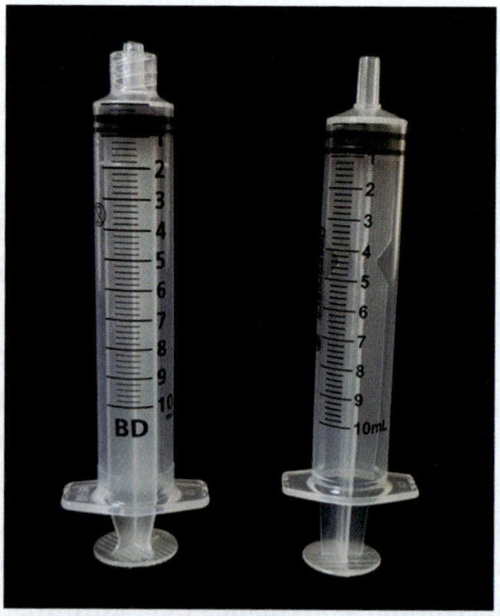

FIGURA 6 Seringas Luer Lock (à esquerda) e Luer Slip (à direita). Notar a região de encaixe das duas seringas. Na Luer Lock, a agulha é inserida mediante movimento de rotação até sua fixação. Já na Luer Slip, realiza-se inserção única.

Fonte: acervo dos autores.

Para essas seringas, deve-se utilizar o frasco de múltiplas doses de anestésico (Figura 7), cuidando sempre para não contaminar a solução dentro do frasco. Insere-se uma agulha estéril de calibre 18 G no frasco (Figura 8A), apenas para a aspiração da solução, pois ela será mantida no frasco enquanto se faz uso de uma agulha estéril calibre 26 ou 27 G (Figura 8B) para a injeção no paciente. Para injeções em pele, pode-se utilizar a agulha de 30 G (Figura 8C).

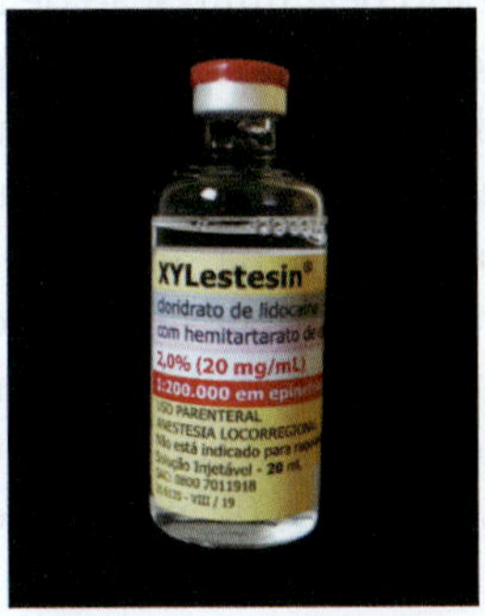

FIGURA 7 Frasco de múltiplas doses de anestésico lidocaína com epinefrina 1:200.000.

Fonte: acervo dos autores.

Já as seringas não descartáveis são apresentadas de diferentes formas, geralmente em metal, com aspiração manual ou autoaspiração, carga lateral ou inserção do tubete após tracionamento da haste/êmbolo da seringa. Essas seringas são chamadas de "carpule" (Figura 9) e são as mais utilizadas na odontologia, sendo necessário o uso de agulhas gengivais, próprias para serem acopladas em sistema de rosca. Essas agulhas podem ser curtas ou longas (Figura 10) e, em média, têm 20 mm e 32 mm, respectiva-

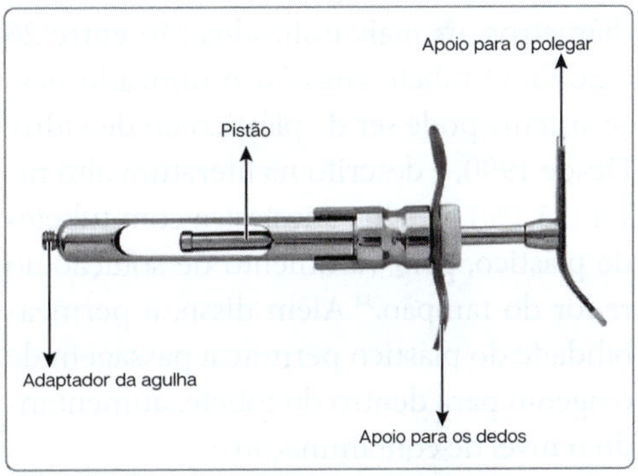

FIGURA 9 Seringa carpule (metálica) e suas estruturas.

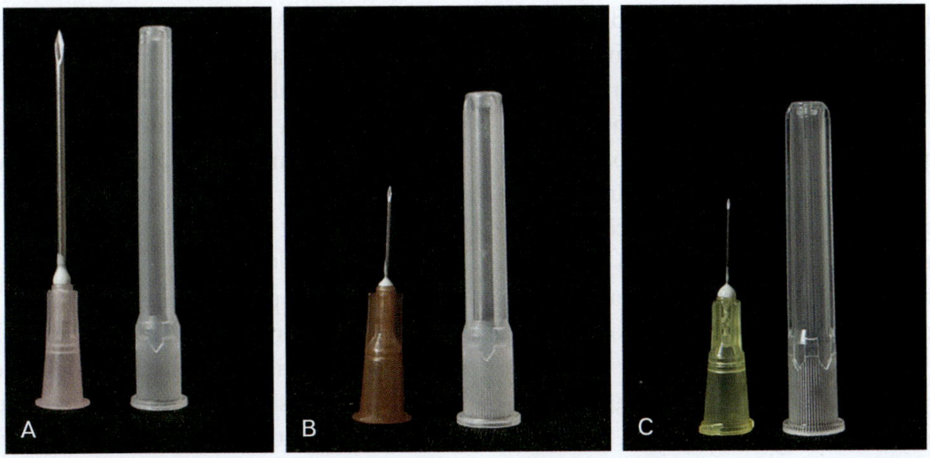

FIGURA 8 Agulhas hipodérmicas de diversos tamanhos. A: agulha de 18 G x 40 mm. B: agulha de 26 G x 13 mm. C: agulha de 30 G x 13 mm.

Fonte: acervo dos autores.

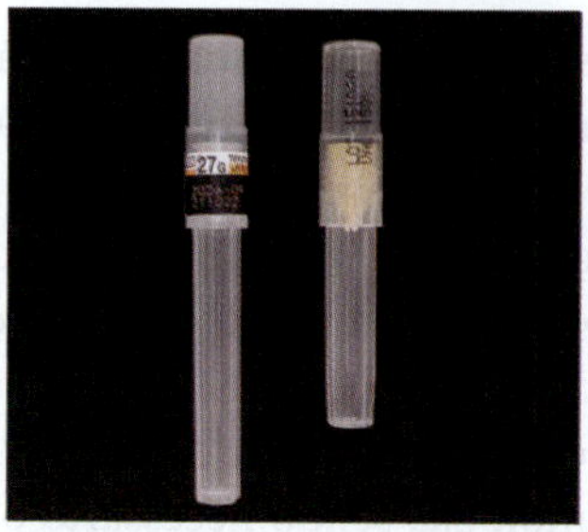

FIGURA 10 Agulha longa e agulha curta, ambas de 27 Gauges.
Fonte: acervo dos autores.

mente, além de se apresentarem em vários diâmetros; os mais utilizados são entre 26 e 30 G. O tubete anestésico utilizado nesse sistema pode ser de plástico ou de vidro. Desde 1990, é descrito na literatura alto nível (75,1%) de falha anestésica com tubetes de plástico, pelo vazamento de solução ao redor do tampão.[34] Além disso, a permeabilidade do plástico permite a passagem de oxigênio para dentro do tubete, aumentando o nível de contaminação.[35]

O tubete anestésico de vidro é comercialmente apresentado em blísteres, porém os tubetes não são estéreis, apenas a solução anestésica. Entre um atendimento e outro e no armazenamento dos tubetes, ocorre contaminação ainda maior dessa superfície, sendo necessário um método de desinfecção. Na literatura, não há consenso em relação à desinfecção, mas estudo publicado em 2020 mostrou maior eficácia de desinfecção por fricção de gaze embebida com álcool 70% ou cloreto de benzalcônio 5,2% com poli-hexametileno biguanida 3,5% por 10 segundos.[36]

Classificação das anestesias locais em odontologia

Existem diferentes tipos de técnicas para anestesia local, e quatro grandes classificações englobam essas técnicas: anestesias terminal superficial, terminal profunda (infiltrativa), regional e troncular.

A anestesia terminal livre é realizada pela aplicação do anestésico limitada às terminações nervosas livres, permanecendo sobre a epiderme. Na anestesia terminal profunda ou infiltração local, o anestésico é depositado sob a epiderme, sendo aplicada para áreas pequenas e bem delimitadas, auxiliando também na hemostasia durante o procedimento. O bloqueio de um campo é caracterizado pela infiltração de anestésico em ramos terminais maiores e pode ser chamado de anestesia regional, ou seja, a área de atuação é mais distante da área de injeção. Por último, na anestesia troncular, o anestésico é depositado próximo a um tronco nervoso principal (estando mais próximo do SNC), anestesiando uma região maior. O campo de atuação será mais distante da região de punção.

Essas são grandes classificações que englobam inúmeras técnicas, descritas a seguir. As anestesias terminais superficiais incluem a anestesia tópica, a anestesia por compressão e a anestesia por refrigeração. As anestesias terminais profundas englobam as terminais infiltrativas supraperiosteal, subperiosteal, submucosa, subcutânea circundante, peridental ou intraligamentar, intrasseptal, intrapulpar e intraóssea.

Anestesia tópica

Aplicados previamente à punção da agulha para terminais infiltrativas ou bloqueios regionais, os anestésicos tópicos estão disponíveis comercialmente ou podem ser manipulados em preparados com veículos em géis, cremes, pomadas ou *sprays*. Lidocaína a 2% em pomada e benzocaína a 20% em gel são os mais utilizados. Há ainda disponíveis creme de lidocaína mais prilocaína a 5% e *spray* de lidocaína a 10% (Figura 11). O uso da lidocaína a 2% é realizado pela aplicação por 2 a 3 minutos (sendo o início de ação de 30 segundos a 2 minutos). A utilização da benzocaína a 20% tem início de ação rápido (após 15 segundos de aplicação) e duração de 20 a 30 minutos, quando aplicada a quantidade indicada de 0,5 g (sendo a dosagem máxima de 2 g).

O creme a 5% de lidocaína e prilocaína é mais utilizado na pele, com aplicação 1 hora antes da realização do procedimento, com o adesivo oclusivo. Porém, seu uso na odontologia também é notável, sendo aplicado por 1 minuto antes da punção da agulha, ou ainda por 5 minutos para exodontia de decíduos. Já a pulverização de lidocaína a 10% pode ser mantida em contato com a mucosa por 3 segundos antes da punção por agulha. A orientação para realização da técnica é que se seque muito bem a região com jatos de ar, gaze e/ou roletes de algodão e então se aplique o anestésico tópico na região bem seca pelo tempo indicado, com o auxílio de hastes com algodão (Figura 12).

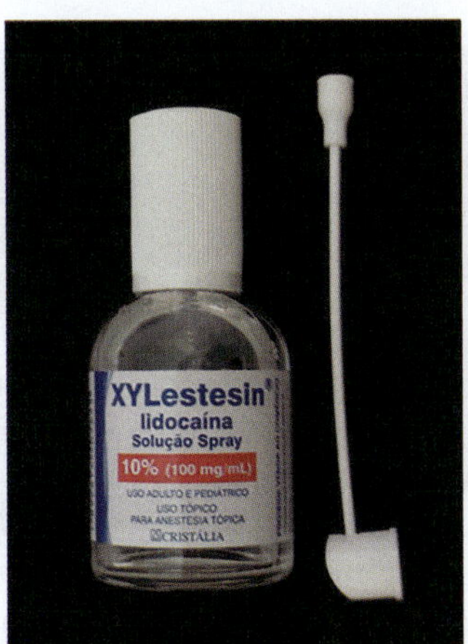

FIGURA 11 Exemplo de anestésico tópico em *spray* à base de lidocaína a 10%. Ao lado, a haste utilizada para aplicação do anestésico.

Fonte: acervo dos autores.

Anestesia por compressão

Essa técnica é realizada sobretudo antes de anestesias no palato. É feita a compressão com o dedo ou com o auxílio de um instrumental rombo até que se observe discreta isquemia da região. Dessa forma, afasta-se o dedo e realiza-se a técnica seguinte predeterminada. Quando se utiliza instrumental, pode-se mantê-lo próximo da região, evitando acidentes por perfuração do operador.

Anestesia por refrigeração

Normalmente realizada para procedimentos em pele, porém possível em qualquer região. Embrulha-se o gelo em papel ou tecido e se aplica sobre a região a ser anestesiada por 5 minutos. É comum o paciente reclamar de sensação de queimação, porém esse tempo não é suficiente para causar lesão nos tecidos.

Anestesia terminal infiltrativa supraperiosteal

Técnica indicada para anestesia pulpar dos dentes superiores, quando envolver

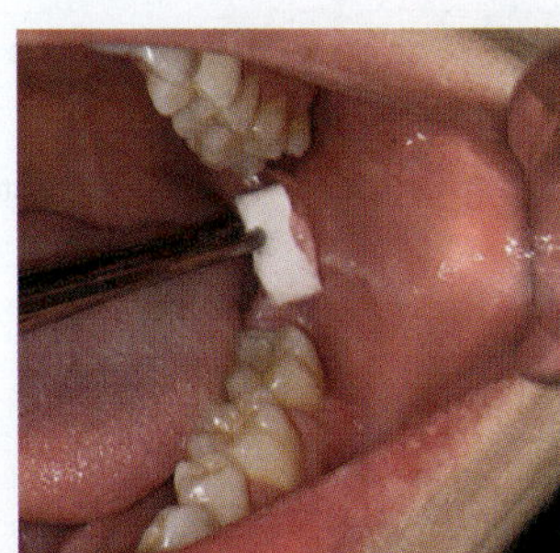

FIGURA 12 Aplicação do anestésico tópico em gel (benzocaína a 20%), com auxílio de um rolete de algodão.

Fonte: acervo dos autores.

um ou dois dentes; em procedimentos que envolvam mais dentes, seriam necessárias mais injeções, contraindicando a técnica. Também é indicada para biópsias e outros procedimentos em áreas da mucosa circunscritas. A contraindicação específica seria em regiões em que a espessura do tecido ósseo recobrindo a raiz é muito grande, impedindo a passagem do anestésico, normalmente em regiões de pilares ósseos. Um cuidado a ser tomado em biópsias é não injetar um volume muito grande de anestésico para não deformar a lesão. A técnica supraperiosteal é realizada pela infiltração de AL acima do periósteo e próximo ao ápice dos dentes (Figura 13). Como a aplicação é realizada acima do periósteo, não se deve sentir resistência pelo tecido ósseo ou dor exacerbada do paciente por "raspar" o tecido ósseo com a agulha.

Anestesia terminal infiltrativa subperiosteal

Indicada para anestesiar um único dente superior em adultos e qualquer dente em crianças, é realizada inserindo-se a agulha entre o periósteo e o osso, com o bisel voltado para o periósteo (Figura 14).

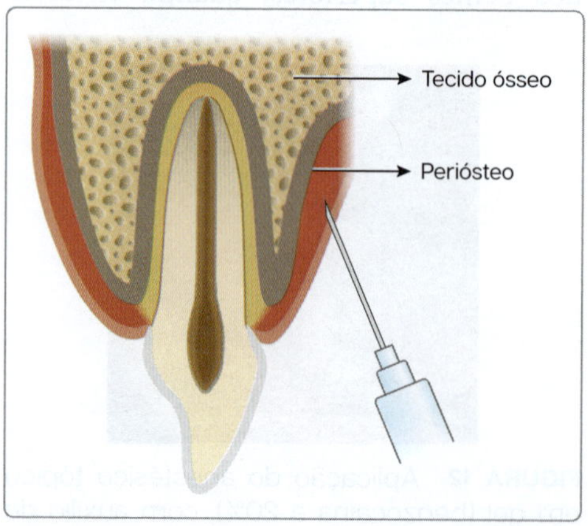

FIGURA 13 Imagem representativa da anestesia terminal infiltrativa supraperiosteal.

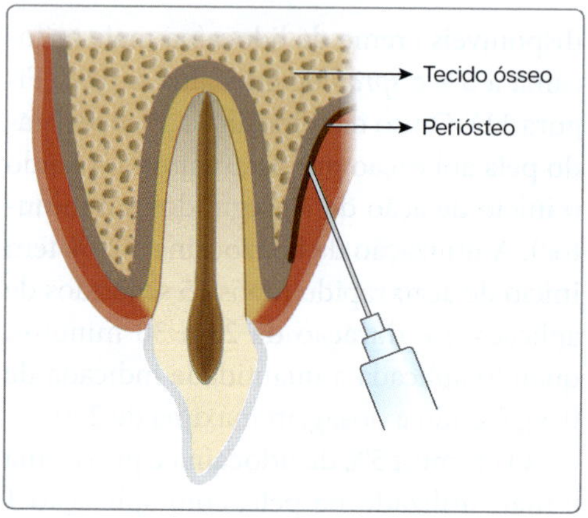

FIGURA 14 Imagem representativa da anestesia terminal infiltrativa subperiosteal.

Anestesia terminal infiltrativa subcutânea circundante

Indicada para remoção de lesões, para sutura de ferimentos cortocontusos e para tratamento de outros tipos de ferimento em pele ou mucosa. É realizada com o mínimo possível de punções efetivas ao redor da lesão ou do ferimento (circundando-os) (Figura 15). Evitar áreas inflamadas ou que possam causar necrose tecidual.

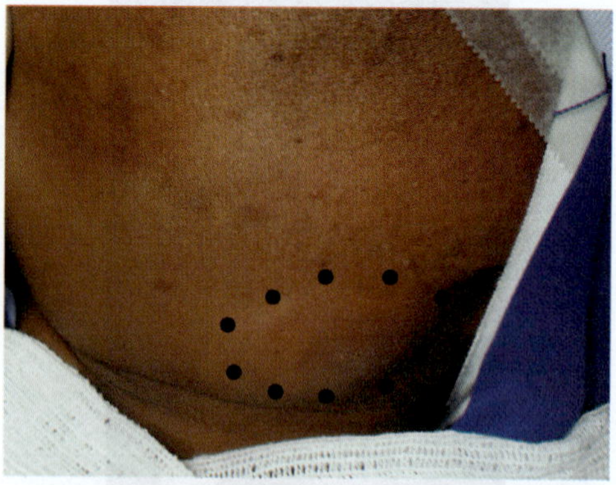

FIGURA 15 Foto clínica de lesão em região submandibular, com esquema representativo (pontos pretos) dos possíveis pontos de anestesia ao redor da lesão (anestesia terminal infiltrativa subcutânea circundante).

Fonte: acervo dos autores.

Anestesia terminal infiltrativa intraligamentar

Indicada para a anestesia de apenas um dente, em casos em que o periodonto já está lesado ou pode ser lesado pela posterior exodontia do elemento dental. Utilizar agulha curta ou extracurta para a injeção sob pressão do anestésico no ligamento periodontal (Figura 16).

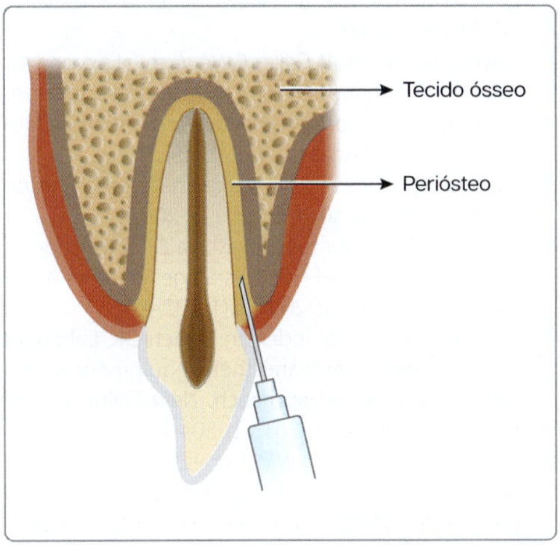

FIGURA 16 Imagem representativa da anestesia terminal infiltrativa intraligamentar.

Anestesia terminal infiltrativa intrasseptal

Esta técnica é complementar ou usada para procedimentos periodontais, considerada uma variação da técnica intraligamentar. É realizada inserindo-se a agulha pela papila interdentária na mesial ou distal do dente a ser anestesiado, atingindo-se o septo dental (Figura 17). Pode-se ainda aplicar o anestésico no septo inter-radicular em casos de exodontia de raízes residuais, por exemplo.

Anestesia terminal infiltrativa intrapulpar

Anestesia indicada para pacientes com cárie profunda, com ou sem pólipo pulpar, que necessitam de tratamento endodôntico, ou ainda para dentes com pulpite e indicação de exodontia. Em virtude da inflamação aguda, muitas vezes as técnicas anestésicas de bloqueio não são completamente eficazes, e, quando o profissional atinge a polpa ou está próximo dela em procedimentos de acesso à cavidade pulpar ou mesmo odontossecção, é necessária a utilização da técnica intrapulpar.

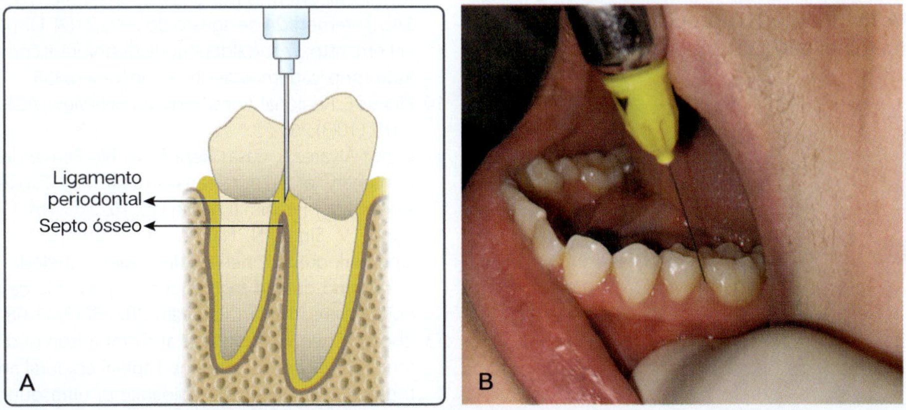

FIGURA 17 A: imagem representativa da anestesia terminal infiltrativa intrasseptal. B: sendo realizada em boca. É possível observar a isquemia (região esbranquiçada) tecidual da papila que está sendo anestesiada.

Fonte: acervo dos autores.

A orientação dos autores é que seja feita rapidamente, pela inserção da agulha dentro da polpa dentária, com aplicação do anestésico sob pressão (Figura 18). O paciente sentirá uma dor intensa, mas o efeito anestésico é imediato, com resolução da queixa álgica e possibilidade de prosseguimento do procedimento.

Anestesia terminal infiltrativa intraóssea

Indicada para procedimentos cirúrgicos nos quais as técnicas de bloqueio não foram efetivas. É realizada por meio de uma perfuração em tecido ósseo até a região medular com broca para osso e da aplicação intraóssea de anestésico (Figura 19).

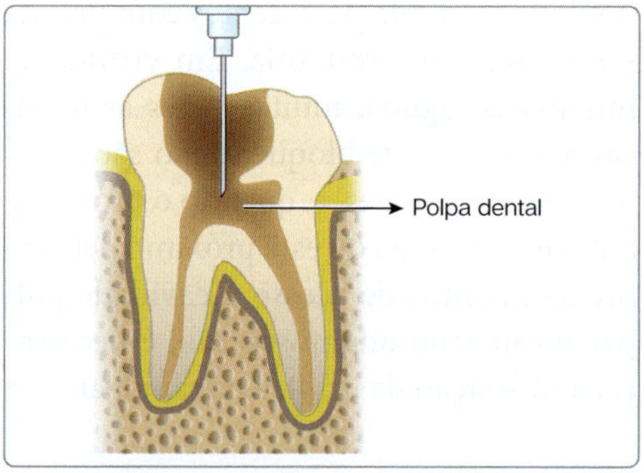

FIGURA 18 Imagem representativa da anestesia terminal infiltrativa intrapulpar.

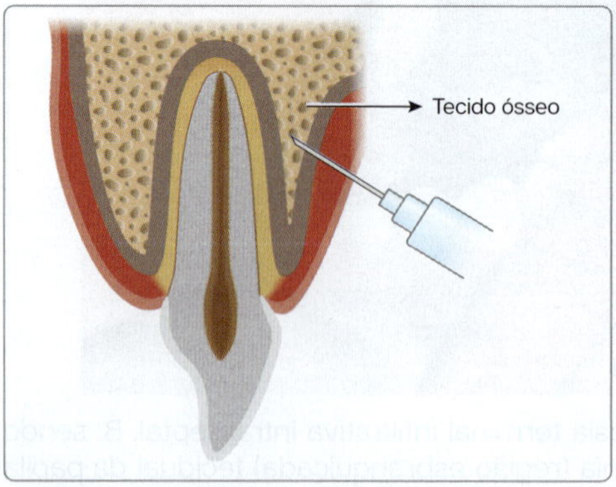

FIGURA 19 Imagem representativa da anestesia terminal infiltrativa intraóssea.

As anestesias regionais são descritas nos capítulos sobre os respectivos nervos alvos (Capítulos 9 e 10).

REFERÊNCIAS

1. Marx GF. American Society of Anesthesiologists. Obstet Anesth Dig. 1982;2(1):31.
2. Yang X, Luethy A, Zhang H, et al. Mechanism and development of modern general anesthetics. Curr Top Med Chem. 2019;19(31):2842-54.
3. Bouroche G, Bourgain JL. Preoxygenation and general anesthesia: a review. Minerva Anestesiol. 2015;81(8):910-20.
4. Haynes SR, Allsop JR, Gillies GWA. Arterial oxygen saturation during induction of anaesthesia and laryngeal mask insertion: prospective evaluation of four techniques. Br J Anaesth. 1992;68(5):519-22.
5. Laycock JD. Signs and stages of anæsthesia a restatement. Anaesthesia. 1953;8(1):15-20.
6. Bhargava AK, Setlur R, Sreevastava D. Correlation of bispectral index and Guedel's Stages of ether anesthesia. Anesth Analg. 2004;98(1):132-4.
7. Pillai ACS. Bispectral index. In: Baheti DK, Laheri VV (Eds.). Understanding anesthetic equipment & procedures: a practical approach. New Delhi: Jaypee Brothers Medical Pub, 2015. p. 304-10.
8. Oliveira CRD, Bernardo WM, Nunes VM. Benefit of general anesthesia monitored by bispectral index compared with monitoring guided only by clinical parameters: systematic review and meta-analysis. Brazilian J Anesthesiol (English Ed). 2017;67(1):72-84.
9. Oractz C, Danciguer Guanaes L. A hipertermia maligna em pacientes expostos a anestésicos gerais: uma revisão: hipertermia maligna e os anestésicos gerais. SAU [Internet]. 24 de agosto de 2022;21(2). Disponível em: https://portaldeperiodicos.unibrasil.com.br/index.php/cadernossaude/article/view/6355.
10. Pincus E. Regional Anesthesia: an overview. AORN J. 2019;110(3):263-72.
11. López Álvarez S, Casas Reza P, del Río Fernández S. Centenary of epidural anaesthesia. Rev Española Anestesiol y Reanim (English Ed). 2022;69(1):4-11.
12. Ponde V, Singh N, Nair A, et al. Comparison of landmark-guided, nerve stimulation: guided, and ultrasound-guided techniques for pediatric caudal epidural anesthesia. Clin J Pain. 2022;38(2):114-8.
13. Zhou Y, Chen W, Zhou S, et al. Comparison of different approaches to combined spinal epidural anesthesia (CSEA) under the guidance of ultrasound in cesarean delivery of obese patients: a randomized controlled trial. Eur J Med Res. 2021;26(1):1-8.
14. Öğrenci A, Akar E, Koban O, et al. Spinal anesthesia in surgical treatment of lumbar spine tumors. Clin Neurol Neurosurg. 2020:196.

15. Park SK, Cheun H, Kim YW, et al. Ultrasound-assisted spinal anesthesia: a randomized comparison between midline and paramedian approaches. J Clin Anesth. 2022;80:110823.
16. Wedel DJ, Sprung J, Bourke DL, et al. Predicting the Difficult neuraxial block: a prospective study. Anesth Analg. 1999;89:384-9.
17. Vig S, Bhan S, Bhatnagar S. Celiac plexus block: an old technique with new developments. Pain Physician. 2021;24(5):379-98.
18. John E. Hipskind AAA. Cervical Plexus Block. 2022; 1-8.
19. Tsui BCH. Axillary block. Atlas Ultrasound Nerve Stimul Reg Anesth. 2008;99-107.
20. Ciftci B, Develi T, Münevveroglu S, Ekinci M. Superficial cervical plexus block for orthognathic surgery. Rev Española Anestesiol y Reanim (English Ed). 2021;68(7):428-9.
21. Tuohy EB. Brachial plexus block. Am J Surg. 1936;34(3):544–6.
22. Waldman SD. Lumbar plexus block. Pain Rev. 2009;560-3.
23. Li J, Szabova A. Ultrasound-guided nerve blocks in the head and neck for chronic pain management: the anatomy, sonoanatomy, and procedure. Pain Physician. 2021;24(8):533-48.
24. Day TK, Skarda RT. The pharmacology of local anesthetics. Vet Clin North Am Equine Pract. 1991;7(3):489-500.
25. Giovannitti JA, Rosenberg MB, Phero JC. Pharmacology of local anesthetics used in oral surgery. Oral Maxillofac Surg Clin North Am [Internet]. 2013;25(3):453–65.
26. Malamed SF. Manual de anestesia local. 2016;15(2):1-23.
27. Pereira RIC. Anestésicos loais. In: Sociedade de Anestesiologia do Estado de São Paulo (Saesp) (org.). Anetesiologia Saesp. 5. ed. São Paulo: Atheneu, 2001. p. 580 (Fig. 29.1).
28. Barletta M, Reed R. Local anesthetics: pharmacology and special preparations. Vet Clin North Am – Small Anim Pract. 2019;49(6):1109-25.
29. Lirk P, Hollmann MW, Strichartz G. The science of local anesthesia: basic research, clinical application, and future directions. Anesth Analg. 2017;126(4):1381-92.
30. Grage SL, Culetto A, Ulrich AS, Weinschenk S. Membrane-mediated activity of local anesthetics. Mol Pharmacol. 2021;100(5):502-12.
31. Nazarchuk O, Dmyrtriiev D, Babina Y, et al. Research of the activity of local anesthetics and antiseptics regarding clinical isolates of Acinetobacter baumannii as pathogens of postoperative infectious complications. Acta Biomed. 2022;93(1):1-9.
32. Macfarlane AJR, Gitman M, Bornstein KJ, et al. Updates in our understanding of local anaesthetic systemic toxicity: a narrative review. Anaesthesia. 2021;76(S1):27-39.
33. Kumar A, Sinha C, Kumar A. Blood-soft tissue barrier breach and soft tissue recoil pressure on local anesthetic: two physiological mechanisms for local anesthetic systemic toxicity. Brazilian J Anesthesiol (English Ed). 2021;71(4):473-4.
34. Meechan JG, McCabe JF, Carrik TE. Plastic dental local anaesthetic cartridges: a laboratory investigation. Br Dent J. 1990;169(2):54-6.
35. Resende R. Você ainda usa tubete de plástico? DFL Academy. 2012;0-1.
36. Dutra MJ, Corralo DJ, Merib DDO, et al. Eficácia de agentes químicos na desinfecção de tubetes anestésicos odontológicos. Rev da Fac Odontol Porto Alegre. 2020;61(1):28-37.

9

Anestesia da segunda divisão do nervo trigêmeo

José Cleveilton dos Santos
Giovanni Cunha
Valfrido Antonio Pereira-Filho
Marisa Aparecida Cabrini Gabrielli

PONTOS-CHAVE

- Considerações anatômicas.
- Técnicas anestésicas intra e extrabucais da maxila: técnicas intrabucais na face vestibular do rebordo alveolar; técnicas intrabucais na face palatina do rebordo alveolar; técnicas extrabucais; demais técnicas.
- Observações gerais.

INTRODUÇÃO

A segunda divisão do V par craniano, chamada também de nervo maxilar, segundo Prado et al.,[1] caracteriza-se por ser um ramo exclusivamente sensitivo que se distribui para a dura-máter, parte da mucosa nasal, mucosa do palato e do véu palatino, região gengival da maxila e pele da face, da pálpebra inferior, da bochecha e do lábio superior, bem como osso alveolar e dentes superiores.

CONSIDERAÇÕES ANATÔMICAS DO NERVO MAXILAR

Logo após essa divisão sair do gânglio trigeminal, emite o ramo meníngeo, que acompanha a artéria meníngea média, sendo responsável pela inervação sensitiva da dura-máter[2] (Figura 1).

A saída desse nervo do crânio se dá pelo forame redondo em direção à fossa pterigopalatina. Imediatamente após sua saída, emite o nervo zigomático. Este, porém, permanece ligado ao tronco de origem e só se desprende dele na entrada da fissura orbital inferior, onde emite o pequeno ramo comunicante com o nervo lacrimal, que apresenta fibras secretomotoras do sistema nervoso autônomo (SNA) provenientes do gânglio pterigopalatino.[3] Ao entrar na cavidade orbitária, o nervo zigomático penetra em um canalículo em Y, denominado forame zigomático-orbital, localizado na parede lateral da órbita, e se divide em dois ramos: o nervo zigomaticofacial, responsável pela inervação dos tecidos moles da bochecha, e o nervo zigomaticotemporal, responsável pela sensibilidade da região temporal anterior (Figura 1).

Segundo Teixeira et al.,[3] o nervo pterigopalatino é o ramo mais medial da divisão maxilar do trigêmeo e converge para o gânglio pterigopalatino (SNA) na fossa de mesmo nome, onde emite ramos orbitais, responsáveis pela sensibilidade do periósteo orbital, das células etmoidais e do seio esfenoidal, e o ramo faríngeo, que penetra no canal faríngeo ou canal palatovaginal,[3,4] sendo responsável pela sensibilidade das mucosas da tuba auditiva, do teto da nasofaringe e do seio esfenoidal (Figura 1).

Os ramos palatinos são ramos descendentes que atravessam o gânglio pterigopalatino, mas não fazem parte deste.[1] O nervo esfenopalatino é responsável pela sensibilidade da parte posterior das conchas nasais superior, média e inferior através dos ramos nasais posteriores superiores e inferiores.[3] O nervo nasopalatino penetra medialmente na cavidade nasal, através do forame esfenopalatino, acompanhando o vômer, e o septo nasal anteriormente, até entrar no canal incisivo e emergir na região anterior do palato duro, sendo responsável pela sensibilidade da mucosa palatina dos dentes caninos e incisivos. O nervo palatino maior desce acompanhando a lâmina perpendicular do osso palatino, saindo na cavidade bucal pelo forame palatino maior, onde emite ramos para inervar a mucosa palatina dos dentes pré-molares e molares. O nervo palatino menor emerge na cavidade bucal através do forame palatino menor, sendo responsável pela sensibilidade do palato mole, da úvula e da tonsila palatina e regiões adjacentes[3] (Figura 1).

O nervo alveolar superior posterior (NASP) é emitido antes da fissura orbital inferior e faz um trajeto descendente pela parede posterior da maxila, onde penetra em foraminas alveolares e inerva a membrana da mucosa do seio maxilar e parte

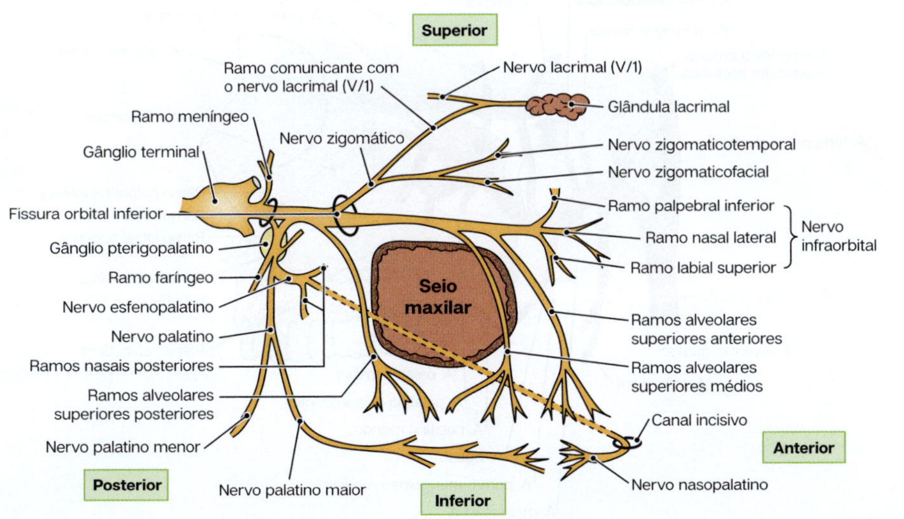

FIGURA 1 Representação esquemática do nervo maxilar e seus ramos em vista lateral direita.

Fonte: adaptação de Teixeira et al.[3]

da mucosa da bochecha, além de fornecer inervação sensorial dos alvéolos, tecidos periodontais e pulpares dos molares superiores, com exceção da raiz mesiovestibular do primeiro molar superior em 28% dos pacientes[1,3,5] (Figura 1).

O nervo alveolar superior médio (NASM), quando presente, ramifica-se a partir do tronco nervoso principal e é responsável pela inervação dos pré-molares superiores e pela raiz mesiovestibular do primeiro molar superior[5] (Figura 1).

O nervo alveolar superior anterior (NASA) é um ramo extenso emitido antes da saída no forame infraorbital, faz um trajeto descendente pela parede anterior da maxila e fornece inervação sensorial dos tecidos periodontais e pulpares dos incisivos centrais, laterais e caninos superiores, bem como ao osso bucal e às membranas adjacentes a esses dentes[5] (Figura 1).

O nervo infraorbital (NIO) é a denominação que a divisão maxilar do trigêmeo recebe ao entrar no sulco, no canal e sair no forame infraorbital, onde se divide em ramos palpebrais inferiores, responsáveis pela sensibilidade da pele da pálpebra inferior; ramos nasais externos, que fornecem inervação sensorial à pele na região lateral do nariz, e ramos labiais, responsáveis pela sensibilidade da pele e mucosas do lábio superior[5] (Figura 1).

VASCULARIZAÇÃO ASSOCIADA DO NERVO MAXILAR

A artéria maxilar (Figura 2) e o plexo pterigóideo (Figura 3) são as principais estruturas vasculares de interesse relacionadas às técnicas anestésicas para o nervo maxilar (V2). O risco de aspiração positiva é menor que 1% na maioria das técnicas,[5] exceto no bloqueio do nervo alveolar superior posterior e no bloqueio regional do nervo maxilar.

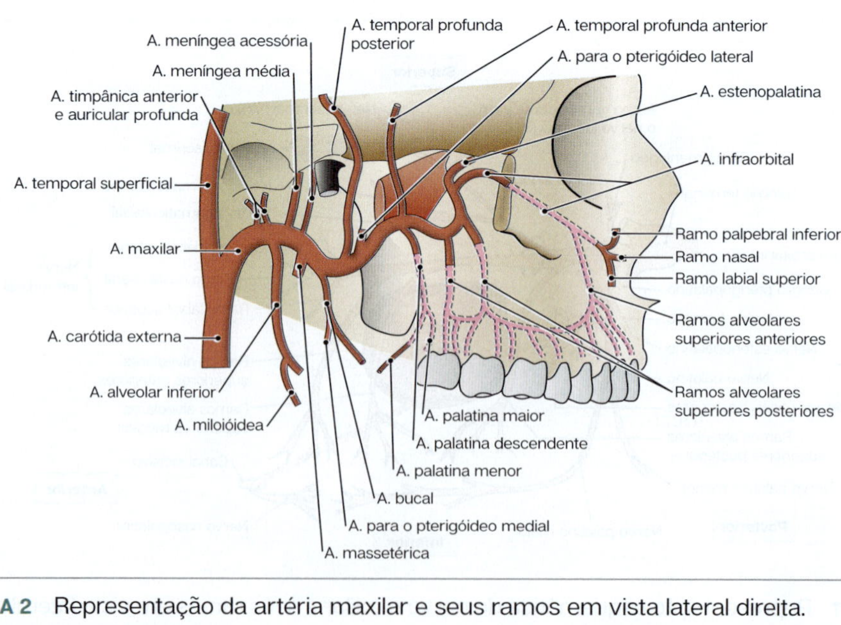

FIGURA 2 Representação da artéria maxilar e seus ramos em vista lateral direita.
Fonte: adaptação de Teixeira et al.[3]

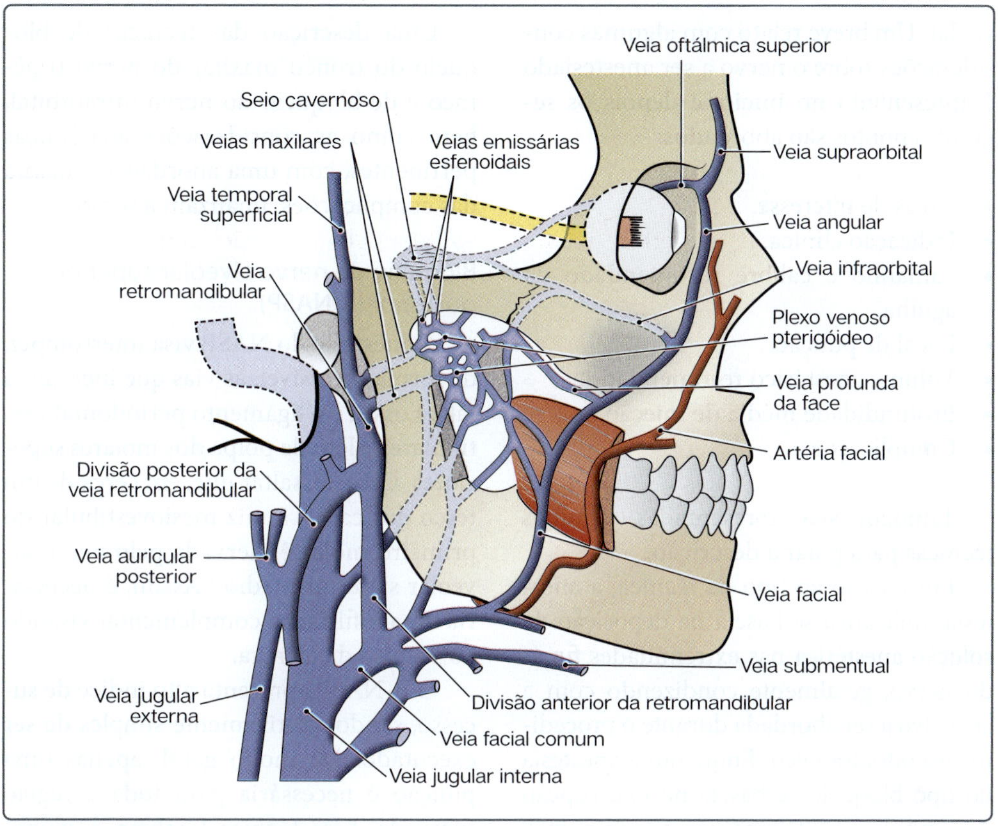

FIGURA 3 Drenagem venosa da face, demonstrando o plexo pterigóideo na região próxima ao nervo maxilar.

Fonte: adaptação de Teixeira et al.[3]

Durante a realização dessas técnicas, há a possibilidade de injeção do anestésico na corrente sanguínea através da artéria maxilar (Figura 2). Além das complicações sistêmicas, observa-se rápida isquemia da hemiface. Caso a punção ocorra no plexo venoso pterigóideo, é possível que ocorra a formação de hematoma na região, causando limitação da abertura bucal.[1]

TÉCNICAS ANESTÉSICAS INTRA E EXTRABUCAIS DA MAXILA

A anestesia do segundo par do nervo trigêmeo pode ser alcançada por meio de técnicas intra e extrabucais. Em geral, a execução desses procedimentos é relativamente simples e apresenta adequada segurança clínica. No entanto, em cada abordagem existem particularidades e pontos de atenção que merecem ser detalhados visando ao sucesso do procedimento.

O leitor encontrará a seguir uma descrição didática, na qual inicialmente as técnicas se encontram divididas nas modalidades intra e extrabucal. Para as punções intrabucais, uma segunda classificação foi adotada, separando as técnicas realizadas na face vestibular e aquelas descritas para a face palatina do rebordo alveolar. Um breve relato com algumas considerações sobre o nervo a ser anestesiado é apresentado no início, e depois os seguintes pontos são abordados:

- Áreas de interesse.
- Indicação clínica.
- Tamanho e calibre recomendado da agulha.
- Local de punção.
- Volume anestésico recomendado.
- Profundidade média de injeção.
- Complicações.

Também são apresentadas algumas técnicas para guiar a descrição.

Em relação ao tipo da técnica, a anestesia infiltrativa se baseia na deposição da solução anestésica nas extremidades finais do nervo, geralmente condizendo com a área alvo a ser abordada durante o procedimento odontológico. Enquanto a anestesia do tipo bloqueio se baseia na interrupção dos impulsos no tronco nervoso principal, usualmente esse tipo de abordagem está a certa distância da área alvo do procedimento.[5] Entretanto, é possível encontrar a nomenclatura "bloqueio regional" como sinônimo de infiltração, sendo esta última restrita a punções superficiais. Portanto, visando simplificar a descrição, neste capítulo são adotados apenas os termos "infiltração", como técnica complementar, e "bloqueio", para técnicas distantes da área alvo.

Técnicas intrabucais na face vestibular do rebordo alveolar

Esta seção descreve objetivamente as técnicas mais comuns da prática clínica para anestesia em procedimentos na maxila, em abordagens realizadas na face vestibular do rebordo alveolar.

Uma descrição das técnicas de bloqueio do tronco maxilar do nervo trigêmeo e de bloqueio do nervo infraorbital, bem como as considerações anatômicas pertinentes, com uma abordagem sucinta das complicações, finalizam a seção.

Bloqueio do nervo alveolar superior posterior (B-NASP)

A anestesia do NASP visa interromper, de forma reversível, as vias que inervam a tábua óssea e o ligamento periodontal vestibulares, além da polpa dos molares superiores. Cabe ressaltar que, em cerca de um terço dos casos, a raiz mesiovestibular do primeiro molar é inervada pelo nervo alveolar superior médio.[5] Assim, é necessária uma infiltração complementar visando ao sucesso da técnica.

O B-NASP apresenta alto índice de sucesso, sendo relativamente simples de ser executado. De modo geral, apenas uma punção é necessária para toda a região inervada. Essa técnica também é conhecida como técnica da tuberosidade baixa.

- Áreas de interesse: regiões inervadas pelo NASP (dentes molares superiores, exceto raiz mesiovestibular do primeiro molar), osso, periósteo, tecido periodontal e mucosa vestibular adjacente.
- Indicação clínica: procedimentos periodontais, restauradores e endodônticos em molares superiores. Intervenções cirúrgicas nessa região demandam a associação do B-NASP com anestesia do nervo palatino maior (ver seção "Técnicas intrabucais na face palatina do rebordo alveolar").
- Tamanho e calibre recomendado da agulha: curta (22 mm) e calibre 27.
- Aplicação de anestesia tópica: secar a mucosa previamente.

- Local de punção: aproximadamente 45 graus em relação ao longo eixo do segundo molar superior (em direção ao túber) e 45 graus em relação ao plano sagital, na altura da junção mucogengival, com o bisel da agulha voltado para a superfície óssea. Para melhor ergonomia, o operador posiciona-se em 8 horas para anestesia do lado direito e em 10 horas para o lado esquerdo (Figura 4).
- Profundidade média de injeção: aproximadamente dois terços da agulha (16 mm).
- Volume anestésico recomendado: 1,8 mL (1 tubete). Aprofundar lentamente na mesma direção da punção e injetar a solução anestésica na proporção de 1 mL/minuto com uma seringa que permita refluxo ou aspiração.
- Complicações: hematoma é pouco frequente, uma vez que a fossa infratemporal da maxila oferece espaço adequado para a difusão da solução anestésica. Geralmente é causado por inserções repetidas e muito profundas, o que pode ocasionar ruptura de veias do plexo venoso pterigóideo.[6] Os hematomas nesse contexto geralmente são autolimitantes e não demandam cuidados adicionais além de repouso, medicação pós-operatória de praxe (analgésicos, anti-inflamatórios e antibióticos) e compressas geladas.[6] Danos secundários às estruturas orbitárias[7] e aos músculos profundos da mastigação, como pterigóideo lateral,[8] embora relatados, são de incidência raríssima (ver item Complicações na seção "Bloqueio do nervo maxilar").

Bloqueio do nervo alveolar superior médio (B-NASM)

O B-NASM interrompe de forma reversível a condução nervosa dos ramos que inervam a tábua óssea e o ligamento periodontal vestibulares, além da polpa dos pré-molares superiores. Conforme mencionado, em cerca de um terço dos casos, a raiz mesiovestibular do primeiro molar também é inervada pelo NASM.[5] É uma técnica de execução relativamente simples e com alto índice de sucesso.

- Áreas de interesse: regiões inervadas pelo NASM (dentes pré-molares supe-

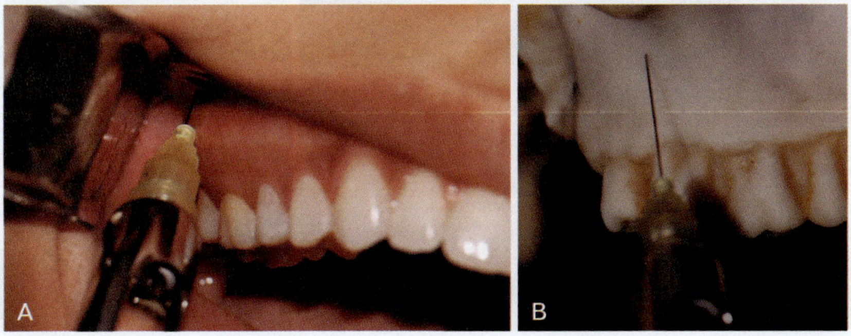

FIGURA 4 A: B-NASP no paciente. B: área de deposição do anestésico no B-NASP em modelo de crânio.

B-NASP: bloqueio do nervo alveolar superior posterior.
Fonte: acervo dos autores.

riores e a raiz mesiovestibular do primeiro molar), osso, periósteo, tecido periodontal e mucosa vestibular adjacente.

- Indicação clínica: procedimentos periodontais, restauradores e endodônticos em primeiros molares e ambos os pré-molares superiores. Intervenções cirúrgicas nessa região demandam a associação do B-NASM com o bloqueio do nervo palatino maior (ver seção "Técnicas intrabucais na face palatina do rebordo alveolar").
- Tamanho e calibre recomendado da agulha: curta (22 mm) e calibre 27.
- Aplicação de anestesia tópica: secar a mucosa previamente.
- Local de punção: em direção ao longo eixo do segundo pré-molar superior, na altura da junção mucogengival (acima do ápice dentário). Posicionar o bisel da agulha voltado para a superfície óssea. Para melhor ergonomia, o operador posiciona-se em 8 horas para anestesia do lado direito e em 10 horas para o lado esquerdo (Figura 5).
- Profundidade média de injeção: aproximadamente dois terços da agulha (16 mm).
- Volume anestésico recomendado: 1,8 mL (1 tubete). Aprofundar lentamente na mesma direção da punção e injetar a solução anestésica na proporção de 1 mL/minuto com uma seringa que permita refluxo ou aspiração.
- Complicações: hematoma é improvável, considerando a ausência de vasos de grande calibre na região.

Bloqueio do nervo alveolar superior anterior (B-NASA)

A anestesia local do NASA impede, de forma reversível, a condução dos impulsos nervosos aferentes das terminações nervosas sobre a tábua óssea e o ligamento periodontal vestibulares, além da polpa dos incisivos e caninos. Em determinados casos, a ausência do NASM ou a anastomose na porção final com este permite que os dentes pré-molares e a raiz mesiovestibular do primeiro molar superior também sejam inervados por esse nervo.[5]

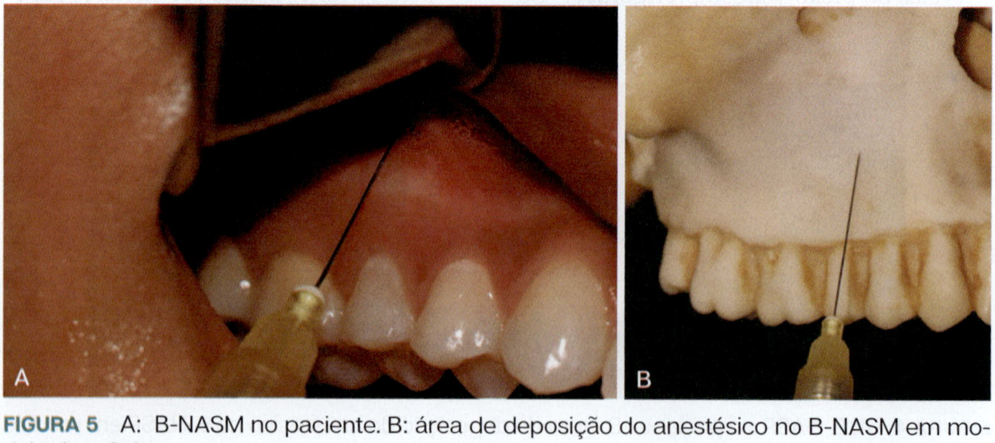

FIGURA 5 A: B-NASM no paciente. B: área de deposição do anestésico no B-NASM em modelo de crânio.

B-NASM: bloqueio do nervo alveolar superior médio.
Fonte: acervo dos autores.

O B-NASA é uma técnica de execução relativamente simples, entretanto não se deve confundi-la com o bloqueio do nervo infraorbital. Isso porque a anestesia deste abrange tecidos faciais, além daqueles mencionados na cavidade bucal; além disso, pode ser realizada de forma extrabucal.

Na linha média superior, ocorre a anastomose entre os ramos terminais dos nervos alveolares anteriores de ambos os lados, motivo pelo qual abordagens clínicas nessa região podem necessitar, usualmente, do complemento do lado contralateral para que o sucesso anestésico seja alcançado – essa é, portanto, uma possível desvantagem dessa técnica.[9]

- Áreas de interesse: regiões inervadas pelo NASA (dentes incisivos e caninos superiores), osso, periósteo, tecido periodontal e mucosa vestibular adjacente.
- Indicação clínica: procedimentos periodontais, restauradores e endodônticos em caninos e incisivos superiores. Intervenções cirúrgicas nessa região demandam a associação do B-NASA com o bloqueio do nervo palatino maior e/ou nasopalatino (ver seção "Técnicas intrabucais na face palatina do rebordo alveolar").
- Tamanho e calibre recomendado da agulha: curta (22 mm) e calibre 27.
- Aplicação de anestesia tópica: secar a mucosa previamente.
- Local de punção: em direção ao longo eixo do canino superior, na altura da junção mucogengival (acima do ápice dentário). Posicionar o bisel da agulha voltado para a superfície óssea (Figura 6). Para melhor ergonomia, o operador posiciona-se em 10 horas para anestesia de ambos os lados. Há variações dessa técnica, como a punção na região do incisivo central e o direcionamento da agulha diagonalmente para o ápice do canino. Entretanto, essa abordagem pode tornar a experiência anestésica mais dolorosa ao paciente, devido à proximidade de outras estruturas, como a columela e a asa do nariz.

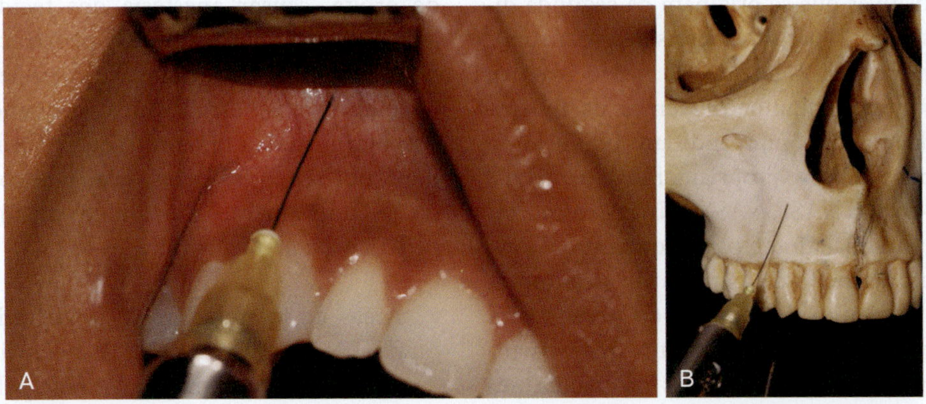

FIGURA 6 A: B-NASA no paciente. B: área de deposição do anestésico no B-NASA em modelo de crânio.

B-NASA: bloqueio do nervo alveolar superior anterior.
Fonte: acervo dos autores.

- Profundidade média de injeção: aproximadamente dois terços da agulha (16 mm).
- Volume anestésico recomendado: 1,8 mL (1 tubete). Aprofundar lentamente na mesma direção da punção e injetar a solução anestésica na proporção de 1 mL/minuto com uma seringa que permita refluxo ou aspiração.
- Complicações: hematoma infraorbital é pouco frequente, uma vez que a fossa e o forame infraorbitais não apresentam presenças de vasos calibrosos.[5] Geralmente é causado por inserções repetidas e muito profundas, o que pode gerar sangramento subperiosteal. A ocorrência de tal complicação pode estar associada a pacientes com fragilidade capilar e àqueles com pele e tecidos subcutâneos flácidos devido à diminuição do colágeno estrutural, como idosos.[10]

Bloqueio do nervo maxilar

A anestesia do nervo maxilar permite, temporariamente, a cessação dos impulsos nervosos aferentes ao longo de todo o tronco nervoso, isto é, todas as estruturas sensitivas que se originam da segunda divisão do V par são anestesiadas concomitantemente. A técnica do nervo maxilar, também denominada técnica da tuberosidade alta, compreende um bloqueio de tronco nervoso propriamente dito, no qual os nervos NASP, NASM, NASA, infraorbital, nasopalatino e palatino maior e as estruturas inervadas por eles são alcançados.

A técnica de anestesia do nervo maxilar é útil em procedimentos que demandam abordagens extensas na maxila, sejam estes cirúrgicos ou restauradores. Uma vantagem dessa técnica é o fato de bloquear a condução nervosa a distância da área alvo do procedimento, o que pode aumentar a eficácia clínica da anestesia em situações de infecção ou amplas incisões cirúrgicas, enquanto em outra técnica o sal anestésico seria rapidamente eliminado pelo sangramento dos capilares na incisão e demandaria repetidas aplicações durante o procedimento.

O bloqueio da segunda divisão apresenta alta taxa de sucesso ao ser adequadamente realizado. No entanto, exige maior grau de experiência do operador, uma vez que são acessados tecidos profundos presentes na região infratemporal da maxila. Ademais, a falta de referência óssea na região de túber pode precipitar complicações.

Uma segunda abordagem para anestesiar o nervo maxilar foi descrita, através do canal palatino maior. Nessa técnica, uma agulha longa é inserida através do forame e do canal palatino maior em direção à fossa pterigopalatina e ao nervo maxilar, local em que o anestésico é depositado.[5] Por se tratar de um procedimento geralmente doloroso, apresentar considerável risco de dano ao feixe vasculonervoso, possibilidade de perfuração de órbita, causar anestesia dos tecidos peri e retro-orbitais, além de penetração acidental na cavidade nasal em pacientes mais jovens,[5] essa técnica vem sendo descontinuada ao longo dos anos.[11] Ademais, por repetidas vezes o canal encontra-se com acidentes anatômicos que impedem o avanço da agulha.

- Áreas de interesse: regiões inervadas pelo NASP, NASM, NASA, nervo infraorbital, nervos nasopalatino e palatino maior.
- Indicação clínica: procedimentos invasivos de longa duração na hemiarcada da maxila. Casos de infecção da muco-

sa e do osso alveolar que demandem bloqueio a distância.

- Tamanho e calibre recomendado da agulha: longa (32 mm) ou extralonga (35 mm) e calibre 27.
- Aplicação de anestesia tópica: secar a mucosa previamente.
- Local de punção: aproximadamente 45 graus em relação ao longo eixo do segundo molar superior (em direção ao túber) e 45 graus em relação ao plano sagital, na altura da junção mucogengival, com o bisel da agulha voltado para a superfície óssea (Figura 7). Para melhor ergonomia, o operador posiciona-se em 8 horas para anestesia do lado direito e em 10 para o lado esquerdo.
- Profundidade média de injeção: aproximadamente 90% da agulha longa (30 mm).
- Volume anestésico recomendado: 1,8 mL (1 tubete). Aprofundar lentamente na mesma direção da punção e injetar a solução anestésica na proporção de 1 mL/minuto com uma seringa que permita refluxo ou aspiração. A remoção da agulha deve ser igualmente lenta e sem movimentos laterais.
- Consideração anatômica: indubitavelmente, o plexo pterigóideo e a artéria maxilar são estruturas que demandam redobrada atenção ao se executar a técnica de anestesia da segunda divisão do trigêmeo, conforme descrito na seção "Considerações anatômicas".
- Complicações: hematoma, oriundo da perfuração de vasos do plexo pterigóideo ou da artéria maxilar. No segundo caso, o extravasamento de sangue nos tecidos cutâneos apresentará desenvolvimento mais rápido.[5] O hematoma costuma se estender desde a região de molares superiores até a superfície infraorbital, podendo ser intra e extrabucal. A frequência pode variar a depender de múltiplos fatores, dentre eles a idade.[12] A ocorrência de tal complicação pode estar associada a pacientes com fragilidade capilar e àqueles com pele e tecidos subcutâ-

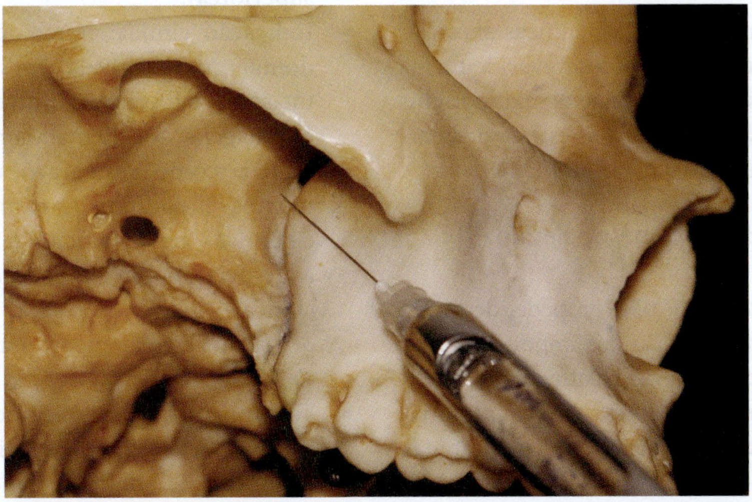

FIGURA 7 Área de deposição do anestésico na fossa pterigopalatina para anestesia da divisão maxilar do nervo trigêmeo, em modelo de crânio.

Fonte: acervo dos autores.

neos flácidos devido à diminuição do colágeno estrutural, como idosos.[10] Destaca-se a experiência do operador, geralmente oriunda de inserções repetidas, não retilíneas e muito profundas.[6] Infecção nos espaços fasciais profundos, devido à comunicação ascendente do plexo pterigóideo com a veia oftálmica e o seio cavernoso. Este último, uma vez acometido, pode desenvolver trombose do seio cavernoso, um tipo de embolia que impede a drenagem venosa do neurocrânio e favorece a disseminação da infecção ao longo do cérebro, bem como em meninges. Embora rara, essa complicação apresenta elevada gravidade clínica.[12] Em casos de infecção dos tecidos orais, a agulha não deve ser penetrada em locais infectados e posteriormente introduzida na fossa pterigopalatina para anestesia maxilar.

Técnicas intrabucais na face palatina do rebordo alveolar

A segunda parte das técnicas anestésicas intrabucais almeja descrever de forma objetiva as duas abordagens mais comuns para a região palatina: a anestesia dos nervos nasopalatino e palatino maior.

Bloqueio do nervo nasopalatino (B-NNP)

A anestesia do NNP impede, de forma reversível, a condução dos impulsos nervosos aferentes da região palatina entre incisivos e caninos superiores, abrangendo osso, mucosa alveolar e ligamento periodontal. Os tecidos pulpares dos dentes envolvidos não são anestesiados por essa técnica. O bloqueio do nervo nasopalatino é relativamente simples de ser executado.

Em determinados casos, principalmente em situações de regeneração óssea guiada na porção anterior da maxila envolvendo o forame incisivo, pode ocorrer a ausência da porção final do nervo nasopalatino por esvaziamento do canal incisivo.[13] A infiltração nesse caso se restringirá à hemostasia por vasoconstrição dos vasos circunjacentes.

Na região distal de caninos superiores ocorre a anastomose entre os ramos terminais dos nervos palatino maior (região posterior) e nasopalatino (anterior), motivo pelo qual abordagens clínicas nessa região requerem, frequentemente, a anestesia de ambos ou uma infiltrativa na região palatina do canino. De igual modo, a pequena espessura da mucosa de revestimento na região torna a técnica um tanto quanto dolorosa.[11]

- Áreas de interesse: regiões inervadas pelo nervo nasopalatino (osso, periósteo, tecido periodontal e mucosa palatina adjacente aos incisivos e caninos superiores).
- Indicação clínica: tratamentos periodontais subgengivais em caninos e incisivos superiores. Entretanto, em abordagens que demandam anestesia pulpar, como restaurações, procedimentos endodônticos e intervenções cirúrgicas nessa região, é necessária a associação do nervo nasopalatino com a B-NASA [ver seção "Bloqueio do nervo alveolar superior anterior (B--NASA")].
- Tamanho e calibre recomendado da agulha: curta (22 mm) e calibre 27.
- Aplicação de anestesia tópica: secar a mucosa previamente.
- Local de punção: a inserção da agulha não deverá ser no centro da papila in-

cisiva, mas no sulco papilar, idealmente formando um ângulo de 45 graus com o palato (Figura 8). Em casos que a técnica for realizada em conjunto, recomenda-se que seja aplicada após o B-NASA, para melhor conforto do paciente.

- Profundidade média de injeção: aproximadamente um terço da agulha (até 7 mm).
- Volume anestésico recomendado: cerca de 0,8 mL (um terço do tubete). À medida que a solução for depositada, recomenda-se discreto recuo da agulha para que a mucosa bucal possa acomodar o restante do anestésico.

Bloqueio do nervo palatino maior (B-NPM)

A anestesia local do nervo palatino maior interrompe temporariamente as vias nervosas aferentes, isto é, todas as estruturas que possuem vias sensitivas dependentes do nervo palatino maior são anestesiadas de igual modo.

A região coberta por essa técnica abrange desde a parte posterior do palato duro até a face distal do canino superior. Na rafe palatina, acontece a anastomose das terminações nervosas de ambos os lados, isto é, a anestesia no nervo palatino maior permite que os tecidos até a linha média do palato sejam anestesiados.

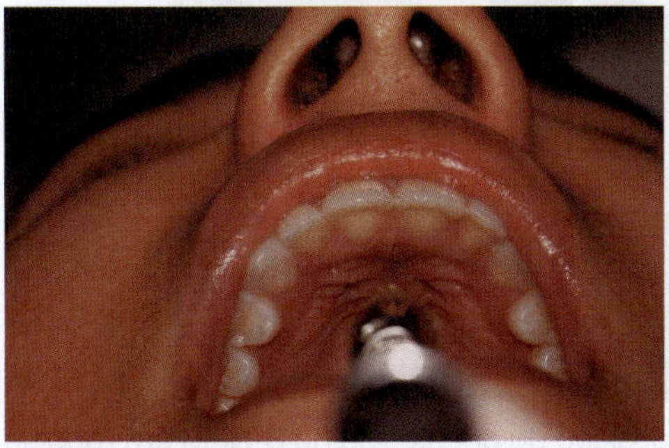

FIGURA 8 B-NNP em paciente.
B-NNP: bloqueio do nervo nasopalatino.
Fonte: acervo dos autores.

Nessa região, encontra-se o tecido ósseo, a mucosa alveolar e o ligamento periodontal da face palatina do rebordo alveolar. Cabe ressaltar que os tecidos pulpares dos dentes correspondentes não são anestesiados por essa técnica.

O bloqueio do nervo palatino maior tem execução relativamente simples. Ademais, essa abordagem anestésica diminui os volumes totais de solução a serem depositados no palato em detrimento do que ocorre nas técnicas infiltrativas.

Importante ressaltar que pode ser necessário complemento anestésico do nervo nasopalatino, pois a região distal do canino superior em geral apresenta anastomose entre os ramos terminais dos nervos palatino maior (região posterior) e nasopalatino (anterior).

- Áreas de interesse: regiões inervadas pelo nervo palatino maior (osso, periósteo, tecido periodontal e mucosa palatina adjacente aos pré-molares e molares superiores).
- Indicação clínica: tratamentos periodontais subgengivais em molares e pré-molares superiores. Entretanto, abordagens que demandam anestesia pulpar, como restaurações, procedimentos endodônticos e intervenções cirúrgicas nessa região, demandam a associação do bloqueio do nervo palatino maior com o B-NASP e/ou o B-NASM (ver seção "Técnicas intrabucais na face vestibular do rebordo alveolar).
- Tamanho e calibre recomendado da agulha: curta (22 mm) e calibre 27.
- Aplicação de anestesia tópica: secar a mucosa previamente.

- Local de punção: a inserção da agulha deve ser na intersecção da linha do segundo molar, ou entre este e o terceiro molar, quando presente, com uma linha mediana entre a rafe palatina mediana e o rebordo alveolar (Figura 9). Para melhor ergonomia, o operador destro posiciona-se em 8 horas para anestesia do nervo palatino maior direito e em 11 horas para o esquerdo.
- Profundidade média de injeção: aproximadamente um terço da agulha (até 7 mm).
- Volume anestésico recomendado: até 0,6 mL (um terço do tubete). Aprofundar lentamente na mesma direção da punção e injetar a solução anestésica na proporção de 1 mL/minuto. À medida que a solução for depositada, recomenda-se discreto recuo da agulha para que a mucosa bucal possa acomodar o restante do anestésico.
- Complicações: cano ao feixe vasculonervoso e necrose dos tecidos molares circunjacentes, o que parece estar mais associado a casos de anestésicos locais com norepinefrina.[5] Hemorragia por lesão ou ruptura da artéria palatina maior é considerada uma complicação grave, principalmente em pacientes com distúrbios ou sob o uso de medicamentos que atuem sobre o sistema de coagulação – felizmente tem baixa incidência.[11] Além disso, diferentemente do que ocorre nas técnicas vestibulares, os hematomas não são comuns nessa abordagem, uma vez que a mucosa bucal palatina se encontra firmemente aderida ao periósteo subjacente.[5]

Bloqueio do nervo infraorbital (B-NIO)

O B-NIO interrompe temporariamente a condução dos impulsos nervosos aferentes sobre a pálpebra inferior, asa do nariz e lábio inferior. Além disso todas as regiões inervadas pelo NASA também são cobertas por essa técnica.[5]

O B-NIO apresenta alto índice de sucesso e demanda mais experiência do operador na execução, pois almeja uma estrutura fora da cavidade bucal, que pode ser acessada por via intra ou extrabucal.

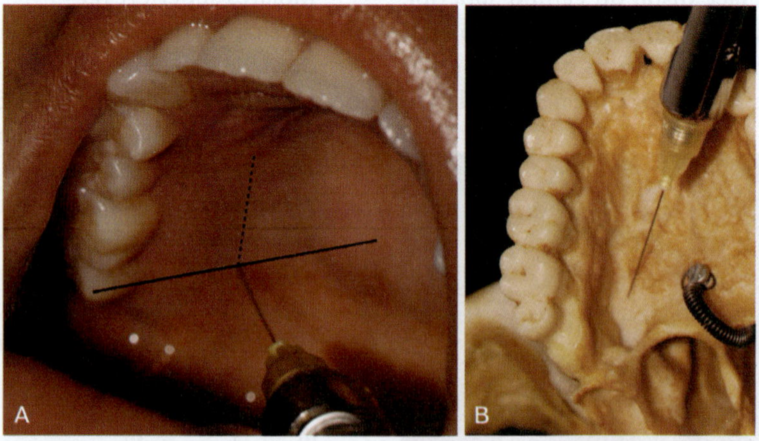

FIGURA 9 A: B-NPM em paciente. B: área de deposição do anestésico no B-NPM em modelo de crânio.

B-NPM: bloqueio do nervo palatino maior.
Fonte: acervo dos autores.

Além disso, não se deve confundir o B-NIO com o B-NASA. Isso porque a anestesia do nervo infraorbital abrange tecidos faciais além daqueles mencionados na cavidade bucal e pode ser realizada de forma extrabucal.[9]

Pode-se mencionar ao menos duas regiões anatômicas de referência para esse tipo de técnica: a incisura infraorbitária e o forame infraorbital. A primeira estrutura é facilmente identificada ao palpar a região imediatamente abaixo da pálpebra inferior. Abaixo desta se localiza uma concavidade do tecido ósseo denominada fossa infraorbitária. É no centro desse local que usualmente se encontra o forame, no qual o feixe vasculonervoso emerge.[5]

A via extrabucal será descrita na seção "Técnicas extrabucais" e se mostra mais dolorosa pela dificuldade, em certos casos, da localização do forame, o que demanda mais tempo de punção,[9] devendo, portanto, ser reservada para casos específicos.

- Áreas de interesse: regiões inervadas pelo NIO (dentes incisivos e caninos superiores, osso, periósteo, tecido periodontal e mucosa vestibular adjacente). Além disso, os tecidos cutâneos e subcutâneos da pálpebra inferior, asa do nariz e lábio superior também são anestesiados pela técnica.
- Indicação clínica: procedimentos invasivos de longa duração na região anterior da maxila. Harmonização facial. Intervenções cirúrgicas nessa região demandam a associação do B-NIO com o bloqueio do nervo palatino maior e/ou nasopalatino (ver seção "Técnicas intraorais").
- Tamanho e calibre recomendado da agulha: longa (32 mm) e calibre 27.
- Aplicação de anestesia tópica: secar a mucosa previamente.
- Local de punção: em direção ao longo eixo do segundo pré-molar superior, na altura da junção mucogengival, seguindo a linha pupilar do paciente. O operador deve manter o indicador sobre a incisura infraorbitária durante a injeção, de forma a guiar a agulha ao forame, sinalizando o limite máximo de inserção,[14,15] e o dedo polegar deve ser usado para afastar o lábio (Figura 10).
- Profundidade média de injeção: aproximadamente dois terços da agulha (20 mm).
- Volume anestésico recomendado: 0,9 a 1,8 mL (meio a 1 tubete). Aprofundar lentamente na mesma direção da punção e injetar a solução anestésica na proporção de 1 mL/minuto com uma seringa que permita refluxo ou aspiração. A remoção da agulha deve ser igualmente lenta, e sem movimentos laterais.
- Complicações: hematoma infraorbital, pouco frequente, uma vez que a fossa e o forame infraorbital não têm presenças de vasos calibrosos.[5] Geralmente causado por inserções repetidas e muito profundas, o que pode ocasionar sangramento subperiosteal. A ocorrência de tal complicação pode estar associada a pacientes com fragilidade capilar e àqueles com pele e tecidos subcutâneos flácidos devido à diminuição do colágeno estrutural, como idosos.[10] Dano às fibras nervosas infraorbitárias, mais comum em pacientes com forame baixo em relação à incisura, costuma apresentar remissão espontânea da parestesia facial.[5] Perfuração tecidual durante a inserção ocorre nos casos em que a agulha não seguiu paralela ao tecido ósseo. Pequenas perfurações usualmente não demandam cuidados adicionais. No

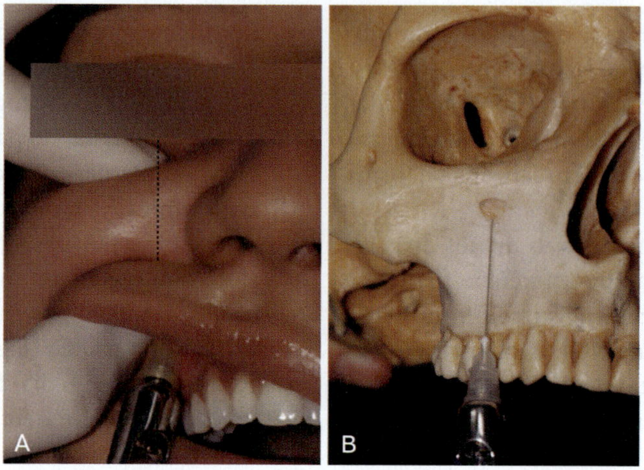

FIGURA 10 A: Bloqueio do nervo infraorbitário (B-NIO) em paciente. B: área de deposição do anestésico no B-NIO em modelo de crânio.

Fonte: acervo dos autores.

entanto, pode haver cicatrização com tecido fibroso, o que gera pontos endurecidos no local.

Técnicas extrabucais

Bloqueio extrabucal do nervo infraorbital (BE-NIO)

- Indicação clínica: casos de infecção da mucosa e osso alveolar que demandem bloqueio extrabucal.
- Tamanho e calibre recomendado da agulha: curta (22 mm) e calibre 27.
- Local de punção: traçada uma linha pelo centro da pupila e 1 cm abaixo do rebordo infraorbital (Figura 11).
- Profundidade média de injeção: aproximadamente um terço da agulha (7 mm).
- Volume anestésico recomendado: 0,9 a 1,8 mL (meio a 1 tubete). Aprofundar lentamente na mesma direção da punção e injetar a solução anestésica na proporção de 1 mL/minuto com uma seringa que permita refluxo ou aspiração. A remoção da agulha deve ser igualmente lenta, e sem movimentos laterais.

Bloqueio extrabucal do nervo maxilar (BE-NM)

- Indicação clínica: casos que exigem o bloqueio, mas não há condições de ser realizada a técnica de B-NM por via intrabucal. Intervenção de pouco uso clínico.
- Tamanho e calibre recomendado da agulha: longa (32 mm) ou extralonga (35 mm) e calibre 27.
- Local de punção: faz-se a palpação do arco zigomático e aproximadamente na parte mediana e penetra-se a agulha perpendicularmente ao plano sagital, depositando um pouco de anestésico e direcionando a agulha para a fossa pterigopalatina (Figura 12).
- Profundidade média de injeção: aproximadamente 90% da agulha longa (30 mm).
- Volume anestésico recomendado: 1,8 a 3,6 mL (1 a 2 tubetes). Aprofundar lentamente e injetar a solução anestésica na proporção de 1 mL/minuto com uma seringa que permita refluxo ou aspiração, que deve ser realizada antes e

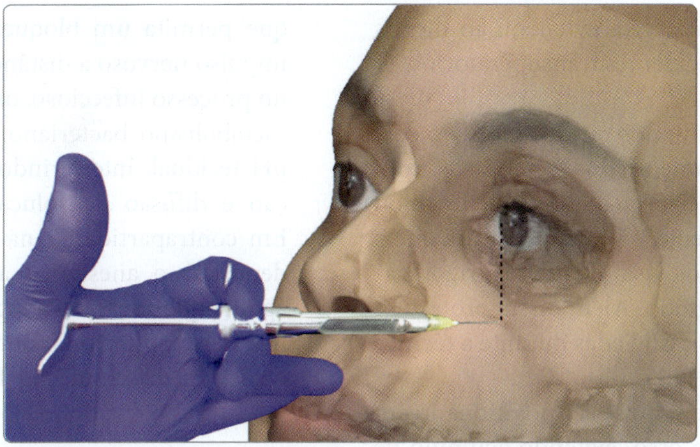

FIGURA 11 Imagem demonstrando local de punção no BE-NIO extrabucal.

Fonte: acervo dos autores.

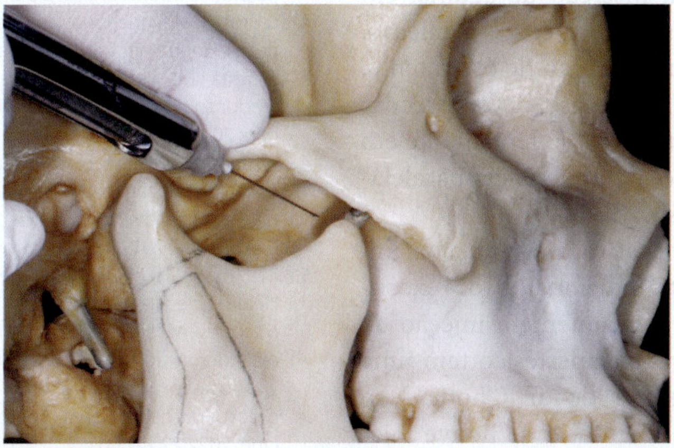

FIGURA 12 Imagem demonstrando local de punção extrabucal no B-NM em modelo de crânio.

B-NM: bloqueio do nervo maxilar.
Fonte: acervo dos autores.

durante a injeção. A remoção da agulha deve ser igualmente lenta, e sem movimentos laterais.

DEMAIS TÉCNICAS

Além das abordagens descritas, estão disponíveis na literatura outras técnicas que podem ser utilizadas em associação às principais. Em certas situações clínicas, seja por variação anatômica ou por alteração local da mucosa e dos tecidos bucais, mais de uma técnica anestésica é necessária.

Entre as técnicas descritas estão a intraligamentar, a transeptal e a intraóssea,[5] que complementam tanto técnicas maxilares como mandibulares.

OBSERVAÇÕES GERAIS

Alguns princípios são comuns e ensejam todas as técnicas descritas no capítulo.

Sua observância visa evitar ou ao menos diminuir os acidentes transoperatórios.

- Afastamento dos tecidos moles: o correto afastamento dos tecidos, seja com afastador cirúrgico, espelho clínico ou manualmente, é imperativo para que o princípio da visibilidade seja rigorosamente seguido. Além disso, protege as estruturas associadas durante a técnica anestésica.
- Bisel: deve sempre ser posicionado em direção ao osso, evitando acúmulo de solução no tecido mole subjacente, o que reduz a dor da punção.[16]
- Resistência à inserção da agulha: em caso de resistência precoce à injeção, é possível que uma parede óssea tenha sido tocada. Nesse caso, deve-se recuar a agulha e puncioná-la lentamente em outra direção, de preferência paralelamente ao osso.[5]
- Aspiração negativa da punção: um procedimento adicional e de execução simples previamente à injeção da solução. O tubete anestésico tem uma pequena reserva de ar ("bolha"), o que permite identificar se houve injeção intravascular. Em caso positivo, o conteúdo líquido será tingido pela cor vermelha oriunda do vaso sanguíneo. O operador deve descartar o tubete e realizar nova tentativa.[17]
- Volume e velocidade de injeção: o volume e a velocidade de injeção devem ser respeitados, visando à segurança hemodinâmica e à redução do risco de necrose. Outrossim, o desconforto da punção parece ser velocidade-dependente.[18]
- Mucosa e/ou osso inflamado/infectado: em caso de inflamação[15] ou infecção do tecido bucal da área de interesse, deve-se selecionar a técnica anestésica que permita um bloqueio efetivo do impulso nervoso a distância, visto que, no processo infeccioso, os produtos do metabolismo bacteriano aumentam o pH tecidual, interferindo na dissociação e difusão da solução anestésica. Em contrapartida, se não for possível depositar o anestésico a distância, a agulha que adentrou a região infectada não deverá puncionar outra região, sob o risco de disseminação da infecção.[15]

REFERÊNCIAS

1. Prado R, Salim MAA, Souza BB. Anestesia local e geral na prática odontológica. Rio de Janeiro: Rubio; 2014.
2. Leston J M. Functional anatomy of the trigeminal nerve. Neurochirurgie; 2009;55:99-112.
3. Teixeira LMS, Reher P, Reher VGS. Anatomia aplicada à odontologia. 2.ed. Rio de Janeiro: Guanabara Koogan; 2012.
4. Herzallah IR, Amin S, El-Hariri MA, Casiano RR. Endoscopic identification of the pharyngeal (palatovaginal) canal: an overlooked area. J Neurol Surgery, Part B Skull Base. 2012;73:352-7.
5. Malamed SF. Manual de anestesia local. Elsevier Health Sciences Brazil; 2013.
6. Marques ALN, Figueroba SR, Mafra MAT, Groppo FC. Edema and hematoma after local anesthesia via posterior superior alveolar nerve block: a case report. Journal of Dental Anesthesia and Pain Medicine. 2022;22:227-31.
7. Chisci G, Chisci C, Chisci V, Chisci E. Ocular complications after posterior superior alveolar nerve block: a case of trochlear nerve palsy. Int J Oral Maxillofac Surg. 2013;42:1562-5.
8. Shaner JW, Saini TS, Kimmes NS, Norton NS. et al. Transitory paresis of the lateral pterygoid muscle during a posterior superior alveolar nerve block: a case report. Gen Dent. 2007;55:532-6.
9. Karkut B, Reader A, Drum M, et al. Comparison of the local anesthetic efficacy of the extraoral versus the intraoral infraorbital nerve block. J Am Dent Assoc. 2010;141:185-92.
10. Nordenram A, Danielsson K. Local anaesthesia in elderly patients: an experimental study of oral infiltration anaesthesia. Swed Dent J. 1990;14:19-24.
11. Aoun G, Zaarour I, Sokhn S, Nasseh I. Maxillary nerve block via the greater palatine canal: an old technique revisited. J Int Soc Prev Community Dent. 2015;5:359-64.

12. Decloux D, Ouanounou A. Local anaesthesia in dentistry: a review. Int Dent J. 2021;71:87.
13. Bodereau EF, Flores VY, Naldini P, et al. Clinical evaluation of the nasopalatine canal in implant-prosthetic treatment: a pilot study. Dent J. 2020;8.
14. Moskovitz JB, Sabatino F. Regional nerve blocks of the face. Emerg Med Clin North Am. 2013;31:517-27.
15. Nardi NM, Alvarado AC, Schaefer TJ. Infraorbital nerve block. StatPearls. 2022.
16. Dau M, Buttchereit I, Ganz C, et al. Influence of needle bevel design on injection pain and needle deformation in dental local infiltration anaesthesia: randomized clinical trial. Int J Oral Maxillofac Surg. 2017;46:1484-9.
17. Biočić J, Brajdic D, Peric B, et al. A large cheek hematoma as a complication of local anesthesia: case report. Acta Stomatol. Croat. 2018;52:156.
18. Corbett IP, Kanaa MD, Whitworth JM, Meechan JG. Articaine infiltration for anesthesia of mandibular first molars. J Endod. 2008;34:514-8.

10

Anestesia da terceira divisão do trigêmeo

Lara Cristina Cunha Cervantes
Eduardo Hochuli Vieira
Francisley Ávila Souza
Idelmo Rangel Garcia Junior

PONTOS-CHAVE

- Anatomia da terceira divisão do nervo trigêmeo e suas variações.
- Descrição das técnicas de bloqueio dos nervos descritos: bloqueio do nervo alveolar inferior; bloqueio do nervo mentual; bloqueio do nervo mandibular; técnicas de Gow-Gates e Vazirani-Akinosi.

INTRODUÇÃO

O nervo trigêmeo (V), o quinto dentre os 12 pares de nervos cranianos, é o maior deles e é um nervo misto, composto por raízes sensoriais e motoras. Enquanto os neurônios sensoriais levam informação ao tronco cerebral por apresentarem uma ação aferente, os neurônios motores levam informação do tronco cerebral aos músculos, apresentando uma função eferente.[1] Esse nervo é dividido em três ramos principais: nervo oftálmico (V1), nervo maxilar (V2) e nervo mandibular (V3). Todos eles se encontram no gânglio semilunar sensorial, também conhecido como gânglio trigeminal ou gânglio gasseriano, que reúne todas as raízes sensoriais dos três ramos. Porém, o terceiro ramo (V3) possui uma raiz motora com origem nas células localizadas no núcleo motor mastigatório do nervo trigeminal. Esse núcleo se localiza na porção pontina média do tronco encefálico.[2]

Além disso, diferentemente do ramo oftálmico (V1), que tem ramos aferentes do encéfalo, os ramos maxilar (V2) e mandibular (V3) têm ramos aferentes apenas advindos da mucosa, pele e dura-máter. O mandibular é o maior dos ramos, com 78 mil fibras mielinizadas, e é responsável por inervar a parte mais inferior da face, incluindo gengiva e dentes mandibulares, pele da região temporal, parte da região auricular e lábio inferior; além disso, ele possui ramos eferentes dos músculos mastigatórios.[3]

O ramo posterior do V3 é maior e, na região da fossa infratemporal, recebe os ramos meníngeos, que deixam a fossa craniana média por canais e fissuras emissárias com ramos da artéria meníngea média, e inervam sensorialmente a dura-máter da fossa craniana média, a asa menor do osso esfenoide e ocasionalmente a foice cerebral.[4,5] A significância clínica pode ser determinada por uma inflamação gerada na região próxima desses ramos e pode resultar em cefaleias e até mesmo em enxaquecas, o que pode demandar atenção aos pacientes com aneurisma, devido a distensão, dissecção ou trombose do vaso, estimulando o sistema trigeminal e levando a dores.

NERVO MANDIBULAR

Este capítulo discorre sobre a terceira e maior divisão do nervo trigêmeo, o nervo mandibular (Figura 1).

Como já mencionado, é o ramo misto, ou seja, sensitivo e motor, com fibras aferentes e eferentes, respectivamente. As duas raízes, sensitiva e motora, unem-se ainda na fossa craniana média, antes de deixar o crânio através do forame oval, e iniciam seu trajeto em sentido podálico, entrando na fossa infratemporal[4] (Figura 2).

O tronco principal V3 se ramifica em dois, os troncos anterior menor e posterior maior. O tronco anterior menor possui fibras eferentes que inervam os músculos temporal (nervo temporal profundo), masseter (nervo massetérico) e pterigóideo lateral (nervo pterigóideo lateral), e fibras aferentes que constituem o nervo bucal.[4] Em 2009, foi descrita técnica anestésica dos ner-

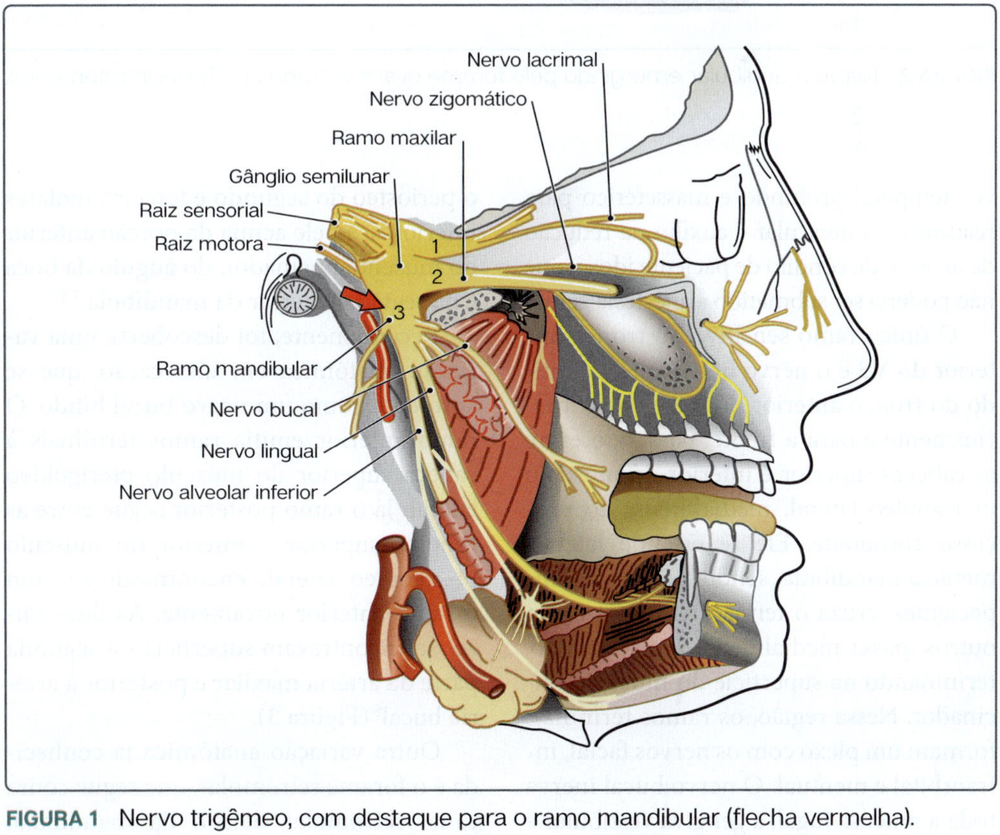

FIGURA 1 Nervo trigêmeo, com destaque para o ramo mandibular (flecha vermelha).

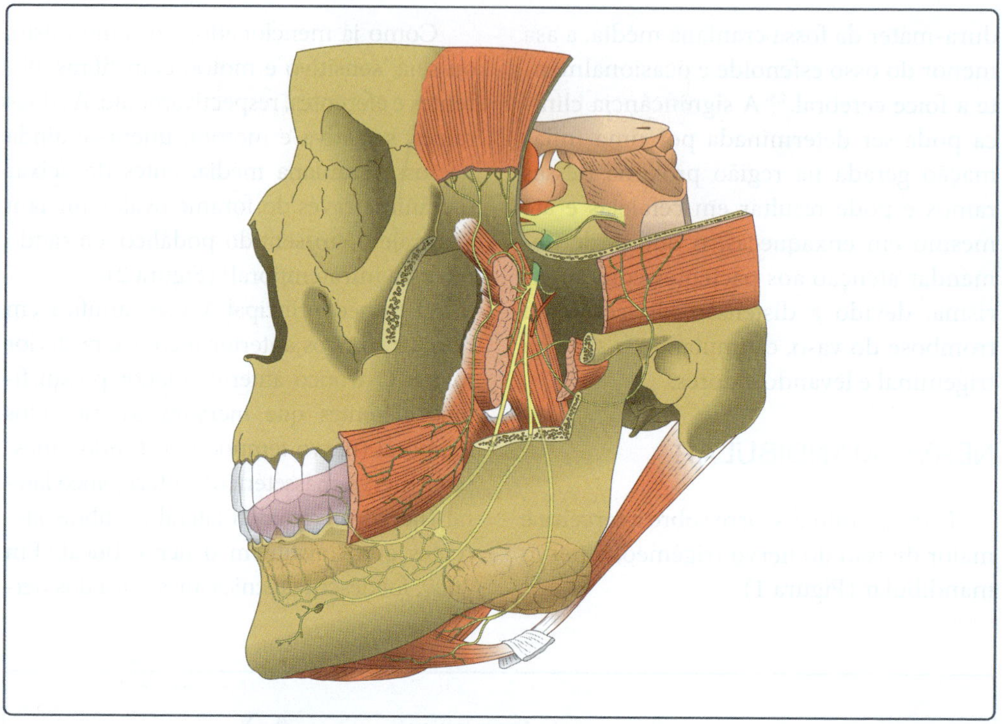

FIGURA 2 Nervo mandibular emergindo pelo forame oval e entrando na fossa infratemporal.

vos temporal profundo e massetérico para relaxamento muscular e auxílio na redução de luxação de côndilo de paciente idoso, que não poderia ser submetido a anestesia geral.[6]

O único ramo sensitivo do tronco anterior do V3 é o nervo bucal, que é emitido do tronco anterior do V3 e corre inferiormente e para a frente, passando entre as cabeças superior e inferior do músculo pterigóideo lateral, medialmente ao processo coronoide. Ele se estende lateralmente à mandíbula, sendo que, em alguns pacientes, cruza o tendão temporal e, em outros, passa medialmente a esse tendão, terminando na superfície do músculo bucinador. Nessa região, os ramos terminais formam um plexo com os nervos facial, infraorbital e mentual. O nervo bucal inerva toda a mucosa jugal, a gengiva vestibular e o periósteo do segundo e terceiro molares inferiores, a pele acima da porção anterior do músculo bucinador, do ângulo da boca e da região posterior da mandíbula.[7-9]

Recentemente, foi descoberta uma variação anatômica em dissecação, que se apresenta como um nervo bucal bífido. O ramo anterior emitia ramos terminais à cabeça superior do músculo pterigóideo lateral. Já o ramo posterior segue entre as cabeças superior e inferior do músculo pterigóideo lateral, encontrando-se com o ramo anterior novamente. As duas raízes se encontravam superficiais à segunda parte da artéria maxilar e posterior à artéria bucal[8] (Figura 3).

Outra variação anatômica já conhecida é o forame retromolar, que segue como canal retromolar dentro da mandíbula,

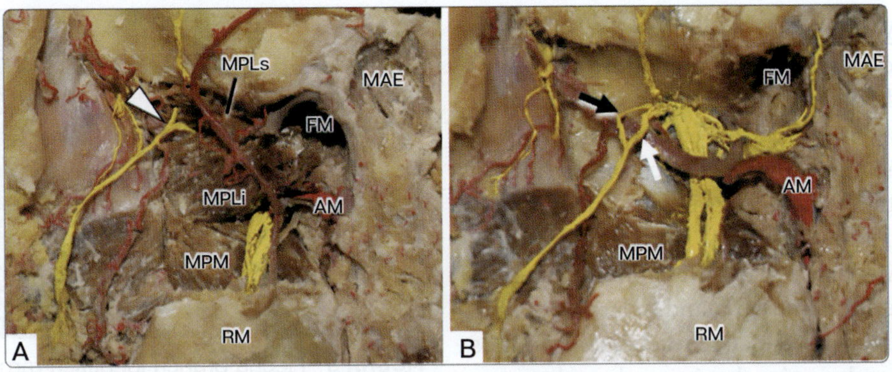

FIGURA 3 Variação anatômica do nervo bucal, evidenciada nas duas imagens. A: anterior à remoção do músculo pterigóideo lateral (cabeça de flecha indicando o nervo bucal bífido). B: após a remoção do músculo pterigóideo lateral, o nervo bucal é mais bem evidenciado (flechas preta e branca).

AM: artéria maxilar; FM: fossa mandibular; MAE: meato acústico externo; MPLi: cabeça inferior do músculo pterigóideo lateral; MPLs: cabeça superior do músculo pterigóideo lateral); MPM: músculo pterigóideo medial; RM: ramo mandibular.

Fonte: Patel et al.[8]

como uma ramificação do canal mandibular. Estudos ainda são controversos em relação a qual nervo passa por esse canal, porém alguns descrevem como um nervo alveolar inferior (NAI) bífido e outros como uma ramificação do nervo bucal, apresentando fibras que se dirigem ao músculo bucinador[10] (Figura 4).

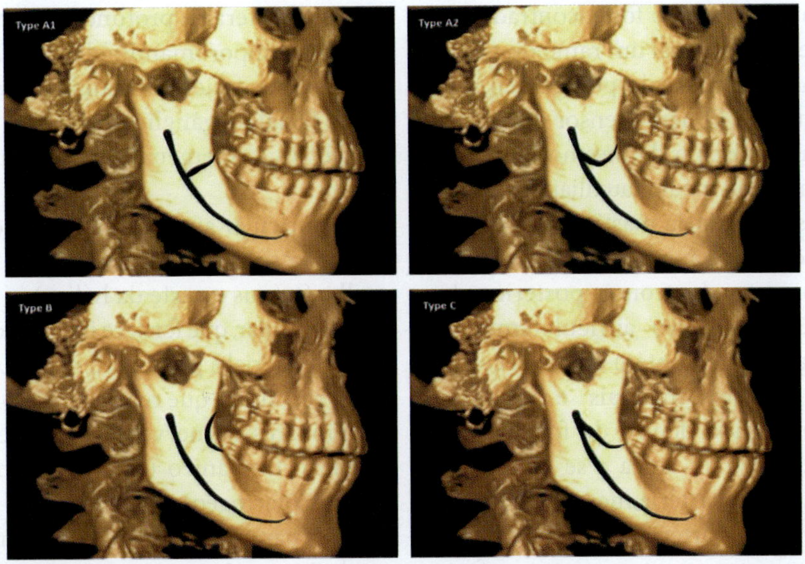

FIGURA 4 Representação esquemática da variação do canal retromolar de acordo com a classificação de Pati et al.

Fonte: Ngeow e Chai.[10]

A importância clínica da existência desse forame e seu conteúdo é a possibilidade de parestesia em incisões retromolares e na coleta de enxerto ósseo nessa região e exodontia de terceiros molares, o que também pode levar a uma hemorragia pela lesão vascular.

Ainda na região infratemporal, o tronco posterior do nervo mandibular (V3) emite os ramos motores, que recebem os mesmos nomes dos músculos inervados e inervam os músculos pterigóideo medial, tensor do véu palatino e tensor do tímpano. Naturalmente, o trajeto desses dois nervos se estende muito próximo ou por dentro no gânglio óptico, ou seja, sua relação com o nervo mandibular é apenas topográfica.[11] O nervo pterigóideo medial é o principal a inervar o músculo de mesmo nome e surge da face medial do nervo mandibular, passando pela superfície medial e entrando pela face posterior do músculo, emitindo ramificações interiormente.[12] Porém, podem existir variações anatômicas; dentre elas, a mais recente foi encontrada em uma dissecação na qual um ramo do nervo lingual inerva o músculo pterigóideo medial[13] (Figura 5). O nervo tensor do tímpano inerva o músculo de mesmo nome no espaço auricular médio, auxiliando na redução dos ruídos pela mastigação e protegendo os ossículos auriculares.

Outro ramo do tronco posterior do nervo V3 é o nervo auriculotemporal (NAT), ramo que contém fibras secretomotoras, somatossensoriais e vasomotoras, e é emitido dentro da fossa infratemporal. Tem raiz única e se divide em dois, abraçando a artéria meníngea média. Após envolver a artéria, o NAT se junta em uma raiz novamente e passa profundamente, posterior e lateralmente ao músculo pterigóideo lateral, na superfície do

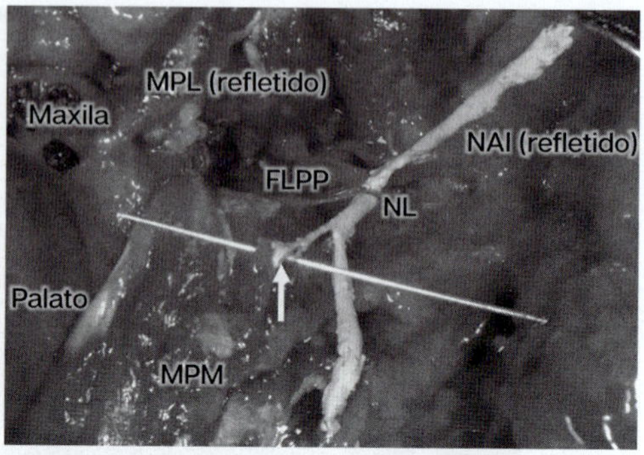

FIGURA 5 Flecha branca identifica ramo do nervo lingual (NL) inervando o músculo pterigóideo medial (MPM).

FLPP: face lateral do processo pterigóideo; MPL (refletido): músculo pterigóideo lateral; MPM: músculo pterigóideo medial; NAI (refletido): nervo alveolar inferior; NL: nervo lingual.
Fonte: Dupont et al.[13]

músculo tensor do véu palatino, passando entre o ligamento esfenomandibular e o pescoço da mandíbula. O NAT segue pela face posterior da glândula parótida, região onde emite fibras parassimpáticas e vasomotoras, antes de seguir superiormente, passando lateral e profundamente à articulação temporomandibular (ATM). Ao longo de seu trajeto, anastomosa-se com o nervo facial no gânglio óptico.[14]

Do NAT emergem 5 ramos principais:

1. O auricular anterior, que fornece inervação somatossensorial à pele da orelha (trágus e parte da hélice).
2. O articular, que fornece inervação somatossensorial à parte posterior da ATM.
3. O parotídeo, que recebe fibras pré-ganglionares do nervo petroso menor do plexo timpânico (originado do nervo glossofaríngeo) antes de enviar suas fibras para o ramo parotídeo, fornecendo inervação secretomotora via fibras parassimpáticas à glândula parótida, e vasomotora via inervação simpática.

4. O ramo temporal superficial, que segue posterior à artéria temporal, fornece inervação somatossensorial à pele da região temporal e se anastomosa ao nervo facial e ao nervo zigomaticotemporal (ramo da divisão maxilar do trigêmeo).
5. Ramos ao meato acústico externo, que provê inervação somatossensorial à pele do meato e à membrana do tímpano[14] (Figura 6).

Recentemente, um estudo em que se realizou a dissecção de 25 amostras mostrou que a origem do NAT é variável, podendo ser do nervo mandibular, do nervo alveolar inferior (NAI) ou ainda emergir pelo forame oval, não sendo detectada sua real origem (em apenas uma amostra). Nesses casos, uma parte do NAT é originada do tronco posterior do V3 e parte originada do NAI. O estudo mostrou também que o NAT pode apresentar até quatro raízes, as quais abraçam tanto a artéria maxilar quanto a artéria meníngea média em algumas amostras; em outras, não aparece abraçando a artéria meníngea média, mas passando lateralmente a ela.[15]

São de relevância clínica no campo da odontologia as situações como a neuralgia do NAT e a síndrome de Frey, também conhecida por síndrome do nervo auriculotemporal. A neuralgia do NAT é uma condição rara, na qual o paciente apresenta

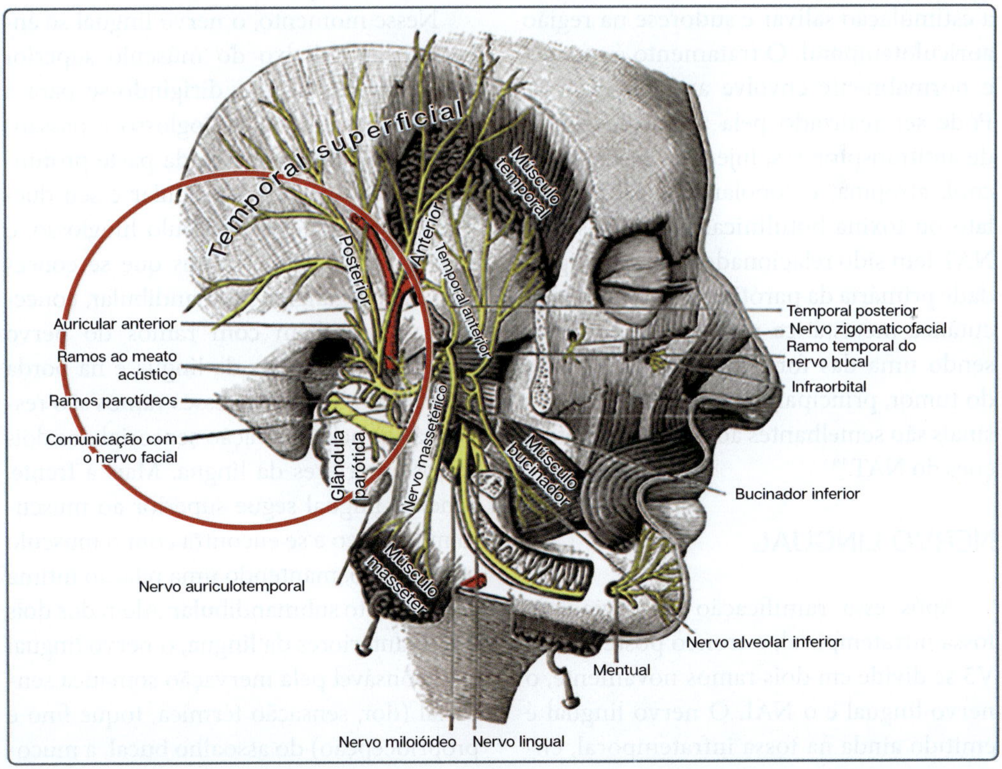

FIGURA 6 Nervo auriculotemporal e suas cinco ramificações evidenciadas em esquema anatômico.

Fonte: https://commons.wikimedia.org/wiki/File:Gray781.png.

uma cefaleia incomum que pode ser confundida com distúrbios temporomandibulares, enxaqueca e até mesmo odontalgias. O bloqueio do NAT pode ser tanto uma forma diagnóstica como ser resolutivo em muitos casos, porém, para casos refratários, foi descrita uma técnica de aplicação de toxina botulínica para o tratamento.[16]

A síndrome de Frey (síndrome de Baillarger, síndrome auriculotemporal, síndrome de Dupuy ou hiperidrose gustativa) é uma condição comum em adultos como complicação pós-cirúrgica da glândula parótida, sendo rara em crianças (normalmente após a introdução de alimentos sólidos); em recém-nascidos, pode ser causada por trauma durante o parto. Os sinais e sintomas envolvem rubor na derme após a estimulação salivar e sudorese na região auriculotemporal. O tratamento é médico e normalmente envolve anticolinérgicos. Pode ser realizado pela aplicação tópica de antitranspirantes, injeções locais de álcool, atropina, escopolamina, glicopirrolato ou toxina botulínica.[17] Além disso, o NAT tem sido relacionado com a malignidade primária da parótida e a malignidade cutânea metastática no leito da parótida, sendo uma das formas de espalhamento do tumor, principalmente na parótida. Os sinais são semelhantes aos das outras afecções do NAT.[18]

NERVO LINGUAL

Após essa ramificação na região da fossa infratemporal, o tronco posterior do V3 se divide em dois ramos novamente, o nervo lingual e o NAI. O nervo lingual é emitido ainda na fossa infratemporal, entre os músculos tensor do véu palatino e pterigóideo lateral, onde recebe as fibras do nervo corda do tímpano e, muitas vezes, do NAI também. As fibras do nervo corda do tímpano fornecem as sensações de sabores para os dois terços anteriores da língua, além de inervação parassimpática para as glândulas salivares sublingual e submandibular, e de glândulas menores na língua e no assoalho da boca. O nervo segue em direção descendente, entre a cabeça inferior do músculo pterigóideo lateral e o músculo pterigóideo medial, descendo e seguindo para a frente nesse plano. Então, ele entra no espaço pterigomandibular, entre o músculo pterigóideo medial e o ramo da mandíbula, dirigindo-se pela face medial do corpo mandibular e formando uma impressão inferiormente ao terceiro molar inferior e acima da linha miloióidea (Figura 7).

Nesse momento, o nervo lingual se encontra logo abaixo do músculo superior constritor da faringe, dirigindo-se para a língua, cruzando o estiloglosso e passando pelo hioglosso, acima da parte profunda da glândula submandibular e seu ducto. Na superfície do músculo hioglosso, o nervo lingual emite ramos que se conectam com o gânglio submandibular, conectando-se também com ramos do nervo hipoglosso na ponta da língua e na borda anterior do hioglosso. Esses ramos são responsáveis pela inervação sensorial dos dois terços anteriores da língua. Mais à frente, o nervo lingual segue superior ao músculo miloióideo e se encontra com o músculo genioglosso, mantendo uma relação íntima com o ducto submandibular. Além dos dois terços anteriores da língua, o nervo lingual é responsável pela inervação somática sensorial (dor, sensação térmica, toque fino e propriocepção) do assoalho bucal, a mucosa alveolar e a gengiva medial mandibular, além da polpa dos pré-molares e dos primeiros molares inferiores.[19,20]

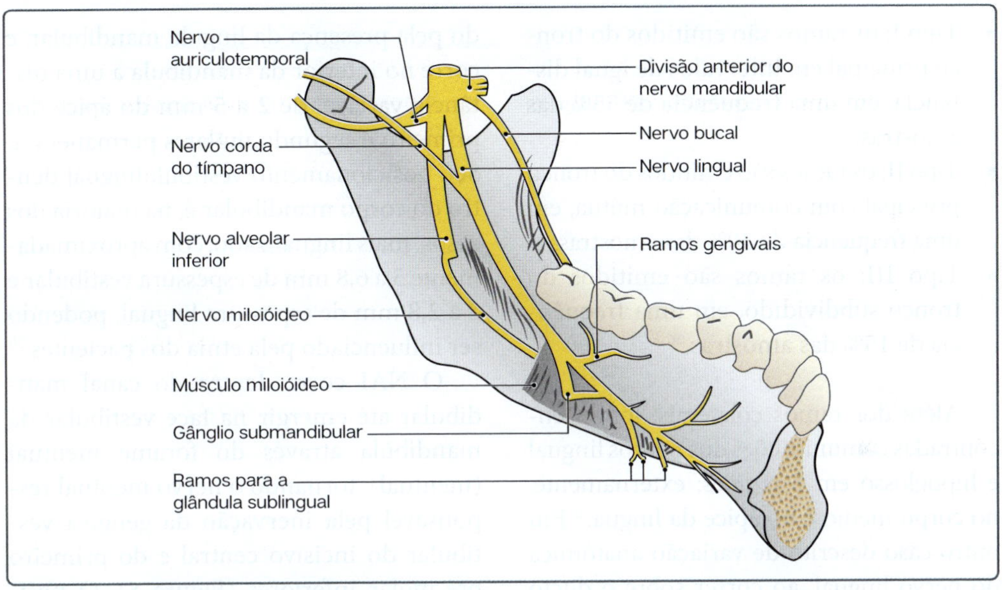

FIGURA 7 Esquema ilustrativo do caminho do nervo lingual, recebendo fibras do nervo corda do tímpano e se estendendo inferiormente, até a face medial do corpo mandibular, formando uma impressão inferior ao terceiro molar e acima da linha miloióidea.

Devido à posição do nervo lingual na face medial da mandíbula, próximo ao terceiro molar inferior, é frequente, durante os procedimentos de anestesia e extração do terceiro molar, ocorrer lesão desse nervo. A literatura mostra que a incidência de lesão do nervo lingual é mais alta em dentes impactados distalmente, seguida por impacção horizontal, mesial e vertical. Essa lesão pode levar a parestesia das regiões inervadas, podendo ser transitória ou permanente, além de causar dores neuropáticas, alteração da sensação gustativa, fala prejudicada e até mesmo mordedura acidental da língua. Estudos mostram várias formas de reparo do nervo, com bons resultados para a anastomose direta.[21] Além disso, novo tratamento para neuropatias pós-traumáticas desse nervo foi documentado, por meio da instalação de um eletrodo no periósteo submentual e conectado a um bolso infraclavicular. O estímulo desse eletrodo reduziu de 50 a 70% os sintomas do paciente após 6 meses, sem deslocamento do dispositivo.[22] Além do trauma, o tabaco também pode causar perda de função do nervo lingual devido à degeneração dos termorreceptores das fibras nervosas.[23]

Assim como a maioria dos ramos, o nervo lingual apresenta muitas variações anatômicas. Em alguns casos, o nervo lingual pode desviar sua rota medial à mandíbula e passar distalmente ao terceiro molar inferior, na região retromolar. Essa posição pode levar à lesão nervosa mais facilmente, pois é a área usualmente incisada em cirurgias de exodontia e de remoção de enxertos da linha oblíqua.[24,25] Outra variação encontrada foi a presença de 2 a 8 ramos colaterais do nervo lingual, distribuídos na mucosa entre o arco palatoglosso e a região de molar inferior, classificados em 3 tipos:

- Tipo I: os ramos são emitidos do tronco principal em intervalos de igual distância, em uma frequência de 55% das amostras.
- Tipo II: os ramos são emitidos do tronco principal com comunicação mútua, em uma frequência de 30% das amostras.
- Tipo III: os ramos são emitidos do tronco subdividido, em uma frequência de 15% das amostras.[26]

Além dos ramos colaterais, foram encontradas comunicações dos nervos lingual e hipoglosso em 3 regiões: externamente, no corpo médio e no ápice da língua.[26] Em outro caso descrito de variação anatômica do nervo lingual, ao correr sobre o ducto submandibular, ele emitiu um ramo colateral que perfurou o músculo miloióideo abaixo da borda inferior da mandíbula, inervando o músculo miloióideo e o ventre anterior do músculo digástrico.[27] Recentemente, foi descrito que, em cirurgias de palato em que se usa a rafe pterigopalatina como ponto de referência e incisão, deve-se tomar cuidado para não lesar o nervo lingual, pois este corre lateralmente à rafe, nos sentidos superoinferior e lateromedialmente. Ele passa a uma distância de 10 mm da rafe superiormente, e de 5 mm ao nível do trígono retromolar.[28]

NERVO ALVEOLAR INFERIOR, NERVO MENTUAL E NERVO INCISIVO

Ramo posterior do tronco posterior do V3, o NAI é responsável pela inervação sensorial pulpar de todos os dentes mandibulares, mucosa vestibular anterior ao forame mentual e lábio inferior (por meio do nervo mentual). Ele entra na mandíbula através do forame mandibular, marcado pela presença da língula mandibular, e corre no interior da mandíbula a uma distância variável de 2 a 5 mm do ápice dos primeiro e segundo molares permanentes. Seu posicionamento vestibulolingual dentro do corpo mandibular é, na maioria dos casos, mais lingualizado, com aproximadamente 5 a 6,8 mm de espessura vestibular e 2 a 2,8 mm de espessura lingual, podendo ser influenciado pela etnia dos pacientes.[29]

O NAI corre dentro do canal mandibular até emergir na face vestibular da mandíbula através do forame mentual (mentual), tornando o nervo mentual responsável pela inervação da gengiva vestibular do incisivo central e do primeiro pré-molar inferiores (Figura 8). O posicionamento desse forame na mandíbula é variável e, de acordo com estudo de tomografia computadorizada de *cone beam*, em 2% dos casos ele se encontra posicionado na região apical do primeiro pré-molar inferior; em 3,6%, apical à raiz mesial do primeiro molar inferior; em 16%, imediatamente mesial ao segundo pré-molar inferior; em 18,3%, entre o segundo pré-molar e o primeiro molar inferiores; em 19,6% dos casos, entre os dois pré-molares inferiores; e, em 40,5% dos casos, apicalmente ao segundo pré-molar inferior. Além disso, o tamanho do forame mentual variou entre 3,14 mm para homens e 1,64 mm para mulheres em uma vista sagital, enquanto a média de comprimento foi de 3,57 e 1,19 mm em homens e mulheres, respectivamente.[30]

Outro detalhe importante é a localização coronopodálica do forame mentual: a média da distância entre a crista alveolar e a margem superior do forame foi de 14,21 mm em homens e 13,48 em mulheres, enquanto a média da distância da margem inferior do forame e a borda inferior da man-

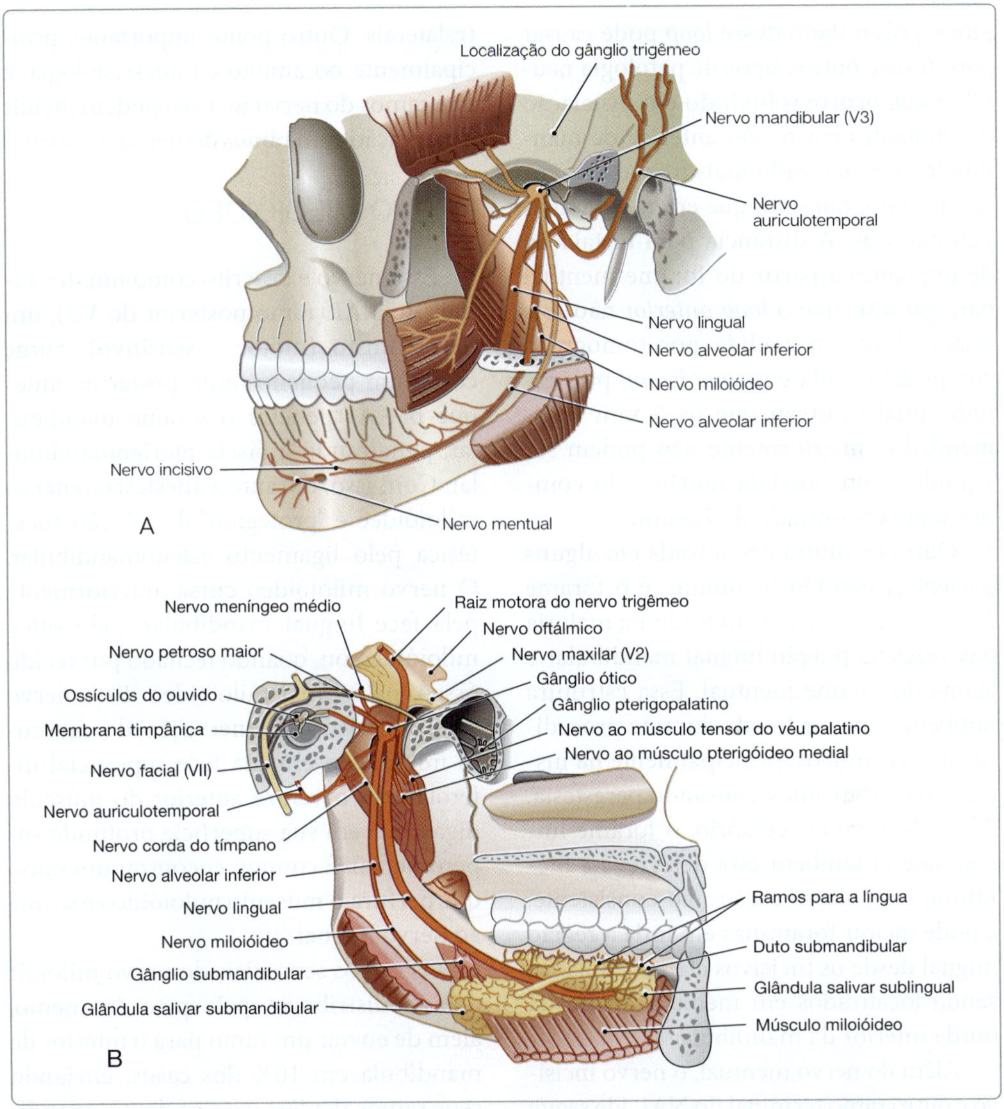

FIGURA 8 Vistas anterior (A) e posterior (B) do nervo alveolar inferior e seus ramos.

díbula foi de 13,58 mm em homens e 12,06 mm em mulheres. As foraminas acessórias foram encontradas em 9 amostras, porém sem consenso em relação a maior prevalência em relação a sexo, idade ou etnia.[30] Essa região anatômica é complexa e apresenta muitas variações, exigindo atenção aos detalhes já destacados.

Ainda assim, foi descrito o chamado *loop anterior*, que ocorre quando o NAI faz uma curva anteriormente ao forame mentual, para só então emergir na face vestibular mandibular como nervo mentual, em uma frequência que varia de 48 a 94% na literatura. Esse detalhe é importante e deve ser considerado pelos cirurgiões, pois o dano desse *loop* pode causar parestesia e outros tipos de patologia neural, o que ocorre sobretudo em instalação de implantes em região anterior de mandíbula e é visualizado mais frequentemente em tomografias do que em radiografias panorâmicas. A distância para instalação de implantes a partir do forame mentual para garantir que o *loop anterior* não seja lesado deve ser medida por tomografia computadorizada em *cone beam*, pois estudo atual mostrou que os 5 mm recomendados anteriormente não podem ser seguidos, com medida máxima do comprimento encontrado de 7,3 mm.[31]

Outra estrutura encontrada em alguns pacientes, não tão incomum, é o forame mentual acessório, encontrado na maioria das vezes na porção lingual mandibular e acima do forame mentual. Essa estrutura também pode ser lesada durante procedimentos cirúrgicos, principalmente na instalação de implantes, causando parestesia. Além do forame acessório, o forame lingual lateral também está descrito na literatura, com classificação não consistente, e pode incluir foraminas em toda a região lingual desde os incisivos até pré-molares, sendo localizados em média a 7 mm da borda inferior da mandíbula.[31]

Além do nervo mentual, o nervo incisivo é outro ramo terminal do NAI. Ele segue seu curso dentro do osso pelo canal incisivo e é exteriorizado na região dos incisivos através do forame incisivo. Ou, ainda, pode formar um plexo na mesma região, fornecendo inervação sensitiva para incisivos, caninos, pré-molares e gengiva dessas regiões. Esse ramo apresenta variações anatômicas em relação à linha média, pois foi descrito inervando não apenas o lado no qual foi emitido, mas também atravessando a linha média e inervando os dentes contralaterais. Outro ponto importante, principalmente no âmbito da anestesiologia, é que ramos do nervo incisivo podem dividir a inervação com ramos do nervo mentual.[32]

NERVO MILOIÓIDEO

Esse nervo é descrito como um dos ramos do NAI (ramo posterior do V3), um nervo misto (motor e sensitivo). Surge como um pequeno ramo posterior, antes que o NAI penetre o forame mandibular, penetrando a fáscia pterigomandibular. Com isso, durante a anestesia, o nervo miloióideo é "protegido" da solução anestésica pelo ligamento esfenomandibular. O nervo miloióideo cursa anteriormente pela face lingual mandibular, pelo sulco miloióideo ou, quando fechado por tecido ósseo, pelo canal miloióideo. Esse nervo é responsável pela inervação do músculo miloióideo em sua face superficial inferolateral, o ventre anterior do músculo digástrico em sua superfície profunda superomedial. É comum encontrar um ramo que perfura o músculo miloióideo e se une ao nervo lingual.[33]

Os ramos sensoriais do nervo miloióideo se distribuem pela pele do mento, além de enviar um ramo para o interior da mandíbula em 10% dos casos, enviando seus ramos dentais para os dentes mandibulares. Em casos em que o nervo miloióideo é separado do NAI antes de adentrar o forame mandibular, a injeção de anestésico entre o NAI e o osso pode não atingir o miloióideo. Isso ocorre porque o nervo miloióideo estará medialmente ao NAI. Se o paciente apresentar fibras dentais (que se encontram com o NAI dentro do canal mandibular), essa injeção atingirá o nervo miloióideo.[34] Outra variação encontrada recentemente foi a inervação da glândula submandibular pelo nervo miloióideo além do nervo lingual, em um caso único durante dissecação.[35]

CLASSIFICAÇÃO DAS LESÕES NERVOSAS

Para que fosse possível uma classificação visando padronizar os tratamentos para casos específicos, o Conselho Britânico de Pesquisa Médica criou uma escala que auxilia na realização de pesquisas e tratamentos no campo de lesão nervosa (Quadro 1).[36] Essa escala facilita a inserção do paciente em uma escala de recuperação após tratamento.

Além dessa classificação, é importante que o profissional saiba classificar a lesão nervosa em relação à sua extensão. A neuropraxia é uma lesão superficial, com bloqueio fisiológico do nervo; normalmente a regressão dos sinais é espontânea ou com o auxílio de medicações regeneradoras, como a vitamina B12. A axonotmese é a destruição parcial de axônios, necessitando de novo crescimento de fibras, e pode ser que essa regeneração leve tempo ou que tenha necessidade cirúrgica de reparo. Por último, a neurotmese consiste no rompimento total do nervo, incluindo axônio e tecido conjuntivo, sem chance de se recuperar espontaneamente; é necessário tratamento cirúrgico precoce.

QUADRO 1 Escala do Conselho de Pesquisa Médica

Escala	Descrição
S0	Nenhuma sensação.
S1	Dor cutânea profunda na zona autônoma.
S2	Alguma dor superficial e ao toque.
S2+	Dor superficial e ao toque, mais hiperestesia.
S3	Dor superficial e ao toque sem hiperestesia: discriminação de 2 pontos estáticos > 15 mm.
S3+	Dor superficial e ao toque sem hiperestesia: discriminação de 2 pontos estáticos > 7-15 mm. Boa localização de estímulos.
S4	Dor superficial e ao toque sem hiperestesia: discriminação de 2 pontos estáticos > 2-6 mm. Boa localização de estímulos.

Fonte: Medical Research Council.[36]

Estudo recente recomenda a utilização de ressonância magnética pré-operatória para cirurgias dentoalveolares na região dos molares, principalmente instalação de implantes, e pós-cirúrgicas quando o paciente apresenta sintomas, para mensurar o dano ao feixe nervoso.[37] As técnicas para bloqueio dos nervos mandibulares estão descritas a seguir.

ANESTESIAS MANDIBULARES

As anestesias mais utilizadas em mandíbula são as técnicas de bloqueio do NAI, bloqueio do nervo bucal e bloqueio do nervo mentual. Ainda assim, outras técnicas serão descritas para que as opções estejam disponíveis quando necessário.

Bloqueio do nervo alveolar inferior

Idealizada por Braun, é conhecida como a técnica das 3 posições. Este bloqueio é um dos mais utilizados na odontologia para anestesia dos nervos alveolar inferior, bucal e lingual. Indicado para procedimentos realizados que englobam uma área extensa, múltiplos dentes e tempo operatório moderado e longo.[38]

Os pontos de reparo são a superfície oclusal dos molares inferiores, a rafe pterigomandibular (linha pontilhada azul da Figura 9) e, seguindo inferiormente, o

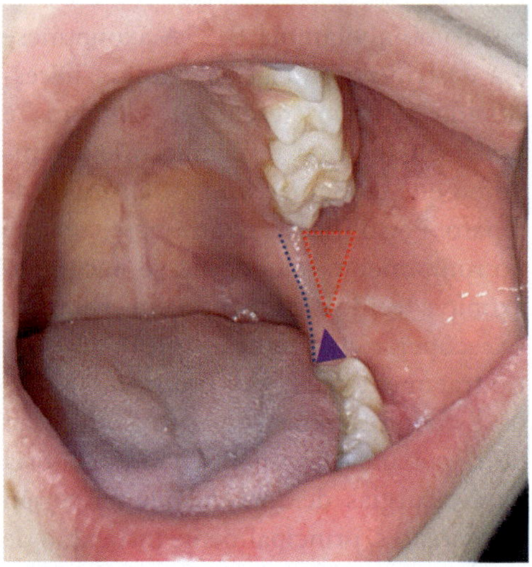

FIGURA 9 Triângulo invertido "virtual" (em vermelho pontilhado) formado pela rafe pterigomandibular (linha pontilhada azul) e a borda anterior do ramo da mandíbula, finalizando no trígono retromolar (triângulo em roxo).

Fonte: acervo dos autores.

trígono retromolar (triângulo roxo na Figura 9). Com o dedo indicador da mão livre, o profissional realizará a palpação da borda anterior do ramo da mandíbula, que se localiza lateralmente à rafe pterigomandibular, formando um triângulo virtual (triângulo vermelho pontilhado na Figura 9) e os pré-molares do lado oposto.

Com o dedo posicionado no bordo anterior do ramo da mandíbula será realizada a inserção da agulha no triângulo virtual, com a carpule posicionada paralelamente e 10 mm acima do plano oclusal inferior, do mesmo lado a ser anestesiado. Aprofunda-se 5 a 6 mm da agulha e injeta-se um quarto do tubete anestésico lentamente (Figura 10A), para anestesiar o nervo bucal (primeira posição). Continua-se a inserção da agulha por 10 mm, administrando mais um quarto do tubete anestésico, para anestesia do nervo lingual (segunda posição).

Deve-se recuar a agulha, sem removê-la do tecido, posicionando-a na altura dos pré-molares contralaterais ao lado anestesiado, ainda paralela ao plano oclusal, aprofundando a agulha até que toque o osso. Recuar 1 a 3 mm (Figura 10B) e depositando lentamente meio tubete, para anestesia do nervo alveolar inferior (terceira posição). Aguardar de 3 a 5 minutos para iniciar o tratamento.

Técnica alternativa à das três posições é a direta, conhecida como bloqueio de Halstead, o qual a propôs, que limita a anestesia aos nervos lingual e alveolar inferior, sendo necessário um complemento do nervo bucal, se necessário. Os pontos de reparo são os pré-molares do lado oposto, plano oclusal de molares inferiores, rafe pterigomandibular, linha oblíqua interna e vértice do trígono retromolar (Figura 9).

A identificação do local da punção é feita inicialmente da mesma forma que na técnica indireta (ou das três posições), a diferença se encontra no posicionamento da carpule, que será realizado desde o início na altura dos pré-molares do lado oposto ao que se deseja anestesiar.

Insere-se a agulha na depressão entre a rafe pterigomandibular e o bordo anterior do ramo da mandíbula, até que essa agulha atinja o tecido ósseo (Figura 10B). Deve-se recuar a agulha 1 a 3 mm do tecido ósseo e confirmar se o refluxo sanguíneo é negativo. Nesse caso, administrar lentamente metade do tubete (0,9 mL), para a anestesia do nervo alveolar inferior. Segue-se com o recuo da agulha, deixando aproximadamente 1 cm dentro do tecido e injetando um quarto do tubete anestésico lentamente, para anestesia do nervo lingual. Remove-se a agulha dos tecidos

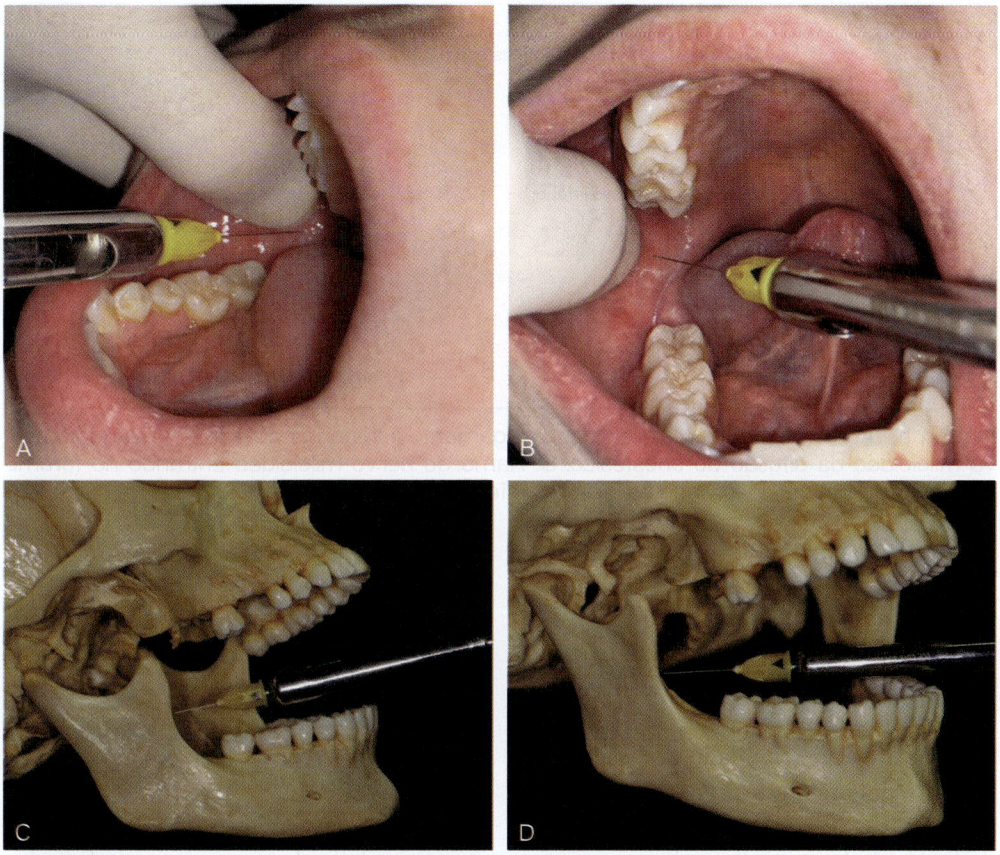

FIGURA 10 Técnica anestésica do nervo alveolar inferior. A: punção inicial, paralela ao plano oclusal. B: segunda posição da carpule, com angulação contralateral na altura dos pré-molares inferiores. C e D: fotos da posição da agulha em crânio seco.

Fonte: acervo dos autores.

completamente, aguardando de 3 a 5 min para iniciar o procedimento.

O bloqueio convencional do NAI possui uma eficácia entre 80 e 85%, fazendo com que diferentes técnicas fossem adicionadas ao arsenal do cirurgião-dentista. A anestesia do nervo miloióideo é uma delas. Esse nervo promove inervação motora e contribui para a inervação pulpar dos dentes mandibulares. Os motivos pelos quais ocorre falha na anestesia do nervo miloióideo englobam a sua localização anatômica (acima do forame mandibular), ou a presença do ligamento esfenomandibular, que funciona como uma proteção, impedindo a difusão do anestésico até o nervo (Figura 11A).

A técnica de anestesia do nervo miloióideo, quando necessária, pode ser realizada em qualquer região da face lingual da mandíbula, devido à sua posição anatômica. A sugestão é realizar a técnica na altura do dente imediatamente distal ao alvo do procedimento. Neste capítulo, ela será demonstrada na região anterior mandibular, pela existência de um forame retromentual inferior, ligado ao sulco miloióideo, o que mostra a anastomose do nervo

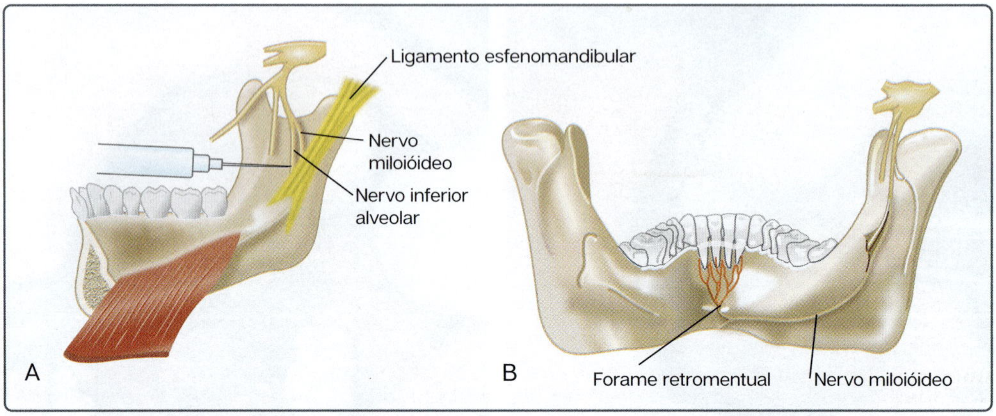

FIGURA 11 Anatomia do nervo miloióideo. A: ligamento esfenomandibular bloqueando o nervo miloióideo da difusão do anestésico. B: Ramo do nervo miloióideo entrando no forame retromentual inferior, inervando os incisivos inferiores.

miloióideo com o nervo incisivo (Figura 11B) ipsilateral ou contralateral.[33]

Inicia-se a técnica posicionando a carpule na região lingual anterior, de forma vertical, inserindo a agulha na mucosa alveolar até a proximidade da base, e injetando lentamente um quarto do tubete (Figuras 12A e B). Essa técnica pode ser realizada de forma extraoral, com a punção próxima à base da mandíbula, em região anterior (Figuras 12C e D).

O êxito do bloqueio do nervo alveolar inferior está na identificação correta dos pontos de reparo e na experiência adquirida de várias anestesias. Observar os tamanhos das agulhas: em pacientes de maior estrutura corporal, podemos optar por agulha longa, para que seja suficiente ao acesso do forame mandibular; da mesma forma, para pacientes de estrutura corporal menor, como crianças e mulheres, podemos optar por agulhas curtas (Figura 13).

Bloqueio do nervo bucal

Um dos ramos do nervo mandibular, o nervo bucal não é anestesiado durante o bloqueio do NAI. Essa técnica não é indicada sempre que houver um procedimento na região de molares mandibulares, mas sim quando for necessária intervenção na região vestibular, na mucosa alveolar. Em cirurgia de terceiros molares inferiores, é muito comum que o paciente sinta incômodo no afastamento dos tecidos, mesmo que delicadamente, pois o afastador fica em contato íntimo com o periósteo da região, sendo uma indicação apropriada. Além disso, a instalação de dispositivo de borracha para descompressão de cistos, raspagem ou curetagem radiculares, inserção de fios de retração gengival, entre outros casos, também tem indicação.

A técnica para esse bloqueio é realizada afastando os tecidos com o indicador da mão livre e tracionando levemente, alinhando a seringa paralela ao plano oclusal ipsilateral à anestesia, na face vestibular. Com o bisel voltado para o osso, inserir a agulha de calibre 25 ou 27 G em posição distal e vestibular ao segundo molar inferior até o contato leve com o periósteo, aproximadamente 2 a 4 mm de profundidade (Figura 14). Depo-

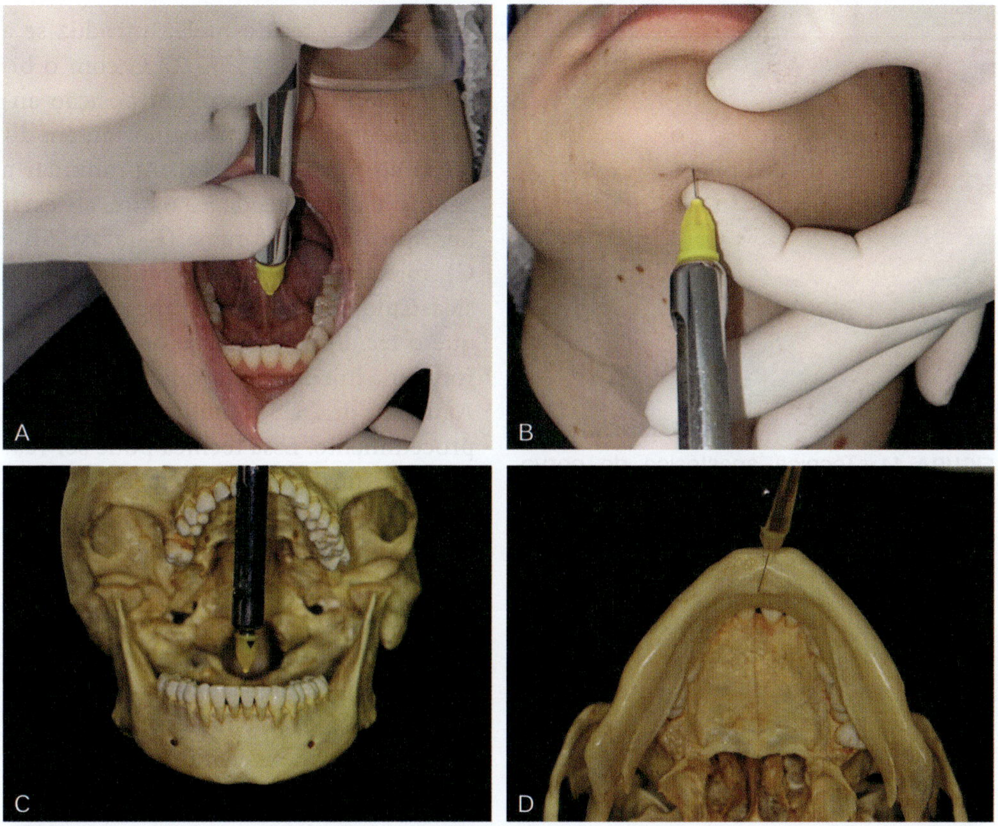

FIGURA 12 Técnica anestésica do nervo miloióideo. A: punção na face lingual mandibular, região anterior. B: técnica extraoral. C: posição da agulha no crânio seco. D: técnica extraoral vista no crânio seco.

Fonte: acervo dos autores.

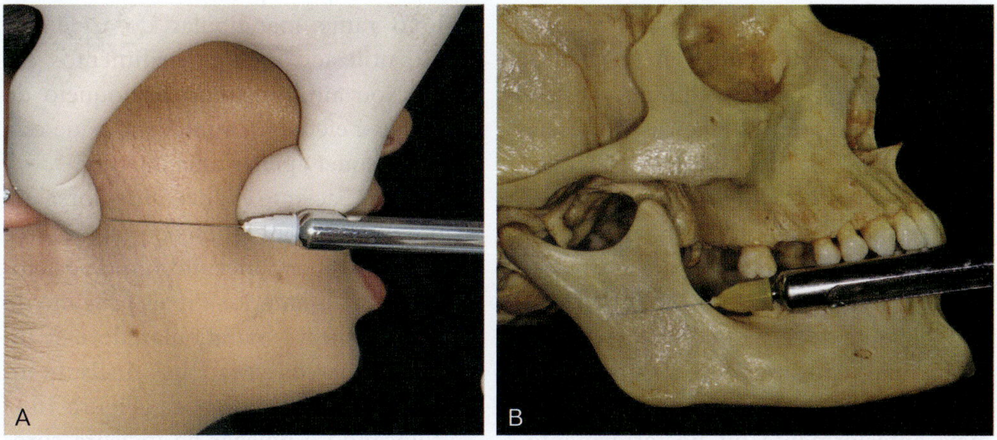

FIGURA 13 A: foto ilustrando o tamanho da agulha curta em relação à distância anteroposterior do ramo mandibular. B: mesmo posicionamento da agulha curta em crânio seco.

Fonte: acervo dos autores.

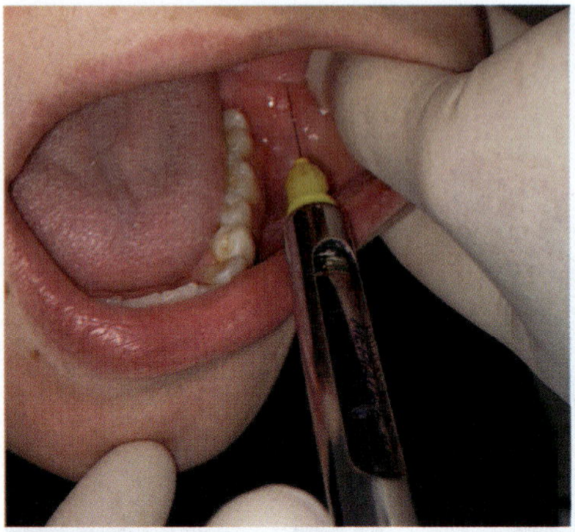

FIGURA 14 Técnica anestésica do nervo bucal.

Fonte: acervo dos autores.

sitar 0,3 mL da solução anestésica após aspiração negativa. Aguardar 3 a 5 minutos para início do procedimento. O nervo anestesiado é o bucal, atingindo os tecidos moles e o periósteo vestibular dos molares mandibulares.

Bloqueio do nervo mentual

Esse bloqueio é realizado para anestesiar tecidos moles bucais, sendo indicado para biópsias em lábio inferior e suturas de lacerações, por exemplo. A única contraindicação desse procedimento é comum a todas as outras técnicas: a presença de infecção ou inflamação considerável dos tecidos na região de anestesia.

A técnica é realizada com o profissional posicionado atrás do paciente, afastando o lábio na região do forame mentual (Figura 15A). Em geral, ele está posicionado no ápice do segundo pré-molar inferior, mas pode estar localizado mais anteriormente ou posteriormente, sendo importante a palpação e a identificação do forame. Ao mesmo tempo que se traciona o tecido mole, introduz-se a agulha de calibre 25 ou 27 G com o bisel voltado para o osso, em posição angulada de posterior para anterior, em direção ao forame mentual. Aprofundar a agulha lentamente, de 5 a 6 mm, até estar bem próximo ao forame (Figuras 15B e C), injetando 0,6 mL da solução anestésica. Cuidado ao injetar o anestésico para que o tecido não infle; se ocorrer, interromper a injeção e reposicionar a agulha. Aguardar de 2 a 3 minutos para iniciar o procedimento. Essa técnica pode ser realizada de forma extraoral, localizando-se o ponto de inserção da agulha na altura do nervo mentual (Figura 15D).

Atenção aos pontos de reparo da técnica: forame mentual, pré-molares mandibulares, fundo de fórnice mandibular. O nervo anestesiado é o mentual, atingindo as áreas de tecido mole bucal anteriormente ao forame mentual até a linha média, além da pele do lábio inferior.

Bloqueio do nervo mandibular: técnica de Gow-Gates

Este bloqueio permite a anestesia de todo o ramo mandibular do trigêmeo, sendo utilizado para procedimentos extensos, ou ainda quando o bloqueio do NAI não é efetivo. A vantagem é que esta técnica requer apenas uma injeção.

Com o paciente em decúbito dorsal ou semidecúbito, com o pescoço estendido e a boca bem aberta, permitindo o posicionamento mais anterior e mais próximo do côndilo ao nervo mandibular, deve-se localizar os marcos extraorais – incisura intertrágica e o canto da boca (Figura 16A) –, colocando o polegar na incisura coronoide e visualizando os marcos intraorais, que são a cúspide mesiopalatina do segun-

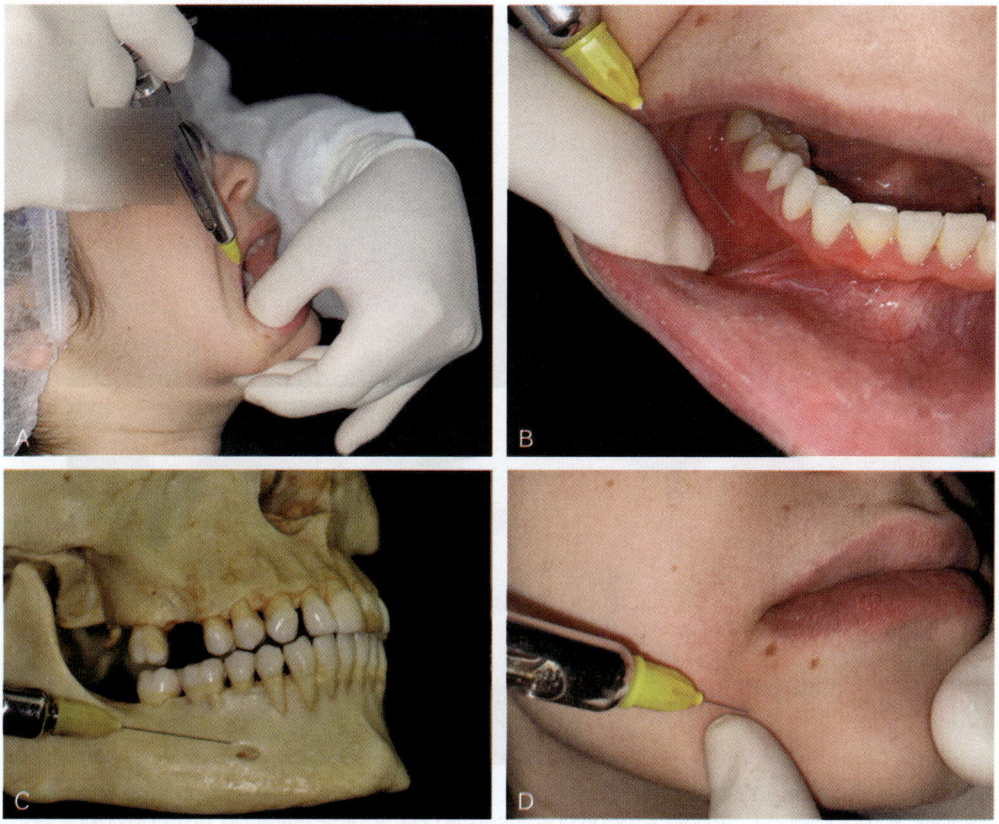

FIGURA 15 Técnica anestésica do nervo mentual. A: posição do operador ao realizar a técnica (atrás da cabeça do paciente). B: punção na região do nervo mentual. C: posição da agulha em crânio seco. D: técnica extraoral.

Fonte: acervo dos autores.

do molar superior e a incisura coronoide (Figura 16B). A seringa posicionada perpendicularmente à mucosa jugal, a partir do canto da boca do sentido contralateral, permite a introdução da agulha imediatamente distal à cúspide mesiopalatina. Após a inserção da agulha de calibre 25 a 27 G nos tecidos, posicionar a seringa de forma que fique alinhada do canto da boca contralateral até a incisura intertrágica ipsilateral à anestesia (Figura 16C). A localização exata da seringa vai depender da posição do trágus. Insere-se a agulha em uma profundidade média de 25 mm, até o contato com o osso (Figuras 16C e D). Em caso de aspiração negativa, depositar lentamente 3 mL de solução anestésica. Solicitar que o paciente mantenha a boca aberta por 1 a 2 minutos, para maior difusão anestésica. Aguardar no mínimo 5 minutos para iniciar o procedimento.

Atenção aos pontos de reparo da técnica: extraorais – incisura intertrágica, trágus e canto da boca; intraorais – cúspide mesiopalatina do segundo molar superior, incisura mandibular. O nervo anestesiado é o mandibular (V3), atingindo polpa, tecidos moles e duros da hemimandíbula,

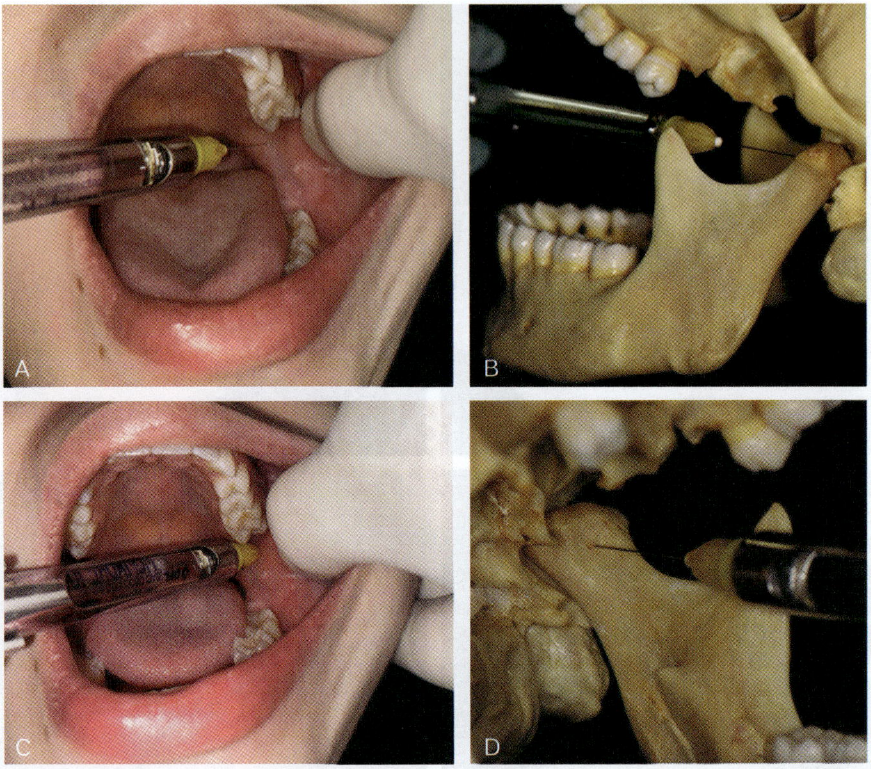

FIGURA 16 Técnica anestésica de Gow-Gates. A: posição da cabeça e pontos de reparo extraorais. B: posição da carpule e ponto de inserção da agulha (levando em consideração a cúspide mesiopalatina do segundo molar superior). C: inserção completa da agulha. D: posição da agulha em crânio seco.

Fonte: acervo dos autores.

dois terços anteriores da língua e assoalho da cavidade bucal, pele sobre o zigoma e regiões temporais.

Alguns cuidados são importantes na realização desta técnica, por apresentarem uma dificuldade maior. Na presença de um terceiro molar superior, o local de inserção da agulha será distal a esse dente. O osso com o qual a agulha faz o contato é a cabeça do côndilo mandibular, ou seja, se não acontecer o contato, recuar a agulha e reposicionar mais medialmente. Outro problema que pode acontecer é o paciente fechar um pouco a boca; isso vai aumentar a distância do côndilo. Verificar se essa é a situação. Não esquecer de realizar a aspiração, pois é muito comum a injeção intravascular na artéria maxilar interna. Se a aspiração for positiva, reposicioná-la superiormente e aspirar novamente.

Bloqueio mandibular de boca fechada: Vazirani-Akinosi

Este bloqueio é indicado em pacientes com limitação de abertura bucal, que necessitam de múltiplos procedimentos em dentes mandibulares ou ainda na dificuldade de realizar a técnica de bloqueio do NAI. Evitar realizar em pacientes que morderiam a língua e o lábio facilmente. É uma técnica vantajosa por apresentar menos complicações pós-operatórias e uma frequência menor de aspiração positiva.

A técnica é realizada palpando a incisura coronoide e afastando os tecidos moles para facilitar a visualização. Solicitar ao paciente o fechamento em oclusão leve, com os músculos relaxados. Manter a seringa paralela ao plano oclusal e inserir a agulha de calibre 25 G na altura da junção mucogengival distal ao segundo ou ao terceiro molar superior, com o bisel voltado para a linha média do paciente (lado oposto do osso da mandíbula). Aprofundar a agulha aproximadamente 25 mm a partir da tuberosidade da maxila (Figura 17) e, com aspiração negativa, depositar lentamente um tubete anestésico. Além da anestesia sensorial, ocorre a paralisia dos nervos motores e o paciente consegue abrir a boca mais facilmente. Aguardar de 3 a 5 minutos para início do procedimento odontológico.

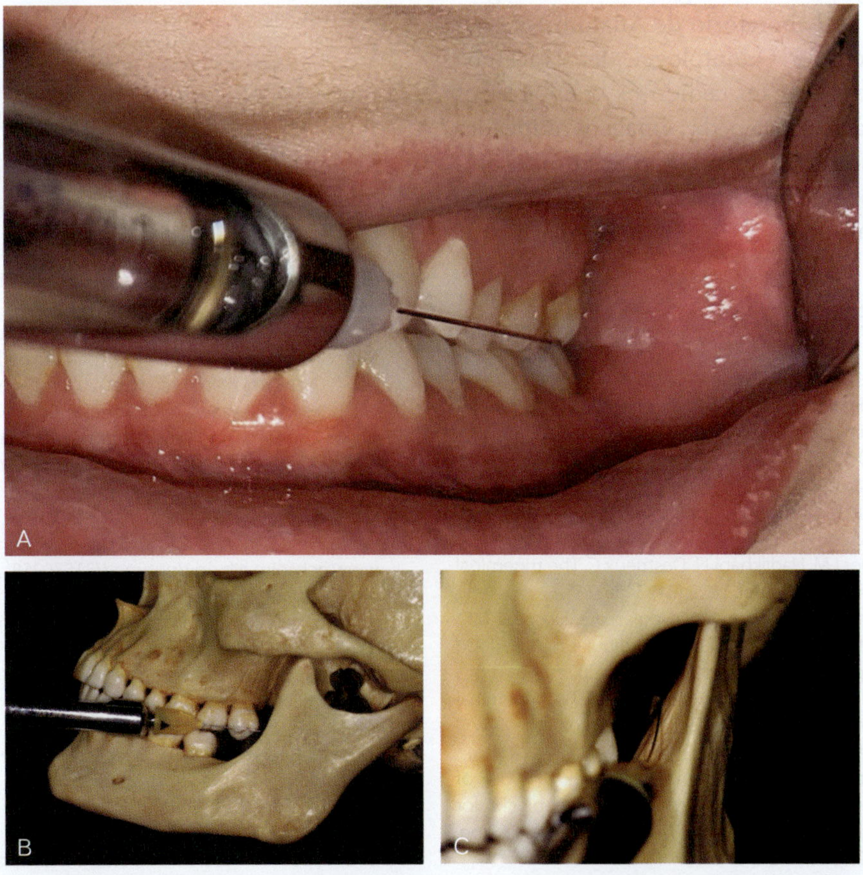

FIGURA 17 Técnica anestésica de Vazirani-Akinosi. A: técnica realizada com a boca fechada, na qual é possível observar o local de inserção da agulha. B: vista lateral da altura da agulha em relação ao plano oclusal em crânio seco. C: vista frontal da inserção da agulha através da parede medial do ramo mandibular.

Fonte: acervo dos autores.

Por não necessitar de contato com o osso, essa técnica é realizada com êxito se houver muita sensibilidade por parte do profissional e treino. Caso o bloqueio sensitivo não seja adequado, apenas o motor, como o paciente consegue abrir a boca, agora o profissional pode optar por complementar com outra técnica anestésica. Os nervos anestesiados são o alveolar inferior, o incisivo, o mentual, o lingual e o miloióideo. Atenção para a não anestesia do nervo bucal; se necessário, realizar a técnica já descrita neste capítulo.

Agradecimentos: gostaríamos de agradecer ao Laboratório de Anatomia da Faculdade de Odontologia de Araçatuba – Unesp, por ter cedido os crânios secos para a realização das imagens utilizadas neste capítulo, bem como aos professores da disciplina de Anatomia e ao técnico do laboratório.

REFERÊNCIAS

1. Price S, Daly DT. Neuroanatomy, trigeminal nucleus. StatPearls. 2020;6-10. Disponivel em: http://www.ncbi.nlm.nih.gov/pubmed/30969645. Acesso em: 19/06/23.
2. Konan LM, Reddy V, Mesfin FB. Neuroanatomy, cerebral blood supply. Blood Supply and Lymphatics. 2022;2-5.
3. Terrier LM, Hadjikhani N, Destrieux C. The trigeminal pathways. J Neurol. 2022;(0123456789).
4. Ghatak RN, Helwany M, Ginglen JG, Hospital MO. Anatomy, head and neck, mandibular nerve. Blood Supply and Lymphatics. StatPearls. 2022;1-5.
5. Terrier LM, Hadjikhani N, Velut S, et al. The trigeminal system: the meningovascular complex. A review. J Anat. 2021;239(1):1-11.
6. Young AL, Khan J, Thomas DC, Quek SYP. Use of masseteric and deep temporal nerve blocks for reduction of mandibular dislocation. Anesth Prog. 2009;56(1):9-13.
7. Aljulaih GH, Sharma P, Lasrado S. Anatomy, head and neck, nose bones. Blood Supply and Lymphatics. 2022;91-4.
8. Patel M, Iwanaga J, Kikuta S, et al. Variant anatomy of the buccal nerve. Anat Cell Biol. 2019;52(1):82-3.
9. Takezawa K, Ghabriel M, Townsend G. The course and distribution of the buccal nerve: clinical relevance in dentistry. Aust Dent J. 2018;63(1):66-71.
10. Ngeow WC, Chai WL. The clinical significance of the retromolar canal and foramen in dentistry. Clinical Anatomy. 2021;34:512-21.
11. Rizzolo RJC, Madeira MC. Anatomia da face: com fundamentos de anatomia geral. 2.ed. São Paulo: Sarvier; 2019. p.187-193.
12. Sakamoto Y, Akita K. Spatial relationships between masticatory muscles and their innervating nerves in man with special reference to the medial pterygoid muscle and its accessory muscle bundle. Surg Radiol Anat. 2004;26(2):122-7.
13. Dupont G, Iwanaga J, Tubbs RS. Variant innervation of the medial pterygoid muscle from the lingual nerve. Kurume Med J. 2019;66(2):135-8.
14. Greenberg JS, Breiner MJ. Anatomy, head and neck, auriculotemporal nerve. StatPearls. 2019;7-11. Disponivel em: http://www.ncbi.nlm.nih.gov/pubmed/31334960. Acesso em: 19/06/23.
15. Dias GJ, Koh JMC, Cornwall J. The origin of the auriculotemporal nerve and its relationship to the middle meningeal artery. Anat Sci Int. 2015;90(4):216-21.
16. Pinto MJ, Guerrero AL, Costa A. Botulinum toxin as a novel therapeutic approach for auriculotemporal neuralgia. Headache. 2021;61(2):392-5.
17. Young A, Okuyemi OT. Frey Syndrome. 2023 Jan 12. In: StatPearls [Internet]. Treasure Island (FL): StatPearls Publishing; 2023 Jan.
18. Thompson JD, Avey GD, Wieland AM, et al. Auriculotemporal nerve involvement in parotid bed malignancy. Ann Otol Rhinol Laryngol. 2019;128(7):647-53.
19. Ghabriel M, Takezawa K, Townsend G. The lingual nerve: overview and new insights into anatomical variability based on fine dissection using human cadavers. Odontology. 2019;107(1):1-9.
20. Fagan SE, Roy W. Anatomy, head and neck, lingual nerve. StatPearls. 2022;13-6. Disponível em: http://www.ncbi.nlm.nih.gov/pubmed/31536258. Acesso em: 19/06/23.
21. Atkins S, Kyriakidou E. Clinical outcomes of lingual nerve repair. Br J Oral Maxillofac Surg. 2021;59(1):39-45.
22. Talbot CE, Zhao K, Ward M, et al. Neuromodulation of the lingual nerve: a novel technique. 2020. p.1271-5.
23. Rittich AB, Ellrich J, Yekta-Michael SS. Assessment of lingual nerve functions after smoking cessation. Acta Odontol Scand. 2017;75(5):338-44.
24. Tojyo I, Nakanishi T, Shintani Y, et al. Risk of lingual nerve injuries in removal of mandibular third molars: a retrospective case-control study. Maxillofac Plast Reconstr Surg. 2019;41(1).
25. Ella B, Lamia K, Haïtami S, Bouzoubaa S. An atypical path of the lingual nerve in the retromolar region: incidence in oral surgery. J Oral Implantol. 2022;48(5):419-22.

26. Shimotakahara R, Lee H, Mine K, et al. Anatomy of the lingual nerve: application to oral surgery. Clin Anat. 2019;32(5):635-41.
27. Iwanaga J, Kikuta S, Oskouian RJ, Tubbs RS. Nerve to mylohyoid branched from the lingual nerve: previously undescribed case. Anatomical Science International. 2019;94:266-8.
28. Garaycochea O, Baptista P, Calvo M, et al. Surgical anatomy of the lingual nerve for palate surgery: where is located and how to avoid it. Eur Arch Otorhinolaryngol. 2022;279(11):5347-53.
29. Prado GM, Fontenele RC, Costa ED, et al. Morphological and topographic evaluation of the mandibular canal and its relationship with the facial profile, skeletal class, and sex. Oral Maxillofac Surg. 2023;27(1):17-23.
30. Ahmed AA, Ahmed RM, Jamleh A, Spagnuolo G. Morphometric analysis of the mandibular canal, anterior loop, and mental foramen: a cone-beam computed tomography evaluation. Int J Environ Res Public Health. 2021;18(7).
31. Wei X, Gu P, Hao Y, Wang J. Detection and characterization of anterior loop, accessory mental foramen, and lateral lingual foramen by using cone beam computed tomography. J Prosthet Dent. 2020;124(3):365-71.
32. Caughey JA, Do Q, Shen D, et al. Comprehensive review of the incisive branch of the inferior alveolar nerve. Anat Cell Biol. 2021;54(4):409-16.
33. Stein P, Brueckner J, Milliner M. Sensory innervation of mandibular teeth by the nerve to the mylohyoid: implications in local anesthesia. Clinical Anatomy. 2007;20:591-5.
34. Sicher H. The anatomy of mandibular anesthesia. J Am Dent Assoc. 1946;33(23):1541-57.
35. Ryumon S, Hage D, Ibaragi S, et al. Dual innervation of the submandibular gland by nerve to mylohyoid and chorda tympani. Morphologie. 2021;105:316-8.
36. Medical Research Council. Nerve injuries committee: results of nerve suture. In: Her Majesty's Stationery Office, editor. Peripheral. 1954.
37. Burian E, Probst FA, Weidlich D, et al. MRI of the inferior alveolar nerve and lingual nerve: anatomical variation and morphometric benchmark values of nerve diameters in healthy subjects. Clin Oral Investig. 2020;24(8):2625-34.
38. Sá Lima Jr. Atlas colorido. Anestesia local em Odontologia. Fundamentos e técnicas. São Paulo: Santos; 1996. P.63-66.

11

Anestesia em odontopediatria

Paulo Nelson-Filho
Léa Assed Bezerra da Silva
Raquel Assed Bezerra Segato
Fabrício Kitazono de Carvalho
Clara Marina Pereira Cavalcanti Silva
Marília Pacífico Lucisano

PONTOS-CHAVE

- As diretrizes nacionais e internacionais para realização da anestesia local em odontopediatria de forma segura e eficaz.
- As técnicas de manejo comportamental e preparo psicológico da criança para melhor abordagem do paciente durante o tratamento odontológico.
- As particularidades anatômicas e fisiológicas das crianças e as considerações farmacológicas relevantes no uso da anestesia local em odontopediatria.
- A descrição das principais técnicas anestésicas utilizadas em odontopediatria.
- As possíveis complicações locais da anestesia local em crianças.
- Os avanços tecnológicos e suas aplicações para redução do medo e da ansiedade e melhor conforto ao paciente infantil durante a anestesia local.

INTRODUÇÃO

De acordo com a definição revisada pela Associação Internacional para o Estudo da Dor (Iasp), conceitua-se dor como "uma experiência sensitiva e emocional desagradável associada a uma lesão tecidual real ou potencial". Por ser um fenômeno subjetivo, a dor é influenciada pelas experiências de vida do indivíduo e por fatores biológicos, psicológicos e sociais, em graus variáveis.[1] Assim, considerando que a criança se encontra em fase de crescimento e desenvolvimento biopsicoemocional, o controle da sensação dolorosa torna-se ainda mais relevante.[2]

O risco de dor associada ao tratamento odontológico, principalmente durante a realização de procedimentos operatórios invasivos, é observado quando a anestesia local não é realizada ou quando não é corretamente executada.[3] Além disso, muitas vezes a injeção do anestésico é associada à dor, sobretudo no atendimento odontopediátrico, gerando medo e ansiedade.[4-6] Dessa forma, a anestesia é uma etapa crítica e de fundamental importância para o atendimento odontológico de crianças e adolescentes.

De acordo com a American Academy of Pediatric Dentistry (AAPD),[7] a European Academy of Paediatric Dentistry (EAPD),[8] a International Association of Paediatric Dentistry (IAPD)[9] e as diretrizes da Associação Brasileira de Odontopediatria (Aboped),[10] além de permitir a realização do tratamento com mais eficiência e segurança, a prevenção da transmissão da sensação dolorosa, por meio da anestesia local, contribui para construir e manter uma relação de confiança profissional-paciente, aliviar o medo e a ansiedade e promover uma experiência odontológica positiva.[7,9-11]

Em odontopediatria, para obter uma anestesia local eficaz, além de realizar as técnicas anestésicas corretamente, é necessário realizar o preparo psicológico da criança e respeitar as particularidades do paciente pediátrico, uma vez que o controle da dor e a redução do desconforto estão intimamente ligados a um bom comportamento e à colaboração do paciente infantil.[7,12]

O nível de evidência científica do procedimento de "anestesia local" em odontopediatria é moderado, pois os estudos sobre sua eficácia ainda são escassos e limitados metodologicamente.[10] Não há resultados consistentes demonstrados por estudos bem delineados para avaliar desfechos como dor, tempo de ação, toxicidade e efeitos adversos, que forneçam base científica suficiente para a seleção de um determinado agente ou técnica anestésica mais eficiente.[3,10] Assim, a prática clínica de anestesia local em odontopediatria é fundamentada por diretrizes nacionais e internacionais e por dados consensuais de especialistas.

IMPORTÂNCIA DA ANAMNESE

A anamnese é indispensável para obter o máximo de informações sobre o paciente, destacando-se seu estado físico e condições de saúde, permitindo a elaboração de um plano de tratamento de forma adequada e individualizada. Familiaridade com a história médica do paciente é essencial para reduzir o risco de agravamento de alterações sistêmicas preexistentes durante o atendimento odontológico, ou para a implementação de cuidados especiais. Autorização e cuidados especiais devem ser obtidos junto ao médico responsável, sempre que necessário.[7]

Reações alérgicas e fatores que possam contraindicar a utilização de determinados sais anestésicos ou vasoconstritores (VC) devem ser investigados e considerados antes da realização da anestesia local. Paralelamente, a obtenção do peso e da idade do paciente irá nortear a conduta do profissional quanto à dosagem do anestésico e abordagem ou técnicas a serem utilizadas. Nessa etapa, perguntas sobre a história odontológica, incluindo comportamento, colaboração da criança e experiências anteriores com a anestesia local, são importantes para selecionar a melhor forma de manejo daquele paciente.[13]

Abordagem do paciente infantil

O preparo psicológico da criança inicia-se durante a anamnese. Informações sobre experiências anteriores com anestesia local são relevantes, pois, se a criança não tiver experiência prévia ou se esta for positiva, pode-se esperar melhor aceitação e um comportamento favorável durante o procedimento anestésico. No entanto, se a criança tiver experimentado situações negativas e desagradáveis no ambiente odontológico, particularmente para receber a anestesia, o profissional deve se preparar para um comportamento pouco colaborador e buscar conquistar a confiança da criança, com paciência, bom senso e veracidade.[13-15]

Informações como *hobbies* e preferências da criança poderão contribuir para seu manejo, desviando sua atenção durante o ato da anestesia (distração). A idade do paciente também é um fator que influencia no preparo psicológico, pois crianças de pouca idade possuem capacidade de concentração de apenas alguns segundos, sendo preferíveis explicações mais simples e curtas. Por outro lado, crianças com mais idade, em geral, costumam entender melhor a importância da anestesia local, colaborando durante esse procedimento.[14,15]

Manejo do paciente infantil

Diversas técnicas de manejo comportamental podem ser utilizadas durante o atendimento odontológico do paciente infantil, destacando-se as técnicas de distração, comunicação verbal, dizer-mostrar-fazer e modelação. Ainda, dentre as técnicas básicas para controle de ansiedade, destaca-se a sedação consciente com óxido nitroso.[16,17]

A técnica da distração consiste em desviar a atenção e a percepção do paciente de procedimentos desagradáveis.[18] Pode ser obtida por meio de desenhos animados, músicas, histórias, decoração do consultório, óculos de realidade virtual ou, ainda, ao pressionar o lábio ou bochecha e conversar com o paciente durante a anestesia local.[18,19] Estudos recentes têm demonstrado que o uso de óculos de realidade virtual pode ser promissor,[20] apresentando parâmetros de níveis de frequência cardíaca e percepção dolorosa similares à distração por meio de tela convencional, durante a anestesia por infiltração vestibular em pacientes pediátricos.[21]

A comunicação verbal, incluindo o reforço positivo, deve ser utilizada desde a primeira consulta, por meio da explicação dos procedimentos e interação verbal com a criança, para que ela participe de forma ativa,[18] favorecendo o estabelecimento de uma relação de confiança profissional-paciente.

O dizer-mostrar-fazer é uma técnica realizada por meio da explicação dos procedimentos com linguagem adequada para o nível de entendimento de cada criança, associada à demonstração, em um ambiente controlado e não ameaçador.[18] Por outro lado, a modelagem consiste em mostrar o irmão, primo, amigo do paciente ou ainda outra criança de idade próxima sendo submetida ao tratamento odontológico, que servirá como modelo, com o objetivo de atuar como uma influência encorajadora para o paciente.[19]

Uma técnica não descrita na literatura, que funciona como um "treinamento" ou "demonstração", geralmente conduz a bons resultados na prática clínica. Após a aplicação do anestésico tópico de forma adequada, o profissional demonstra como será executado o procedimento, utilizando a seringa carpule ainda recoberta com a tampa. Realizam-se todos os movimentos que serão efetuados durante a anestesia propriamente dita, recomendando-se encostar a tampa da agulha na região da mucosa que receberá a punção, exercendo leve pressão. Por meio desse treino, ao mesmo tempo que se dessensibiliza a criança e reduz-se o medo, o profissional já conhece como será o comportamento dela durante a anestesia.

Outro aspecto importante é o manuseio da seringa carpule de forma discreta. Para que o paciente não volte sua atenção à anestesia local, o operador deve passar a seringa por trás da cabeça do paciente e levar a seringa à cavidade bucal de forma que fique abaixo de sua linha de visão.[14] Alguns dispositivos podem auxiliar no manuseio discreto da seringa, como coberturas para a seringa carpule (Figura 1) existentes no comércio especializado. Usar um rolete de algodão esterilizado para cobrir a agulha pode ser uma forma de diminuir a ansiedade e o medo durante a anestesia.

Paralelamente, a anestesia local promove uma sensação diferente ou desconhecida, o que pode gerar medo e ansiedade, alterando o comportamento da criança. Assim, é importante que o profissional explique sobre a sensação de "adormecimento" do lábio e/ou língua e que essa sensação é passageira.[14]

Ainda para o manejo do comportamento da criança, técnicas avançadas também podem ser empregadas, incluindo administração de medicamentos via oral, como benzodiazepínicos, estabilização protetora e anestesia geral.

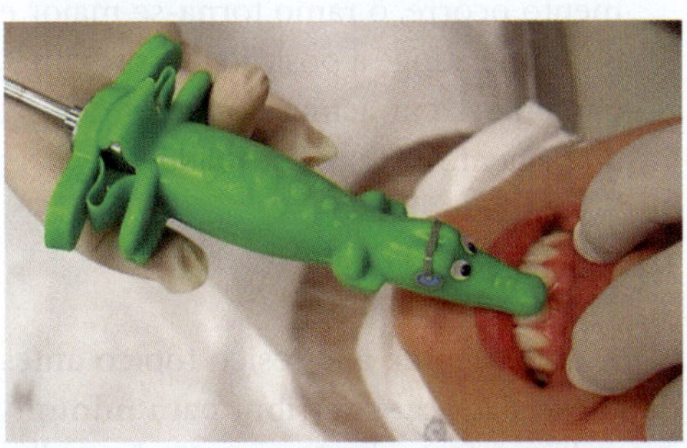

FIGURA 1 Cobertura para seringa carpule com design lúdico (Angelus).

Fonte: acervo dos autores.

DOSAGEM DOS ANESTÉSICOS

A quantidade de anestésico local (AL) administrada deve ser baseada no peso do paciente, exigindo, dessa forma, mais atenção e cuidado em pacientes pediátricos. A dose máxima de cada anestésico (Tabela 1) não deve ser ultrapassada, e indica-se administrar a dose mínima suficiente para promover uma anestesia efetiva.[9] Quanto menor o peso da criança, maior a probabilidade de administrar uma dose excessiva de AL.[22] Adicionalmente, ressalta-se que o tratamento de mais de um quadrante por consulta aumenta o risco de superdosagem de AL em pacientes mais jovens.[23] A Figura 2 apresenta um exemplo de cálculo da quantidade máxima de anestésico a ser utilizada em um paciente de 20 kg (Figura 2).

A superdosagem de AL (ou toxicidade) ocorre quando o nível sanguíneo no cérebro ou no coração (órgãos-alvo) se torna excessivo. Níveis sanguíneos excessivamente altos de AL produzem uma depressão progressiva do sistema nervoso central e cardiovascular, podendo gerar reações variadas, incluindo um leve tremor a convulsões tônico-clônicas, quando acometem o sistema nervoso central, ou uma queda suave da pressão arterial e do débito cardíaco até uma parada cardíaca, quando o sistema cardiovascular é afetado.[23]

PARTICULARIDADES ANATÔMICAS E FISIOLÓGICAS DAS CRIANÇAS

Durante a realização da anestesia local em crianças, é de fundamental importância conhecer as particularidades anatômicas e fisiológicas de cada faixa etária, que exigem cuidados específicos quanto a do-

TABELA 1 Doses máximas de anestésico local recomendadas para crianças

Anestésico local	Dose máxima/kg	Quantidade de sal anestésico/tubete
Lidocaína a 2%	4,4 mg	36 mg
Mepivacaína a 2%	4,4 mg	36 mg
Mepivacaína a 3%	4,4 mg	54 mg
Prilocaína a 3%	6 mg	54 mg
Articaína a 4%	5 mg	72 mg

Fonte: adaptação de Andrade.[46]

Ex.: para utilizar lidocaína em uma criança de 20 kg.

20 kg x 4,4 mg = 88 mg de sal anestésico

1 tubete ——— 36 mg de sal anestésico

X ——— 88 mg de sal anestésico

X = 88/36

X = 2,44 tubetes

Para uma criança de 20 kg, utilizar no máximo 2 tubetes de lidocaína a 2%

FIGURA 2 Representação do cálculo da dose máxima de anestésico local.
Fonte: elaboração dos autores.

sagem dos agentes anestésicos e técnicas utilizadas, em comparação aos pacientes adultos.[23,24] Dentre as principais diferenças, em crianças (Figura 3), destacam-se:

- Menor densidade óssea da maxila e da mandíbula, que implica menor tempo para difusão do agente anestésico.
- Menor dimensão nas estruturas anatômicas, que permite a penetração da agulha em menor profundidade, possibilitando a utilização de agulhas extracurtas em várias situações clínicas.
- Configuração tridimensional da mandíbula, caracterizada por um ramo ascendente mais curto, maior amplitude do ângulo goníaco e localização do forame mandibular ligeiramente abaixo do plano oclusal. Essas particularidades irão refletir em cuidados específicos, particularmente para o bloqueio do nervo alveolar inferior. À medida que o crescimento ocorre, o ramo torna-se maior e o forame atinge a posição de aproximadamente 1 cm acima do plano oclusal do paciente (16 anos de idade).

ANESTESIA TÓPICA

A aplicação de anestésico tópico antes da anestesia local contribui para minimizar o desconforto da penetração da agulha nos tecidos moles, sendo indispensável em pacientes pediátricos.

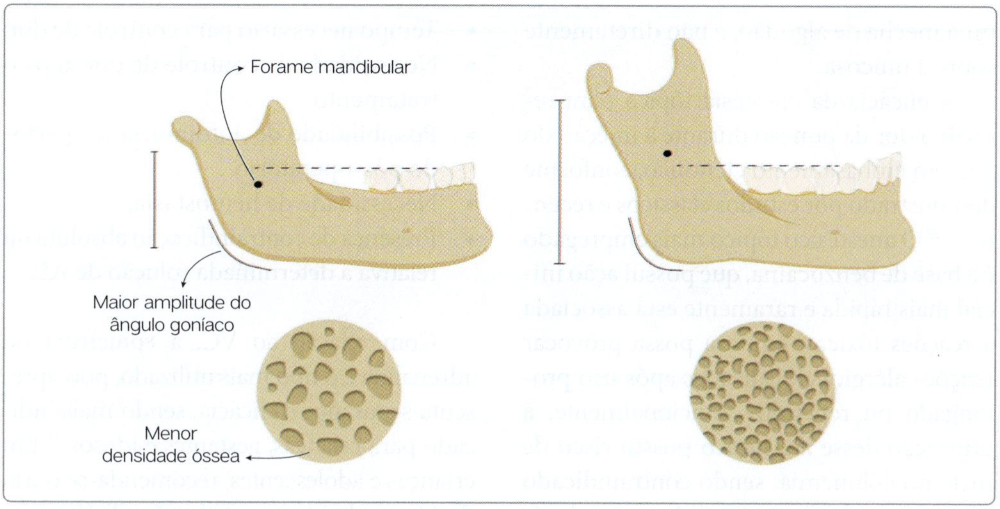

FIGURA 3 Principais diferenças anatômicas da mandíbula de crianças e adultos.
Fonte: elaboração dos autores.

O procedimento para anestesia tópica se inicia com a antissepsia da cavidade bucal com bochechos com agentes antimicrobianos, como o digluconato de clorexidina a 0,12%. Em seguida, deve ser efetuada a secagem e a aplicação de uma pequena quantidade de anestésico tópico na mucosa. Durante esse procedimento, o anestésico deve ser mantido sobre a região com uma mecha de algodão ou cotonete por, no mínimo, 3 minutos, sob suave pressão (Figura 4). É importante também utilizar sugador ao longo da aplicação, evitando que o anestésico seja deglutido pela criança. A presença do anestésico nas vias aéreas causa sensação de asfixia, afetando negativamente seu comportamento.

Os anestésicos tópicos podem ser encontrados nas formas de gel, líquido, pomada e *spray*. Ressalta-se que o uso do *spray* deve ser evitado, pois há grande possibilidade de o anestésico ser deglutido e causar sensação de asfixia. Por isso, se o *spray* for utilizado, deve ser aplicado em

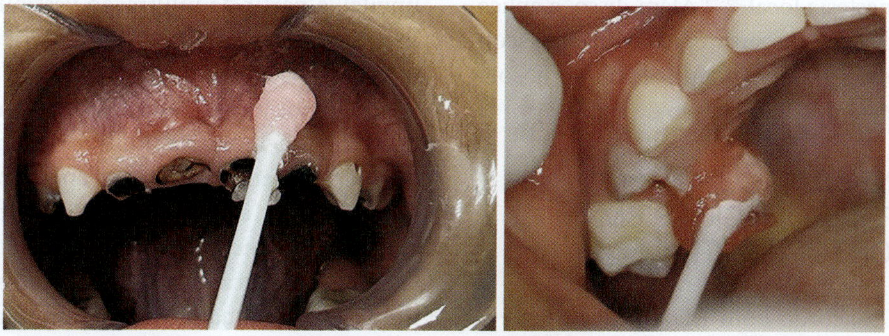

FIGURA 4 Aplicação do anestésico tópico na mucosa limpa e seca.
Fonte: acervo dos autores.

uma mecha de algodão, e não diretamente sobre a mucosa.

A eficácia da anestesia tópica para reduzir a dor da punção durante a injeção do AL tem embasamento científico, conforme demonstrado por estudos clássicos e recentes.[25,26] O anestésico tópico mais empregado é à base de benzocaína, que possui ação inicial mais rápida e raramente está associada a reações tóxicas, embora possa provocar reações alérgicas localizadas após uso prolongado ou repetido.[7] Adicionalmente, a utilização desse anestésico possui risco de metemoglobinemia, sendo contraindicado em pacientes com histórico dessa patologia clínica ou em menores de 2 anos.[7,23]

Ao mesmo tempo, encontram-se disponíveis comercialmente produtos contendo associações de agentes anestésicos tópicos para potencializar sua ação.[27,28] A mistura eutética de anestesia local (Emla®) a 5%, composta por lidocaína a 2,5% e prilocaína a 2,5%, tem mostrado bons resultados na odontologia, reduzindo a dor em procedimentos menos invasivos, incluindo pequenas biópsias intrabucais,[29,30] sondagem gengival, raspagem periodontal[31] e durante a aplicação da anestesia local, principalmente na região palatina.[32-35] O uso do Emla® é eficaz em pacientes pediátricos, minimizando a dor durante a inserção da agulha na anestesia local.[36-38] Além disso, a aplicação desse anestésico tópico reduz o desconforto do grampo para isolamento absoluto,[39] evitando a utilização de agulhas.

CONSIDERAÇÕES FARMACOLÓGICAS EM ODONTOPEDIATRIA

De acordo com Malamed e Stanley,[23] os critérios a ser considerados para seleção adequada do AL são:

- Tempo necessário para controle de dor.
- Necessidade de controle de dor após o tratamento.
- Possibilidade de autoinjúria no período pós-operatório.
- Necessidade de hemostasia.
- Presença de contraindicação absoluta ou relativa a determinada solução de AL.

Com relação ao VC, a epinefrina ou adrenalina é o tipo mais utilizado, pois apresenta segurança e eficácia, sendo mais indicado para crianças, gestantes e idosos.[23] Em crianças e adolescentes, recomenda-se o uso de AL com baixas concentrações de VC, sendo a dose de 0,1 mg de adrenalina considerada dose máxima recomendada por dia.[11]

Dentre os agentes anestésicos, a lidocaína, membro do grupo amida, é o AL mais amplamente utilizado e considerado padrão-ouro nas pesquisas, devido a seu eficiente desempenho e à escassez de efeitos colaterais.[40]

Apesar de a literatura indicar o uso de articaína em pacientes pediátricos, devido a sua segurança e eficiência, a aplicação desse agente anestésico em crianças com menos de 4 anos de idade é controversa.[12] A articaína possui potencial elevado de difusão, sendo capaz de promover anestesia nos tecidos moles da região palatina ou lingual, a partir da infiltração vestibular.[23] Essa propriedade é benéfica, particularmente no paciente infantil.

A maioria dos estudos envolvendo crianças conclui que a infiltração com articaína apresenta resultados comparáveis ou superiores à lidocaína.[12,41-43] Mittal et al.[44] não evidenciaram diferença estatisticamente significante nos parâmetros hemodinâmicos, quando compararam a eficácia da lidocaína e da articaína, durante a exodontia de molares decíduos superiores. Por outro lado, menor sensação dolorosa foi reportada por crianças de 3 e 4 anos submetidas à pulpotomia, após uso da articaína, em comparação à lidocaína.[12] Adicionalmente, a articaína demonstrou ser efetiva na região de primeiros molares permanentes inferiores,[42] sobretudo em casos de pulpites irreversíveis.[45]

A bupivacaína está contraindicada em crianças, por sua longa duração de ação (a anestesia dos tecidos moles dura 6 a 7 horas, em média), aumentando o risco de mordedura de lábio pós-anestesia.[46]

No entanto, em odontopediatria, os agentes anestésicos de escolha, que podem ser seguramente utilizados e apresentam eficácia, são a lidocaína a 2% com epinefrina 1:100.000 ou 1:200.000 e a mepivacaína a 2% com epinefrina 1:100.000.[7,23,46] Ressalta-se que os processos de metabolização e excreção da mepivacaína são mais lentos que os da lidocaína, elevando o risco de toxicidade sistêmica. Quando a epinefrina estiver contraindicada em crianças devido, por exemplo, a história de alergia a sulfitos, pode-se empregar a solução de prilocaína a 3% com felipressina 0,03 UI/mL, tomando-se o cuidado de evitar a sobredosagem (relativa ou absoluta), pelo risco potencial de metemoglobinemia.[46]

TAMANHO E COMPRIMENTO DA AGULHA

Existem três diferentes comprimentos de agulhas odontológicas: extracurto (10 mm), curto (20 mm) e longo (32 mm). Essas agulhas podem apresentar calibre 27 ou 30 G.[7] Em odontopediatria, sugere-se utilizar as agulhas extracurtas de calibre 30 G para técnicas anestésicas de dentes superiores e a agulha curta para o bloqueio do nervo alveolar inferior.[47]

TÉCNICAS ANESTÉSICAS MAIS UTILIZADAS EM ODONTOPEDIATRIA

Técnica supraperiosteal (infiltração local)

Essa técnica consiste em injetar o anestésico próximo ao osso e adjacente ao ápice dentário. O local da punção é o fundo de vestíbulo, sendo necessário introduzir a agulha em torno de 2 mm no tecido (Figura 5). O anestésico deve ser administrado lentamente, depositando a solução próximo ou ligeiramente acima do ápice, ou seja, a cerca de 10 mm da margem da gengival[48] (Figura 6).

Essa técnica é utilizada para anestesia dos seguintes grupos dentários:

- Incisivos e caninos decíduos e permanentes superiores.
- Primeiros molares decíduos superiores.
- Primeiros e segundos pré-molares superiores.
- Segundos molares decíduos e primeiros molares permanentes superiores.
- Incisivos decíduos e permanentes inferiores.
- Primeiros e segundos molares decíduos inferiores, até idade de 4 anos. Nesse caso, utilizar a regra da multiplicação da idade da criança pelo número do elemento dental, 4 ou 5 (correspondentes aos dentes 74 e 75 ou 84 e 85). Se o valor obtido for igual ou inferior a 20, a técnica da infiltração local ainda pode ser realizada com eficácia, devido à menor densidade óssea da mandíbula em crianças mais jovens.[23]

O nervo alveolar superior se divide nos ramos anterior, médio e posterior, sendo

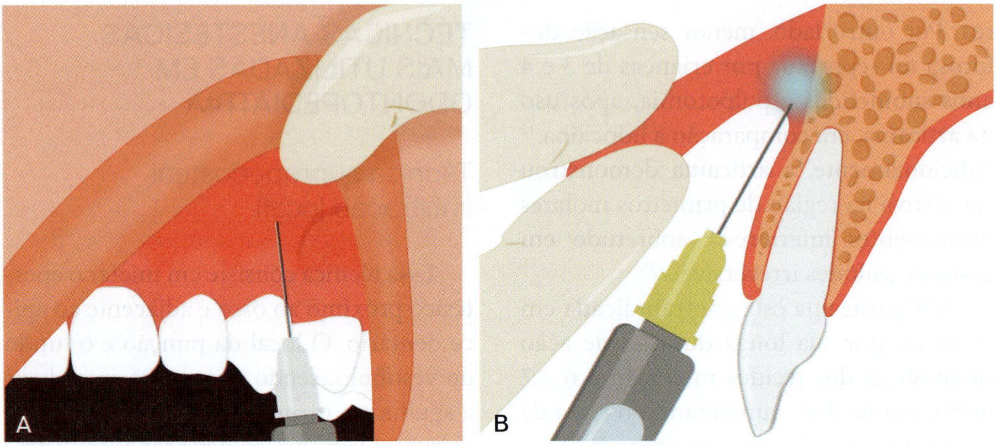

FIGURA 5 Ilustração do local de punção na anestesia por infiltração local.
Fonte: elaboração dos autores

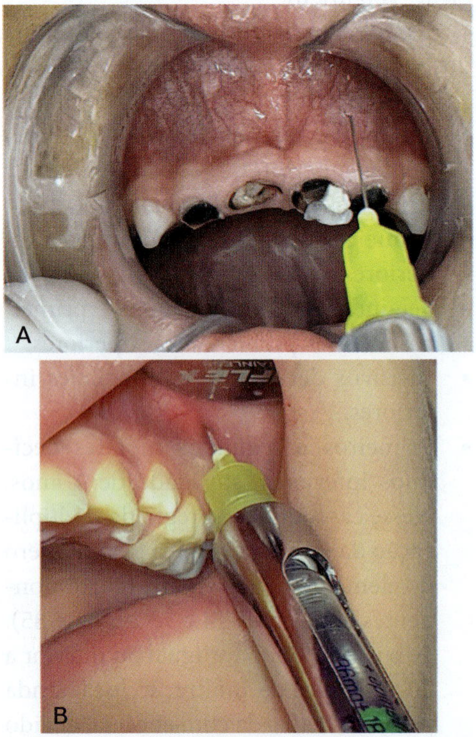

FIGURA 6 Infiltração local na região de incisivo central superior decíduo (A) e de primeiro molar superior permanente (B).
Fonte: acervo dos autores.

a inervação dos incisivos e caninos decíduos e permanentes proveniente do ramo anterior.[15] Devido ao entrelaçamento de fibras na região anterior, para anestesia do incisivo central recomenda-se aplicar pelo menos 1/3 do tubete anestésico na região correspondente ao ápice do incisivo central contralateral.

Antes de exodontias na região superior, é necessário anestesiar os tecidos palatinos. Além disso, ao colocar grampos para isolamento absoluto, deve-se administrar pequena quantidade de solução anestésica no tecido marginal livre do palato, na região correspondente.[48]

Bloqueio do nervo alveolar inferior

Técnica que consiste na deposição da solução anestésica ao redor do nervo alveolar inferior, próximo ao forame e à língula da mandíbula, na porção lingual do ramo ascendente da mandíbula.

É importante salientar que a altura do forame mandibular varia em função da idade. Em crianças com idade inferior a 6 anos, o forame está localizado abaixo do plano oclusal dos molares decíduos, exigindo uma ligeira inclinação da agulha para baixo (Figura 7). Em relação ao local de punção de um paciente adulto, para bloqueio do nervo alveolar inferior de crianças de até 6 anos, a agulha é introduzida em posição mais inferior e posterior. Em pacientes de 6 a 10 anos, a língula da mandíbula situa-se próximo ao nível do plano oclusal do primeiro molar permanente, sendo essa altura recomendada para a introdução da agulha. Com o desenvolvimento, o forame mandibular atinge uma posição mais superior, situando-se a 5 mm do plano oclusal em indivíduos de 10 a 16 anos, e a 10 mm acima do plano oclusal, em pessoas com mais de 16 anos de idade.[14,23]

O bloqueio do nervo alveolar inferior é indicado para anestesiar todos os dentes do hemiarco mandibular, incluindo mucosa bucal e língua.

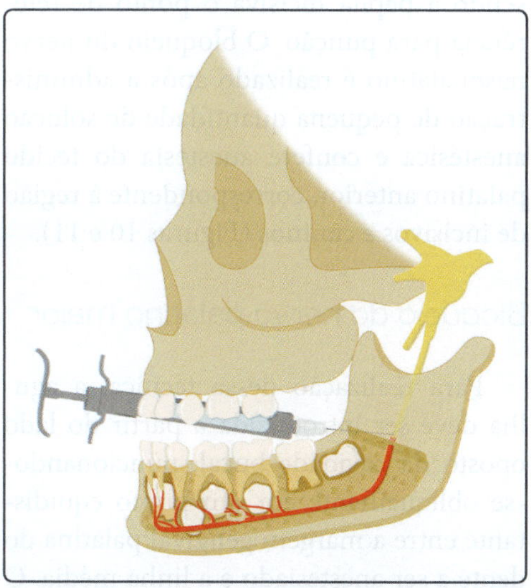

FIGURA 7 Localização do forame mandibular em crianças com idade inferior a 6 anos, situado abaixo do plano oclusal dos molares decíduos, exigindo ligeira inclinação da agulha para baixo.

Fonte: elaboração dos autores.

Para realizar a técnica, a criança deve abrir a cavidade bucal no limite máximo, permitindo que a agulha seja inserida entre a crista oblíqua interna e a rafe pterigomandibular. A seringa carpule deve ser posicionada obliquamente, a partir da comissura labial do lado oposto, apoiando o corpo da seringa no plano oclusal dos molares decíduos ou pré-molares contralaterais (Figura 8). Recomenda-se introduzir a agulha por aproximadamente 15 mm, até tocar o osso, podendo variar com o tamanho da mandíbula e a idade do paciente, e depositando a solução anestésica lentamente (Figura 9).

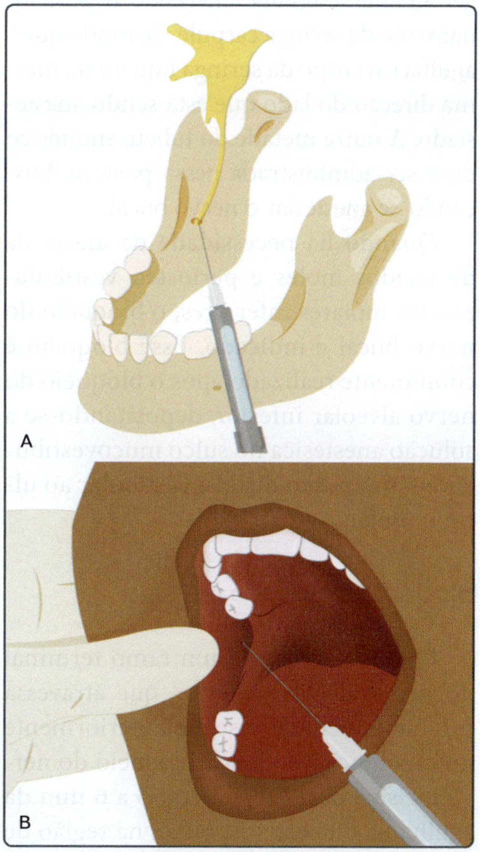

FIGURA 8 Representação do local da punção para bloqueio do nervo alveolar inferior.

Fonte: elaboração dos autores.

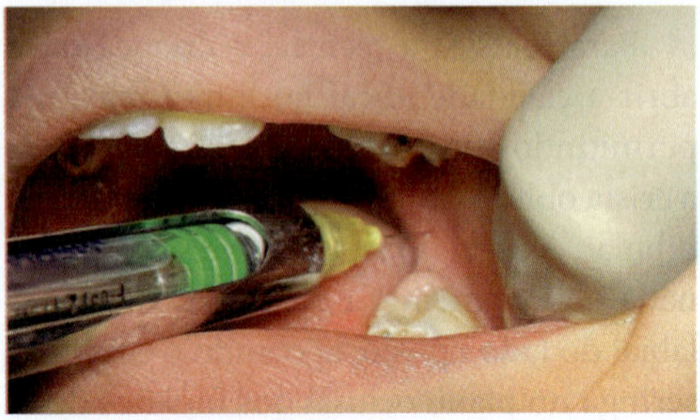

FIGURA 9 Bloqueio do nervo alveolar inferior.

Fonte: acervo dos autores.

Nessa posição, recomenda-se administrar aproximadamente metade do tubete anestésico. Em seguida, deve-se recuar ligeiramente a agulha, alterando o posicionamento da seringa carpule, de modo que a agulha e o corpo da seringa fiquem na mesma direção do lado que está sendo anestesiado. A outra metade do tubete anestésico deve ser administrada nessa posição, buscando-se anestesiar o nervo bucal.

Quando há necessidade de anestesia de tecidos moles e periósteo vestibulares dos molares inferiores, o bloqueio do nervo bucal é indicado. Esse bloqueio é comumente realizado após o bloqueio do nervo alveolar inferior, depositando-se a solução anestésica no sulco mucovestibular em um ponto distal e vestibular ao último molar.

Bloqueio do nervo incisivo

O nervo incisivo é um ramo terminal do nervo alveolar inferior, que atravessa o forame mentual e segue anteriormente no canal incisivo. Para o bloqueio do nervo incisivo deve-se penetrar 5 a 6 mm da agulha na mucosa vestibular, na região de canino ou primeiro pré-molar inferior, direcionando a seringa para o forame mentual, com o bisel voltado para o osso. Para o sucesso da técnica, recomenda-se depositar o anestésico próximo ao forame mentual e realizar pressão digital no local da injeção, intra e extrabucalmente, por aproximadamente 2 minutos, direcionando a solução anestésica para o forame.[23]

O bloqueio do nervo incisivo é indicado para procedimentos que exijam anestesia pulpar dos dentes inferiores anteriores ao forame mentual, ou seja, incisivos centrais e laterais, caninos, primeiros pré-molares e segundos pré-molares (se o forame mentual estiver localizado próximo à raiz desse dente). Além das fibras nervosas pulpares, tecido mole e osso vestibulares da região correspondente também são anestesiados por meio dessa técnica.[23]

Bloqueio do nervo nasopalatino

A técnica consiste na introdução da agulha diretamente no forame incisivo, sendo a papila incisiva o ponto de referência para punção. O bloqueio do nervo nasopalatino é realizado após a administração de pequena quantidade de solução anestésica e confere anestesia do tecido palatino anterior, correspondente à região de incisivos e caninos (Figuras 10 e 11).

Bloqueio do nervo palatino maior

Para realização dessa técnica, a agulha deve ser introduzida a partir do lado oposto da cavidade bucal, puncionando-se obliquamente em um ponto equidistante entre a margem gengival palatina do dente a ser anestesiado e a linha média. O nervo palatino maior pode ser bloqueado pela administração direta da solução anestésica na região do forame palatino maior, devendo-se inserir a agulha aproximadamente 10 mm acima da margem gengival

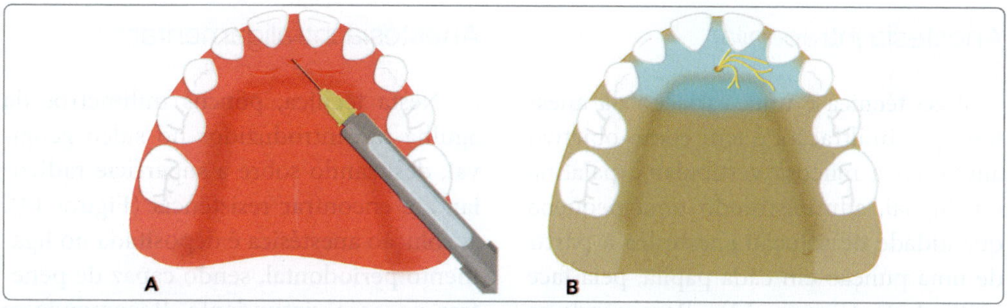

FIGURA 10 Ilustração do local de punção do nervo nasopalatino (A) e da região que será anestesiada (B).

Fonte: elaboração dos autores.

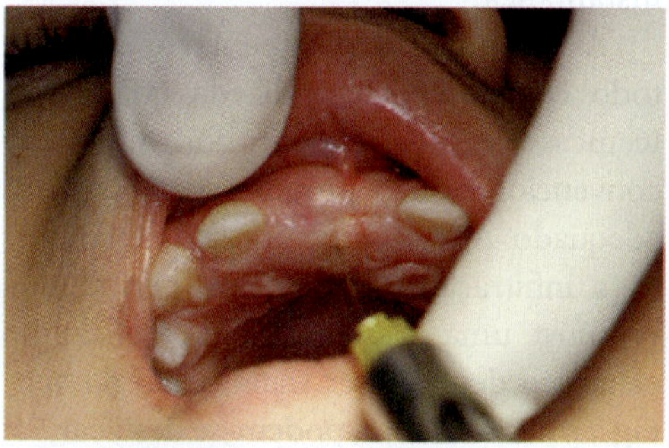

FIGURA 11 Bloqueio do nervo nasopalatino.

Fonte: acervo dos autores.

palatina do primeiro molar permanente. Na presença de dentes decíduos apenas, o ponto de punção localiza-se a cerca de 10 mm posteriormente à superfície distal do segundo molar decíduo, na altura correspondente a 10 mm da margem gengival. O bloqueio do nervo palatino maior confere anestesia mucoperiosteal do palato, da tuberosidade à região do canino, sendo uma pequena quantidade de solução anestésica suficiente para esse efeito (Figura 12).

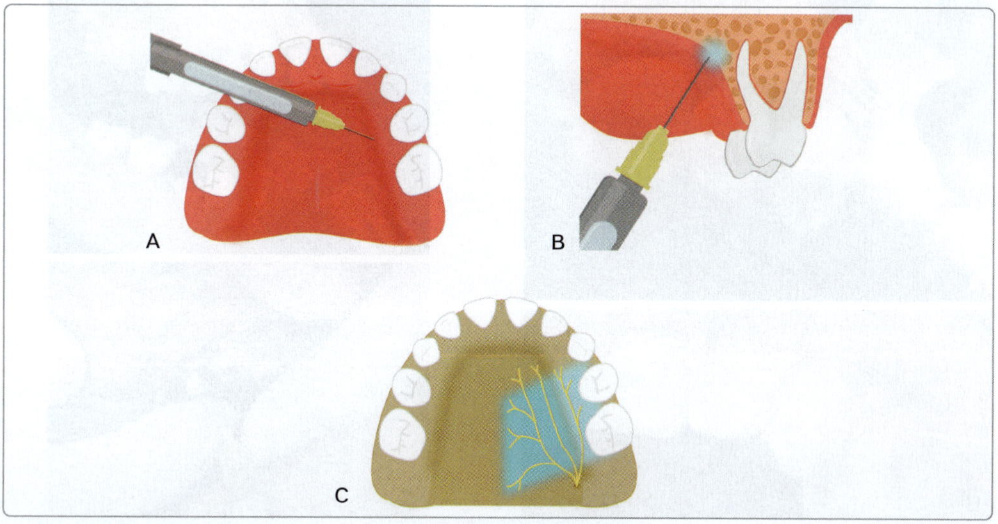

FIGURA 12 Ilustração do local de punção do nervo palatino maior (A e B) e da região que será anestesiada (C).

Fonte: elaboração dos autores.

Anestesia intrapapilar

Essa técnica é uma variação da anestesia por infiltração, e tem como objetivo anestesiar a mucosa vestibular e palatina ou lingual, administrando uma pequena quantidade de solução anestésica a partir de uma punção em cada papila, pela face vestibular[15] (Figura 13). Recomenda-se introduzir 2 a 3 mm da agulha na papila interdental mesial, pela face vestibular, e administrar uma pequena quantidade de solução anestésica. Após um tempo de 5 a 10 segundos para difusão do anestésico, deve-se avançar a agulha em direção à face palatina ou lingual, dispensando pequena quantidade de anestésico. Em seguida, após a remoção completa da agulha, realizar o mesmo procedimento na papila distal do dente em questão, obtendo-se anestesia das mucosas vestibular e lingual/palatina.

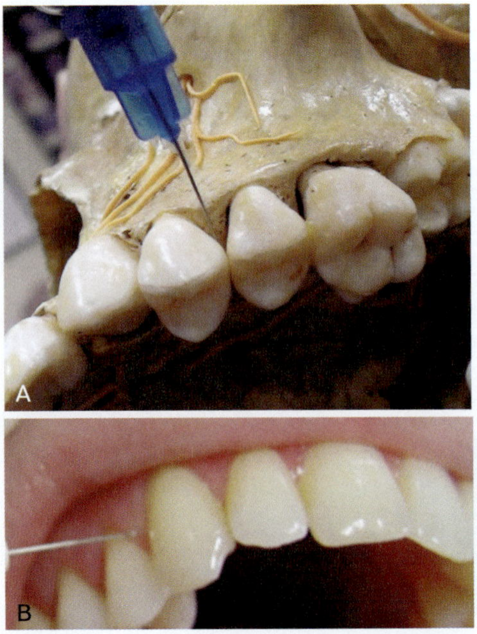

FIGURA 13 Ilustração (A) e aspecto clínico (B) da anestesia intrapapilar.

Fonte: acervo dos autores.

Anestesia intraligamentar

Nesta técnica, poucos milímetros da agulha são introduzidos no sulco gengival, deslizando sobre a superfície radicular, até encontrar resistência (Figura 14). A solução anestésica é depositada no ligamento periodontal, sendo capaz de penetrar no osso circundante. Recomenda-se administrar cerca de 0,2 mL de anestésico, exercendo uma pressão considerável e produzindo uma anestesia praticamente instantânea.

A anestesia intraligamentar é um método complementar, indicada quando as técnicas de bloqueio ou por infiltração convencionais não proporcionam o efeito adequado. Apesar de gerar certo desconforto, a infiltração no ligamento periodontal promove uma anestesia rápida e eficaz no elemento dental a ser tratado. Como vantagens dessa técnica, podem-se destacar:[15,48]

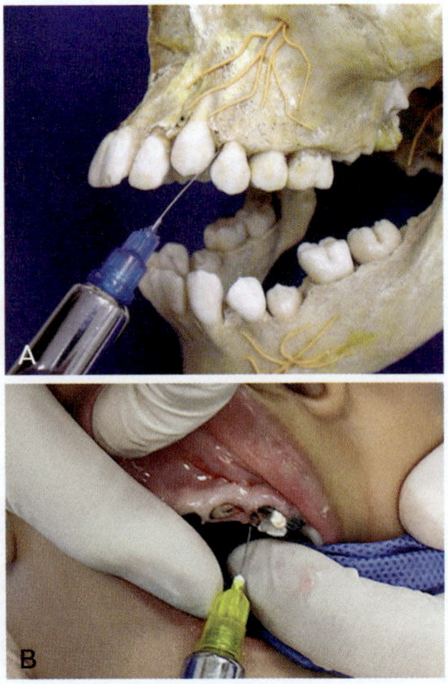

FIGURA 14 Ilustração (A) e aspecto clínico (B) da anestesia intraligamentar.

Fonte: acervo dos autores.

- Proporciona um controle rápido e seguro da dor.
- Requer pequena quantidade de solução anestésica.
- Pequena região adicional da cavidade bucal é anestesiada, em comparação a outras técnicas.
- Se usada como um complemento, é uma técnica indolor.
- Pode ser realizada sem a remoção do dique de borracha.
- Pode ser útil em pacientes com distúrbios hemorrágicos, nos quais outros métodos anestésicos são contraindicados.
- Pode ser vantajosa em crianças muito jovens ou em pacientes com necessidades especiais, nos quais o risco de trauma pós-operatório em lábios ou língua é uma preocupação.

O desconforto durante a aplicação e o tempo limitado de duração do efeito anestésico, de aproximadamente 30 minutos, podem ser aspectos desfavoráveis da anestesia intraligamentar, particularmente no paciente infantil.

Ressalta-se que, devido ao risco de inocular microrganismos no tecido ósseo, recomenda-se realizar a antissepsia da região com solução de clorexidina, previamente à introdução da agulha no sulco gengival.[15]

Anestesia intrapulpar

Trata-se também de técnica anestésica complementar, na qual o anestésico é aplicado diretamente no tecido pulpar, durante o tratamento endodôntico radical (Figura 15). É indicada para obter anestesia pulpar profunda, quando esse efeito não foi atingido pelas técnicas de anestesia local previamente realizadas. Apesar de ser inicialmente dolorosa, a injeção intrapulpar proporciona anestesia rápida e eficaz.[48]

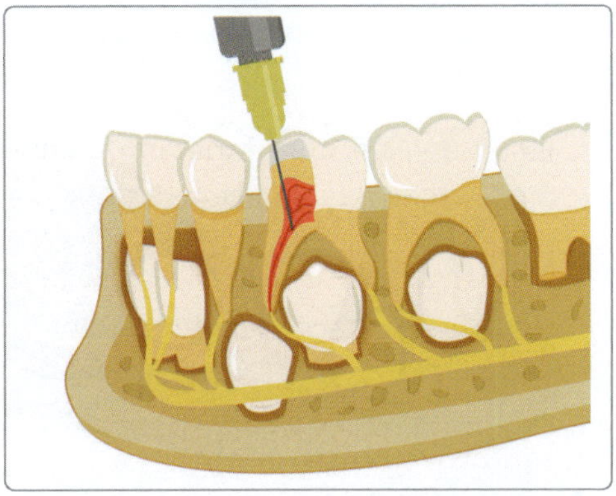

FIGURA 15 Ilustração da aplicação de anestésico local diretamente no tecido pulpar, por meio da técnica anestésica intrapulpar.

Fonte: elaboração dos autores.

Bloqueio do nervo mentual

O nervo mentual é um ramo terminal do nervo alveolar inferior, que fornece inervação para os tecidos moles vestibulares, incluindo mucosa, lábio e pele do queixo do lado correspondente. Para a realização dessa técnica, recomenda-se introduzir a agulha no sulco mucovestibular, em direção ao forame mentual, geralmente localizado próximo ao ápice do segundo pré-molar inferior[23] (Figura 16). Esta técnica é indicada para realização de procedimentos em tecidos moles vestibulares inferiores, da região anterior ao forame (entre pré-molares), até a linha média,[23] sendo pouco empregada em odontopediatria.

A Figura 17 representa um esquema das principais técnicas utilizadas em odontopediatria e suas indicações.

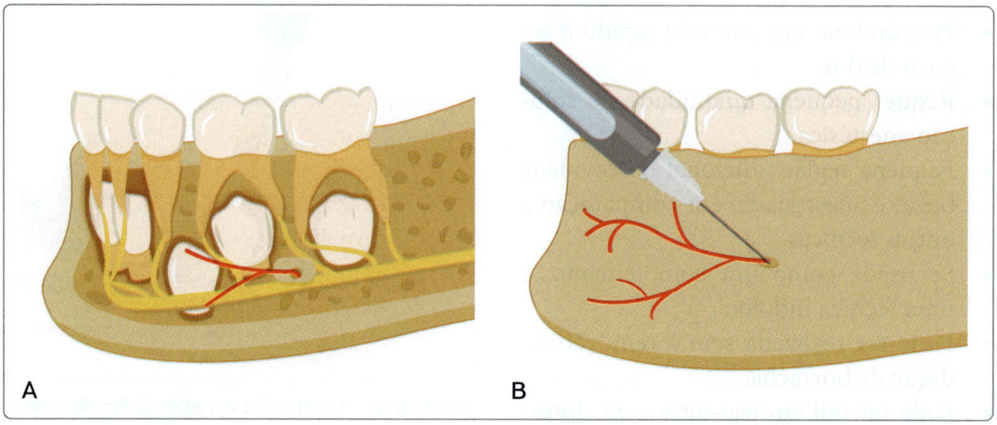

FIGURA 16 Ilustração da localização do forame mentual (A) e do local de punção para o bloqueio do nervo mentual (B).

Fonte: acervo dos autores.

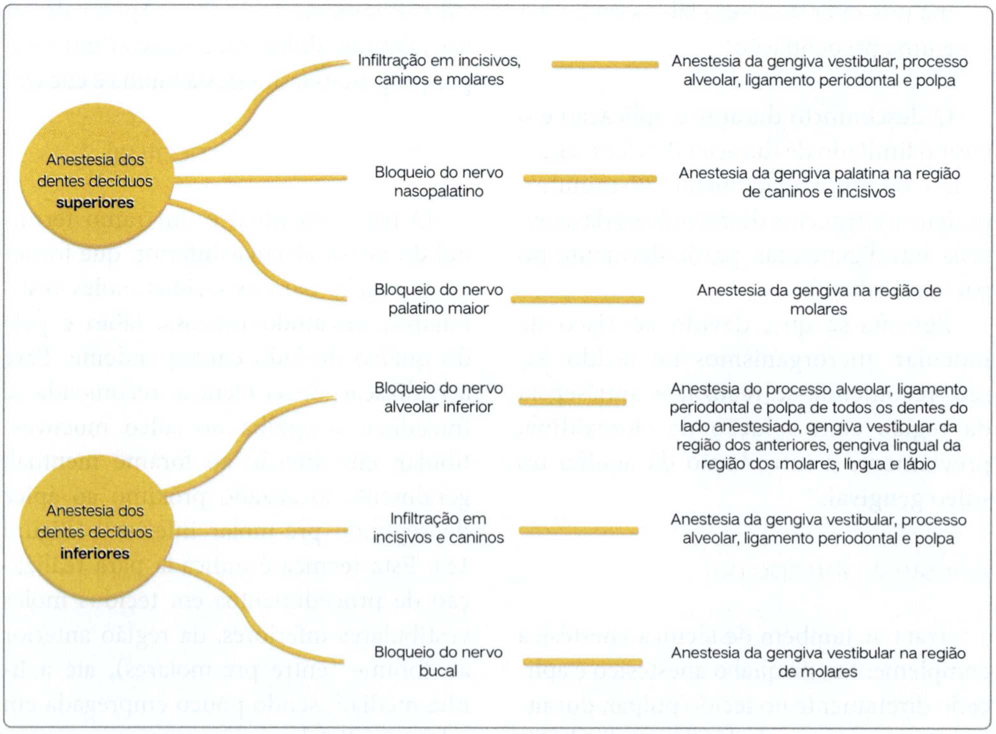

FIGURA 17 Esquema das técnicas anestésicas mais empregadas em odontopediatria para dentes decíduos superiores e inferiores.

Fonte: elaboração dos autores.

RESUMO DAS TÉCNICAS MAIS UTILIZADAS EM ODONTOPEDIATRIA

Reações adversas e contraindicações

É de fundamental importância que o cirurgião-dentista conheça a composição e as propriedades farmacológicas de cada formulação dos anestésicos, assim como as possíveis complicações que podem ocorrer após o seu uso. Dentre as considerações mais relevantes para a anestesia local em crianças e adolescentes, inclusive para os pacientes infantis medicamente comprometidos, podem-se citar:

- Contraindicações absolutas para realização de anestesia local incluem histórico documentado de alergia ao AL, embora a alergia verdadeira à amida seja extremamente rara.
- A alergia a um determinado tipo de amida não exclui a utilização de outra amida. No entanto, o histórico de alergia a um éster impede o uso de qualquer outro tipo de éster.[23]
- Considerando que o metabissulfito de potássio é utilizado como conservante em AL que contêm epinefrina, para pacientes alérgicos a bissulfitos recomenda-se o uso de AL sem VC.[23]
- O efeito prolongado de um anestésico de longa duração, como a bupivacaína, pode ser benéfico para a redução do desconforto pós-operatório em adultos. No entanto, o concomitante risco elevado de autoinjúrias implica contraindicação do uso desse tipo de anestésico em crianças ou em pacientes com deficiência física ou intelectual.[23,46]
- A administração de prilocaína envolve um risco raro de metemoglobinemia. Assim, um agente anestésico alternativo deve ser indicado para pacientes com metemoglobinemia hereditária.[11]
- Noradrenalina e levonordefrina são contraindicadas em crianças e adolescentes com arritmias cardíacas.[11]
- O uso de adrenalina é contraindicado em crianças ou adolescentes com feocromocitoma,[11] um tumor benigno que se desenvolve nas glândulas adrenais e provoca a superprodução de catecolaminas.
- As vias de administração infiltrativa e intraligamentar envolvem menor risco de hemorragia para pacientes com distúrbios sanguíneos.
- Técnicas de bloqueio são contraindicadas em crianças e adolescentes com síndrome de Stoneman ou fibrodisplasia ossificante progressiva (FOP), doença genética muito rara do tecido conjuntivo, caracterizada por calcificações heterotópicas progressivas e alterações congênitas das extremidades. Para esses pacientes, injeções infiltrativas ou no ligamento periodontal são recomendadas.[11]
- Injeções intraósseas ou intraligamentares são as vias de anestesia local que apresentam maior risco de bacteremia e, portanto, necessitam de profilaxia antibacteriana em pacientes cardíacos de alto risco.[11]

Toxicidade do anestésico

A execução adequada da técnica anestésica, evitando injeções intravasculares acidentais, e a utilização de uma quantidade mínima suficiente da solução anestésica previnem a ocorrência de superdosagem e manifestações de toxicidade. Nos pacientes pediátricos, o controle da dose administrada deve ser mais rigoroso devido ao menor peso corporal, menor volume de sangue corporal e à imaturidade do sistema metabólico, favorecendo a permanência de altos níveis do anestésico na circulação sanguínea.[14,46]

Ressalta-se que a maioria das reações adversas ocorre durante a injeção ou decorridos 5 a 10 minutos da aplicação da anestesia local.[7] Adicionalmente, crianças com distúrbios metabólicos ou cardíacos complexos devem ser monitoradas durante e após cada aplicação de AL, antes de prosseguir com dosagens adicionais.[11]

COMPLICAÇÕES LOCAIS

Assim como nos adultos, nos pacientes pediátricos pode ocorrer hematoma, queimadura, escara, trismo, paralisia temporária, parestesia, infecção, dor, injeção intravascular ou intramuscular e fratura da agulha, durante ou após a anestesia local.[23] No entanto, essas complicações não ocorrem com frequência em crianças.[14] Por outro lado, úlceras traumáticas após mordidas, voluntárias ou não, do lábio, língua, ou bochecha são frequentemente relatadas como complicação da anestesia local em pacientes pediátricos.[23]

Úlceras traumáticas

Os pais ou responsáveis por crianças que recebem bloqueio do nervo alveolar inferior devem ser alertados de que os tecidos moles permanecem anestesiados por um período de 1 hora ou mais.[48] Assim, a criança pode morder lábio, bochechas e língua de forma inadvertida, durante a alimentação ou no sono, ou ainda por curiosidade, devido à sensação de dormência na região.[23] Essas mordidas causam lesões ulcerativas com inchaço localizado, edema e dor, denominadas úlceras traumáticas (Figura 18), nas quais pode ocorrer infecção secundária. Apesar de não provocarem maiores complicações, podem gerar preocupação aos pais e afetar o comportamento da criança, devido à experiência desagradável. Dessa forma, é importante que os pais ou responsáveis observem cuidadosamente a criança durante o período pós-operatório, até que o efeito da anestesia termine. Além disso, alimentos consistentes e muito quentes não devem ser oferecidos, evitando também a queimadura da região.[14]

Diante da úlcera traumática pós-anestésica, deve-se prescrever a aplicação de antissépticos locais, como a clorexidina a 0,12%, e de Omcilon®-A Orabase. Laser terapêutico de baixa intensidade pode ser utilizado, auxiliando o processo de reparação.

AVANÇOS TECNOLÓGICOS

Injeção computadorizada de anestésicos locais

Sistemas de administração de anestesia local automatizados foram desenvolvidos com a finalidade de injetar a solução

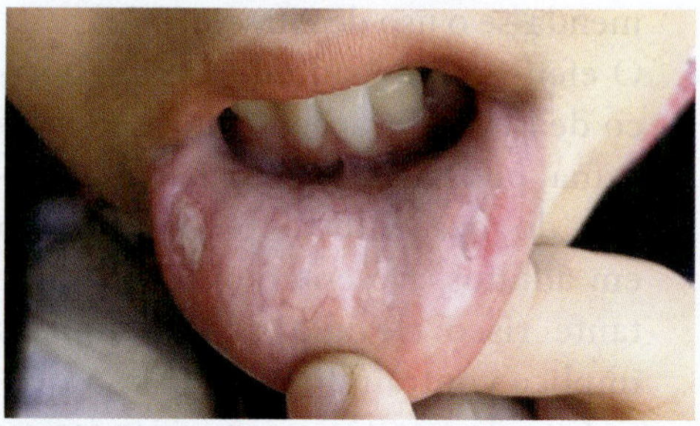

FIGURA 18 Úlceras traumáticas bilaterais no lábio inferior após anestesia local.
Fonte: acervo dos autores.

anestésica de forma mais precisa, controlada, eficaz e confortável. A principal vantagem desses sistemas é o controle mecanizado (Figura 19A), que permite a regulação e a definição da taxa de fluxo do anestésico, sob velocidade, volume e pressão constantes e adequados, potencialmente abaixo do limiar de dor.[47,49] Essa injeção controlada ocorre independentemente de variações na resistência do tecido, promovendo conforto até mesmo no palato e ligamento periodontal.[47] A liberação do anestésico de forma lenta e constante permite o início da anestesia ao longo do tecido, durante a penetração da agulha, antes mesmo de atingir o local desejado. Paralelamente, o controle do volume possibilita a utilização de uma dosagem menor do anestésico.[50] Diversas marcas comerciais de dispositivos para anestesia computadorizada estão disponíveis no mercado, incluindo The Wand®, Morpheus® (Figuras 19A e B) e Dentapen®, os quais variam no *design* geral, no modo de controle da velocidade e de injeção da droga, e na possibilidade de aspiração.

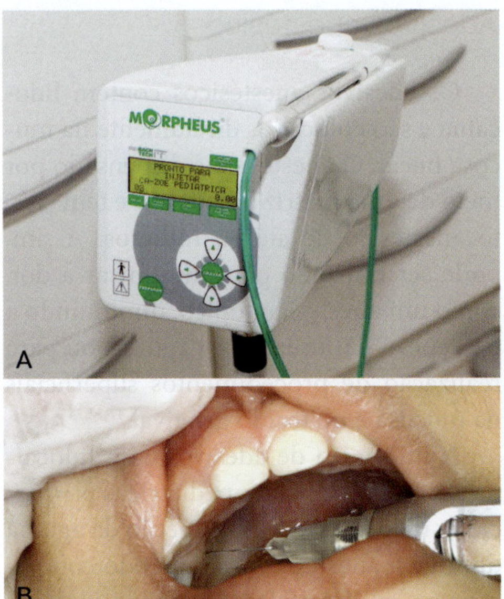

FIGURA 19 A: imagem do dispositivo Morpheus® para controle mecanizado dos parâmetros para aplicação da solução anestésica. B: injeção controlada de anestésico local na região palatina do primeiro molar decíduo por meio do sistema computadorizado Morpheus®.

Fonte: acervo dos autores.

Com relação à injeção computadorizada de anestesia local em crianças, alguns trabalhos não observaram diferença na percepção da dor, no estresse e na ansiedade, quando comparada ao método tradicional.[51-53] Por outro lado, segundo Garret-Bernardin et al.,[50] a anestesia computadorizada melhora parâmetros relacionados a dor, conforto e aceitabilidade, em crianças e adolescentes. Adicionalmente, foi demonstrado que a utilização desses dispositivos promove um comportamento mais favorável durante a injeção, principalmente na região palatina.[50,54-57] Em revisões sistemáticas recentes, os efeitos da anestesia computadorizada na redução de dor e ansiedade foram reportados, inclusive em odontopediatria, favorecendo a abordagem do paciente infantil. De acordo com trabalho realizado por nosso grupo de pesquisa, o emprego do sistema computadorizado de anestesia local The Wand® produziu níveis de estresse transitório e estado de ansiedade semelhantes à técnica convencional, em crianças de 7 a 12 anos.[53] No entanto, pesquisas adicionais ainda são necessárias, devido à heterogeneidade de alguns resultados.[58,59]

Sistema de injeção sem agulhas

Os sistemas de injeção que dispensam o uso de agulhas promovem a aplicação da solução anestésica sob alta pressão, por meio de pequenos orifícios da ponta do injetor. A alta pressão é fornecida por uma mola interna que impulsiona o êmbolo da ampola e faz a solução passar do injetor e se depositar na região subcutânea[47,60] (Figura 20). Além de funcionar como pré-anestésico, sendo uma alternativa para anestesia tópica, é uma técnica indicada para anestesia local, dependendo da região e do tipo de procedimento a ser realizado.[61-65]

Embora não cause dor, a anestesia sem o uso de agulhas pode gerar uma ansiedade momentânea em crianças devido à aplicação abrupta. Apesar dessa desvantagem, essa técnica tem sido mais bem-aceita por crianças, em comparação à seringa odontológica convencional com agulha.[66,67]

Alguns dispositivos disponíveis comercialmente incluem Comfort-in® (Figura 20), Injex e MadaJet®.

Anestesia eletrônica

A anestesia odontológica eletrônica é baseada na estimulação elétrica nervosa transcutânea (TENS). Nessa técnica, um estimulador externo transmite energia elétrica para o sistema nervoso periférico, por meio de eletrodos aplicados em pontos específicos, próximos ao local que será anestesiado.[47,68] Uma vez que promove o alívio da dor em outras áreas, o emprego da anestesia eletrônica pode ser interessante em odontopediatria, pois é um método simples e que também não utiliza agulha, fonte principal de medo das crianças.

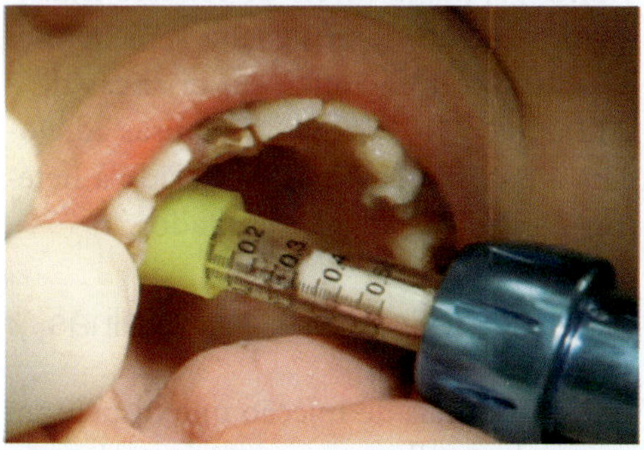

FIGURA 20 Aplicação da solução anestésica por meio do sistema de injeção sem agulha Confort-in®.

Fonte: acervo dos autores.

Poucos estudos avaliaram a TENS em crianças, sendo observados resultados favoráveis no controle da dor durante alguns procedimentos, como exodontias simples, restaurações e terapia pulpar.[69,70] Sua eficácia é comparável à da anestesia local convencional, apresentando a vantagem de ser uma técnica não invasiva e de manuseio seguro.[71] No entanto, ressalta-se que a anestesia eletrônica é contraindicada em pacientes com doenças cardíacas, portadores de marca-passo e de distúrbios convulsivos, neurológicos e hemorrágicos.[47,71]

Adesivos anestésicos

Os adesivos anestésicos contêm lidocaína e são colocados diretamente na mucosa bucal. O anestésico é dispensado por meio de uma matriz bioadesiva e tem efeito anestésico de até 30 minutos. Assim, pode ser utilizado para minimizar a dor, como um anestésico tópico, diminuindo a percepção da inserção da agulha, ou para realização de procedimentos superficiais na mucosa e no tecido gengival.[47,72,73]

A utilização de adesivos com lidocaína a 20% em pacientes pediátricos proporciona redução da dor da injeção da agulha durante a anestesia local, quando comparado ao gel anestésico de benzocaína[74] ou de lidocaína, na maxila e na mandíbula,[75] sendo mais bem-aceito pelas crianças.[76] Entretanto, quando o adesivo é aplicado como anestésico gengival para colocação de grampo de isolamento absoluto, a adesão à mucosa das crianças é dificultada.[77] As concentrações plasmáticas de lidocaína geradas pelos adesivos foram avaliadas por Leopold et al.[78] Segundo esses autores, embora os níveis não tenham atingido limites tóxicos e estejam dentro de uma faixa segura para as crianças, concentrações elevadas foram observadas, sendo necessária a inclusão desses anestésicos no cálculo total da dose que será administrada.[78]

Um trabalho realizado pelo nosso grupo de pesquisa avaliou a utilização de dispositivo polimérico anestésico não invasivo (Figura 21) para anestesia local, em crianças de 4 a 12 anos de idade, apresentando resultados promissores. A formulação do sistema bioadesivo empregado foi composta por uma tripla camada filmógena à base de derivados de celulose contendo cloridrato de prilocaína e de lidocaína na proporção de 1:1. De acordo com esse estudo clínico, 74% das crianças relataram ausência de dor, por meio de escala facial, e em apenas 20% dos casos houve necessidade de complementação da anestesia local com a técnica convencional para procedimentos pouco invasivos. A taxa de preferência pelo uso do dispositivo anestésico não invasivo foi de 86%.[79,80]

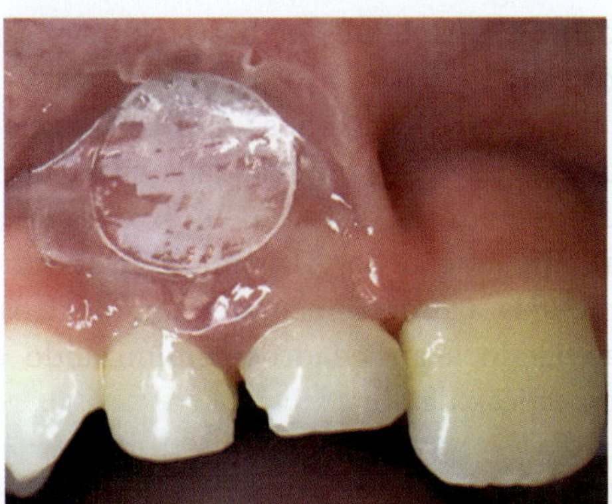

FIGURA 21 Dispositivo polimérico anestésico adaptado na mucosa vestibular na região de canino decíduo.

Fonte: acervo dos autores.

Laser

A aplicação de laser para redução da dor durante anestesia local baseia-se em sua ação analgésica, decorrente de alterações na bomba de sódio e potássio que interrompem, temporariamente, a condução do impulso nervoso para o cérebro.[60,72] No entanto, essa anestesia não é profunda, sendo utilizada como coadjuvante.[72] O efeito do uso de anestésico tópico isolado ou associado ao uso do laser foi avaliado em estudo recente realizado por Uçar et al.,[81] sendo observada menor sensação dolorosa durante anestesia local quando o laser foi aplicado em crianças. A aplicação do laser sobre a mucosa correspondente ao ápice do dente promove aumento da microcirculação na região, fazendo o anestésico ser absorvido mais rapidamente e com menor sensibilidade dolorosa,[81] reforçando-se seu uso como pré-anestésico em odontopediatria.

Acupuntura com laser

A acupuntura tem sido amplamente utilizada na odontologia, sendo indicada para aliviar a dor, reduzir o reflexo de náusea, relaxar a musculatura e diminuir a ansiedade.[82,83] No entanto, para pacientes que apresentam medo e ansiedade durante a anestesia, o uso de agulhas de acupuntura pode não ser o procedimento mais indicado. Assim, a estimulação dos pontos de acupuntura com laser de baixa intensidade é considerada uma técnica eficaz, indolor e não invasiva, podendo ser benéfica em diversas condições odontológicas.[84-86] A utilização de terapia com laser de baixa potência no acuponto LI4 (ponto Hegu), responsável pelo efeito analgésico das estruturas dentárias e maxilofaciais, foi avaliada para o controle da dor durante a anestesia local por Sandhyaran et al.[87] Nesse estudo clínico randomizado cruzado, crianças de 5 a 9 anos apresentaram menor frequência cardíaca e menor percepção de dor durante a anestesia, quando a terapia complementar com laser foi realizada.[87]

Dispositivos vibratórios

A aplicação de estímulos vibratórios para redução da dor pode ser fundamentada por meio da estimulação das fibras periféricas A-beta, que bloqueiam a transmissão do estímulo doloroso dos receptores aferentes de dor para o sistema nervoso central.[88,89] Avaliando pacientes pediátricos, uma revisão sistemática destacou a eficácia da vibração na redução da dor subjetiva durante a anestesia local.[90] Diante dessa vantagem, a utilização de dispositivos vibratórios durante a técnica anestésica pode ser benéfica, seja de forma extrabucal, intrabucal ou acoplados à seringa.

A literatura é controversa com relação ao uso de dispositivos vibratórios intrabucais para redução da dor durante anestesia local em crianças. Apesar de alguns estudos terem reportado que a sensação de dor não foi influenciada pela associação da técnica vibratória,[91-93] efeitos positivos, como diminuição da dor e do estresse durante a anestesia local, foram evidenciados.[94-98] Esses resultados contraditórios podem estar relacionados a diferentes faixas etárias, técnicas anestésicas e tempos de vibração empregados nos estudos.

No entanto, dispositivos vibratórios extrabucais apresentam resultados promissores,[99] promovendo a redução da dor e da ansiedade durante a administração do AL,[100,101] inclusive quando utilizados em associação com o resfriamento da região.[102] Além dessa vantagem funcional, geralmente são bem-aceitos pelas crianças e apresentam aspecto agradável.[101]

Marcas comerciais de dispositivos vibratórios intrabucais incluem Accupal, VibraJect® e Dental Vibe.

Óculos de realidade virtual

A realidade virtual consiste na simulação de um ambiente virtual, por meio de imagens 3D ou 360 graus, geradas por um sistema computacional. Essa tecnologia proporciona a sensação de presença no ambiente virtual, levando a uma experiência imersiva nos cenários interativos criados.[103] Assim, a realidade virtual ganhou destaque como nova ferramenta de distração durante procedimentos que geram ansiedade e dor, diminuindo sua percepção.[104] Considerando que as crianças apresentam grande aceitação e engajamento em brincadeiras imaginativas, o benefício dessa abordagem na redução da dor e ansiedade em pacientes pediátricos deve ser ressaltado.[105]

Diversos trabalhos têm evidenciado que os óculos de realidade virtual são um método de distração eficaz durante a administração do AL, em crianças submetidas a procedimentos odontológicos, aliviando a ansiedade e minimizando a percepção da dor.[106-111]

CONSIDERAÇÕES FINAIS

De acordo com as diretrizes nacionais e internacionais atuais,[7,10,11] para realizar uma anestesia local eficiente e segura em pacientes pediátricos, o profissional deve estar fundamentado nas seguintes recomendações:

- Anamnese rigorosa, com conhecimento aprofundado da história médica do paciente.
- Idade, peso e estágio do desenvolvimento da criança.
- Procedimentos planejados e domínio dos passos técnicos envolvidos na anestesia local.
- Risco para metemoglobinemia.
- Utilização de anestesia tópica.
- Escolha do agente anestésico, com ou sem VC, e conhecimento das contraindicações para o uso de ambos.
- Seleção da agulha.
- Técnica e local da aplicação.
- Respeito à dose máxima recomendada.
- Em caso de procedimento invasivo nos dentes posteriores do arco inferior, realizar, preferencialmente, bloqueio no nervo alveolar inferior.
- Gerenciamento do comportamento da criança.
- Prevenir acidentes e complicações.[2,7,10,11]

A maioria das reações adversas e complicações que podem ocorrer após a anestesia local pode ser prevenida por meio da avaliação do comportamento e do estado de saúde geral do paciente. Por isso, é importante que seja feita uma anamnese rigorosa e bem detalhada, com obtenção do máximo de informações sobre o paciente, e que se sigam as etapas para realização adequada da técnica anestésica. O conhecimento completo da neuroanatomia da cabeça e pescoço permite que a solução anestésica seja aplicada no local apropriado, atuando de forma efetiva e reduzindo o risco de complicações.[7]

Particularmente para o paciente infantil, recomendam-se ainda os seguintes cuidados:

- Considerar a absorção sistêmica do anestésico tópico no cálculo da quantidade total de anestésico administrado.
- Usar preferencialmente soluções anestésicas com VC, para diminuir a velocidade de absorção, aumentar a duração de ação e reduzir o risco de toxicidade.
- Prevenir a injeção intravascular, por meio da aspiração prévia da solução.
- Injetar a solução anestésica lentamente.
- Reduzir o volume habitual da solução quando a criança estiver sedada.[46]

REFERÊNCIAS

1. Raja SN, Carr DB, Cohen MC, et al. Definição revisada de dor pela Associação Internacional para o Estudo da Dor: conceitos, desafios e compromissos. Revisão de Narrativa, 2020.
2. American Academy Pediatric Dentistry (AAPD). Policy on pediatric dental pain management. The reference manual of pediatric dentistry. 2022-2023.
3. Klingberg G, Ridell K, Brogårdh-Roth S, et al. Local analgesia in paediatric dentistry: a systematic review of techniques and pharmacologic agents. Eur Arch Paediatr Dent. 2017;18(5):323-9.
4. Milgrom P, Coldwell SE, Getz T, et al. Four dimensions of fear of dental injections. J Am Dent Assoc. 1997;128(6):756-66.
5. Ram D, Peretz B. Administering local anaesthesia to paediatric dental patients: current status and prospects for the future. Int J Paediatr Dent. 2002;12(2):80-9.
6. Versloot J, Veerkamp JS, Hoogstraten J. Pain behaviour and distress in children during two sequential dental visits: comparing a computerised anaesthesia delivery system and a traditional syringe. Br Dent J. 2008;205(1):E2.
7. American Academy of Pediatric Dentistry (AAPD). Use of local anesthesia for pediatric dental patients. The reference manual of pediatric dentistry. Chicago: American Academy of Pediatric Dentistry; 2021. p.332-7.
8. European Academy of Paediatric Dentistry (EAPD). Policies and Guidelines. Best clinical practice guidance for local analgesia in paediatric dentistry: an EAPD policy document. 2017. Disponível em: htt-

ps://www.eapd.eu/index.php/policies-and-guidelines. Acesso em: 22 jun. 2023.

9. International Association of Paediatric Dentistry. IAPD Foundational Articles and Consensus Recommendations: local anaesthesia in pediatric dentistry, 2021. Disponível em: http://www.iapdworld.org/2021_10_local-anaesthesia-in-pediatric- dentistry.
10. Associação Brasileira de Odontopediatria (Aboped) Diretrizes para procedimentos clínicos em odontopediatria. Mendes FM, Feldens CA (coords.). 3.ed. São Paulo: Santos; 2021.
11. Kühnisch J, Daubländer M, Klingberg G, et al. Best clinical practice guidance for local analgesia in paediatric dentistry: an EAPD policy document. Eur Arch Paediatr Dent. 2017;18(5):313-21.
12. Elheeny AAH. Articaine efficacy and safety in young children below the age of four years: an equivalent parallel randomized control trial. Int J Paediatr Dent. 2020;30(5):547-55.
13. Silva LAB. Tratamento endodôntico em crianças: protocolos clínicos em dentes decíduos e permanentes jovens. Barueri: Manole; 2021.
14. Assed S. Odontopediatria: bases para a prática clínica. São Paulo: Artes Médicas; 2005.
15. Silva LAB. Tratado de odontopediatría. t.2. 2.ed. Venezuela: Amolca; 2018.
16. Ashley PF, Chaudhary M, Lourenço-Matharu L. Sedation of children undergoing dental treatment. Cochrane Database Syst Rev. 2018;12(12):CD003877.
17. Ashley P, Anand P, Andersson K. Best clinical practice guidance for conscious sedation of children undergoing dental treatment: an EAPD policy document. Eur Arch Paediatr Dent. 2021;22(6):989-1002.
18. American Academy of Pediatric Dentistry (AAPD). Behavior guidance for the pediatric dental patient. The reference manual of pediatric dentistry. Chicago: American Academy of Pediatric Dentistry; 2021. p.306-24.
19. Singh H, Rehman R, Kadtane S, et al. Techniques for the behaviours management in pediatric dentistry. Int J Sci Study. 2014;2:269-72.
20. Custódio NB, Costa FDS, Cademartori MG, et al. Effectiveness of virtual reality glasses as a distraction for children during dental care. Pediatr Dent. 2020;42(2):93-102.
21. Felemban OM, Alshamrani RM, Aljeddawi DH, Bagher SM. Effect of virtual reality distraction on pain and anxiety during infiltration anesthesia in pediatric patients: a randomized clinical trial. BMC Oral Health. 2021;21(1):321.
22. Cheatham BD, Primosch RE, Courts FJ. A survey of local anesthetic usage in pediatric patients by Florida dentists. ASDC J Dent Child. 1992;59(6):401-7.
23. Malamed, Stanley F. Manual de anestesia local. 7.ed. Rio de Janeiro: Guanabara Koogan; 2021.
24. Haddad AE, da Cruz DS, Bönecker M. Odontopediatria ao alcance de todos: práticas clínicas para os serviços público e privado. São Paulo: Santos; 2021.
25. Hutchins HS Jr, Young FA, Lackland DT, Fishburne CP. The effectiveness of topical anesthesia and vibration in alleviating the pain of oral injections. Anesth Prog. 1997;44(3):87-9.
26. Mundiya J, Woodbine E. Updates on topical and local anesthesia agents. Oral Maxillofac Surg Clin North Am. 2022;34(1):147-55.
27. Daneshkazemi A, Abrisham SM, Daneshkazemi P, Davoudi A. The efficacy of eutectic mixture of local anesthetics as a topical anesthetic agent used for dental procedures: a brief review. Anesth Essays Res. 2016;10(3):383-7.
28. Lee HS. Recent advances in topical anesthesia. J Dent Anesth Pain Med. 2016;16(4):237-44.
29. Meechan JG, Cole B, Welbury RR. The influence of two different dental local anaesthetic solutions on the haemodynamic responses of children undergoing restorative dentistry: a randomised, single-blind, split--mouth study. Br Dent J. 2001;190(9):502-4.
30. Chaudhry K, Khatana S, Kaur A, et al. 2.5% Emla versus 2% lignocaine with adrenaline injection in small oral mucosal biopsies: a parallel group randomized controlled trial. J Maxillofac Oral Surg. 2021;20(4):619-27.
31. Antoniazzi RP, Cargnelutti B, Freitas DN, et al. Topical intrapocket anesthesia during scaling and root planing: a randomized clinical trial. Braz Dent J. 2015;26(1):26-32.
32. Abu Al-Melh M, Andersson L, Behbehani E. Reduction of pain from needle stick in the oral mucosa by topical anesthetics: a comparative study between lidocaine/prilocaine and benzocaine. J Clin Dent. 2005;16(2):53-6.
33. Al-Melh MA, Andersson L. Comparison of topical anesthetics (Emla/Oraqix vs. benzocaine) on pain experienced during palatal needle injection. Oral Surg Oral Med Oral Pathol Oral Radiol Endod. 2007;103(5):e16-20.
34. Milani AS, Zand V, Abdollahi AA, et al. Effect of topical anesthesia with lidocaine-prilocaine (Emla) cream and local pressure on pain during infiltration injection for maxillary canines: a randomized double-blind clinical trial. J Contemp Dent Pract. 2016;17(7):592-6.
35. Gondim DGA, Montagner AM, Pita-Neto IC, et al. Comparative analysis of the effectiveness of the topical administration of benzocaine and Emla® on oral pain and tactile sensitivity. Int J Dent. 2018;2018:7916274.
36. Nayak R, Sudha P. Evaluation of three topical anaesthetic agents against pain: a clinical study. Indian J Dent Res. 2006;17(4):155-60.
37. Dhawan P, Dhawan G. Topical anaesthetic: how effective are they? Int J Dent clinics. 2011;3(2):11-3.

38. Agarwal N, Dhawan J, Kumar D, et al. Effectiveness of two topical anaesthetic agents used along with audio visual aids in paediatric dental patients. J Clin Diagn Res. 2017;11(1):ZC80-ZC83.
39. Lim S, Julliard K. Evaluating the efficacy of Emla topical anesthetic in sealant placement with rubber dam. Pediatr Dent. 2004;26(6):497-500.
40. Alzahrani F, Duggal MS, Munyombwe T, Tahmassebi JF. Anaesthetic efficacy of 4% articaine and 2% lidocaine for extraction and pulpotomy of mandibular primary molars: an equivalence parallel prospective randomized controlled trial. Int J Paediatr Dent. 2018;28(3):335-44.
41. Ram D, Amir E. Comparison of articaine 4% and lidocaine 2% in paediatric dental patients. Int J Paediatr Dent. 2006;16(4):252-6.
42. Katyal V. The efficacy and safety of articaine versus lignocaine in dental treatment: a meta-analysis. J Dent. 2010;38(4):307-17.
43. Tong HJ, Alzahrani FS, Sim YF, et al. Anaesthetic efficacy of articaine versus lidocaine in children's dentistry: a systematic review and meta-analysis. Int J Paediatr Dent. 2018;28(4):347-60.
44. Mittal M, Sharma S, Kumar A, et al. Comparison of anesthetic efficacy of articaine and lidocaine during primary maxillary molar extractions in children. Pediatr Dent. 2015;37(7):520-4.
45. de Geus JL, da Costa KN, Wambier LM, et al. Different anesthetics on the efficacy of inferior alveolar nerve block in patients with irreversible pulpitis. J Am Dent Assoc. 2020;151(2):87-97.
46. Andrade ED. Terapêutica medicamentosa em odontologia. 3.ed. São Paulo: Artes Médicas; 2014.
47. Peedikayil FC, Vijayan A. An update on local anesthesia for pediatric dental patients. Anesth Essays Res. 2013;7(1):4-9.
48. Dean JA, Avery DR, McDonald RE. McDonald and Avery's dentistry for the child and adolescent. 10.ed. St. Louis: Elsevier; 2016.
49. Clark TM, Yagiela JA. Advanced techniques and armamentarium for dental local anesthesia. Dent Clin North Am. 2010;54(4):757-68.
50. Garret-Bernardin A, Cantile T, D'Antò V, et al. Pain experience and behavior management in pediatric dentistry: a comparison between traditional local anesthesia and The Wand computerized delivery system. Pain Res Manag. 2017;2017:7941238.
51. Asarch T, Allen K, Petersen B, Beiraghi S. Efficacy of a computerized local anesthesia device in pediatric dentistry. Pediatr Dent. 1999;21(7):421-4.
52. Koyuturk AE, Avsar A, Sumer M. Efficacy of dental practitioners in injection techniques: computerized device and traditional syringe. Quintessence Int. 2009;40(1):73-7.
53. Queiroz AM, Carvalho AB, Censi LL, et al. Stress and anxiety in children after the use of computerized dental anesthesia. Braz Dent J. 2015;26(3):303-7.
54. Gibson RS, Allen K, Hutfless S, Beiraghi S. The Wand vs. traditional injection: a comparison of pain related behaviors. Pediatr Dent. 2000;22(6):458-62.
55. Allen KD, Kotil D, Larzelere RE, et al. Comparison of a computerized anesthesia device with a traditional syringe in preschool children. Pediatr Dent. 2002;24(4):315-20.
56. Klein U, Hunzeker C, Hutfless S, Galloway A. Quality of anesthesia for the maxillary primary anterior segment in pediatric patients: comparison of the P-ASA nerve block using CompuMed delivery system vs traditional supraperiosteal injections. J Dent Child (Chic). 2005;72(3):119-25.
57. Ram D, Kassirer J. Assessment of a palatal approach--anterior superior alveolar (P-ASA) nerve block with The Wand in paediatric dental patients. Int J Paediatr Dent. 2006;16:348-51.
58. Carugo N, Paglia L, Re D. Pain perception using a computer-controlled anaesthetic delivery system in paediatric dentistry: a review. Eur J Paediatr Dent. 2020;21(3):180-2.
59. França AJB, Barbirato DDS, Vasconcellos RJH, et al. Do computerized delivery systems promote less pain and anxiety compared to traditional local anesthesia in dental procedures? A systematic review of the literature. J Oral Maxillofac Surg. 2022;80(4):620-2.
60. Mathur VP, Kalra G. Insight to newer agents and methods for local anesthesia in pediatric dentistry. Indian J Pediatr. 2020;87(4):253-4.
61. Donato LP, Maciel MM, Maciel LM, et al. A comparative analysis between atraumatic and conventional anesthetic techniques in surgical removal of upper third molars. Acta Odontol Latinoam. 2020;33(3):216-20.
62. Yıldırım S, Tokuç M, Aydın MN. The effect of pre--anesthesia with a needle-free system versus topical anesthesia on injection pain of the inferior alveolar nerve block: a randomized clinical trial. Clin Oral Investig. 2020;24(12):4355-61.
63. Theocharidou A, Arhakis A, Kotsanos N, Arapostathis K. Jet or conventional local anaesthesia? A randomized controlled split mouth study. Clin Oral Investig. 2021;25(12):6813-9.
64. Brunton PA, McLean M, Vedagiri S, et al. Jet injection needle-free dental anaesthesia: initial findings. J Dent. 2022;122:104165.
65. Shankar P, Chellathurai BNK, Kumar SA, et al. A comparison in patient comfort using conventional syringe and needleless jet anesthesia technique in periodontal surgery-a split-mouth randomized clinical trial. Medicina (Kaunas). 2022;58(2):278.
66. Saravia ME, Bush JP. The needleless syringe: efficacy of anesthesia and patient preference in child dental patients. J Clin Pediatr Dent. 1991;15(2):109-12.
67. Munshi AK, Hegde A, Bashir N. Clinical evaluation of the efficacy of anesthesia and patient preference

using the needle-less jet syringe in pediatric dental practice. J Clin Pediatr Dent. 2001;25(2):131-6.
68. Thompson J. The role of transcutaneous electrical nerve stimulation (TENS) for the control of pain. In: Doyle (ed.). International Symposium on Pain Control. London: Royal Society of Medical Services; 1987. p.27-47.
69. Munshi AK, Hegde AM, Girdhar D. Clinical evaluation of electronic dental anesthesia for various procedures in pediatric dentistry. J Clin Pediatr Dent. 2000;24:199-204.
70. Patil SB, Popali DD, Bondarde PA, et al. Comparative evaluation of the effectiveness of different pain-alleviating methods before local anesthetic administration in children of 6 to 12 years of age: a clinical study. Int J Clin Pediatr Dent. 2021;14(4):447-53.
71. Dhindsa A, Pandit IK, Srivastava N, Gugnani N. Comparative evaluation of the effectiveness of electronic dental anesthesia with 2% lignocaine in various minor pediatric dental procedures: a clinical study. Contemp Clin Dent. 2011;2(1):27-30.
72. Kulkarni N. Painless anaesthesia in pediatric dentistry: an updated review. J Dent Med Sci (IOSR-JDMS). 2019;18(4):67-71.
73. Batra P, Dawar A, Miglani S. Microneedles and nanopatches-based delivery devices in dentistry. Discoveries (Craiova). 2020;8(3):e116.
74. Kreider KA, Stratmann RG, Milano M, et al. Reducing children's injection pain: lidocaine patches versus topical benzocaine gel. Pediatr Dent. 2001;23(1):19-23.
75. Shehab LA, Basheer B, Baroudi K. Effectiveness of lidocaine Denti patch® system versus lidocaine gel as topical anesthetic agent in children. J Indian Soc Pedod Prev Dent. 2015;33(4):285-90.
76. Wu SJ, Julliard K. Children's preference of benzocaine gel versus the lidocaine patch. Pediatr Dent. 2003;25(4):401-5.
77. Stecker SS, Swift JQ, Hodges JS, Erickson PR. Should a mucoadhesive patch (DentiPatch) be used for gingival anesthesia in children? Anesth Prog. 2002;49(1):3-8.
78. Leopold A, Wilson S, Weaver JS, Moursi AM. Pharmacokinetics of lidocaine delivered from a transmucosal patch in children. Anesth Prog. 2002;49(3):82-7.
79. Inácio GC. Avaliação da eficácia de um dispositivo polimérico anestésico não invasivo: estudo clínico randomizado, em crianças. [Dissertação.] Ribeirão Preto: Universidade de São Paulo, Faculdade de Odontologia (Programa: Odontopediatria); 2018.
80. Inácio GC, Pedrazzi V, de Freitas O, et al. Needle-free anesthetic polymeric device for dental anesthesia in children: a randomized clinical trial. Am J Dent. 2023;36(2):69-74.
81. Uçar G, Şermet Elbay Ü, Elbay M. Effects of low level laser therapy on injection pain and anesthesia efficacy during local anesthesia in children: a randomized clinical trial. Int J Paediatr Dent. 2021.
82. White AR, Filshie J, Cummings TM; International Acupuncture Research Forum. Clinical trials of acupuncture: consensus recommendations for optimal treatment, sham controls and blinding. Complement Ther Med. 2001;9(4):237-45.
83. Cândido Dos Reis A, Theodoro de Oliveira T, Vidal CL, et al. Effect of auricular acupuncture on the reduction of symptoms related to sleep disorders, anxiety and temporomandibular disorder (TMD). Altern Ther Health Med. 2021;27(2):22-6.
84. Ferreira LA, de Oliveira RG, Guimarães JP, et al. Laser acupuncture in patients with temporomandibular dysfunction: a randomized controlled trial. Lasers Med Sci. 2013;28(6):1549-58.
85. Jalali S, Moradi Majd N, Torabi S, et al. The effect of acupuncture on the success of inferior alveolar nerve block for teeth with symptomatic irreversible pulpitis: a triple-blind randomized clinical trial. J Endod. 2015;41(9):1397-402.
86. de Oliveira RF, da Silva CV, Cersosimo MC, et al. Laser therapy on points of acupuncture: are there benefits in dentistry? J Photochem Photobiol B. 2015;151:76-82.
87. Sandhyarani B, Pawar RR, Patil AT, Kevadia MV. Effect of Low-level Laser on LI4 acupoint in pain reduction during local anesthesia in children. Int J Clin Pediatr Dent. 2021;14(4):462-6.
88. Melzack R, Wall PD. Pain mechanisms: a new theory. Science. 1965;150(3699):971-9.
89. Aminah M, Nagar P, Singh P, Bharti M. Comparison of topical anesthetic gel, pre-cooling, vibration and buffered local anaesthesia on the pain perception of pediatric patients during the administration of local anaesthesia in routine dental procedures. J Int Med Res. 2017;4:400-3.
90. Tirupathi SP, Rajasekhar S. The effect of vibratory stimulus on pain perception during intraoral local anesthesia administration in children: a systematic review and meta-analysis. J Dent Anesth Pain Med. 2020;20(6):357-65.
91. Şermet Elbay U, Elbay M, Can K, et al. The efficacy of DentalVibe injection comfort system producing vibration impulse to reduce injection pain of palatal local infiltration anesthesia in children. Turkiye Klinikleri Journal of Dental Sciences. 2015;21:207-15.
92. Erdogan O, Sinsawat A, Pawa S, et al. Utility of vibratory stimulation for reducing intraoral injection pain. Anesth Prog. 2018;65(2):95-9.
93. de Camargo Smolarek P, da Silva LS, Martins PRD, et al. The influence of distinct techniques of local dental anesthesia in 9- to 12-year-old children: randomized clinical trial on pain and anxiety. Clin Oral Investig. 2021;25:3831-43.
94. Ching D, Finkelman M, Loo CY. Effect of the DentalVibe injection system on pain during local anesthesia injections in adolescent patients. Pediatr Dent. 2014;36(1):51-5.

95. Chaudhry K, Shishodia M, Singh C, Tuli A. Comparative evaluation of pain perception by vibrating needle (VibraJect™) and conventional syringe anaesthesia during various dental procedures in pediatric patients: a short study. Int Dent Med J Adv Res. 2015;1:1-5.
96. Tandon S, Kalia G, Sharma M, et al. Comparative evaluation of mucosal vibrator with topical anesthetic gel to reduce pain during administration of local anesthesia in pediatric patients: an in vivo study. Int J Clin Pediatr Dent. 2018;11:261-5.
97. Hassanein PH, Khalil A, Talaat DM. Pain assessment during mandibular nerve block injection with the aid of dental vibe tool in pediatric dental patients: a randomized clinical trial. Quintessence Int. 2020;51:310-7.
98. Midha V, Midha V, Dua R, et al. Auxiliary aids to alleviate pain and anxiety during local anesthesia administration: a comparative study. Int J Clin Pediatr Dent. 2021;14(1):104-8.
99. Faghihian R, Rastghalam N, Amrollahi N, Tarrahi MJ. Effect of vibration devices on pain associated with dental injections in children: a systematic review and meta-analysis. Aust Dent J. 2021;66(1):4-12.
100. Hegde KM, Srinivasan I, Melwani A, Radhakrishna S. Effect of vibration during local anesthesia administration on pain, anxiety, and behavior of pediatric patients aged 6-11 years: a crossover split-mouth study. J Dent Anesth Pain Med. 2019;19(3):143-9.
101. Subramaniam P, Ghai SK. Efficacy of an innovative device in reducing discomfort during local anesthesia administration in children: a clinical study. Int J Clin Pediatr Dent. 2021;14(3):353-6.
102. Bilsin E, Güngörmüş Z, Güngörmüş M. The efficacy of external cooling and vibration on decreasing the pain of local anesthesia injections during dental treatment in children: a randomized controlled study. J Perianesth Nurs. 2020;35:44-7.
103. Won AS, Bailey J, Bailenson J, et al. Immersive virtual reality for pediatric pain. Children (Basel). 2017;4(7):52.
104. Pourmand A, Davis S, Marchak A, et al. Virtual reality as a clinical tool for pain management. Curr Pain Headache Rep. 2018;22(8):53.
105. Eijlers R, Utens EMWJ, Staals LM, et al. Systematic review and meta-analysis of virtual reality in pediatrics: effects on pain and anxiety. Anesth Analg. 2019;129(5):1344-53.
106. Nunna M, Dasaraju RK, Kamatham R, et al. Comparative evaluation of virtual reality distraction and counter-stimulation on dental anxiety and pain perception in children. J Dent Anesth Pain Med. 2019;19(5):277-88.
107. Sweta VR, Abhinav RP, Ramesh A. Role of virtual reality in pain perception of patients following the administration of local anesthesia. Ann Maxillofac Surg. 2019;9(1):110-3.
108. Sharma Y, Bhatia HP, Sood S, et al. Effectiveness of virtual reality glasses digital screens and verbal command as a method to distract young patients during administration of local anesthesia. Int J Clin Pediatr Dent. 2021;14(Suppl 2):S143-S147.
109. Alshatrat SM, Sabarini JM, Hammouri HM, et al. Effect of immersive virtual reality on pain in different dental procedures in children: a pilot study. Int J Paediatr Dent. 2022;32(2):264-72.
110. Du Q, Ma X, Wang S, et al. A digital intervention using virtual reality helmets to reduce dental anxiety of children under local anesthesia and primary teeth extraction: a randomized clinical trial. Brain Behav. 2022;12(6):e2600.
111. Padminee K, Hemalatha R, Shankar P, et al. Effectiveness of biofeedback relaxation and audio-visual distraction on dental anxiety among 7- to 12-year-old children while administering local anaesthesia: a randomized clinical trial. Int J Paediatr Dent. 2022;32(1):31-40.

12

Anestesia aplicada à harmonização orofacial

Antonio Luis Neto Custódio
Cláudio Costa Franco
Idelmo Rangel Garcia Junior

PONTOS-CHAVE

- O conhecimento da anatomia da face é fundamental.
- Nervo facial: uma revisão da sua trajetória pela face.
- Nervo trigêmeo: quem é o responsável pela inervação sensitiva em cada região da face.
- O que anestesiar para atuar na face sem dor.

INTRODUÇÃO

A face é uma das regiões mais complexas do corpo humano, sendo extremamente inervada por vários nervos distintos. Saber anestesiar cada terço ou região da face permite desenvolver procedimentos seguros e sem sofrimento para o paciente. Para tanto, o conhecimento anatômico é condição primordial, já que os procedimentos de rejuvenescimento facial invasivos ou não invasivos vêm sendo realizados de diversas maneiras e com uma frequência cada vez maior.

Todo procedimento deve visar primeiro à saúde do paciente e posteriormente obter resultados naturais e duradouros. O apelo estético da face torna essa região do corpo uma das mais complexas de se realizar qualquer tipo de procedimento. Ossos, músculos, ligamentos, gordura e pele são os principais constituintes da face, e todos eles sofrem envelhecimento e podem ser alterados ou afetados por qualquer procedimento realizado. A face recebe vascularização oriunda da artéria carótida externa e interna e inervação principalmente do V e VII pares cranianos, e dominar esse conhecimento da anatomia é fundamental para o trabalho seguro.

REVISÃO ANATÔMICA

Nervo facial (VII par craniano)

A anatomia do nervo facial é bem conhecida e descrita nos livros de anatomia, e para o cirurgião é fundamental ter a compreensão tridimensional dos ramos musculares do VII par craniano, seu posicionamento e curso esperado em cada camada, nas diferentes regiões da face. O nervo facial no interior da glândula parótida se divide em dois troncos (Figura 1), sendo um superior denominado temporofacial e outro inferior, que recebe o nome de cervicofacial. Os dois se dividem em mais cinco ramos: temporal, zigomático, bucal, marginal da mandíbula e cervical, que apresentam várias conexões entre si (Figura 2).

O ramo temporal emite ramos responsáveis pela inervação dos músculos frontal, prócero, corrugador do supercílio e parte superior do músculo orbicular do olho. Sua lesão provoca ausência de enrugamento frontal e queda do supercílio. É o ramo mais lesado em ritidoplastias e emerge na margem superior da glândula parótida, imediatamente inferior ao arco zigomático, aproximadamente 1,5 cm à frente do trágus, e cruza o arco zigomático aproximadamente 2,5 cm à frente da margem anterior do meato acústico. O ponto onde o ramo temporal cruza o arco zigomático é onde o nervo se torna mais suscetível a lesões, seja de forma direta ou por eletrocoagulação.

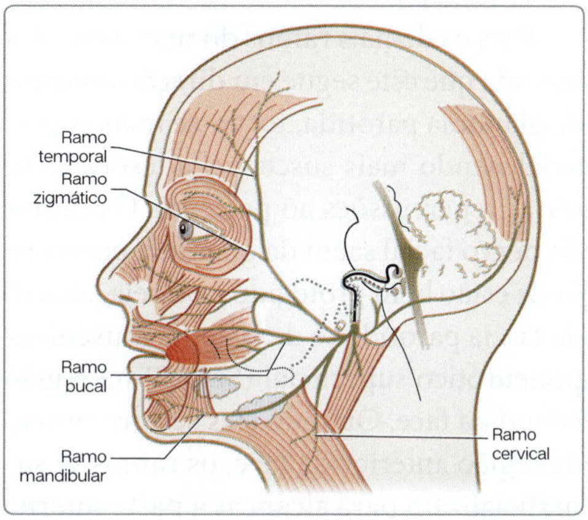

FIGURA 2 Ramos terminais do nervo facial: 1 – temporal, 2 – zigomático, 3 – bucal, 4 – marginal da mandíbula e 5 – cervical, que apresentam várias conexões entre si.

Alguns dados anatômicos podem guiar o cirurgião no acesso externo. Em primeiro lugar, esse nervo sempre se localiza anterior à linha de implantação do cabelo e à frente do ramo frontal da artéria temporal superficial. Já pelo acesso endoscópico, na região do arco zigomático, existe uma relação constante entre o ramo temporal e a veia "sentinela", que é a veia zigomaticotemporal, tributária da veia maxilar.

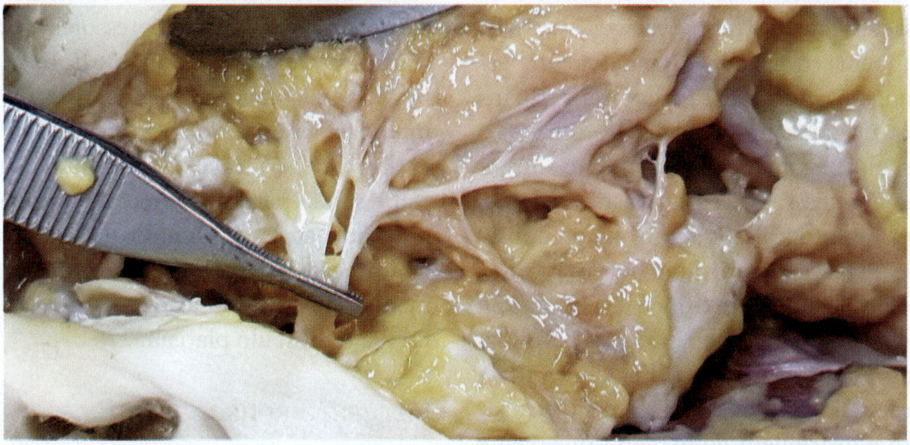

FIGURA 1 O nervo facial no interior da glândula parótida se divide em dois troncos: o temporofacial e o cervicofacial.
Fonte: acervo dos autores.

Para os demais ramos do nervo facial, à medida que este segue em direção anterior da glândula parótida, torna-se mais superficial, sendo mais suscetível a lesões, com sérias repercussões ao paciente. Os ramos do nervo facial saem da glândula parótida, onde estão bem protegidos, ou seja, abaixo da fáscia parotídea e do sistema musculoaponeurótico superficial (SMAS) na região lateral da face. Quando eles se aproximam da região anterior da face, os ramos se superficializam para alcançar a parte interna dos músculos da expressão facial.

Nos pontos de transição, os nervos sofrem maior risco de lesão. Isso ocorre na região da inserção dos ligamentos da face, ou seja, as transições ocorrem em locais previsíveis, em estreita associação com ligamentos de retenção da face que fornecem estabilidade e proteção para os nervos. A liberação desses ligamentos para ganhar a mobilidade necessária para o procedimento deve ser realizada com extremo cuidado devido à relação com o nervo facial (Figura 3).

O ramo zigomático emerge da glândula parótida sob a fáscia profunda cervicalmente ao zigoma e cefálico ao ducto da parótida. Viaja horizontalmente no masseter com a artéria transversa da face e também cruza o arco zigomático ou passa tangenciando-o para inervar a parte inferior do músculo orbicular do olho e os músculos zigomáticos. Raramente sofrem lesão nos acessos de ritidoplastia.

O ramo bucal contém o maior número de filetes nervosos, tanto do tronco temporofacial como do tronco cervicofacial. Emerge na margem anterior da parótida, tendo como referência o ligamento massetérico, e emite ramos que se superficializam e distribuem de maneira divergente na face, inervando a maioria dos músculos da mímica do terço médio da face. São eles:

- Músculo elevador do lábio superior.
- Músculo elevador do lábio superior e da asa nasal.
- Músculo elevador do ângulo da boca.
- Músculo bucinador.
- Músculo nasal.
- Músculo depressor do septo.
- Músculo risório.
- Parte superior do músculo orbicular da boca.

O ramo marginal da mandíbula (ou mandibular) tem relação com a borda inferior da mandíbula e é usado como importante marco para procedimentos cirúrgicos de face e pescoço. Anteriormente à artéria facial, passa pela borda inferior da mandíbula. Posterior à artéria facial, passa mais comumente acima da borda inferior da mandíbula, mas também pode correr abaixo de sua borda inferior. Do mesmo modo, os ramos temporais são os ramos com mais chances de injúria num procedimento cirúrgico estético. Isso se deve ao fato de que, ao sair da parótida, na região pré-goníaca, esse ramo se superficializa e segue margeando a mandíbula, sob o platisma, cruzando anteriormente a veia e a artéria facial, até atingir os músculos depressores do lábio (músculos depressor do ângulo da boca, depressor do lábio inferior e mentual) e parte inferior do músculo orbicular da boca.

O ramo cervical é o menor ramo do facial e sai da parótida com trajeto inferior, passando atrás do ângulo da mandíbula em direção ao pescoço. Corre superficialmente no plano subdérmico, uma vez que inerva o músculo platisma.

Inervação sensorial da face

A pele da face, exceto por uma pequena área ao redor do ângulo mandibular e lobo

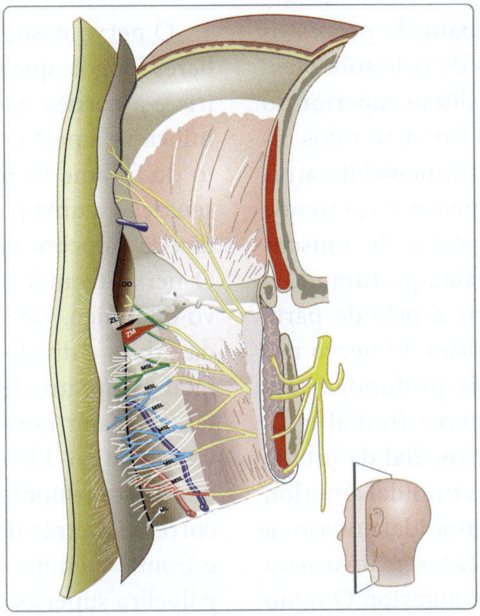

FIGURA 3 Visão lateral facial. Pele/gordura subcutânea refletida como a primeira camada e o sistema musculoaponeurótico superficial (SMAS) como a segunda camada. Os ligamentos zigomático (LZ) e mandibular (LM) são osteocutâneos, enquanto os ligamentos massetéricos (LMS) são fasciocutâneos. Quando o ligamento zigomático é liberado, o músculo zigomático maior (ZM) aparece. Nesse ponto, a dissecção deve ser transferida do sistema musculoaponeurótico subsuperficial para o subcutâneo a fim de evitar lesar os ramos do nervo zigomático (verde). O nervo frontal (amarelo) abraça o periósteo do arco zigomático, profundo para o SMAS superficial e a fáscia parótida-massetérica. Superior ao arco, viaja no topo da camada superficial da fáscia temporal profunda. Essa relação continua por 1,5 a 3 cm, e então o nervo inicia sua transição através da fáscia temporal superficial para se fundir com o ramo anterior da artéria temporal superficial (artéria frontal) à medida que se aproximam dos músculos orbicular dos olhos e frontal. A veia sentinela (VS – veia zigomaticotemporal, que pode ser localizada a aproximadamente 0,5 cm lateral à sutura frontozigomática) serve como ponto de referência porque o ramo frontal encontra-se 1 cm cefálico a ele. O ramo zigomático (verde) passa entre o músculo zigomático maior (ZM) e ligamentos de retenção do masseter (LMS), e a parte inferior do nervo zigomático (verde) corre imediatamente inferior a este, tornando-se visível apenas distal ao ligamento. O ramo bucal (azul claro) atravessa os ligamentos massetéricos inferiores. O ramo marginal da mandíbula (laranja) situa-se profundamente ao SMAS e platisma e está tipicamente a 1 cm da borda inferior mandibular no ângulo goníaco. Posterior aos vasos faciais (AF e VF), é mais comumente encontrado cranial à borda mandibular. Anterior aos vasos, eles estão sempre em posição superior à borda mandibular e 1 cm cranial para o ligamento mandibular (LM).

Fonte: adaptação de Hashem et al.[1]

auricular, é amplamente inervada através dos três ramos do nervo trigêmeo, o quinto nervo craniano (V). A pequena área é fornecida pelo nervo auricular magno. O primeiro e menor ramo do nervo trigêmeo é o nervo oftálmico (V1), que inerva o terço superior da face. Origina-se no gânglio trigeminal e se divide em três ramos – lacrimal, frontal e nasociliar – antes de entrar na órbita através da fissura orbital superior.

Esses ramos participam de processos sensoriais da inervação da pele sobre testa, pálpebra superior e dorso superior do nariz. O nervo lacrimal é o menor dos ramos oftálmicos. Ele entra na órbita através da fissura orbital superior e se estende ao longo da borda superior do músculo reto lateral. Sai da órbita perfurando o septo orbital para suprir a pele da parte lateral da pálpebra superior. O nervo nasociliar localiza-se mais profundamente na órbita do que os nervos frontal e lacrimal. Perto da parede medial da órbita, continua como o nervo etmoidal anterior, que passa pelo forame etmoidal anterior a fim de fornecer inervação sensitiva para a mucosa nasal superior anterior. O ramo nasal externo é o ramo terminal do nervo etmoidal anterior, que supre a pele da ponta e as laterais do nariz (Figura 4).

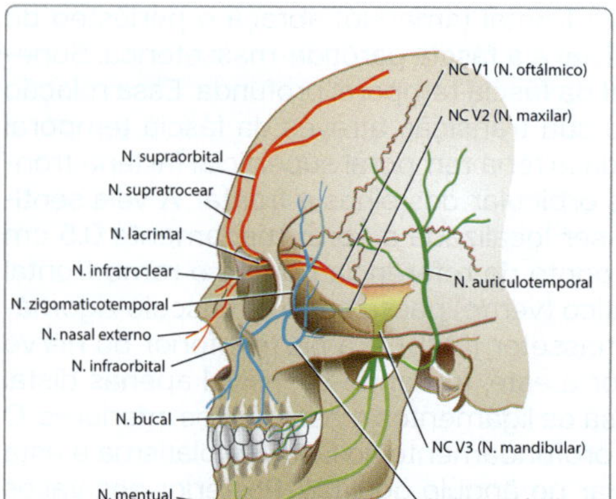

FIGURA 4 Ilustração da inervação cutânea da face. Nervo oftálmico (V1): (1a) nervo supraorbital, (1b) nervo supratroclear, (1c) nervo infratroclear, (1d) nervo nasal externo. Nervo maxilar (V2): (2a) nervo zigomaticotemporal, (2b) nervo zigomaticofacial, (2c) nervo infraorbital. Nervo mandibular (V3): (3a) nervo auriculotemporal, (3b) nervo bucal, (3c) nervo mentual.

O nervo nasociliar emite os nervos ciliares longos, que suprem o corpo ciliar, a íris e a córnea. O nervo infratroclear ramifica-se a partir do nervo nasociliar perto do forame etmoidal anterior e fornece sensação a uma pequena área na face medial da pálpebra superior e ponte do nariz. O nervo frontal é o maior ramo do nervo oftálmico. Ele surge por volta do meio da órbita e divide-se em nervos supraorbital e supratroclear. O nervo supraorbital é o maior ramo extracraniano do nervo oftálmico. Ele sai da órbita no forame ou incisura supraorbital (Figura 5), então corre bem atrás dos músculos periorbital e frontal e emite ramos palpebrais para a pálpebra superior. Além da borda orbital, divide-se em ramos superficiais (mediais) e profundos (laterais).

O ramo superficial passa sobre o músculo frontal e supre a pele da fronte e apenas a margem anterior do couro cabeludo. O ramo profundo corre entre a gálea aponeurótica e o pericrânio para fornecer sensação ao couro cabeludo frontoparietal. O nervo supratroclear sai da órbita em seu canto medial superior e corre 1 cm medialmente ao nervo supraorbital, emergindo pela incisura ou forame frontal (Figura 4). Fornece inervação sensorial para a pele da parte inferior medial de fronte, conjuntiva e pálpebra superior.

O nervo maxilar é o ramo intermediário do nervo trigêmeo e fornece a maior parte da sensação para o terço médio da face. Ele sai do crânio através do forame redondo para entrar na fossa pterigopalatina. O ramo zigomático começa na fossa pterigopalatina e entra na órbita através da fissura orbital inferior. Ele se estende ao longo da parede lateral da órbita e se divide em nervo zigomaticofacial e nervo zigomaticotemporal (Figura 6). Ambos os

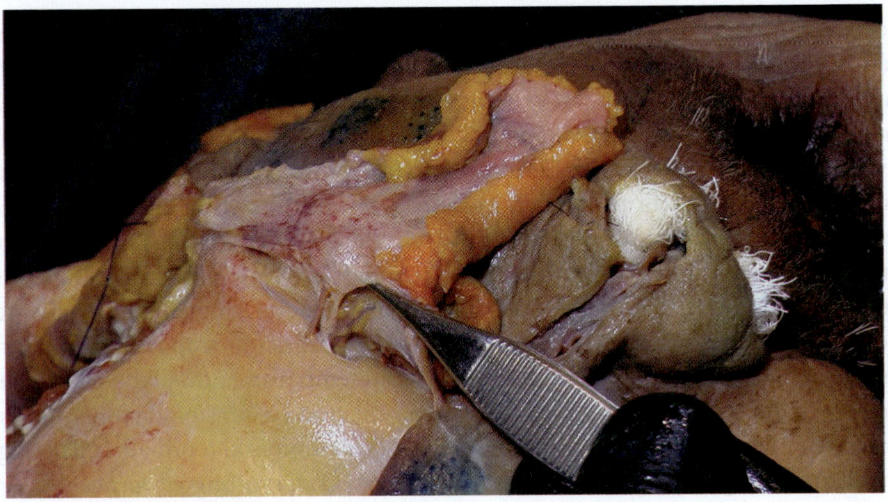

FIGURA 5 Nervos e vasos supraorbital: acesso em cadáver fresco.

Fonte: acervo dos autores.

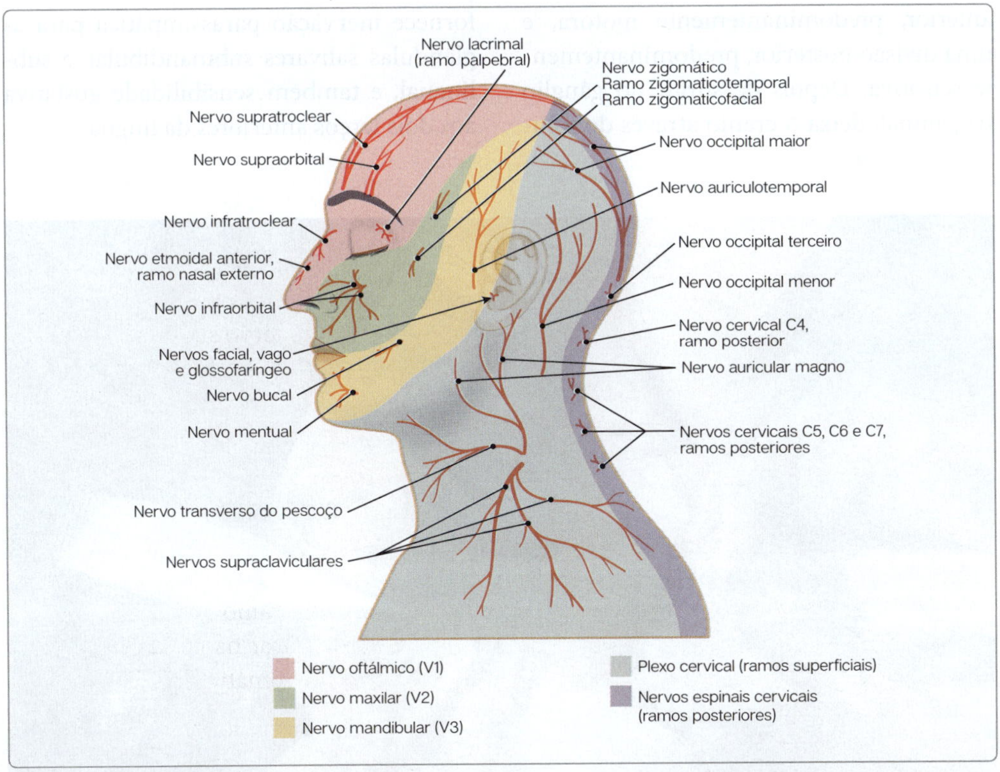

FIGURA 6 Ilustração da inervação cutânea da face. Observe os nervos zigomaticofacial e zigomaticotemporal.

Fonte: adaptação de Teixeira et al.[3]

nervos passam pelos forames no osso zigomático para a face e suprem a pele da bochecha e a pele sobre a têmpora, respectivamente. O nervo infraorbital é o maior ramo sensorial do nervo maxilar. Ele atravessa o assoalho da órbita pelo canal infraorbital e sai do forame infraorbital para entrar na face cerca de 6 a 7 mm inferior à margem infraorbital (Figuras 4, 6 e 7). Nesse ponto, o nervo infraorbital está entre os músculos levantador do lábio superior e levantador do ângulo da boca. Ele inerva a pele medial da bochecha, pálpebra inferior, asa e parte lateral do nariz e lábio superior.

O nervo mandibular é a terceira e maior divisão do nervo trigêmeo e pode ser considerado como tendo uma divisão anterior, predominantemente motora, e uma divisão posterior, predominantemente sensitiva. Depois de surgir no gânglio trigeminal, deixa o crânio através do forame oval para entrar na fossa infratemporal, onde se divide em uma porção anterior e outra posterior. O nervo bucal surge de sua divisão anterior, contém a maior porção da parte motora para os músculos da mastigação e supre a mucosa bucal e a pele da bochecha (Figuras 4 e 6). A divisão posterior emite três ramos sensoriais: os nervos auriculotemporal, lingual e alveolar inferior. O nervo auriculotemporal inerva a articulação temporomandibular (ATM) e termina suprindo a sensibilidade da pele sobre a região temporal e pré-auricular (Figuras 4 e 6). O nervo lingual fornece inervação sensorial para o assoalho bucal, gengiva lingual e os dois terços anteriores da língua. Além disso, o nervo lingual dá carona para o nervo corda do tímpano (VII), que fornece inervação parassimpática para as glândulas salivares submandibular e sublingual, e também sensibilidade gustativa aos dois terços anteriores da língua.

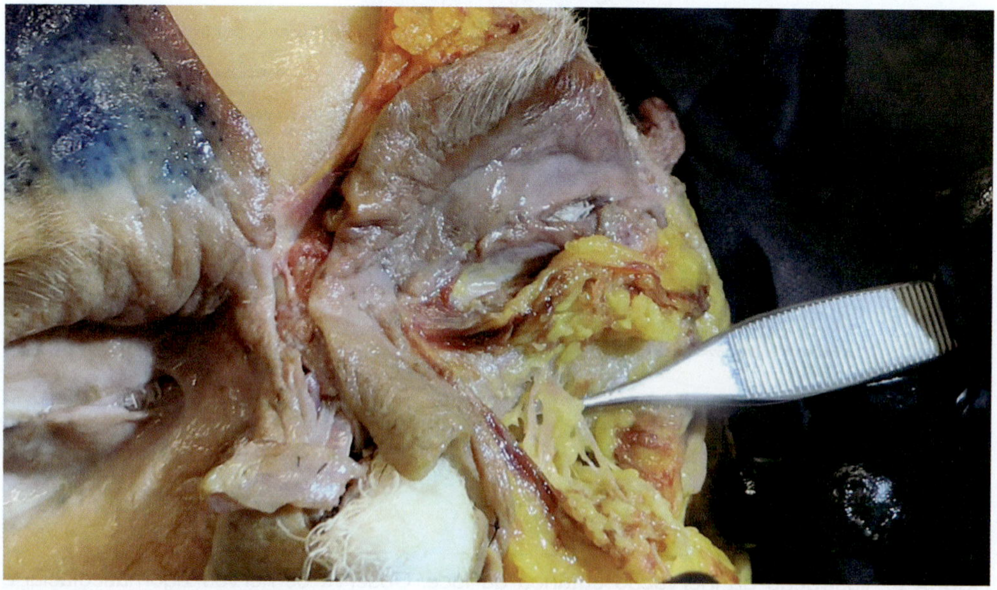

FIGURA 7 Nervos e vasos infraorbitais: acesso em cadáver fresco.
Fonte: acervo dos autores.

O nervo alveolar inferior penetra na mandíbula através do forame mandibular, emitindo antes um ramo conhecido como nervo miloióideo, um pequeno ramo motor, para o ventre anterior do músculo digástrico e o músculo miloióideo. O nervo alveolar inferior percorre o canal mandibular inervando osso, dentes e periodonto da mandíbula até o forame mentual, onde se divide em nervo mentual e nervo incisivo, que continuará no interior da mandíbula para inervar dentes, periodonto e osso da região anterior da mandíbula. Já o nervo mentual emerge pelo forame mentual, onde existe um alinhamento com os forames supraorbital e infraorbital e a linha pupilar. O nervo mentual inerva a mucosa mentual e a pele do mento e lábio inferior (Figuras 4 e 8).

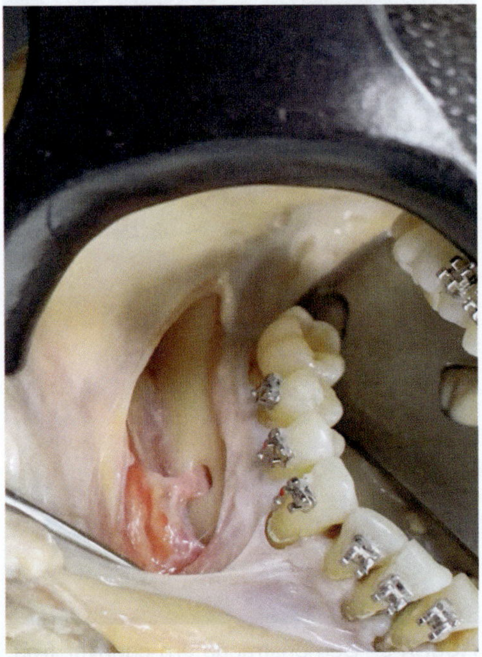

FIGURA 8 Nervos e vasos mentuais via acesso intrabucal em cadáver fresco.

Fonte: acervo dos autores.

TÉCNICAS DE ANESTESIA APLICADAS À HARMONIZAÇÃO OROFACIAL

A harmonização orofacial dispõe de uma gama de recursos e técnicas que podem exigir o uso de recursos anestésicos, sejam tópicos ou infiltrativos. Para tanto, será necessário que o profissional domine a anatomia regional, a farmacologia dos anestésicos e a técnica a ser empregada. Por fim, é preciso ter em mente que, para determinados procedimentos, a anestesia deverá ser executada de forma a alcançar a remissão da dor do procedimento, sem causar alterações motoras na musculatura que possam inviabilizar a verificação da simetria desejada, por exemplo, nos preenchimentos dos lábios.

O QUE ANESTESIAR?

Terço superior da face

Essa região é inervada principalmente pelo nervo oftálmico (ramo da I divisão do nervo trigêmeo), e uma pequena faixa lateral será inervada pelo ramo zigomaticotemporal (ramo da II divisão do nervo trigêmeo) e, mais posteriormente, na região temporal, pelo ramo auriculotemporal (ramo da III divisão do nervo trigêmeo (Figuras 4 e 6).

O nervo oftálmico é o menor dos três ramos do trigêmeo e se divide imediatamente antes de penetrar na órbita, dando origem aos nervos frontal, lacrimal e nasociliar. O nervo frontal é a maior divisão do nervo oftálmico e entra na órbita pela fissura orbitária superior. Prossegue então, anteriormente, pelo teto da órbita, entre o cone muscular e o periósteo, acima do elevador da pálpebra. Divide-se um pouco antes do ápice da cavidade orbitária em um pequeno ramo, o nervo supratroclear, e em seu principal ramo, o nervo supraorbital.

O nervo supratroclear corre para a frente, medialmente ao nervo supraorbital, abandonando a órbita em seu ângulo medial na incisura frontal. Curva-se, então, para cima, entre o músculo orbicular e o osso frontal, dividindo-se em ramos que se espalham pela parte medial e inferior da fronte. Na margem da órbita, emite filamentos para a pele e conjuntiva da pálpebra superior. Forma ainda um arco anastomótico com um ramo do nervo infratroclear no nível da região lateral e superior do nariz.

O nervo supraorbital divide-se antes da borda da órbita em dois ramos: o medial e o lateral. O ramo lateral é maior e sai da cavidade orbitária pelo forame ou incisura supraorbital, enviando ramos para a pálpebra superior e seguindo trajeto ascendente junto com a artéria supraorbital. Os dois ramos do nervo supraorbital distribuem-se pela região frontal (exceto a parte central e inferior) e couro cabeludo, chegando quase à sutura lambdoide, além do plano coronário. Fornecem ainda inervação à mucosa do seio frontal e pericrânio (Figuras 4 a 6).

Região inervada

A área anestesiada pelo bloqueio do supratroclear engloba a parte medial da pálpebra superior, incluindo a conjuntiva tarsal e um pequeno triângulo na porção central e inferior da testa. A área do nervo supraorbital é bem mais extensa, cobrindo quase toda a pálpebra superior (com a conjuntiva também), a região frontal, exceto a região inervada pelo supratroclear e o couro cabeludo até o plano coronário, ou um pouco além.

Técnica do bloqueio

O nervo supratroclear pode ser bloqueado introduzindo-se uma agulha fina por debaixo da borda da órbita, no nível do seu ângulo medial, ou aproximadamente 0,5 cm acima da região medial ao arco superciliar (Figura 9). Injeta-se lentamente 0,5 mL de solução anestésica com vasoconstritor. É recomendada a compressão digital do local para melhor dispersão da solução anestésica. Para bloqueio do nervo supraorbital, toma-se como ponto de referência o forame do mesmo nome, que pode ser facilmente palpado na borda superior da órbita, a 2,5 cm da linha média, sobre um plano vertical que passa pela pupila, estando o paciente olhando para a frente. Introduz-se nesse ponto uma agulha fina, e injeta-se 0,5 a 0,7 mL de

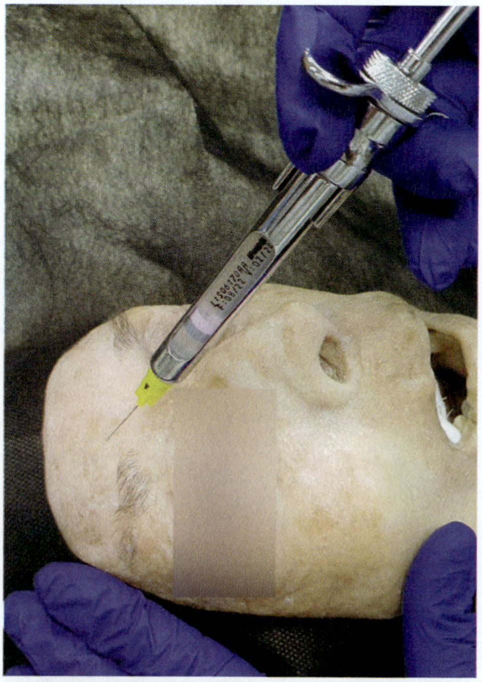

FIGURA 9 Demonstração em cadáver fresco da técnica de anestesia para o nervo supratroclear.

Fonte: acervo dos autores.

solução (Figura 10). A compressão digital da região permite o bloqueio de seu ramo medial sem nova infiltração.

Indicações

Procedimentos na pálpebra superior e região frontal medial e lateral.

TERÇO MÉDIO DA FACE

Nervo infraorbital

Trajeto

O nervo maxilar emite os ramos alveolares superiores posteriores ainda na fossa pterigopalatina e penetra na órbita pela fissura orbital inferior. A partir desse ponto, o maior volume de fibras do nervo maxilar passa a se chamar nervo infraorbital. Após penetrar na órbita, o nervo infraorbital percorre sucessivamente o sulco, o canal e emerge através do forame infraorbital, emitindo durante esse trajeto os ramos alveolares superiores médios e anteriores. Após emergir do forame infraorbital, termina em três ramos: ramo palpebral inferior, ramo nasal lateral e ramo labial superior.

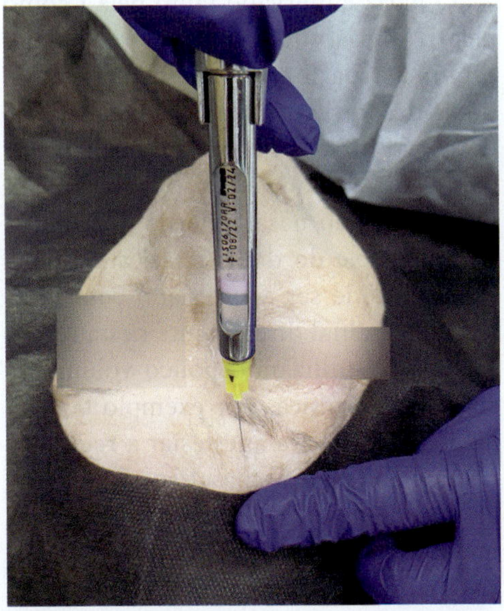

FIGURA 10 Demonstração em cadáver fresco de anestesia do nervo supraorbital.

Fonte: acervo dos autores.

Inervação

Após deixar o forame infraorbital, inerva a pálpebra inferior, a pele da asa e a base do nariz e o lábio superior.

Local de bloqueio

Deve ser feito o mais próximo possível do forame infraorbital, que se localiza aproximadamente a 8 mm (7 a 10) abaixo da borda inferior da órbita. O forame pode ser localizado traçando-se uma linha imaginária que vai do centro da pupila até o forame mentual, passando pelo segundo pré-molar superior. Ao depositar o anestésico próximo ao forame, bloqueiam-se também os ramos alveolares superiores anteriores. Recomenda-se a deposição de 0,5 mL do anestésico na área-alvo, diretamente via pele (Figura 11) ou via intrabucal, utilizando como referência o longo eixo do dente primeiro pré-molar. Ao introduzir a agulha no fundo de saco do vestíbulo, é preciso afastá-la da maxila, a fim de evitar sua penetração na concavidade da fossa canina, antes de alcançar o forame infraorbital.

Nervo bucal

Trajeto

É um ramo do nervo mandibular, III divisão do trigêmeo, originando-se dele logo após o forame oval, na fossa infratemporal. Dirige-se anteriormente sobre o músculo pterigóideo lateral e segue em direção lateral, emergindo entre os dois feixes desse músculo. Passa então à face late-

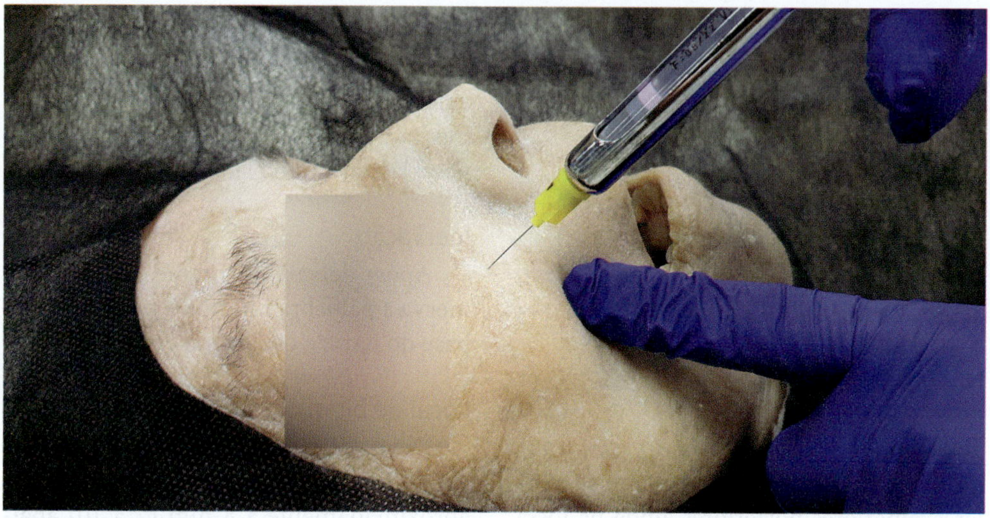

FIGURA 11 Demonstração extraoral em cadáver fresco de anestesia do nervo infraorbital.
Fonte: acervo dos autores.

ral do músculo bucinador, cruzando nesse trajeto a borda anterior do ramo da mandíbula. A partir daí, o nervo se divide em filetes terminais que atravessam o músculo bucinador, e alguns filetes passam pela fossa retromolar e pelo fundo de saco do vestíbulo inferior.

Inervação

Inerva o músculo bucinador (sensibilidade geral), pele e mucosa da bochecha e tecido mole (gengiva) vestibular ao nível de molares inferiores.

Local de bloqueio

O nervo bucal é bloqueado em geral para anestesiar a mucosa da bochecha e da gengiva vestibular na região de molares inferiores. Para tanto, o melhor ponto de bloqueio é onde o nervo cruza a borda anterior da mandíbula, acima e ligeiramente lateral à fossa retromolar. Recomenda-se a deposição de 0,3 mL do anestésico. Também pode ser bloqueado em seu trajeto próximo ao fundo de saco do vestíbulo inferior, sempre distalmente em relação à região que se deseja anestesiar.

NARIZ

O nariz é inervado tanto pela I como pela II divisão do trigêmio e requer um capítulo à parte para ser bem detalhado. Já descrevemos a técnica de anestesia do nervo infratroclear e infraorbital que contribui para a inervação do nariz externo. O ramo nasal externo que inerva parte da pele do dorso nasal até a ponta nasal pode ser anestesiado com infiltração terminal diretamente nesta região (Figura 6), utilizando pouco volume de solução anestésica, por exemplo 0,1 mL de cada lado. Para anestesiar a região da columela e espinha nasal anterior, é necessário anestesiar o nervo nasopalatino, que pode ser anestesiado via canal incisivo, na região do palato, ou diretamente na columela, via acesso extraoral (Figura 12). Vale destacar que em ambas as vias de acesso essa anestesia é muito dolorida.

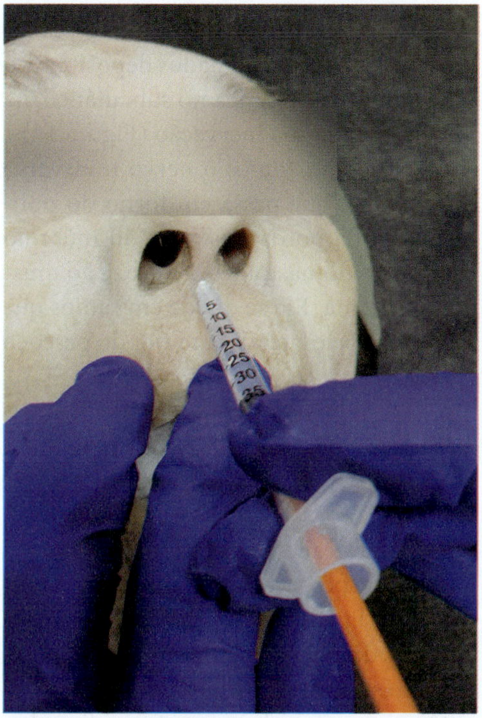

FIGURA 12 Demonstração extraoral em cadáver fresco de anestesia do nervo nasopalatino.

Fonte: acervo dos autores

TERÇO INFERIOR DA FACE

Nervo mentual

Trajeto

É um ramo do nervo alveolar inferior que se origina deste, próximo ao forame mentual. Penetra no canal mentual e se exterioriza no forame mentual. A partir daí, divide-se em seus ramos terminais para gengiva, mento e lábio inferior.

Inervação

Inerva a pele do lábio inferior e do mento. Inerva também a mucosa do lábio inferior até o fundo de saco vestibular e parte da gengiva inserida, de pré-molares a incisivos.

Local de bloqueio

Esse nervo pode ser bloqueado diretamente via acesso extrabucal (Figura 13) ou via acesso intrabucal, injetando-se o anestésico próximo ao forame men-

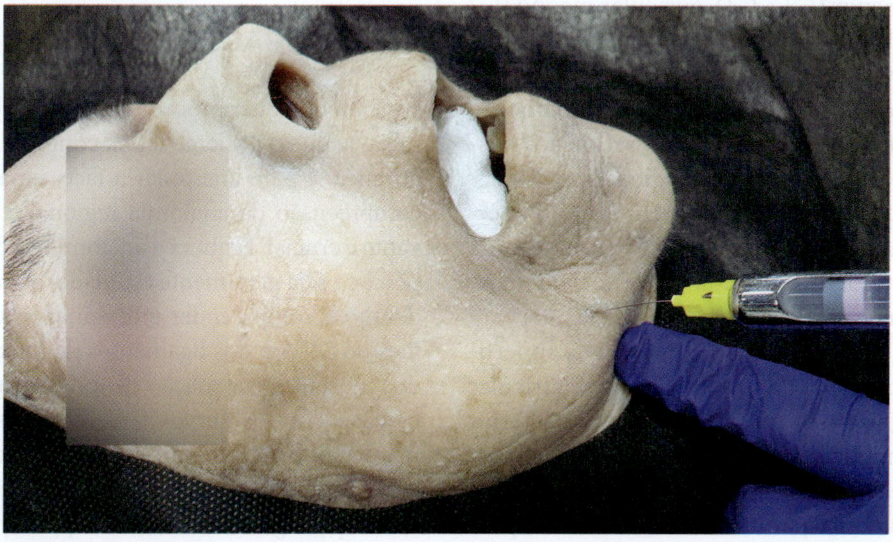

FIGURA 13 Demonstração em cadáver fresco de anestesia extraoral do nervo mentual.

Fonte: acervo dos autores.

tual sem, contudo, introduzir a agulha no forame. Em geral, o forame e o nervo podem ser palpados *in vivo*, sendo uma área mais sensível. Sua posição pode variar, mas geralmente se localiza próximo ao ápice dos pré-molares, entre o primeiro e o segundo, ou mais frequentemente ao nível do ápice do segundo pré-molar. Recomenda-se a deposição de 0,4 mL do anestésico na área-alvo, aprofundando-se a agulha a meia distância entre a porção superior do rebordo alveolar e a base da mandíbula. A agulha deverá penetrar de cima para baixo, de trás para a frente e de fora para dentro, em um ângulo de 45 graus em relação à face vestibular da mandíbula.

NERVOS CERVICAIS

Anatomicamente, podemos resumir os ramos superficiais (cutâneos) do plexo cervical desta maneira: os ramos sensoriais suprem a pele da região cervical até a região supraclavicular. São eles o occipital menor (C2 - C3), auricular magno (C2 - C3), transverso do pescoço (C2 - C3) e supraclaviculares (C3 - C4). Todos esses ramos superficiais emergem próximo ao ponto médio da borda posterior do músculo esternocleidomastóideo. O nervo occipital menor faz a volta em torno do nervo acessório, ascende ao longo da borda posterior do músculo esternocleidomastóideo, corre atrás da orelha e inerva a pele da face lateral da cabeça e da superfície craniana da orelha. O nervo auricular magno passa em torno da borda posterior do músculo esternocleidomastóideo e ascende, obliquamente em relação a este, até a glândula parótida, onde se divide para inervar a pele sobre a glândula e sobre o processo mastóideo, juntamente com as duas superfícies da orelha. Todos esses ramos podem ser anestesiados depositando-se a solução anestésica no subcutâneo, na região final da sua inervação (Figura 14).

Finalmente, temos o nervo transverso do pescoço, que passa em torno do ponto médio da borda posterior do músculo esternocleidomastóideo e o cruza ao músculo platisma. Ele se divide em ramos que inervam a pele lateral e anterior do pescoço (Figura 14).

Técnica de bloqueio do nervo transverso do pescoço

É possível anestesiar toda a região lateral anterior do pescoço para realizar, por exemplo, uma lipoaspiração de papada. Após a limpeza da pele com solução antisséptica, o anestésico local é infiltrado por via subcutânea, penetrando no ponto médio sobre o músculo esternocleidomastóideo, aproximadamente 5,5 cm de distância do trágus da orelha; 0,5 mL de solução anestésica com vasoconstritor é suficiente (Figura 15).

CONSIDERAÇÕES FINAIS

Para qualquer procedimento na face, almeja-se que o paciente tenha conforto e segurança, e para anestesiar a face, uma boa compreensão da anatomia regional é relevante e crucial. Embora a anatomia da face e pescoço seja geralmente estudada, o grande desafio é compreender e dominar os detalhes do SMAS, dos ligamentos de retenção, dos músculos e a relação de todas essas estruturas com os nervos e vasos faciais. Finalmente, para dar um maior conforto ao paciente nas técnicas de preenchimento facial ou passagem de uma cânula para aplicação de fios de tração, pode-se realizar uma anestesia terminal em pápula (Figura 16)

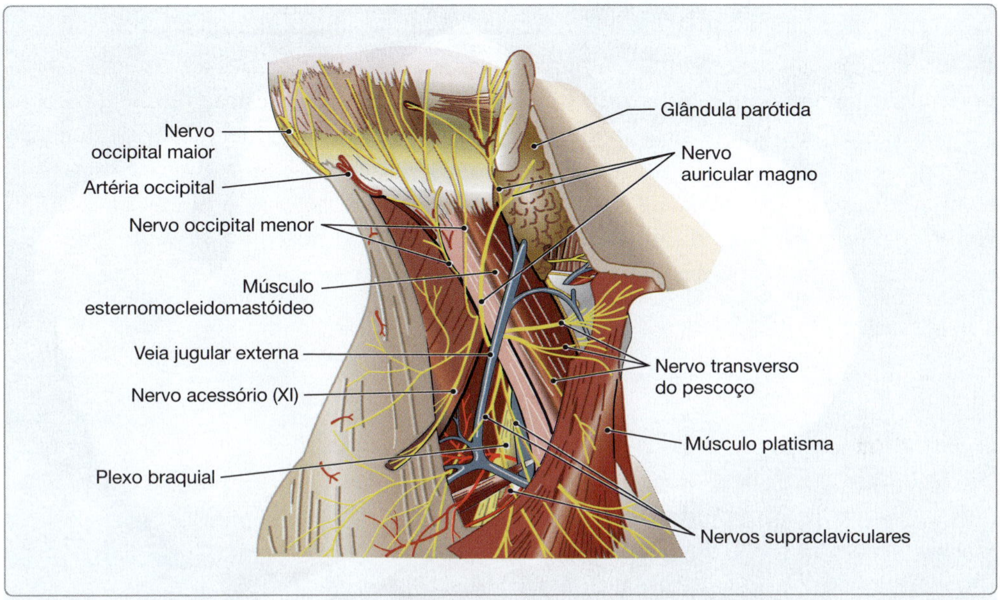

FIGURA 14 Ilustração da inervação cutânea do pescoço. Ramos superficiais (cutâneos) do plexo cervical. Observe que os nervos auricular magno e transverso do pescoço se superficializam na mesma região, posteriormente ao músculo esternocleidomastóideo.

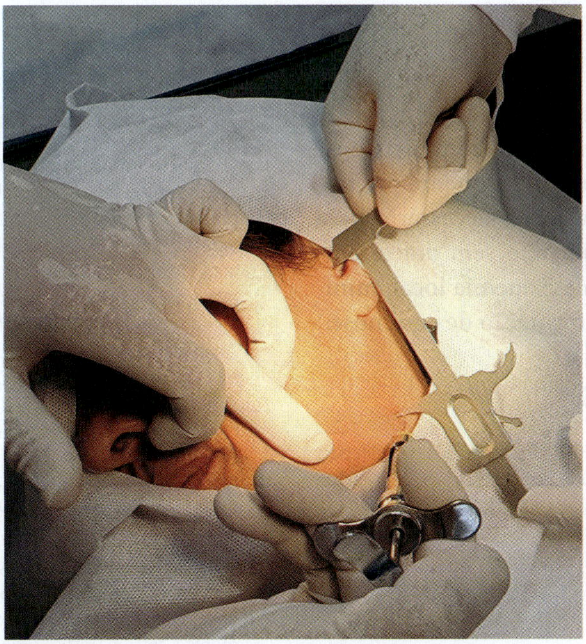

FIGURA 15 Demonstração clínica do ponto de anestesia do nervo transverso do pescoço.

Fonte: acervo dos autores.

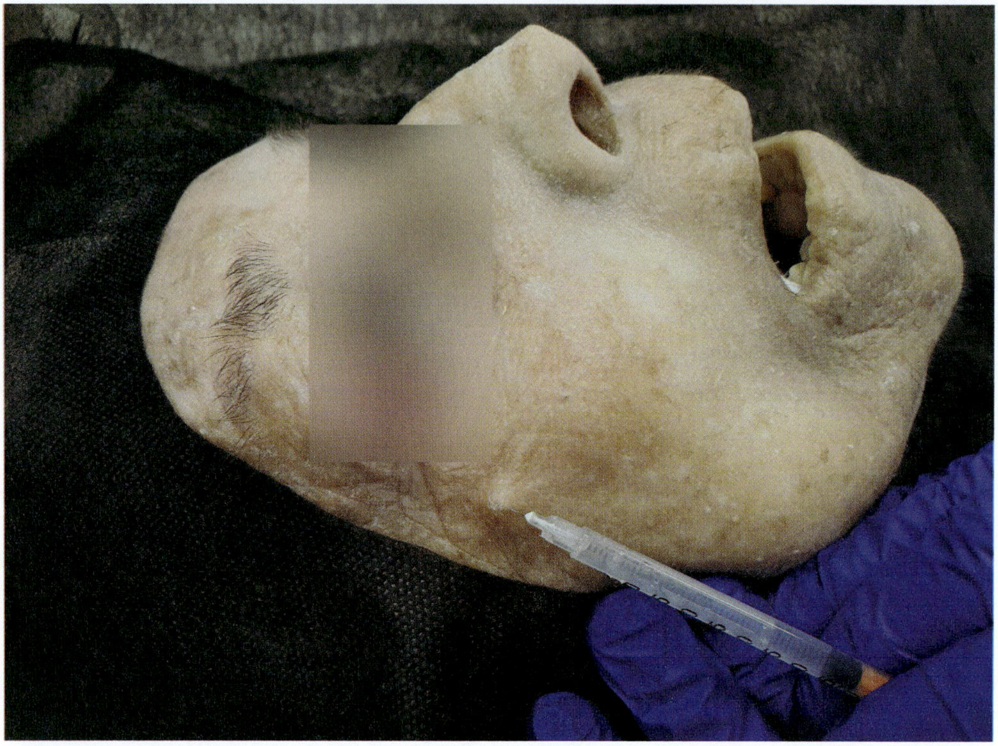

FIGURA 16 Demonstração extraoral em cadáver fresco de anestesia terminal em pápula.
Fonte: acervo dos autores.

no local de inserção da cânula, injetando 0,1 mL de anestésico local com vasoconstritor, na derme profunda, que irá promover uma anestesia local, necessária para ser executado o pertuito sem dor e também promover uma isquemia local, minimizando possível formação de equimose.

REFERÊNCIAS

1. Hashem AM, Couto RA, Duraes EFR, et al. Facelift part I: history, anatomy, and clinical assessment. Aesthetic Surgery Journal. 2020;40(1): 1-18.
2. Teixeira L, Reher P, Reher V orgs. Anatomia aplicada à odontologia. 3.ed. Rio de Janeiro: Guanabara Koogan; 2020.

SUGESTÕES DE LEITURA

Custódio ALN. Cirurgia ortognática e atuação do cirurgião dentista na estética facial. In: Souza A (org.). O papel da harmonização na reabilitação oral total. v.1. Nova Odessa: Napoleão; Quintessence; 2021. p.122-35.

Custódio ALN, Rettore Junior R, Oliveira LJ. Anatomia do edêntulo e considerações sobre o envelhecimento facial. In: Reher P, Teixeira LMS, Reher VGS (orgs.). Anatomia aplicada à odontologia. 3.ed. Rio de Janeiro: Guanabara Koogan; 2020. p 395-405.

Custódio ALN, Souza A. Atlas de anatomia da beleza e do envelhecimento. In: Souza A (org.). O papel da harmonização na reabilitação oral total. v.1. Nova Odessa: Napoleão; Quintessence; 2021. p.42-63.

Gassner HG, Rafii A, Young A, et al. Surgical anatomy of the face: implications for modern face-lift techniques. Archives of Facial Plastic Surgery. 2008;10(1): 9-19.

Mendelson BC, Jacobson SR. Surgical anatomy of the midcheek: facial layers, spaces, and the midcheek segments. Clinics in Plastic Surgery. 2008;35(3):395-404.

13

Anestesia sem dor

Sidney Figueroba Raimundo
Thomas Barbin
Marco Antonio Tridapalli Mafra
José Roberto Garcia de Toledo
Francisco Carlos Groppo

O controle eficaz da dor é fundamental para o sucesso no tratamento odontológico. A prevenção da dor conduz a uma relação positiva de confiança entre profissional e paciente, contribuindo para o desenvolvimento de atitudes positivas em relação a futuros tratamentos.[3] De fato, a associação entre dor e atendimento odontológico é comum e mais perceptível durante a anestesia.[1] Assim, o controle eficaz da dor durante o tratamento odontológico é vital.[4]

Vários agentes anestésicos locais (AL) do tipo aminoamida foram desenvolvidos entre os anos 1940 e 1970, sendo utilizados até hoje no controle da dor odontológica.[5] Para aumentar a eficácia, são adicionados agentes vasoconstritores (VC) às soluções anestésicas, sendo a epinefrina o agente mais eficiente, quando adicionada na proporção de 1:100.000 ou 1:200.000. Essa combinação proporciona anestesia mais profunda, boa homeostase e vasoconstrição, prevenindo reações tóxicas, diminuindo a taxa de absorção na corrente sanguínea e reduzindo sua concentração no plasma.[6]

PONTOS-CHAVE

- Tamponamento de soluções anestésicas.
- Novas vias de administração: a administração intranasal.
- Sistemas de administração: evolução tecnológica.

INTRODUÇÃO

Um dos maiores problemas na área de odontologia, apesar dos avanços na pesquisa clínica e laboratorial, ainda é o manejo da dor no transoperatório. A dor é definida pela Associação Internacional para o Estudo da Dor como uma "sensação desagradável em resposta a um estímulo agressivo ao organismo",[1] geralmente como um sintoma de doenças crônicas ou agudas, associada a várias patologias orais e de origem pulpar. No entanto, a dor mais comum é a pulpar, desencadeada por diversos estímulos.[2]

A anestesia local, desde a popularização dos agentes AL do tipo amida na década de 1940, é feita por meio de punções com agulha e posterior injeção das soluções no interior dos tecidos. O uso de seringas e agulhas é tradicional e foi introduzido pela primeira vez por Harvely S. Cook, há cerca de 150 anos.[7] A dor gerada pela anestesia local durante os procedimentos odontológicos pode decorrer de danos nos tecidos moles durante a penetração da agulha ou de pressão causada pela rapidez ao injetar a solução anestésica, temperatura e baixo pH.[8] Injeção de soluções ácidas pode causar efeitos negativos, como sensação de ardência, possível lesão tecidual, latência de anestesia mais lenta e anestesia insatisfatória na presença de infecção e/ou inflamação.[9,10]

Uma alternativa para esse problema seria mudar o pH da solução anestésica local, sendo a alcalinização com bicarbonato de sódio uma das estratégias mais usadas. Há evidências de que os AL tamponados podem diminuir a dor durante a injeção ou até mesmo levar à ausência completa da dor durante a anestesia.[11]

A injeção anestésica por si já é dolorosa, e, embora a maioria dos pacientes seja tolerante à dor provocada pela punção durante a administração do AL, pode atuar como uma barreira na procura do atendimento odontológico.[7] Vários métodos têm sido propostos para reduzir a dor durante a injeção, como a aplicação prévia de anestesia tópica.

Alguns estudos relatam bons resultados na administração tópica de mucoadesivos bucais de lidocaína e prilocaína,[12] de formulações lipossomais em hidrogel[13] e de *spray* nasal,[3] como forma de proporcionar anestesia pulpar aos dentes maxilares sem a necessidade de injeção com agulha, para a anestesia pulpar na maxila anterior.

De fato, a fobia de agulhas é o principal fator que incentiva os pacientes a adiar ou abandonar os tratamentos odontológicos, prejudicando significativamente sua saúde geral e qualidade de vida.[12] Vários estudos mostram que 10 a 20% dos pacientes odontológicos relatam ter ansiedade e medo de agulhas.[14,15] Estima-se que 10% da população dos EUA tenha aicmofobia (fobia de agulhas).[3] Os pacientes muitas vezes sentem mais medo da agulha anestésica do que o próprio tratamento, de acordo com a American Dental Association (ADA). É motivo mais comum para não visitar o dentista, principalmente para crianças e adolescentes, cuja etiologia é complexa e multifatorial.[8]

Novas abordagens surgiram ao longo da década de 1990, como sistemas de administração de anestésicos menos traumáticos, os chamados sistemas de administração de anestesia local computadorizada (C-Clad).[16] São verdadeiras bombas de infusão para administração de AL, com velocidade controlada por computador, capazes de reduzir o fluxo injetado sob pressão fixa, independentemente das variações de resistência do tecido.[17]

O primeiro aparelho com sistema computadorizado de anestesia local foi desenvolvido nos EUA. Denominado The Wand STA® (Milestone Scientific, Livingston NJ), tinha a finalidade de reduzir a dor durante as injeções.[18] O Morpheus® foi o primeiro sistema de injeção anestésica controlada por computador brasileiro, comercializado a partir de 2005.[19]

Nas crianças, a dor provocada pela punção da agulha pode produzir um impacto emocional e cognitivo negativo ainda mais intenso. A intensidade do transtorno causada pela fobia de agulha faz com que pais e filhos atrasem ou evitem o tratamento odontológico.[8] A redução da velocidade de injeção da solução anestésica é um método eficaz para diminuir a dor.[4] Novas tecnologias foram desenvolvidas no intuito de diminuir a dor antes e durante a infiltração do agente anestésico.[7]

ESTRATÉGIAS

Anestésicos locais tamponados

Os AL do tipo amida usados em odontologia surgiram em 1948, sendo a lidocaína a primeira. A molécula básica dessa classe de anestésicos é composta por uma parte lipofílica, ligada a uma parte hidrofílica por meio de uma cadeia amida. Além da lidocaína, fazem parte dessa classe: mepivacaína, prilocaína, bupivacaína, etidocaína e articaína.[20]

Como já comentado, a articaína é a única amida que contém um anel tiofeno e um grupo éster adicional (em vez do anel de benzeno) na molécula. Isso aumenta a lipossolubilidade e a penetração tecidual.[21-24]

Os AL, fármacos seguros e eficazes para prevenção e tratamento da dor,[25] são soluções ácidas e podem, consequentemente, apresentar efeitos negativos no interior dos tecidos.[10,25] Assim, a alcalinização da solução anestésica, visando a um pH mais fisiológico ou próximo de 7,4, aceleraria o início do efeito, aumentaria a eficácia clínica e tornaria a injeção do AL menos dolorosa, particularmente quando o tecido está inflamado (pH entre 5 e 6). Quanto maior o pH da solução anestésica, menor será o nível de dor do paciente e mais rapidamente o pH da solução anestésica injetada se aproximará do pH tecidual.[26]

Latência de anestésicos alcalinizados

As moléculas dos AL coexistem em duas formas quando em solução aquosa (tubetes): sem carga elétrica (base livre ou ativa), na qual é lipossolúvel e capaz de atravessar a bainha nervosa; e na forma com carga elétrica (catiônica ou ionizada), na qual é hidrofílica e incapaz de atravessar a bainha. O equilíbrio entre essas duas formas depende de diversos fatores, tais como o pH da solução e do tecido, como já discutido anteriormente.

Para o efeito anestésico ocorrer, o tecido deve neutralizar a acidez do AL, em pH fisiológico, entre 7,35 e 7,45.[27] Assim, ao injetar a solução com pH aproximadamente 3,5 (soluções anestésicas com VC), os tecidos neutralizarão essa acidez e o bloqueio da condução nervosa ocorrerá pelas moléculas sem carga elétrica. Quanto maior o pKa da molécula (menor tendência ácida), maior será o tempo necessário para essa neutralização e maior o tempo de latência.

Alguns estudos mostraram que o tempo de latência era reduzido após a alcalinização do anestésico, tanto em maxila quanto em mandíbula.[2,26,28,29] Outros estudos não observaram diferenças no tempo de latência entre soluções alcalinizadas e não alcalinizadas.[10,30,31]

Os tubetes comerciais de AL com epinefrina geralmente são até mil vezes mais ácidos do que o pH fisiológico.[27] Aumentar o pH da solução anestésica local com epinefrina imediatamente antes de sua administração eleva sobremaneira a quantidade disponível da forma ativa do anestésico. Por exemplo, elevar o pH do cloridrato de lidocaína de 3,5 para 7,4 aumentará 6 mil vezes o número de moléculas ativas, acelerando o início de sua ação, aumentando sua eficácia e tornando a injeção mais confortável.

As soluções alcalinizadas devem ser preparadas mais proximamente (extemporaneamente) de seu uso clínico, visando a sua melhor efetividade e segurança.[13,32,33] A alcalinização ou aumento do pH da solução é feito pela adição direta de bicarbonato de sódio à formulação.[28] Apesar de o AL armazenado por um período de 24 horas não apresentar alterações no pH e na estabilidade, é recomendado fazer sua administração imediatamente após a alcalinização.[10] Um estudo realizado com solução alcalinizada de lidocaína com epinefrina, armazenada em temperatura ambiente controlada durante 4 semanas, mostrou uma diminuição na concentração de lidocaína e epinefrina.[34]

O bicarbonato de sódio é um alcalinizante sistêmico, que aumenta o bicarbonato plasmático, tampona a concentração excessiva de íons hidrogênio e eleva o pH sanguíneo, além de aumentar o pH do sangue, revertendo os sinais clínicos de acidose.

O bicarbonato de sódio tem sido usado para aumentar o pH baixo (3,3) da solução de AL disponível comercialmente para um pH (7,4) mais fisiológico.[28] O pH baixo do AL tem por finalidade prevenir a oxidação precoce da epinefrina, estendendo a vida útil da solução para aproximadamente 36 meses.[11]

O aumento do pH da solução anestésica próximo do pH fisiológico é alcançado pela adição de bicarbonato de sódio a 8,4% em uma diluição de 1/10 (1 mL de bicarbonato de sódio para 10 mL de solução anestésica local).[35] Isso torna a solução anestésica ácida, com pH de 3,05, em alcalina, com pH de 7,38. Quando a solução de bicarbonato de sódio é adicionada, ao se misturar com a solução anestésica, ocorre uma interação do sal anestésico com ácido clorídrico, formando água e dióxido de carbono.[10]

A solução alcalinizada apresenta mais moléculas lipofílicas disponíveis para difusão através da membrana nervosa. Além disso, o íon bicarbonato alcaliniza o meio extracelular, diminuindo relativamente o pH intracelular. Esse fenômeno pode aumentar o efeito do AL pela maior protonação de sua base livre intracelular ("aprisionamento de íons"), gerando um aumento do gradiente de concentração de base livre ao longo da membrana plasmática.[28]

Alcalinização de anestésicos locais em odontologia

Existem relatos de que as soluções anestésicas alcalinizadas causam menos dor na injeção e têm um início de ação mais rápido, levando a maior conforto ao paciente e eficiência do tratamento.[30] Como mencionado, a diferença entre o pH do tecido e o do anestésico causa dor,[36] sensação de ardência,[37] latência mais lenta[26,38,39] e ineficiência na presença de infecção/inflamação.[29]

A alcalinização é particularmente útil em tecidos com baixa capacidade de tamponamento. A lidocaína alcalinizada se mostrou mais eficaz durante a injeção do bloqueio do nervo alveolar inferior em pacientes de 5 a 10 anos de idade.[28,40] Além disso, as formulações anestésicas com valores de pH mais elevados tiveram um início mais rápido,[41] embora esse início mais rápido não tenha sido relatado em outros estudos com lidocaína[31] e articaína[10] alcalinizadas.

A dor durante a injeção com lidocaína alcalinizada foi menor quando comparada com a lidocaína não alcalinizada.[13,29,42,43] A comparação entre articaína a 2% alcalinizada e 4% comercial (ambas com epinefrina), após anestesia infiltrativa na maxila, mostrou menor nível de dor com a formulação alcalinizada.[10] Entretanto, outros estudos não encontraram diferenças entre a lidocaína alcalinizada ou não, em relação à dor na punção e durante a injeção.[30,31,42-45] Da mesma forma, pelo menos um estudo não encontrou diferenças em relação à articaína alcalinizada ou não, após infiltração mandibular, tanto na dor à punção quanto durante a injeção.[2]

A Figura 1 mostra uma proposta de método de alcalinização.

Um cuidado importante no uso de soluções alcalinizadas é evitar o extravasamento acidental de soluções hipertônicas de bicarbonato de sódio nos tecidos circundantes. Isso causa celulite química, com necrose tecidual, calcificação tecidual, ulceração ou descamação no local da infiltração.[29] Mesmo quando a mistura entre o AL e o bicarbonato de sódio é executada de forma correta, podem ocorrer efeitos adversos. Um estudo mostrou que um terço dos voluntários relatou desconforto no local da injeção, além de leve edema, que iniciou após a anestesia e durou até 3 dias após a infiltração da solução de articaína alcalinizada. Esse efeito adverso poderia estar relacionado com o pH mais alto (média de 8,14).[10]

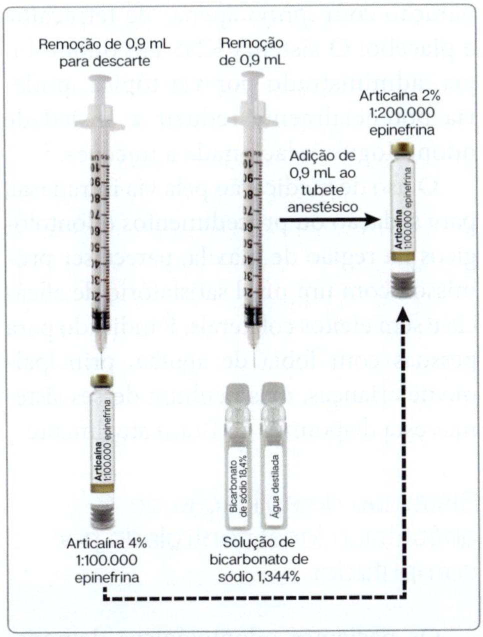

FIGURA 1 Proposta de método para alcalinização de anestésicos locais odontológicos.
Fonte: adaptação de Goodchild e Donaldson.[46]

Anestesia local intranasal

A via intranasal é não invasiva para administração de medicamentos e pode ser útil para obter sedação e analgesia em curto prazo para procedimentos de diagnósticos e dolorosos em pacientes e crianças não cooperativos. Os benzodiazepínicos são fármacos depressores do sistema nervoso central (SNC). O midazolam é um benzodiazepínico hidrossolúvel, com início rápido e curta duração de ação.[47] Administrado pela via intranasal, mostrou-se eficaz em doses variando entre 0,2 e 0,5 mg/kg para sedação consciente.[48] A via intranasal evita a necessidade de acesso intravenoso e é facilmente acessível.[49]

A via de administração intranasal tem sido usada com sucesso em uma variedade de situações clínicas pediátricas, como laceração, extrações dentárias, exames oftalmológicos, pacientes queimados e venopunção.[50] A maioria dos estudos investigou o midazolam administrado pela via intranasal por instilação gota a gota. Entretanto, atualmente novos métodos são explorados como o uso de dispositivos de atomização e pulverização, considerados seguros, eficazes e com boa tolerância.[51]

O dispositivo atomizador de mucosa intranasal MAD Nasal (Figura 2) foi apontado como uma maneira segura e indolor de administrar medicamentos. A administração é feita por meio de um *spray* fino

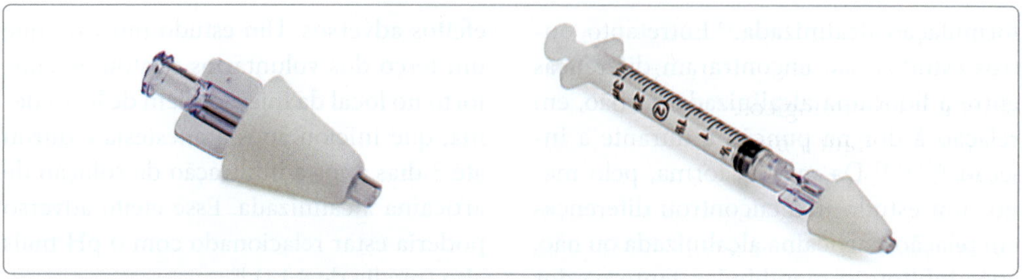

FIGURA 2 Dispositivo MAD Nasal™ para administração intranasal fabricado por Teleflex Inc.
Fonte: https://www.teleflex.com/la/pt/product-areas/anesthesia/atomization/mad-nasal-device/index.html

em uma ampla superfície da cavidade nasal, apresentando rápida absorção pelas mucosas e substituindo por vezes a punção intravenosa. O dispositivo também reduz a indução de espirrar e tossir em comparação com outros dispositivos.[52]

O midazolam administrado pela via intranasal, seja com o MAD Nasal ou por gotejamento, resultou em queimação nasal e gosto amargo em até 66% dos pacientes, tornando a experiência desagradável e o procedimento mais difícil de completar.[50] A administração de lidocaína intranasal previamente à administração do midazolam intranasal reduziu a sensação de queimação.[53]

Como já discutido, a ansiedade relacionada à dor das injeções é real, e a aceitação de métodos alternativos para administração de AL que não requerem o uso de agulha pode ser vantajosa.[54]

Em junho de 2016, a Food and Drug Administration (FDA) dos EUA aprovou o uso clínico do Kovanaze *spray* nasal (KNS) em odontologia. Essa formulação é composta por 3% de tetracaína (um éster local anestésico) e oximetazolina a 0,05% (um descongestionante tópico e simpaticomimético), desenvolvido para administração intranasal.[51] Nas práticas de otorrinolaringologia, a tetracaína tem sido usada há muito tempo para anestesia.[55]

A oximetazolina é um agente adrenérgico de ação direta e um agonista com propriedades VC que retardam a absorção sistêmica de tetracaína, prolongando a duração da anestesia.[56] A anestesia intranasal com tetracaína 3% associada com oximetazolina 0,05% mostrou-se segura e eficaz na obtenção de anestesia pulpar de dentes maxilares, na região entre pré-molares direito e esquerdo, além de incisivos centrais superiores, em comparação com *sprays* apenas de tetracaína e placebo. O sistema KNS em odontologia, administrado por via tópica, poderia potencialmente reduzir a ansiedade odontológica relacionada a injeções.[57]

O uso de medicação pela via intranasal, para sedação ou procedimentos odontológicos na região de maxila, parece ser promissor, com um nível satisfatório de eficácia e sem efeitos colaterais. É indicado para pessoas com fobia de agulha, principalmente crianças, mas nenhum desses sistemas está disponível no Brasil atualmente.

Sistemas de aplicação de anestésico local controlado por computador

Os pacientes odontológicos demonstram mais medo da injeção anestésica do que do próprio tratamento odontológico.[58] Ansiedade e medo intenso aumentam a percepção de dor durante os procedimentos odontológicos.[59]

Embora alguns métodos tenham sido propostos para reduzir a dor durante a injeção (anestesia tópica, agulha de pequeno calibre, aplicação de laser),[60,61] a redução da velocidade de injeção é o método mais eficaz para diminuir a dor.[58] Com vistas a esse fato, na década de 1990, foram desenvolvidos sistemas de injeção de AL controlada por computador (C-Clad), permitindo o controle da vazão da solução.[61]

A maioria desses dispositivos é capaz de reduzir a velocidade do fluxo de injeção, com velocidade constante, considerando as características anatômicas dos tecidos.[17] Além da injeção confortável, os pacientes consideram que o *design* da peça de mão é menos ameaçador do que a seringa tradicional.[8] A peça de mão é conectada a um cartucho anestésico convencional por tubos de plástico.

Em 2018, foi introduzido um novo sistema de seringa motorizada sem cabos, o Dentapen® (Figura 3), fabricado pela Septodont. A empresa destaca a praticidade e a facilidade de uso, pois não exige treinamento. A seringa tem várias configurações de injeção e é compatível com todas as agulhas e tubetes anestésicos de todas as marcas comerciais.[62]

Essa seringa ainda não se encontra à venda no Brasil e não tem registro junto à Agência Nacional de Vigilância Sanitária (Anvisa). Além disso, poucos estudos foram conduzidos até o momento comparando-a com a técnica convencional.

Injeção a jato ou sem agulha *(needle-free)*

Sistemas de injeção de jato de líquido sem agulha têm sido utilizados em algumas aplicações em dermatologia, para vacinas e insulina. Sistemas injetores de pressão podem ser aplicados como alternativa ao método convencional de agulha dental. O sistema *Liquid Jet* sem agulha Comfort-in® (Mika Medical, Busan, Coreia do Sul) trabalha com o princípio da aplicação de solução anestésica sob alta pressão nos tecidos e mucosas. Tem a proposta de diminuir o desconforto causado pela agulha na anestesia convencional odontológica.[63]

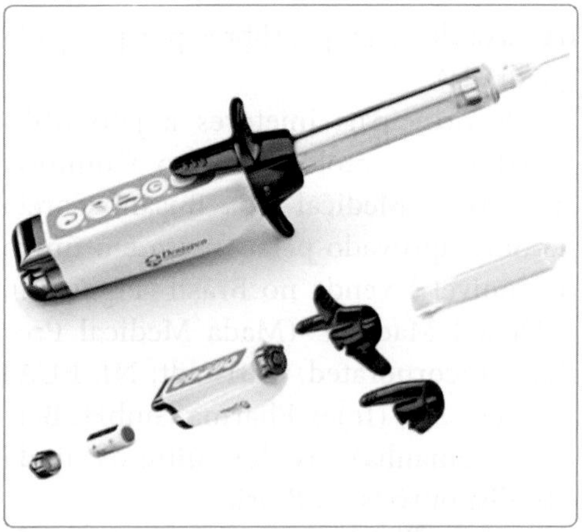

FIGURA 3 Dentapen®, fabricada pela Septodont.

Fonte: https://www.septodontusa.com/product/pain-management-dentapen/

Os primeiros relatos do uso dessa tecnologia datam da década de 1940. A técnica foi inicialmente proposta para aplicação de fármacos na pele íntegra, sobretudo para aplicação de insulina, vacinas e hormônios. O primeiro relato da técnica em odontologia foi em 1958, para obter anestesia tópica antes da inserção da agulha.[64]

O princípio é forçar a solução, equivalente ao conteúdo de um tubete, em altíssima pressão, por pequenos poros sobre a mucosa. Uma agulha gengival possui uma luz com diâmetro aproximado de 0,36 mm; na anestesia a jato, os poros do injetor ficam na faixa de 0,15 mm e a pressão na faixa de 2.000 psi (libras por polegada quadrada).

Os principais injetores a jato utilizados na odontologia são o Comfort-in® (Mika Medical Co., Busan, Coreia do Sul), aprovado pela Anvisa e o único disponível à venda no Brasil (Figura 4), o Dental MadaJet® (Mada Medical Products Incorporated, Carlstadt, NJ, EUA) e o Injex 3.0® (Injex Pharma GmbH, Berlim, Alemanha), os dois últimos ainda não disponíveis no Brasil.

A comparação entre o uso tópico da lidocaína a 10% na pré-anestesia convencional com agulha e a injeção a jato mostrou que esta última reduziu significativamente a dor da punção no bloqueio do nervo alveolar inferior em crianças de 6 a 12 anos.[63] Contudo, na avaliação da duração da anestesia pulpar pela técnica a jato, o tempo de duração foi de aproximadamente 20 minutos, em comparação com 40 minutos de duração da técnica convencional com agulha.[65]

O injetor a jato não parece ser um substituto ideal para anestesias de bloqueio ou para procedimentos que necessitam de maior duração. Entretanto, sua indicação em odontopediatria mostrou menor índice de ansiedade nas crianças.[63] Além disso, o uso do dispositivo também provoca desconforto, e o barulho provocado pela mola do sistema é um fator negativo apontado em alguns estudos. A irritação pós-injeção dos tecidos moles, como dilacerações e edemas, mesmo se a técnica for realizada de forma correta, também pode ser um fator negativo. De fato, existem poucos estudos comparando esses sistemas com os convencionais.

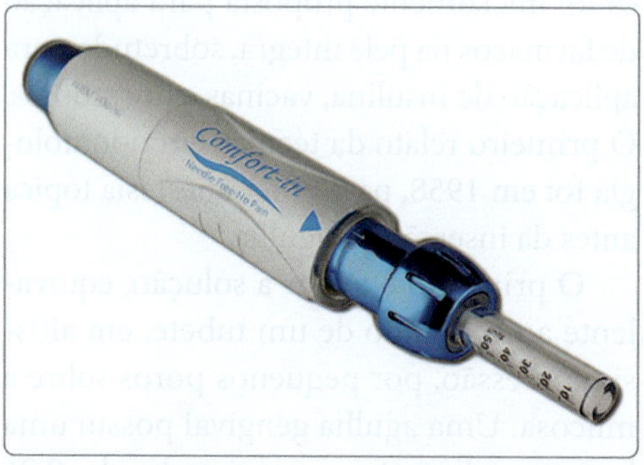

FIGURA 4 Comfort-in® da Mika Medical Co.
Fonte: https://www.tradekorea.com/product/detail/P293288/Needle-Free-Injection[Comfort-in].html

Morpheus®

Em 2005, um novo sistema de C-Clad foi introduzido e iniciou sua comercialização no Brasil. O sistema controlado eletronicamente para injeção de AL fabricado no Brasil, chamado Morpheus®, com o registro na Anvisa sob nº 8016450001, recebeu aprovação do FDA norte-americano e em Portugal em 2009. O sistema apresenta 10 velocidades pré-programadas com variação de 0,1 a 1 mL/minuto.[66]

Um estudo mostrou que o Morpheus® apresentava maior taxa de sucesso anestésico em molares inferiores decíduos do que o método tradicional.[66] A comparação do bloqueio do nervo alveolar inferior pela técnica convencional com uma nova proposta, a técnica anestésica intrasseptal CaZOE (crista alveolar – zona óssea esponjosa), utilizando o injetor de anestésicos Morpheus® com velocidade controlada, mostrou maior preferência pelo Morpheus®.[67]

Poucos estudos são citados na literatura com o uso desse equipamento. Entre os estudos existentes, Aragão et al.[68] mostraram que o método convencional induziu maior dor que o Morpheus® (Figura 5), sendo este último preferido por mais de 75% dos 30 pacientes. A técnica CaZOE, realizada com o equipamento, apresentou maior taxa de sucesso anestésico, menor tempo de latência e menor desconforto na execução, quando comparada ao bloqueio do nervo alveolar inferior (BNAI), embora tenha apresentado menor tempo de duração.[67]

The Wand STA®

No final da década de 1990, foi introduzido na odontologia o uso do primeiro sistema de C-Clad. Chamado The Wand STA® (Millestone Scientific Inc., Livingston, NJ), o sistema (Figura 6) buscava melhor ergonomia durante o procedimento de anestesia local, facilitando a injeção, com mais exatidão nos pontos de punção das diversas técnicas empregadas, bem como melhor controle da administração do AL, por meio de um controle ativado por pedal.

O sistema constitui-se basicamente por uma central na qual os microprocessadores controlam o fluxo de injeção, um pedal de controle e uma peça manual ou seringa. Sem dúvida, é o sistema mais estudado desde seu lançamento, servindo como modelo para outros C-Clad posteriores.

No Brasil, é vendido comercialmente, sendo que o Inject Care KM 3000 (Figura 6), da empresa Driller Odonto, apresenta desenho muito parecido com o The Wand STA®. Ambos os sistemas apresentam sistema de refluxo (aspiração) e duas ou três velocidades de injeção. Utilizam tubetes convencionais, porém não utilizam agulhas gengivais convencionais.

Uma revisão de literatura avaliou as vantagens do uso de um sistema de anestesia computadorizado The Wand STA®

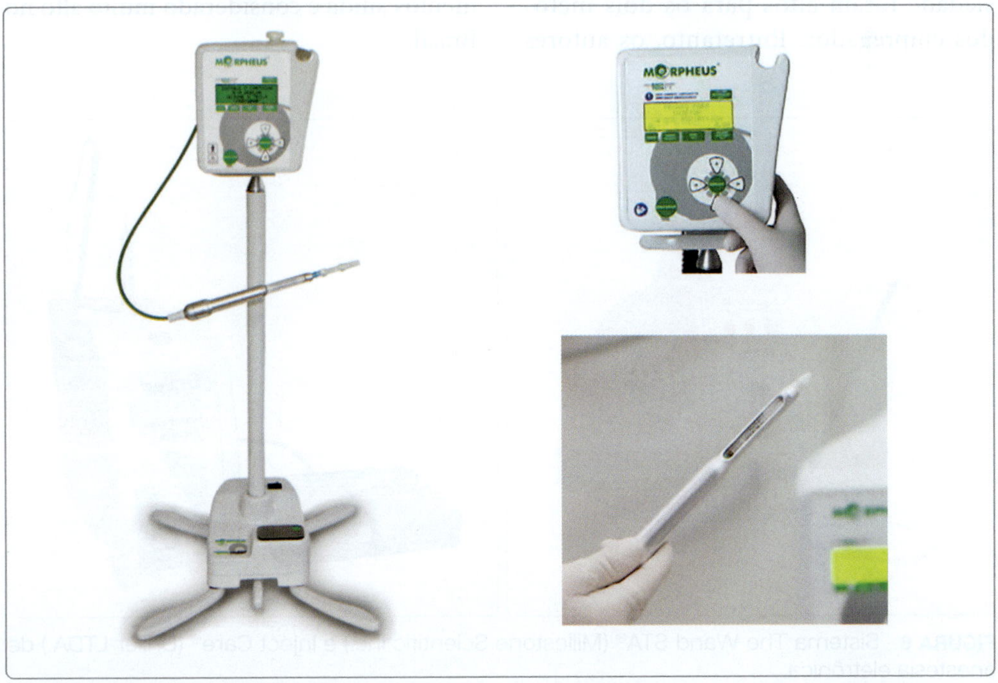

FIGURA 5 Sistema Morpheus® de anestesia eletrônica, fabricado por Meibach Tech Ltda.

Fonte: https://www.meibachtech.com/morpheus/

em comparação com a técnica convencional com seringa carpule. Concluíram que o The Wand STA® seria um recurso importante para ser empregado em odontopediatria, pois apresentava baixos níveis de percepção de dor e melhor controle na ansiedade.[69]

Uma comparação entre o sistema The Wand STA® e a anestesia convencional utilizando seringa carpule em 67 pacientes (crianças e adolescentes) mostrou que a experiência de dor e o comportamento durante o procedimento da injeção do AL foram menores para o The Wand STA®.[59] Outro estudo mostrou que o The Wand STA® não mostrou diferenças com o método convencional em pacientes com idade entre 18 e 70 anos em relação ao controle da dor, efetividade, desconforto pós-operatório e ansiedade quanto ao tratamento. Os níveis de ansiedade foram altos para os dois métodos empregados. Entretanto, os autores concluíram que o uso do sistema The Wand STA® resultou em menos dor e desconforto, além de menor intensidade de alteração dos parâmetros fisiológicos.[60] Outros autores também não observaram diferenças significativas entre o uso de técnicas convencionais e computadorizadas.[70]

Um estudo comparou o sistema The Wand® e o Morpheus® para anestesia intrasseptal, previamente à exodontia de terceiros molares inferiores, e observou ambos com maior conforto em relação à dor em comparação ao método convencional. Entre os pacientes, 70% não relataram qualquer tipo de dor durante a injeção.[71] De fato, vários estudos mostraram resultados similares, ou seja, o sistema computadorizado apresentava resultados melhores que os métodos convencionais.

Infelizmente, o custo desses equipamentos ainda é considerado muito alto no Brasil.

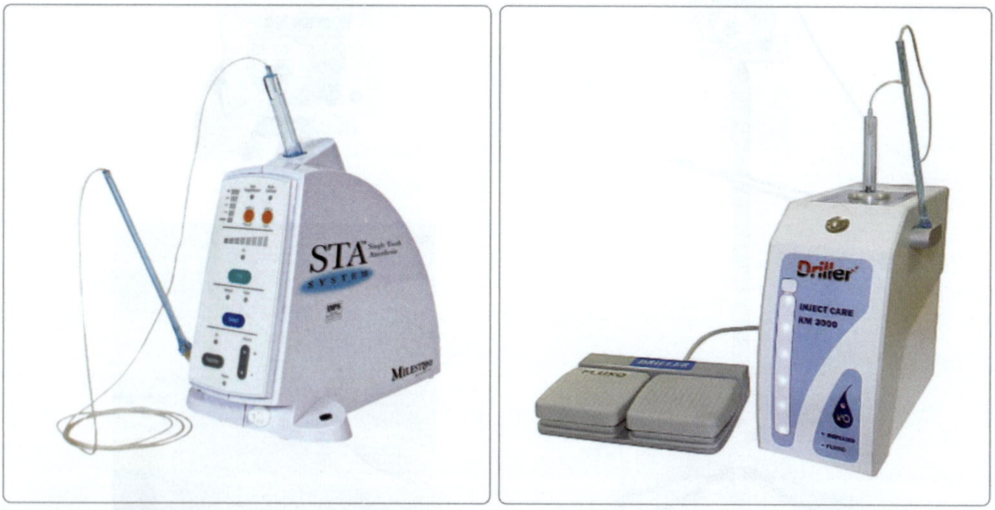

FIGURA 6 Sistema The Wand STA® (Millestone Scientific Inc.) e Inject Care® (Driller LTDA.) de anestesia eletrônica.

Fontes: https://www.milestonescientific.com/dental-solutions/single-tooth-anesthesia-system; https://driller.com.br/driller-odonto-2/driller-odonto-inject-care/#.

REFERÊNCIAS

1. Adami LE, Freitas O, Figueiredo FAT, et al. Needle--free anesthesia: clinical efficacy of a mucoadhesive patch for atraumatic anesthesia in dental procedures. Braz Oral Res. 2021;35:e131.
2. Shurtz R, Nusstein J, Reader A, et al. Buffered 4% articaine as a primary buccal infiltration of the mandibular first molar: a prospective, randomized, double--blind study. J Endod. 2015;41(9):1403-7.
3. Capetillo JF, Johnson TM, Swenson DT, Herold RW. Anesthetic efficacy of intranasal 3% tetracaine plus 0.05% oxymetazoline (Kovanaze) in maxillary teeth. Clin Adv Periodontics. 2021;11(1):27-32.
4. Saoji H, Nainan MT, Nanjappa N, et al. Assessment of computer-controlled local anesthetic delivery system for pain control during restorative procedures: a randomized controlled trial. J Dent Res Dent Clin Dent Prospects. 2019;13(4):298-304.
5. Jain NK, John RR. Anesthetic efficacy of 4% articaine versus 2% lignocaine during the surgical removal of the third molar: a comparative prospective study. Anesth Essays Res. 2016;10(2):356-61.
6. Becker DE, Reed KL. Local anesthetics: review of pharmacological considerations. Anesth Prog. 2012;59(2):90-103.
7. Angelo Z, Polyvios C. Alternative practices of achieving anaesthesia for dental procedures: a review. J Dent Anesth Pain Med. 2018;18(2):79-88.
8. Riba-Roca A, Figueiredo R, Malamed SF, Arnabat--Dominguez J. A randomized split-mouth clinical trial comparing pain experienced during palatal injections with two different computer-controlled local anesthetic delivery systems. J Clin Exp Dent. 2020;12(12):e1139-e1144.
9. Saatchi M, Farhad AR, Shenasa N, Haghighi SK. Effect of sodium bicarbonate buccal infiltration on the success of inferior alveolar nerve block in mandibular first molars with symptomatic irreversible pulpitis: a prospective, randomized double-blind study. J Endod. 2016;42(10):1458-61.
10. Amorim KS, Fontes VTS, Gercina AC, et al. Buffered 2% articaine versus non-buffered 4% articaine in maxillary infiltration: randomized clinical trial. Clin Oral Investig. 2021;25(6):3527-33.
11. Davies RJ. Buffering the pain of local anaesthetics: a systematic review. Emerg Med (Fremantle). 2003;15(1):81-8.
12. Adami LE, Freitas O, Figueiredo FAT, et al. Needle--free anesthesia: clinical efficacy of a mucoadhesive patch for atraumatic anesthesia in dental procedures. Braz Oral Res. 2021;35:e131.
13. Amorim KS, Franz-Montan M, Groppo FC, et al. Palatal needle-free anesthesia for upper molars extraction: a randomized clinical trial. J Craniomaxillofac Surg. 2020;48(8):815-9.
14. Majstorovic M, Veerkamp JS. Relationship between needle phobia and dental anxiety. J Dent Child (Chic). 2004;71(3):201-5.
15. Gao Q, Noël G, Der Khatchadourian Z, et al. Needle--free injection: dental infiltration anestesia. Int J Pharm. 2021;604:120765.
16. Ghaderi F, Ahmadbeigi M. Pain perception due to dental injection by SmartJect: split mouth design study. J Dent (Shiraz). 2018;19(1):57-62.
17. Mittal M, Sharma S, Kumar A, et al. Comparison of anesthetic efficacy of articaine and lidocaine during primary maxillary molar extractions in children. Pediatr Dent. 2015;37(7):520-4.
18. Al-Obaida MI, Haider M, Hashim R, et al. Comparison of perceived pain and patients' satisfaction with traditional local anesthesia and single tooth anesthesia: a randomized clinical trial. World J Clin Cases. 2019;7(19):2986-94.
19. Ribeiro FB. Anestesia local: o que há de novo? Parte 2. Dentistry Brasil. 2011.
20. Razavi BM, Fazly Bazzaz BS. A review and new insights to antimicrobial action of local anesthetics. Eur J Clin Microbiol Infect Dis. 2019;38(6):991-1002.
21. Kim EJ, Kim HY, Ahn JH. Neurotoxicity of local anesthetics in dentistry. J Dent Anesth Pain Med. 2020;20(2):55-61.
22. Decloux D, Ouanounou A. Local anaesthesia in dentistry: a review. Int Dent J. 2021;71(2):87-95.
23. Miglani S, Ansari I, Patro S, et al. Efficacy of 4% articaine vs. 2% lidocaine in mandibular and maxillary block and infiltration anaesthesia in patients with irreversible pulpitis: a systematic review and meta--analysis. Peer J. 2021:24;9:e12214.
24. Shah J, Votta-Velis EG, Borgeat A. New local anesthetics. Best Pract Res Clin Anaesthesiol. 2018;32(2):179-85.
25. Malamed SF. Buffering local anesthetics in dentistry. J Am Dent Soc Anesthesiol. 2011;44(1):7-9.
26. Gupta S, Kumar A, Sharma AK, et al. Sodium bicarbonate: an adjunct to painless palatal anestesia. Oral Maxillofac Surg. 2018;22(4):451-5.
27. Frank SG, Lalonde DH. How acidic is the lidocaine we are injecting, and how much bicarbonate should we add? Can J Plast Surg. 2012;20(2):71-3.
28. Kashyap VM, Desai R, Reddy PB, Menon S. Effect of alkalinisation of lignocaine for intraoral nerve block on pain during injection and speed of onset of anesthesia. Br J Oral Maxillofac Surg. 2011;49(8):e72-5.
29. Senthoor P, Janani K, Ravindran C. A prospective, randomized double-blinded study to evaluate the efficacy of buffered local anesthetics in infected and inflamed pulp and periapical tissues. J Maxillofac Oral Surg. 2020;19(2):246-50.
30. Hobeich P, Simon S, Schneiderman E, He J. A prospective, randomized, double-blind comparison of the injection pain and anesthetic onset of 2% lido-

caine with 1:100,000 epinephrine buffered with 5% and 10% sodium bicarbonate in maxillary infiltrations. J Endod. 2013;39(5):597-9.
31. Whitcomb M, Drum M, Reader A, et al. A prospective, randomized, double blind study of the anesthetic efficacy of sodium bicarbonate buffered 2% lidocaine with 1: 100,000 epinephrine in inferior alveolar nerve blocks. Anesth Prog. 2010;57(2):59-66.
32. Goodchild JH, Donaldson M. Comparing the pH change of local anesthetic solutions using two chairside buffering techniques. Compend Contin Educ Dent. 2016;37(5):e6-e12.
33. Phero JA, Nelson B, Davis B, et al. Buffered versus non-buffered lidocaine with epinephrine for mandibular nerve block: clinical outcomes. J Oral Maxillofac Surg. 2017;75(4):688-93.
34. Pate DA, Shimizu I, Akin R, et al. Safety of prefilled buffered lidocaine syringes with and without epinephrine. Dermatol Surg. 2016;42(3):361-5.
35. Milner QJ, Guard BC, Allen JG. Alkalinization of amide local anaesthetics by addition of 1% sodium bicarbonate solution. Eur J Anaesthesiol. 2000;17(1):38-42.
36. Bunke J, Sheikh R, Hult J, Malmsjö M. Buffered local anesthetics reduce injection pain and provide anesthesia for up to 5 hours. J Plast Reconstr Aesthet Surg. 2018;71(8):1216-30.
37. Yoder N, Yoshioka C, Gouaux E. Gating mechanisms of acid-sensing ion channels. Nature. 2018:15;555(7696):397-401.
38. Guerrier G, Boutboul D, Chanat C, et al. Bicarbonate--buffered ropivacaine-mepivacaine solution for medial caruncle anaesthesia. Anaesth Crit Care Pain Med. 2017;36(4):219-21.
39. Aulestia-Viera PV, Braga MM, Borsatti MA. The effect of adjusting the pH of local anaesthetics in dentistry: a systematic review and meta-analysis. Int Endod J. 2018;51(8):862-76.
40. Afsal MM, Khatri A, Kalra N, et al. Pain perception and efficacy of local analgesia using 2% lignocaine, buffered lignocaine, and 4% articaine in pediatric dental procedures. J Dent Anesth Pain Med. 2019;19(2):101-9.
41. Sinnott CJ, Garfield JM, Thalhammer JG, Strichartz GR. Addition of sodium bicarbonate to lidocaine decreases the duration of peripheral nerve block in the rat. Anesthesiology. 2000;93(4):1045-52.
42. Malamed SF, Tavana S, Falkel M. Faster onset and more comfortable injection with alkalinized 2% lidocaine with epinephrine 1:100,000. Compend Contin Educ Dent. 2013;34(Spec No 1):10-20.
43. Balasco M, Drum M, Reader A, et al. Buffered lidocaine for incision and drainage: a prospective, randomized double-blind study. J Endod. 2013;39(11):1329-34.
44. Schellenberg J, Drum M, Reader A, et al. Effect of buffered 4% lidocaine on the success of the inferior alveolar nerve block in patients with symptomatic irreversible pulpitis: a prospective, randomized, double-blind study. J Endod. 2015;41(6):791-6.
45. Meincken M, Norman C, Arevalo O, et al. Anesthesia onset time and injection pain between buffered and unbuffered lidocaine used as local anesthetic for dental care in children. Pediatr Dent. 2019:15;41(5):354-7.
46. Goodchild JH, Donaldson M. Novel direct injection chairside buffering technique for local anesthetic use in dentistry. Compend Contin Educ Dent. 2019;40(7):e1-e10.
47. Krauss B, Green SM. Procedural sedation and analgesia in children. Lancet. 2006;367(9512):766-80.
48. Lloyd CJ, Alredy T, Lowry JC. Intranasal midazolam as an alternative to general anaesthesia in the management of children with oral and maxillofacial trauma. Br J Oral Maxillofac Surg. 2000;38(6):593-5.
49. Knoester PD, Jonker DM, Van Der Hoeven RT, et al. Pharmacokinetics and pharmacodynamics of midazolam administered as a concentrated intranasal spray. A study in healthy volunteers. Br J Clin Pharmacol. 2002;53(5):501-7.
50. Chiaretti A, Barone G, Rigante D, et al. Intranasal lidocaine and midazolam for procedural sedation in children. Arch Dis Child. 2011;96(2):160-3.
51. Lane RD, Schunk JE. Atomized intranasal midazolam use for minor procedures in the pediatric emergency department. Pediatr Emerg Care. 2008;24(5):300-3.
52. Xue FS, Yang QY, Liao X, et al. Topical anesthesia of the airway using fibreoptic bronchoscope and the MADgic atomizer in patients with predicted difficult intubation. Can J Anaesth. 2007;54(11):951-2.
53. Cara DM, Norris AM, Neale LJ. Pain during awake nasal intubation after topical cocaine or phenylephrine/lidocaine spray. Anaesthesia. 2003;58(8):777-80.
54. Thayer S, Townsend JA, Peters M, et al. Kovanaze intranasal spray vs traditional injected anesthetics: a study of pulpal blood flow utilizing laser doppler flowmetry. Anesth Prog. 2022;69(1):31-8.
55. Ogle OE, Mahjoubi G. Local anesthesia: agents, technique and complications. Dent Clin North Am. 2012;56(1):133-48, ix.
56. Shanler SD, Ondo AL. Successful treatment of the erythema and flushing of rosacea using a topically applied selective a1-adrenergic receptor agonist, oxymetazoline. Arch Dermatol. 2007;143(11):1369-71.
57. Ciancio SG, Marberger AD, Ayoub F, et al. Comparison of 3 intranasal mists for anesthetizing maxillary teeth in adults: a randomized, double-masked, multicenter phase 3 clinical trial. J Am Dent Assoc. 2016;147(5):339-347.e1.
58. Kwak EJ, Pang NS, Cho JH, et al. Computer-controlled local anesthetic delivery for painless anesthesia: a literature review. J Dent Anesth Pain Med. 2016;16(2):81-8.
59. Garret-Bernardin A, Cantile T, D'Antò V, et al. Pain experience and behavior management in pediatric

dentistry: A comparison between traditional local anesthesia and The Wand computerized delivery system. Pain Res Manag. 2017;2017:7941238.
60. Campanella V, Libonati A, Nardi R, et al. Single tooth anesthesia versus conventional anesthesia: a cross-over study. Clin Oral Investig. 2018;22(9):3205-13.
61. Ghaderi F, Ahmadbeigi M. Pain perception due to dental injection by Smartject: split mouth design study. J Dent (Shiraz). 2018;19(1):57-62.
62. Fernández-Castellano ER, Blanco-Antona LA, Vicente-Galindo P, et al. Pain experienced during various dental procedures: clinical trial comparing the use of traditional syringes with the Controlled-Flow Delivery Dentapen® Technique. Medicina (Kaunas). 2021 7;57(12):1335.
63. Yıldırım S, Tokuç M, Aydın MN. The effect of pre-anesthesia with a needle-free system versus topical anesthesia on injection pain of the inferior alveolar nerve block: a randomized clinical trial. Clin Oral Investig. 2020;24(12):4355-61.
64. Margetis PM, Quarantillo EP, Lindberg RB. Jet injection local anesthesia in dentistry: a report of 66 cases. U S Armed Forces Med J. 1958;9(5):625-34.
65. Oliveira ACA, Amorim KS, Nascimento Júnior EMD, et al. Assessment of anesthetic properties and pain during needleless jet injection anesthesia: a randomized clinical trial. J Appl Oral Sci. 2019;27:e20180195.
66. Silveira MPM, Costa RA, Amorim KS, et al. Avaliação da eficácia do Morpheus® através da técnica intrasseptal CaZOE na pulpotomia de dentes decíduos: estudo piloto. Rev. Odontol Unesp. 2017;46(3).
67. Melo RCL, Oliveira ACA, Amorim KS, et al. Comparison of anesthesic properties in two distincts anestehesic techniques for inferior molars. Rev Odontol Unesp. 2017;46(4):238-43.
68. Aragão JMR, Amorim KS, Cunha RS, et al. Comparison of pain level in the inferior alveolar nerve block through two different techniques. Rev Odontol Unesp. 2016;45(6).
69. Araújo JLS, Brum SC. Uso do sistema de anestesia computadorizada The Wand® em odontopediatria. Brazilian Journal of Surgery and Clinical Research. 2016;14(1):35-7.
70. Asarch T, Allen K, Petersen B, Beiraghi S. Efficacy of a computadorized local anaesthesia device in pediatric dentistry. Pediatric Dent (Chicago). 1999;21(7):421-4.
71. Barros TP, Campolongo G, Sevilha F, et al. Comparative study between the conventional local anesthetic technique and the computer-controlled local anesthetic. Int J Odontostomat. 2013;7(2):175-8.

14

Acidentes e complicações em anestesia local

Lara Cristina Cunha Cervantes
Melyna Marques de Almeida
André Luis da Silva Fabris
Idelmo Rangel Garcia Junior

PONTOS-CHAVE

- Definição das complicações em anestesia.
- Prevenção e tratamento das complicações anestésicas.

INTRODUÇÃO

As complicações advindas das anestesias locais podem ser classificadas de acordo com suas manifestações na área aplicada ou a distância de ordem geral, sistêmica. Assim, tem-se eventos diretamente ligados aos compostos anestésicos e suas formulações, ao modo de execução da técnica, como velocidade de infusão, quantidade, local inadequado com injeções intravasculares e espaços anatômicos sem indicações.[1-5]

As soluções anestésicas são fármacos muito seguros quando utilizados dentro de seus limites de uso e com modo de aplicação correto. Considerando o número de atos anestésicos realizados mundialmente e suas intercorrências, o resultado desta avaliação demonstra reações adversas aos anestésicos locais entre 2 e 10%, sendo menos de 1% reações de hipersensibilidade.[6]

O preparo do paciente, mesmo em eventos de anestesia local simples, deve ser respeitado sob o aspecto local e sistêmico, com suas comorbidades existentes e seu perfil psicológico.

Grande parte dos pacientes tem medo ou fobia da injeção anestésica. Aceitar esse momento da anestesia e sua expectativa resultam mais, em sua maioria, de complicações sistêmicas como lipotimia, síncope, hiperventilação, arritmias e hipotensão e hipertensão abruptas, vinculadas diretamente ao medo e à ansiedade, do que propriamente de reações às soluções utilizadas atualmente, o que acontece em raras exceções.[7-9]

Diante disso, neste capítulo algumas complicações e/ou intercorrências (Quadro 1) mais comuns serão abordadas para orientação e tratamento dos seus quadros clínicos e sintomatologia.

QUADRO 1 Classificação das complicações anestésicas

De ordem local	De ordem sistêmica
· Dor à injeção · Edema · Hematoma · Trismo · Trauma aos tecidos · Necrose tecidual · Infecção · Paralisia facial · Parestesia	· Lipotimia · Síncope · Hiperventilação – crise de ansiedade · Alergia · Metemoglobinemia

Fonte: elaboração dos autores.

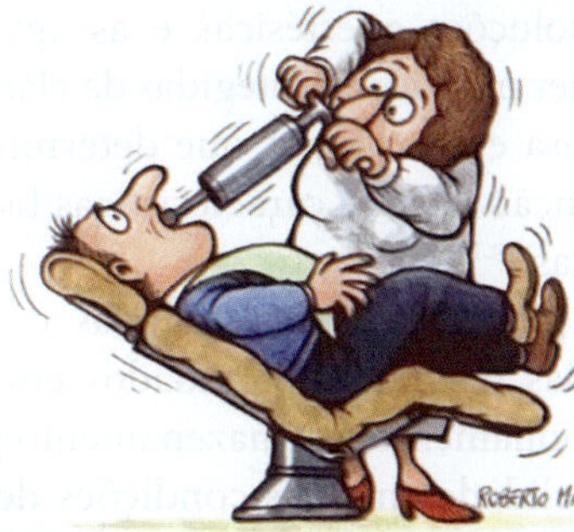

FIGURA 1 Representação do paciente que apresenta fobia de agulha e do tratamento odontológico. É necessário que o cirurgião-dentista saiba contornar esses medos e lidar com as inseguranças.

Fonte: criação Roberto Mangosi. Disponível em https://www.ohmygoodness.com/1022/en/dental-drill.

DOR DURANTE A INJEÇÃO ANESTÉSICA

Segundo a Associação Internacional para Estudos da Dor (SBED), "Dor é uma experiência sensitiva emocional desagradável, associada ou semelhante a uma lesão tecidual, real ou potencial. Relacionada com fatores psicológicos, sociais e biológicos".[10,11]

O tratamento odontológico por si só gera medo e ansiedade, principalmente no que se refere à punção anestésica – "medo da agulha".

A compreensão desse fato pelo cirurgião-dentista ou por qualquer profissional capacitado, para aplicação de medicamentos por via parenteral, é necessária para que ocorra um preparo pré-anestésico, amenizando as inseguranças do paciente e diminuindo a fobia (Figura 1).[8,12]

O uso de anestésicos tópicos no local da punção da agulha deve ser realizado como rotina, e a manobra por pressão digital no local imediatamente antes da punção por vezes ameniza a percepção da penetração da agulha.

A administração de medicamentos de controle de ansiedade, ansiolíticos ou similares, previamente ao atendimento odontológico proporciona uma condição de tranquilidade e baixa reatividade do paciente, que responde de maneira positiva ao estresse do ato da anestesia, amenizando-o.

Casos extremos e resistentes ao ato anestésico local pedem muitas vezes a indicação de sedação e/ou anestesia geral. Situações mais crônicas demandam ajuda psicológica e/ou psiquiátrica para o manejo e preparo desses indivíduos para procedimentos recorrentes e/ou sistemáticos.[4,5,7]

O uso de agulhas estéreis, corretamente afiadas sem irregularidades e certificadas pelas agências sanitárias, garante a não ocorrência de infecções e danos teciduais. Punções únicas em técnicas regionais, sem contato direto com o osso ou o dente, evitam danos às agulhas e menor trauma tecidual, gerando menor desconforto local.

Punções rápidas e precisas, isentas de movimentos bruscos e intempestivos, diminuem consideravelmente a dor nesse momento e o risco de fraturas de agulhas no interior dos tecidos, impedindo danos teciduais como edemas, hematomas e úlceras.

As soluções anestésicas e as agulhas devem ser mantidas protegidas da claridade intensa e do calor, o que determina a manutenção de suas características físico-químicas.[3,4,11]

Soluções anestésicas alteradas e contaminadas por falta de cuidados em seu acondicionamento e armazenamento perdem qualidade em suas condições de esterilidade, químicas e de pH e geram quadros inflamatórios locais: parestesias, disestesias e dor durante a infusão.

A injeção rápida de solução anestésica ocasiona dor e ocorre principalmente devido à distensão brusca dos tecidos pelo volume de solução administrado em curto espaço de tempo.[4,13,14]

A lentidão na injeção do conteúdo anestésico torna a anestesia menos dolorida ou indolor.

Tecidos mais queratinizados, como o do palato e o do rebordo alveolar, são mais sensíveis ao ato anestésico por sua pouca distensão e proximidade com o periósteo.

Tecidos inflamados levam a uma acidificação do pH tecidual local, que muitas vezes torna a anestesia dolorosa e ineficaz. O uso no pré-operatório anestésico-cirúrgico de anti-inflamatórios e antimicrobianos diminui o processo inflamatório local e melhora a eficácia da anestesia na área. Punções distantes dessas áreas, priorizando técnicas de anestesias regionais, estão indicadas nessas situações.[3,8,13,15]

Outro fator que interfere na dor durante o ato anestésico é a temperatura da solução anestésica e sua proximidade com a temperatura corporal. Soluções frias e/ou geladas infiltradas nos tecidos provocam desconforto, dor e podem provocar reações de características alérgicas, além de interferir no processo de absorção e interação tecidual.[2,4,8]

EDEMA

Edema está associado ao aumento de líquidos nos tecidos por um fator desencadeador. No ato da anestesia local, o trauma pela punção da agulha de forma inadequada e a injeção rápida e de grande volume de solução pode de imediato incorrer em hemorragias ou distensão tecidual com dissecção indesejável de seus planos, que determinam um quadro edemacioso (Figura 2).

Algumas intercorrências clínicas durante o ato anestésico determinam edemas inesperados como a infiltração intraparotídea após a penetração da agulha perfurando a cápsula da glândula.

Do mesmo modo, a mesma ocorrência pode ocorrer com o rompimento da cápsula do corpúsculo gorduroso de "bichat" e injeção intra-gordura, e injeções no plexo venoso pterigoide da maxila. Em todos os casos, ocorre o aumento imediato do volume tecidual local com repercussão extrabucal e dor presente.

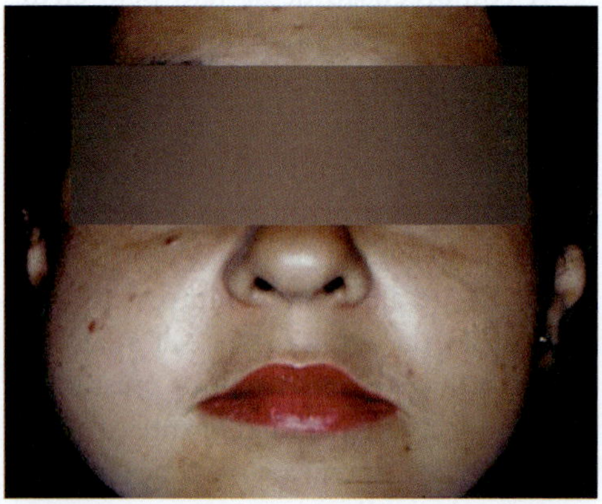

FIGURA 2 Paciente que evoluiu em edema pós-injeção de anestésico local, causado por distensão tecidual.

Fonte: acervo dos autores.

Eventos reacionais alérgicos relacionados às soluções anestésicas e eventuais contaminações dessas soluções por agentes antissépticos como álcool, iodo, clorexidina e detergentes enzimáticos, entre outros, podem gerar reações locais inesperadas como edema, vermelhidão, ardência e dor.

A antissepsia dos tubetes anestésicos deve ser cuidadosa e rápida, sem imersão em soluções por longos períodos de tempo, o que facilita a contaminação dessas soluções por ineficiência das vedações dos tubetes e oxidações de suas embalagens. A fricção apenas com soluções antissépticas à base de clorexidina, fenóis, PVPI-iodo e álcoois determina descontaminação necessária para o uso, muito embora o ideal seja a venda de tubetes estéreis como as soluções anestésicas.[3,13,15,16]

O edema gera, como queixas mais comuns, dor, perda de função e desconforto estético. Quando não associado a alergia, hemorragias e/ou infecção, o tratamento consiste em fisioterapia local à base de frio nas primeiras 72 horas e à base de calor do quarto dia em diante. O uso de anti-inflamatórios e analgésicos pode ajudar na sintomatologia e sua regressão, que ocorre na clínica em 3 a 5 dias.

Edema relacionado a processos alérgicos pede o uso de anti-histamínicos, corticoterapia e, eventualmente, nos casos agudos e anafilaxia, a associação com adrenalina de acordo com a sintomatologia clínica e o envolvimento cardiorrespiratório, que são raros.[3,17,18]

Nos edemas associados a hemorragias pós-anestesia, a regressão dos sintomas pode se resolver tardiamente em 7 a 14 dias, e a prescrição de medicamentos tópicos à base de heparina, arnica, polissulfato de mucopolissacarídeos, entre outros, nas áreas dos hematomas, acelera a resolução do processo (Figuras 3 e 4).

Nos casos de infecção é necessário o tratamento com antibioticoterapia, drenagens e remoção da causa, como orientação básica. Hematomas que permanecem por períodos prolongados podem ser contaminados e/ou sofrer um processo de desintegração, resultando em coleções purulentas e abscesso em evolução.

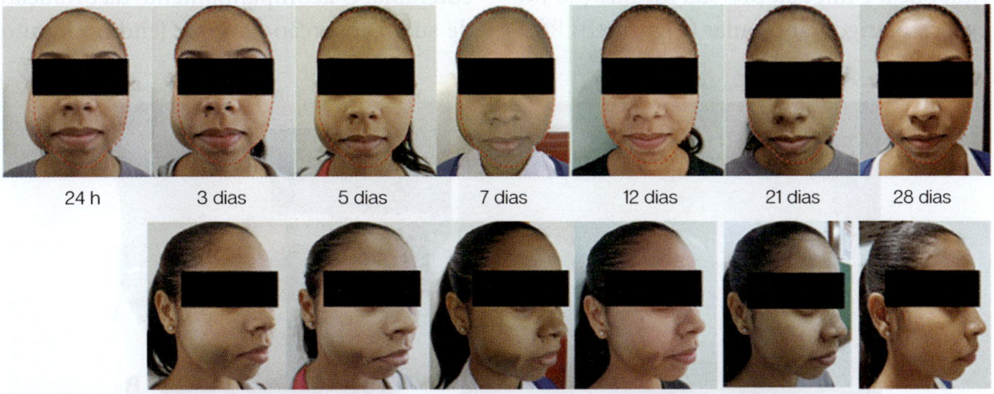

FIGURA 3 Evolução do hematoma de 24 horas a 28 dias após a anestesia. A linha vermelha tracejada indica o contorno original do rosto.
Fonte: disponível em 10.17245/jdapm.2022.22.3.227.

HEMATOMA

O extravasamento de sangue e seu acúmulo nos tecidos é considerado um hematoma, que difere da equimose, caracterizada pela infiltração de sangue nos tecidos sem o seu acúmulo (Figura 4A).

O hematoma é geralmente relacionado à ocorrência de injeções traumáticas, movimentos abruptos e bruscos no manuseio da seringa para injeção, uso de agulhas traumáticas e/ou danificadas, injeções rápidas e em grande volume, injeções intravasculares e a presença de alterações sistêmicas relacionadas à fragilidade capilar, uso de anticoagulantes, coagulopatias e quadro hipertensivo.

Áreas comuns de formação de hematomas e equimoses durante os atos anestésicos são próximas ao nervo mentual pela superficialização desse feixe vasculonervoso e sua proximidade da agulha durante a punção (Figuras 4 e 5). Eventualmente ocorrem no bloqueio do nervo alveolar superior posterior e médio em virtude da proximidade com o plexo venoso pterigóideo (Figura 6) e nas anestesias dos alveolar inferior, bucal e lingual, por sua localização no espaço pterigomandibular (Figura 4B).[19-21]

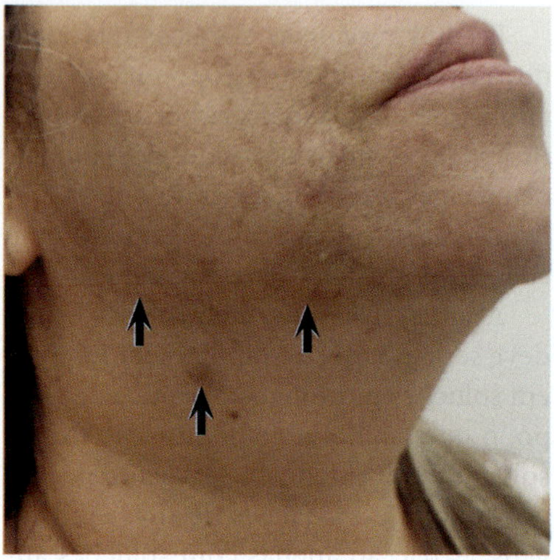

FIGURA 5 Equimose em região submandibular, após anestesia do nervo mentual.

Fonte: acervo dos autores.

Os hematomas são relativamente comuns e não provocam danos importantes ou quadros complicados na maioria das vezes. Dor, edema e desconforto estético são as ocorrências comuns. O uso de analgésicos é indicado nos quadros álgicos.

Grandes hematomas de volumes expressivos devem ser drenados e hemostasiados, devendo-se considerar a antibioticoterapia. O acompanhamento da evolução de sua reabsorção deve ser feito no intuito

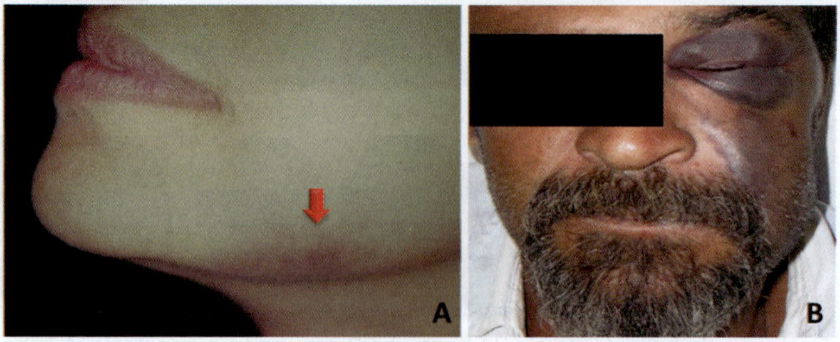

FIGURA 4 A: paciente com equimose (flecha vermelha) após anestesia do nervo mentual. B: foto clínica de paciente que evoluiu com hematoma importante após anestesia do nervo alveolar superior posterior, pela proximidade com o plexo pterigóideo.

Fonte: acervo dos autores.

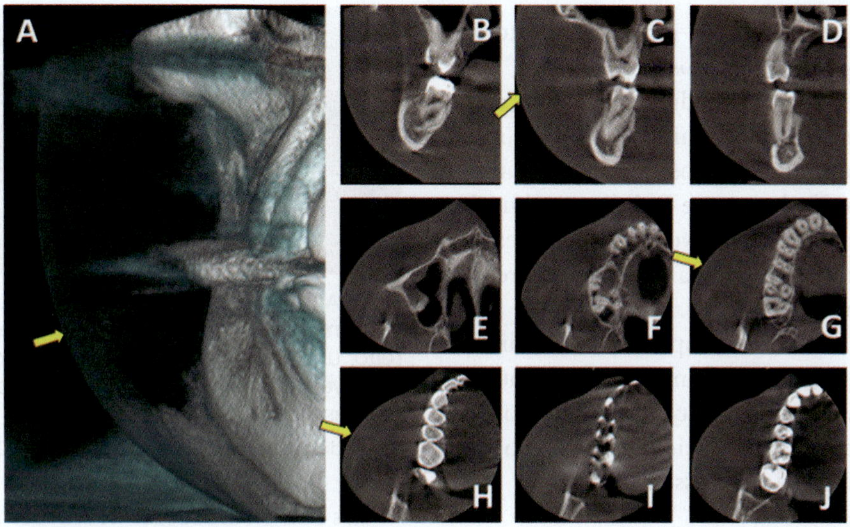

FIGURA 6 Imagens de tomografia computadorizada de hematoma 3 dias após a anestesia. As imagens foram obtidas usando RadiaAnt DICOM Viewer (versão 2021.2.2). A: visualização tridimensional utilizando o filtro "ossos e pele 1"; B-D: vistas coronais das regiões do segundo molar (B), primeiro molar (C) e segundo pré-molar (D); E-J: vistas axiais do seio maxilar (E), terço apical (F), terço médio (G), terço coronal (H), cúspide maxilar (I) e cúspide mandibular (J). As setas amarelas indicam os limites dos tecidos moles.

Fonte: disponível em 10.17245/jdapm.2022.22.3.227.

de prevenir a evolução para abscessos locais e quadros infecciosos.

A regressão é lenta, e pode durar cerca de 10 a 20 dias. Compressas locais inicialmente frias nas primeiras 72 horas e mornas após o quinto dia, associadas ao uso de medicação tópica, como fibrinolíticos ou anticoagulantes, otimizam a resolução do quadro.

TRISMO

O trismo consiste em um espasmo tônico prolongado dos músculos da mastigação, que restringem a abertura habitual de boca e os movimentos mandibulares, resultado de processos inflamatórios, infecciosos, hemorrágicos e/ou traumáticos.

A punção anestésica realizada de forma traumática e intempestiva associada ou não à infusão rápida e volumosa de soluções anestésicas dentro dos tecidos, principalmente áreas de musculatura, e injeções intravasculares com rompimento de vasos, geram processo inflamatório intenso agudo ou crônico no pós-anestésico, com sintomatologia clínica de dor e trismo. O conhecimento anatômico, a técnica correta e bem executada, agulhas corretas e a injeção lenta evitam tal ocorrência.

O tratamento para o trismo está baseado no controle da dor e do processo inflamatório instalado. O uso de terapia medicamentosa analgésica, miorrelaxante e anti-inflamatória está indicado. Em processos mais agudos e iniciais, a associação com corticoterapia e analgésicos de ação central é eficaz e alivia a sintomatologia.

Em momentos crônicos ou tardios após o terceiro dia de sintomatologia, a manutenção do miorrelaxante e anti-inflamatórios à base de Coxibs contribui com a redução mais rápida dos sintomas álgicos e inflamatórios.

Fisioterapias coadjuvantes como compressas com calor úmido, bochechos mornos com antissépticos, laserterapia, fisioterapia de abertura e fechamento bucal e movimentos excursivos mandibulares podem contribuir com a melhora e regressão do quadro (Figura 7).

A antibioticoterapia estaria indicada em situações de trismo e edema intenso com áreas hiperêmicas e sintomatologia febril com características de evolução para um quadro de abscesso local.

TRAUMA EM TECIDOS ANESTESIADOS

Em decorrência da sensação de adormecimento e insensibilização dos tecidos anestesiados, traumas involuntários e imperceptíveis podem ocorrer por mastigação ou mordiscamento dessas áreas anestesiadas. Alimentos quentes e/ou fisioterapia exagerada pelo frio ou calor levam a esses traumas.

Acontecem com maior frequência em crianças e acometidos por doenças neurológicas incapacitantes. Mucosa jugal, lábios e língua são locais vulneráveis a essas ocorrências (Figura 8).

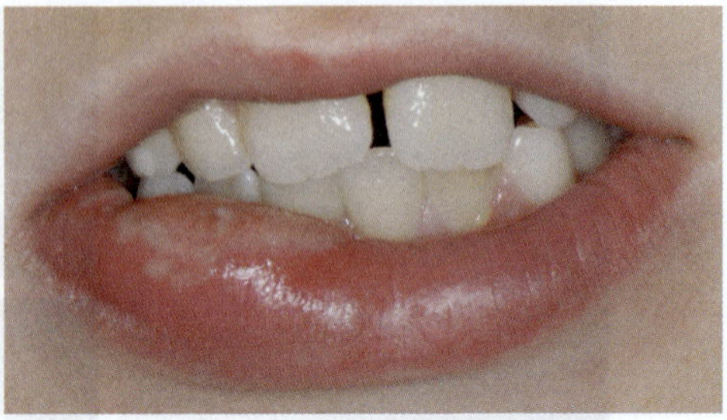

FIGURA 8 Foto de relato de caso de paciente com úlcera traumática no lábio inferior direito, um dia após tratamento odontológico envolvendo anestesia com bloqueio do nervo mandibular.

Fonte: disponível em 10.1016/j.pedn.2008.02.035.

Os pais e cuidadores devem ser alertados para observar o comportamento desses pacientes durante os efeitos da anestesia e seu término. Com isso diminuem as chances de mordedura e há o controle das ações involuntárias persistentes e exageros nas fisioterapias com calor e frio.[4,5,22]

NECROSE DOS TECIDOS ANESTESIADOS

A necrose tecidual ocorre devido à perda da nutrição tecidual por isquemia persistente e pelo excesso de solução anestésica, levando a uma toxicidade local incompatível com a sobrevivência celular tecidual.

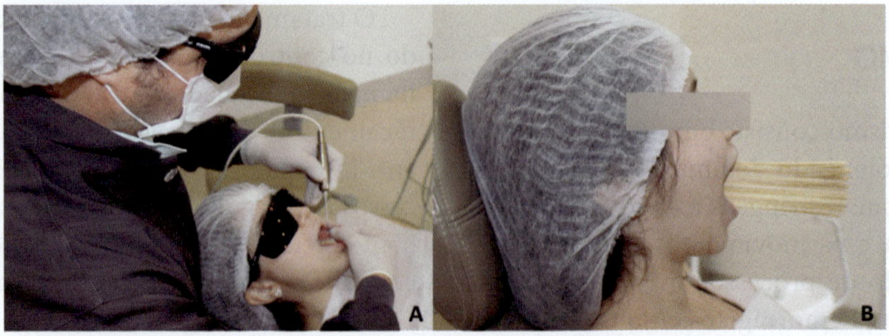

FIGURA 7 Exemplos de terapias coadjuvantes. A: laserterapia após procedimento anestésico que causou parestesia. B: fisioterapia utilizando palitos de madeira para auxílio da abertura bucal.

Fonte: acervo dos autores.

A concentração da solução anestésica e seus componentes, principalmente seu vasoconstritor, é a maior responsável pela perda de perfusão sanguínea e pela perda nutricional dos tecidos por isquemia (Figura 9). As mucosas queratinizadas fibróticas, como a mucosa do palato duro e as áreas peridentárias, são acometidas com maior frequência.

Os sintomas mais comuns são dor prolongada pós-anestesia, isquemia persistente e formações ulcerativas na região (Figura 10), com dificuldade de cicatrização e perda de função. O tratamento consiste em orientar o paciente com os cuidados locais e administrar analgésicos orais e tópicos na região ulcerada. Os sintomas persistem clinicamente de 7 a 10 dias.[2,3,16]

INFECÇÃO

Infecções geradas por anestesia local são de prevalência e incidência raras e ocorrem por falha de biossegurança no armazenamento e preparo dos tubetes anestésicos e agulhas. Esses produtos devem permanecer em lugares secos, em baixas temperaturas e ao abrigo do sol e luz intensa.

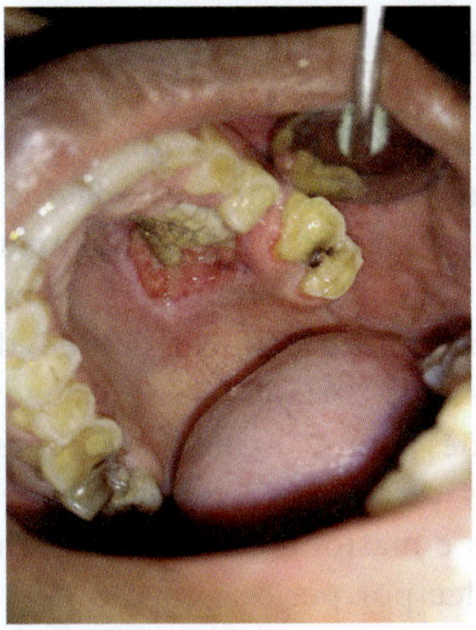

FIGURA 10 Ulceração palatina asséptica pós-anestésica.

Fonte: disponível em 10.4103/ams.ams_289_20.

Sempre usá-los em uma condição de estéreis e com desinfecção constante das embalagens, seguindo normas de biossegurança em saúde.

Uma condição importante a salientar é a possibilidade de infecção através da inserção da agulha e injeção da solução anestésica em locais infectados com presença de secreções e alto índice de contaminantes. Isso faz propagar conteúdo contaminado para o interior dos tecidos, aumentando a área infectada e o risco de infecções endógenas a distância via hematogênica.

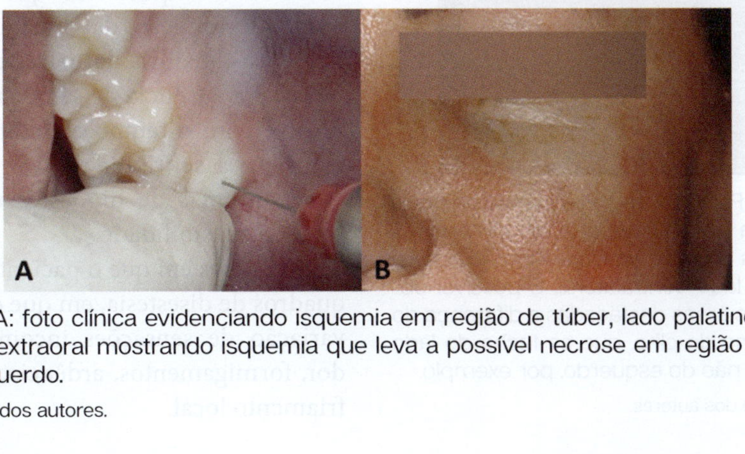

FIGURA 9 A: foto clínica evidenciando isquemia em região de túber, lado palatino direito. B: foto clínica extraoral mostrando isquemia que leva a possível necrose em região infraorbital do lado esquerdo.

Fonte: acervo dos autores.

PARALISIA FACIAL

Ocorre perda dos movimentos dos músculos da face por anestesia dos ramos inerentes ao nervo facial. Chamamos de "sinal de Bell", pelo fato de ser um evento semelhante à paralisia de Bell, doença de etiologia variada ligada a quadros de infecções virais, diabetes, acidentes vasculares cerebrais (AVC), infecções otológicas e mastoidites que paralisam uma hemiface por período médio de 15 dias (Figura 11).

Nos eventos anestésicos odontológicos, a paralisia facial ocorre durante as técnicas de bloqueio do nervo alveolar inferior devido à injeção do anestésico no interior da cápsula da glândula parótida que recebe o ramo intermédio do nervo facial. Isso causa paralisia dos músculos faciais por ele inervados, levando a inoperância palpebral e perda parcial dos movimentos labiais do lado acometido e dificultando o fechamento do olho e o selamento labial.

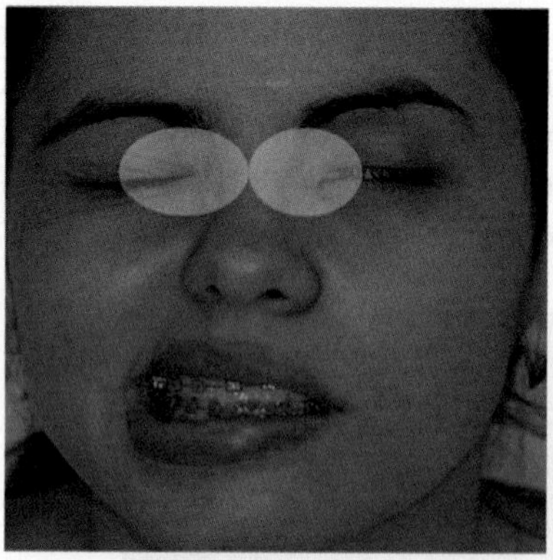

FIGURA 11 Foto clínica evidenciando os sinais da paralisia de Bell, ou seja, as contrações musculares do lado anestesiado não acompanham o lado contralateral. É possível observar pelas áreas destacadas a diferença do canto interno do olho, que se fecha do lado direito mas não do esquerdo, por exemplo.

Fonte: acervo dos autores.

A sintomatologia deve permanecer pelo tempo de duração do efeito anestésico, voltando aos movimentos normais após a duração da anestesia. Importantes nessa ocorrência são os cuidados oftalmológicos pela paralisação palpebral do lado acometido e a possibilidade de ressecamento ocular e danos ulcerativos na córnea. Há necessidade de vedar e lubrificar o olho acometido com curativos externos, remoção de lentes de contato e prescrição de pomadas oftálmicas e óculos escuros durante exposição ao sol.[3,5,14,15]

PARESTESIA

Parestesias não cirúrgicas estão em sua maioria relacionadas a anestesia do nervo alveolar inferior, sendo o nervo lingual o mais frequentemente afetado. As hipóteses mais discutidas e aceitas são o trauma direto ao nervo com a agulha, o hematoma intraneural e a neurotoxicidade da solução anestésica local. A ocorrência de parestesias se dá em uma incidência estimada de 1 a cada 785 mil injeções (0,00013%), em uma situação rara de acontecer.[3,5,15,16,23]

A parestesia se apresenta como a ausência de sensibilidade, muitas vezes como uma hipoestesia que se traduz como diminuição da sensibilidade. Felizmente a maioria das parestesias é temporária: a ausência de sensação inicial se resolve com o tempo e tratamentos iniciados, e a sensibilidade vai retomando com sintomas de hipoestesia e retorno total da sensibilidade.

Há casos em que o paciente apresenta quadros de disestesia, em que ocorre uma variação de sensações incomuns, como dor, formigamentos, ardência, calor e esfriamento local.

A persistência da sintomatologia das parestesias e disestesias por longos períodos, como semanas e meses, eleva o potencial do problema e traz aspectos funcionais e psicológicos que implicam questões processuais e jurídicas na relação entre paciente e profissional.

Assim, o paciente deve ser bem orientado sobre o tratamento odontológico e suas complicações desde o ato anestésico e seus procedimentos. Alertar que o incidente, embora desagradável, é, em sua maioria, temporário e iniciar os tratamentos possíveis de imediato.[3,8,15,24,25]

O tratamento se baseia na terapêutica medicamentosa e em procedimentos locais estimulativos baseados nos itens a seguir:

- Compostos vitamínicos à base do complexo B.
- Neurorregeneradores:
  - Citidina + uridina + hidroxocobalamina – etna.
  - Cianocobalamina + piridoxina + tiamina – citoneurin.
- Corticoides: prednisolona, prednisona, dexametasona, betametasona.
- Estimulação e fisioterapia local:
  - Laserterapia (Figura 12), ozonioterapia e acupuntura são atualmente utilizados nessas situações clínicas como coadjuvantes importantes na regeneração neural e no retorno funcional das áreas afetadas (Figura 13).[8,26-31]

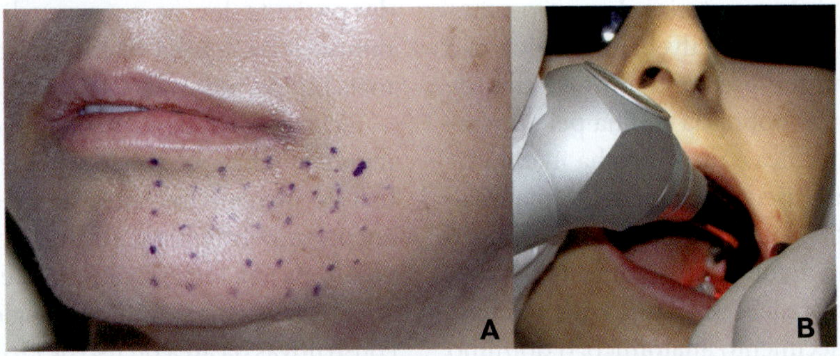

FIGURA 12 A: foto clínica dos pontos de aplicação do laser extraoral em região de inervação do nervo mentual. B: aplicação do laser intrabucal.
Fonte: acervo dos autores.

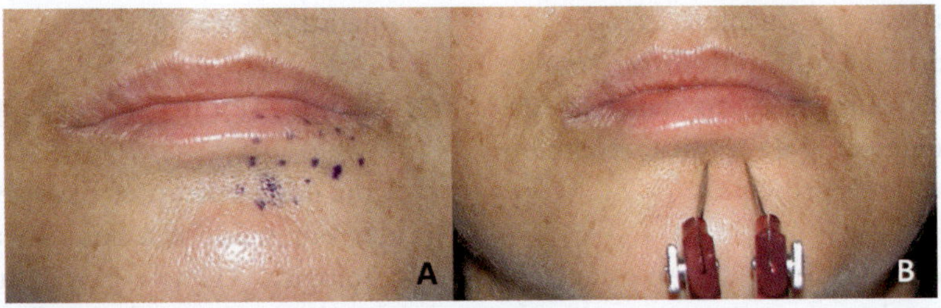

FIGURA 13 A: foto de acompanhamento da Figura 6. Um mês após a aplicação do laser os pontos de parestesia diminuíram. B: teste da região de parestesia com ponta de compasso seca.
Fonte: acervo dos autores.

O tempo de parestesia depende da extensão da lesão e pode ter em média semanas e eventualmente meses, raramente definitivo. Cuidados durante a alimentação, evitando alimentos quentes e traumas involuntários sobre as áreas insensíveis, são importantes na prevenção de lesões teciduais locais.

FRATURA DE AGULHA

Antes de 1960 a fratura de agulha era um achado comum, já que as agulhas eram reutilizáveis. Com a introdução de agulhas hipodérmicas descartáveis e padronizadas de ligas flexíveis, tornou-se um achado raro.

Sua incidência estimada ocorre na proporção de 1 caso a cada 14 milhões de procedimentos. As anestesias do nervo mandibular e do ramo alveolar inferior são aquelas em que predominam esse tipo de ocorrência. A dobra da agulha pelo operador nessa técnica é uma escolha inadequada e põe em risco a qualidade do material. Movimentos intempestivos e bruscos do operador e também do paciente predispõem à ocorrência de fraturas das agulhas.

O conhecimento anatômico, o domínio da técnica e o uso de agulhas e materiais certificados com comprovação de padronização exigida pela vigilância sanitária e por órgãos de controle de qualidade diminuem as chances desse tipo de intercorrência.[5,32-34]

Cuidado e atenção devem ser sempre empregados durante o ato da anestesia. Independentemente da técnica, recomenda-se seguir estes princípios:

- Operador e paciente devem estar bem posicionados e em sintonia, evitando movimentos bruscos e surpresas durante o ato anestésico.
- Evitar a flexão e/ou dobra da agulha.
- Observar o tempo todo a agulha durante a penetração nos tecidos e a deposição da solução anestésica.
- Injeções lentas, indolores e tecnicamente seguras em qualquer anestesia.

Os relatos da literatura mostram fraturas de agulhas predominantemente em situações de uso de agulhas longas, em crianças e durante a técnica alveolar inferior.

As consequências da fratura da agulha são importantes e podem comprometer os tecidos locais, principalmente se próximas a estruturas anatômicas vasculares e vitais.

Muito embora a agulha seja feita de metal biocompatível, o risco de infecção e movimentação do fragmento nos tecidos associados aos aspectos psicoemocionais do paciente levam ao procedimento de remoção da agulha fraturada realizado o mais rápido possível.

A remoção deve ser feita cirurgicamente, com procedimentos assistidos por uso de imagens recentes da área onde se encontra o fragmento fraturado, que auxiliam na sua localização exata e precisa.

Imagens tomográficas, angiotomorreconstrutivas da área ou uso de cirurgia guiada por fluoroscopia-radioscopia como o intensificador de imagens no transoperatório durante a remoção são fundamentais para uma cirurgia precisa e menos exploratória e traumática (Figura 14).[4,15,33,34]

COMPLICAÇÕES SISTÊMICAS

Uma das medicações mais seguras utilizadas em saúde é a solução anestésica odontológica. Há um percentual ínfimo de complicações percebidas durante o seu uso.

Dados como a quantidade de anestesias realizadas em 1 ano nos EUA, de

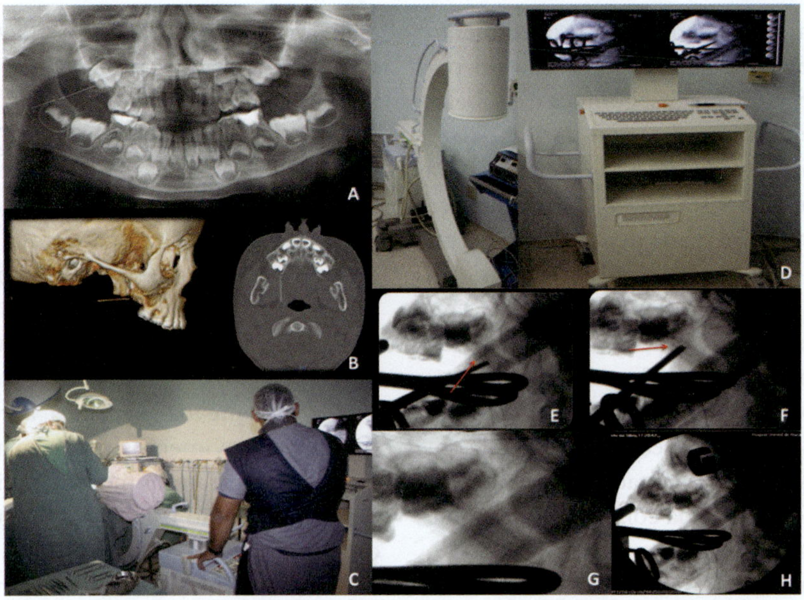

FIGURA 14 A: radiografia panorâmica na qual é possível observar a agulha fraturada na altura da distal do 47 até a mesial do 16 (lado direito). B: tomografia em reconstrução 3D e corte axial evidenciando o fragmento da agulha em região posterior do túber maxilar do lado direito. C: momento intraoperatório, no qual um profissional faz o manuseio das configurações do equipamento enquanto o cirurgião utiliza o equipamento para melhor visualização do fragmento dentro dos tecidos do paciente. D: intensificador de imagem com braço em C mostrando como aparece a imagem no monitor (pode ser foto ou vídeo). E e F: imagens adquiridas pelo fluoroscópio, evidenciando o fragmento da agulha com uma flecha vermelha, dentro dos tecidos. G e H: imagens feitas pelo equipamento, nas quais se observam instrumentais (pinças) que são utilizados como parâmetros de referência para visualização da agulha.

Fonte: acervo dos autores.

300 milhões de injeções anestésicas administradas, associada à incidência quase imperceptível de reações sistêmicas diretamente ligadas aos anestésicos locais, mostram essa segurança.

Ocorrências sistêmicas ligadas diretamente às soluções anestésicas odontológicas são raras e estão associadas mais comumente a condições sistêmicas preexistentes dos pacientes, doses excessivas das soluções anestésicas, injeções intravasculares, soluções em condições impróprias para uso por contaminação, má conservação e perda das qualidades físico-químicas das soluções.

Dentre as ocorrências que podem acontecer durante o ato anestésico, destacam-se lipotimia, taquicardia, hipotensão, hipertensão, metemoglobinemia, arritmias cardíacas e alergia.[3,5,35,36]

LIPOTIMIA E SÍNCOPE

A lipotimia é uma condição médica de origem psicogênica causada pela ansiedade ao medo do tratamento odontológico. Ocorre uma diminuição transitória do fluxo sanguíneo cerebral que traz como sinais e sintomas sudorese, palidez, zumbido no ouvido e tontura. O tratamento se baseia na suspensão do procedimento odontológico e na tranquilização do paciente a fim de trazer segurança e estabelecer um vínculo profissional-paciente.

A síncope é considerada a evolução da lipotimia, haja vista que a única diferença que as separa é a perda de consciência. Trata-se de uma condição médica de origem psicogênica que gera uma isquemia cerebral transitória e que progride para a perda de consciência. Os sinais e sintomas são sudorese, palidez, tontura, fraqueza, dilatação pupilar, visão turva e confusão mental com perda de consciência gradual e perceptível. Também é conhecida como, ou semelhante à, síndrome ou crise vasovagal.

O tratamento dessas ocorrências consiste em interromper o tratamento e fazer manobras para aumentar o fluxo sanguíneo cerebral, como:

- Colocar a cadeira odontológica em posição reclinada (posição de Trendelemburg).
- Colocar a cabeça entre as pernas e pressionar a cabeça.
- Afrouxar as vestimentas.
- Fazer uso de oxigênio suplementar.
- Inspirar álcool ou amônia para dilatar e estimular as vias aéreas e aumentar a frequência respiratória, subindo a pressão de oxigênio.

No caso da síncope, ocorre um período de reação compensatória fisiológica do organismo em torno de 40 a 60 segundos. Deve-se estimular com manobras desconfortáveis mas não prejudiciais, como pressão sobre o osso esterno, no centro do tórax, e pressão bidigital nos lóbulos das orelhas, que podem ajudar no retorno da consciência. Após o controle do episódio, o profissional deve tranquilizar o paciente a fim de trazer segurança e estabelecer um vínculo profissional-paciente.[3-5]

CRISE DE HIPERVENTILAÇÃO E ANSIEDADE

Pode-se considerar condições médicas de fundo emocional e psicogênico, ligadas ao medo e ansiedade, que o tratamento odontológico é capaz de trazer ou despertar no paciente.

Geralmente os pacientes apresentam tremores, movimentos desordenados, inquietude, contraturas musculares involuntárias, respiração ofegante e hiperventilação pulmonar.

O tratamento consiste em diminuir o fluxo de oxigênio e a frequência respiratória. Respirar inspirando e expirando num mesmo ambiente permite a saturação com gás carbônico, o que pode ser obtido segurando um saco plástico perfurado sobre a boca e o nariz por um período intermitente de 1 a 2 minutos (Figura 15).

Deve-se afastar as pessoas estranhas do ambiente para que não haja constrangimento do paciente. Além disso, é preciso tranquilizá-lo, trazendo calma e ponderação e restabelecendo o vínculo de segurança profissional-paciente.

O uso de ansiolíticos como os benzodiazepínicos ou similares é indicado nessas situações com crises prolongadas e intensas. Em pacientes com histórico de episódios como esse, o controle preventivo da ansiedade seria uma medida importante no pré-operatório.[4,5,15,35,37]

REAÇÃO ALÉRGICA OU HIPERSENSIBILIDADE

Trata-se de manifestações locais ou sistêmicas que ocorrem na presença de um

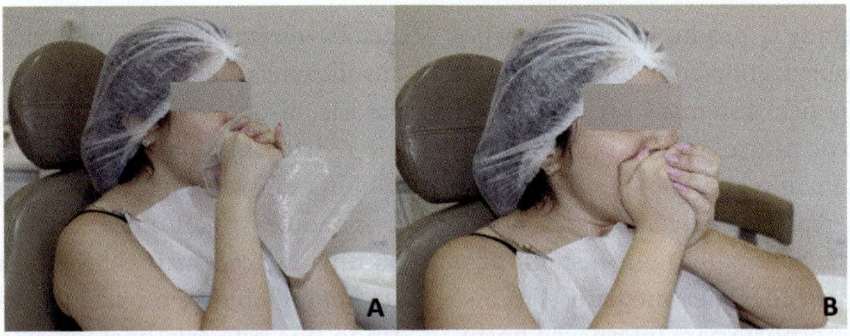

FIGURA 15 Técnica de re-respiração. A: utilizando um saco plástico perfurado para inspirar e expirar. B: técnica alternativa quando não há saco de plástico ou de papel.

Fonte: acervo dos autores.

agente alérgico. As reações de hipersensibilidade às soluções anestésicas podem ocorrer de forma imediata, com sintomatologia até algumas horas após ou tardia, com início das manifestações dias depois. Reações alérgicas imediatas de hipersensibilidade são raras diante dos anestésicos locais utilizados em odontologia. Geralmente são confundidas com outros eventos adversos, como mostra o Quadro 2.[21,22]

Reações alérgicas aos anestésicos locais não são comuns e estão muitas vezes relacionadas a outros agentes, como o látex, antimicrobianos utilizados concomitantemente aos atendimentos e compostos constituintes da solução anestésica, como conservantes à base de benzoatos, antioxidantes como o metabissulfito e o metilparabeno, que historicamente era um dos protagonistas dessas reações e hoje não é mais utilizado na maioria dos compostos, principalmente amida.[1,4,5,38,39]

A forma mais grave de reação alérgica imediata seria o choque anafilático, que ocorre de modo agudo e após exposição anterior ao antígeno. Há uma estimula-

QUADRO 2 Reações adversas e as sintomatologias associadas

Reações adversas	Sintomatologia
Toxicidade	• Injeções intravasculares, injeções repetitivas e/ou com altas doses de soluções anestésicas. • Tremores, agitação, arritmias, hipotensão, torpor, náuseas, convulsão e disfunção miocárdica.
Vasovagal	• Taquicardia e palidez.
Psicossomático	• Relacionados ao medo, ansiedade. • Hiperventilação, taquipneia e dispneia. • Parestesias, palpitações, taquicardia, sudorese. • Tonturas, náuseas e pode chegar a síncope.
Efeito vasoconstritor	• Palpitações, taquicardia, tremores, cefaleia. • Hipertensão.
Idiossincrasias	• Sobredosagem, principalmente com o uso da prilocaína, articaína e benzocaína. • Metemoglobinemia.

Fonte: elaboração dos autores.

ção exagerada à produção de anticorpos de imediato, fazendo com que ocorra uma reação alérgica sistêmica no organismo, com risco de morte.[4,5,35,38,40]

O tratamento consiste na manutenção das vias aéreas e na oxigenoterapia, administração de adrenalina, anti-histamínicos e corticosteroides de imediato. Deve-se solicitar transporte para internação hospitalar e cuidados intensivos.

As reações alérgicas tardias (Figura 16) são manifestações alérgicas que demoram horas e até mesmo dias para ocorrer e apresentam erupção cutânea irritante, urticária, quadro febril, linfoadenopatia e eventualmente dores articulares. O uso de anti-histamínicos e corticoides por 3 a 5 dias combate os sintomas e cessa o processo.[4,13-15,28]

METEMOGLOBINA

A metemoglobinemia é uma reação grave e rara que pode ser congênita ou adquirida. Neste último caso, está associada ao excesso do metabólito ortotoluidina acumulado de alguns anestésicos locais como a prilocaína, a benzocaína e fármacos à base de pirazolônicos, como a dipirona, principalmente quando administrados em sobredosagem e/ou em pacientes com alterações sistêmicas relacionadas a anemias, insuficiência hepática, insuficiência respiratória, insuficiência renal e gestantes.[13,15]

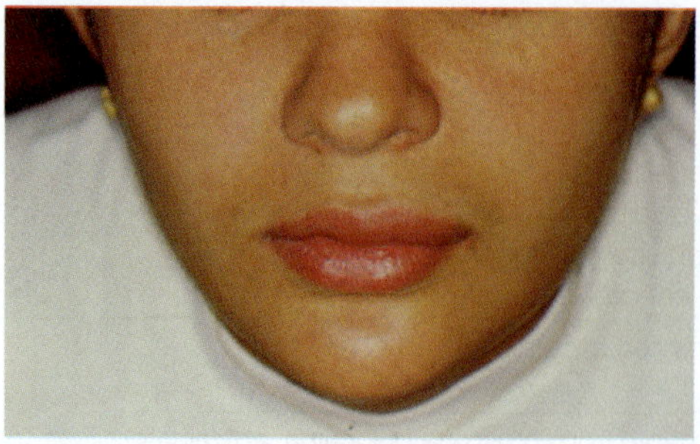

FIGURA 16 Foto clínica evidenciando reação alérgica tardia.

Fonte: acervo dos autores.

A ortotoluidina oxida o ferro da hemoglobina em velocidade maior que sua capacidade enzimática de redução. Isso causa uma ligação mais estável entre o ferro da hemoglobina e o oxigênio, não permitindo que este seja liberado para os tecidos, causando hipoxia tecidual.

- Concentrações de metemoglobina plasmática até 10%: são clinicamente assintomáticas, apenas notando-se uma leve cianose do leito ungueal e das mucosas.
- Concentrações de metemoglobina plasmática entre 20 e 45%: sintomas como cefaleia, fraqueza, fadiga, taquicardia, dificuldade respiratória, náuseas e vômito.
- Concentrações de metemoglobina plasmática em 50%: hipóxia grave e depressão do sistema nervoso central.
- Concentrações de metemoglobina plasmática em 70%: convulsão, choque e óbito.

Um fator preocupante e que exige atenção do clínico é que os níveis sanguíneos máximos acontecem quando o paciente já deixou o consultório, entre 3 e 4 horas após a administração do anestésico, e persistem por 12 a 15 horas.[17,22]

Em situações em que há predisposição e/ou eventos durante o atendimento que possam desenvolver metemoglobinemia pós-operatória, o paciente deve ser preservado e acompanhado nas primeiras 24 horas, com informações ao profissional sobre seu estado.

Os casos moderados e graves devem ser tratados em ambiente hospitalar com cuidados intensivos. O uso do azul de metileno como reversor do processo está indicado e ajuda no tratamento da maioria dos casos. Dados sobre o atendimento são importantes para o diagnóstico e tratamento dessa intercorrência, como a quantidade e o sal anestésico utilizados.

Pacientes gestantes, anêmicos, que usam cronicamente paracetamol, hemoglobinemias, metemoglobinemia congênita, insuficiência congestiva cardíaca e insuficiência respiratória são mais suscetíveis a desenvolver hipóxia, e nesses casos deve-se amenizar os riscos de metemoglobinemia, evitando a prilocaína e a benzocaína.

CONSIDERAÇÕES FINAIS

Embora as reações adversas e hipersensibilidades tenham baixa incidência durante o uso de anestésicos locais de uso odontológico, é imprescindível que o cirurgião-dentista esteja apto a prevenir, diagnosticar e tratar as intercorrências mais comuns que possam incidir nas anestesias locais.

É fundamental otimizar o pré-operatório com abordagens e semiotécnicas que possam diagnosticar alterações sistêmicas e condições preexistentes psicoemocionais como fatores etiológicos dessas complicações, estruturando o consultório para manter medidas de prevenção, tratamento e suporte básico de vida nos momentos de urgência e eventuais situações de emergência (Quadro 3).

É importante nas complicações e acidentes em anestesia local:

- Conhecer sistemicamente o paciente.
- Manter durante os atendimentos medicamentos de uso diário do paciente em comorbidades relacionadas a alergias, asma, bronquite, angina *pectoris*, epilepsia, diabetes melito, hipertensão, síndromes dolorosas e controle de ansiedade.
- Treinamento de primeiros socorros em parada cardiorrespiratória.
- Ter oxigênio no consultório.
- Equipamentos: aferidor de pressão arterial, glicosímetro, oxímetro, termômetro, equipo para soroterapia endovenosa, catéter venoso, seringas e agulhas hipodérmicas.
- Organizar uma caixa de primeiros socorros com medicamentos importantes.

QUADRO 3 Medicações que podem ser utilizadas em pacientes em situação de urgência e eventual emergência

Nome genérico	Droga original	Via de administração	Apresentação comercial	Função
Balas líquidas de glicose	Gli Instan	Oral	Sachês de 15 g	Hipoglicemia aguda (vítima consciente)
Glucagon	Glucagen	IM	Frasco ampola 1 mg + diluente (1 mL)	Hipoglicemia aguda (vítima inconsciente)
Solução de glicose	Solução injetável glicose 25%	IV (se habilitado)	Ampolas 10 mL	Hipoglicemia aguda (vítima inconsciente)
Betametasona	Celestone injetável	IM	Ampolas 1 mL (4 mg/mL)	Reação alérgica moderada a grave
Prometazina	Fenergan	IM	Ampolas 2 mL (25 mg/mL)	Reação alérgica moderada a grave

(continua)

QUADRO 3 Medicações que podem ser utilizadas em pacientes em situação de urgência e eventual emergência (*continuação*)

Nome genérico	Droga original	Via de administração	Apresentação comercial	Função
Solução injetável de epinefrina 1:1.000	Adren	IM ou subcutânea	Ampolas 1 mL (1 mg/mL)	Anafilaxia, crise aguda de asma
Salbutamol	Aerolin	Pulmonar (inalatória)	*Spray* (aerossol) (100 mcg/dose)	Broncoespasmo, crise aguda de asma
Dinitrato de isossorbida	Isordil	Sublingual	Comprimidos 5 mg	Dor no peito na crise de angina ou infarto
Ácido acetilsalicílico	Aspirina	Oral	Comprimidos 100 mg	Evitar agravamento do infarto do miocárdio
Hidrocortisona	Solu-Cortef	IV (se habilitado)	Frasco-ampola 100 mg + diluente (2 mL)	Insuficiência adrenal aguda
Diazepam	Valium	IM	Ampolas 2 mL (5 mL/mL)	Controlar crises convulsivas repetidas

IM: via intramuscular; IV: via intravenosa.
Fonte: Andrade.[41]

REFERÊNCIAS

1. Bahar E, Yoon H. Lidocaine: a local anesthetic, its adverse effects and management. Medicina (Kaunas). 2021;57(8):782.
2. Malamed SF. Manual de anestesia local. 3.ed. Rio de Janeiro: Guanabara Koogan; 1993. p.173-200.
3. Malamed SF. Handbook of local anesthesia. 7.ed. Rio de Janeiro: Elsevier; 2019.
4. Malamed SF, Reed K, Poorsattar S. Needle breakage: incidence and prevention. Dent Clin North Am. 2010 Oct;54(4):745-56.
5. Marzola C. Anestesiologia. 5.ed. São Paulo: Santos Pub; 2017.
6. Meechan JG, Venchard GR, Rogers SN, et al. Local anaesthesia and dry socket: a clinical investigation of single extractions in male patients. Int J Oral Maxillofac Surg. 1987;16(3):279-84.
7. Morais ERB. O medo do paciente ao tratamento odontvergico. Rev Fac Odontol Univ Fed Rio Grande do Sul. 2003;44(1):39-42.
8. Nevin M. Anestesia dentária. 4.ed. Rio de Janeiro: Editora Científica; 1955. p.325-35.
9. Prado R, Salim MA, Bravim B. Anestesia local e geral na prática odontológica. Rio de Janeiro: Rubio; 2014.
10. Bennet CM. Anestesia local e controle da dor na prática odontológica. 7.ed. Rio de Janeiro: Guanabara Koogan; 1989.
11. Roberts DH, Sowray JH. Anestesia local em odontologia. 3.ed. São Paulo: Editora Santos; 1995. p.137-57.
12. Moraes RS, Silva RV, Félix-Júnior WS, Rebelatto NLB. Application of the image intensifier for removal of broken needles from the pterygomandibular svere. Rev Cir Traumatol Buco-maxilo-fac. 2010;10(3):9-12.
13. Bennett CR. Complicações anestésicas e emergências no consultório. In: Monhein LM, Bennett CR. Anestesia local e controle da dor na prática dentária. 7.ed. Rio de Janeiro: Guanabara Koogan; 1986. p.140-79.
14. Rodrigues CBF. Acidentes e complicações da anestesia local em odontologia. In: Marzola C. Anestesiologia. 2.ed. São Paulo: Pancast; 1992. p.118-48.
15. Becerra HD. Tratamento das complicações da anestesia local em cirurgias: sobredose. Rev Ass Paul Cir Dent. 1963;17(1-2):19-25.
16. Haas DA. Localized complications from local anesthesia. J Calif Dent Assoc. 1998;26(9):677-82.
17. Henderson S. Allergy to local anaesthetic agents used in dentistry: what are the signs, symptoms, alternative diagnoses and management options? Dent Update. 2011;38(6):410-2.
18. Trautmann A, Goebeler M, Stoevesandt J. Twenty years' experience with anaphylaxis-like reactions to local anesthetics: genuine allergy is rare. J Allergy Clin Immunol Pract. 2018;6:2051-8.
19. Ariyan S, Ross DA, Sasaki CT. Reconstruction of the head and neck. Surg Oncol Clin N Am. 1997;6(1):1-43.
20. Recchioni C. Prática em cirurgia bucomaxilofacial. Belo Horizonte: Nativa Editoração; 2019.
21. Sotirov SM, Konstantinov DK, Gaydadjiev CA. The effect of local anesthetics and injuries on the angio-

graphic picture of the cat mandibular blood vessels. Stomatol DDR. 1978;28(1):38-43.
22. Hartenian KM, Stenger TG. Postanesthetic palatal ulceration. Oral Surg Oral Med Oral Pathol. 1976;42(4):447-450.
23. Haas DA, Lennon D. A 21 year retrospective study of reports of paresthesia following local anesthetic administration. J Can Dent Assoc. 1995 Apr;61(4):319-20.
24. Pogrel MA, Schmidt BL, Sambajon V, Jordan RKC. Lingual nerve damage due to inferior alveolar nerve blocks: a possible explanation. J Am Dent Assoc. 2003;134(2):195-9.
25. Pogrel MA, Thamby S. Permanent nerve involvement resulting from inferior alveolar nerve blocks. J Am Dent Assoc. 2000;131(7):901-7.
26. Abreu BS. Ozonioterapia como opção terapêutica para lesões em cavidade oral. Centro Universitário do Planalto Central Apparecido dos Santos (Uniceplac) – Curso de Odontologia. Gama; 2021.
27. Das S. Application of ozone therapy in dentistry. Indian J Dent Adv. 2011;3:538-42.
28. Eichhorn JH, Peterkofsky B. Local anesthetic: induced inhibition of collagen secretion in cultured cells under conditions where microtubules are not depolymerized by these agents. J Cell Biol. 1979;81(1):26-42.
29. Oliveira JA. Nervos da face. In: Madeira MC. Anatomia da face: bases antomofuncionais para a prática odontológica. 2.ed. São Paulo: Sarvier; 1977.
30. Saad-Neto M, Callestini EA, Okamoto T, Kuroki M. Influência de anestésicos no processo de reparo alveolar após anestesia terminal infiltrativa e irrigação alveolar: estudo histológicverm ratos. Rev Odontol Unesp. 1985;14(1-2):35-45.
31. Thomas DA, Ren K, Besse D, et al. Application of nitric oxide synthase inhibitor, N omega-nitro-L--arginine methyl ester, on injured nerve attenuates neuropathy-induced thermal hyperalgesia in rats. Neurosci Lett. 1996;210:124-6.
32. Callestini EA, Saad-Neto M, Castro AL. Localization is removal of fragment of needle of the espace pterigomandibular: technique of Tupinambá of the modified coast report of clinical cases. Odontol Mod. 1985;12(5):23-30.
33. Nezafati S, Shahi S. Removal of broken dental needle using mobile digital C-arm. J Oral Sci. 2008;50(3):351-3.
34. Pogrel MA. Broken local anesthetic needles: a case series of 16 patients, with recommendations. JADA. 2009;140(12):1517-22.
35. Andrade ED, Ranali J. Emergências médicas em odontologia. 3.ed. Porto Alegre: Artes Médicas; 2011.
36. Tortamano IP. Efeitos cardiocirculatórios provocados pelo cloridrato de lidocaína a 2% (20 mg/mL) associado ao cloridrato de fenilefrina 1:2500 – (400mg/ml) – Novocol 100®, em decorrência de sua administração intravascular (estudo experimental em ratos) [tese]. São Paulo: Universidade de São Paulo; 1993.
37. Costa RR, Silva PVR, Iwaki-Filho L. Avaliação da influência da expectativa e da ansiedade do paciente odontológico submetido a procedimento cirúrgico a partir de seus sinais vitais. Rev Odontol Unesp. 2012;41(1):43-7.
38. Milgrom P, Fiset L. Local anaesthetic adverse effects and other emergency problems in general dental practice. Int Dent J. 1986;36(2):71-6.
39. Wannmacher L, Ferreira MBC. Farmacologia clínica para dentistas. Rio de Janeiro: Guanabara Koogan; 1995. p.74-9.
40. Milgrom P. Quality control of end results: identifying avoidable adverse events in dentistry. J Am Dent Assoc. 1975;90(6):1282-90.
41. Andrade ED. Equipamentos e medicamentos essenciais para o consultório odontológico. Implant News Perio [Internet]. 2020 Mar 25. Disponível em: https://implantnewsperio.com.br/equipamentos-e-medicamentos-essenciais-para-o-consultorio-odontologico/. Acesso em: 27 nov. 2023.

15

Conceitos básicos de urgência e emergência em odontologia

Mario Francisco Real Gabrielli
Valfrido Antonio Pereira-Filho
Marisa Aparecida Cabrini Gabrielli
Emerson Carlos
Lucas Cabrini Gabrielli

PONTOS-CHAVE

- Contextualização da necessidade do conhecimento das urgências e emergências médicas que podem ocorrer no consultório odontológico e seu manejo emergencial.
- Lipotimia, síndrome vasodepressora e hipotensão postural.
- Emergências respiratórias.
- Emergências cardiovasculares.
- Emergências metabólicas e endócrinas.
- Emergências neurológicas.
- Emergências hematológicas.
- Anafilaxia.

INTRODUÇÃO

A atividade do cirurgião-dentista em seu consultório, cirúrgica ou não, é geralmente invasiva. Via de regra exige anestesia, por vezes acompanhada de sedação consciente. Quando não, frequentemente envolve o uso de medicações analgésicas, sedativos, anti-inflamatórios esteroidais e não esteroidais, antibióticos, antieméticos, protetores gástricos, dentre outros. O próprio tratamento provoca estresse nos pacientes, podendo resultar em complicações.

Portanto, é importante conhecer o tratamento emergencial das principais e mais comuns complicações sistêmicas que podem ocorrer. Porém, não pode passar despercebido que melhor do que tratar complicações é preveni-las e evitá-las. A maneira mais efetiva de fazer isso é conhecer o paciente, suas comorbidades, suas características psicológicas e comportamentais e enxergar nele a pessoa, não somente o paciente. A base da prevenção de complicações é uma anamnese detalhada, incluindo o conhecimento da história médica passada, da doença atual, de alergias, dos medicamentos e tratamentos utilizados ou em uso e de intercorrências prévias. O controle do estresse pode necessitar de sedativos. Entretanto, é absolutamente fundamental a relação profissional-paciente, a discussão clara e acessível do tratamento que está sendo proposto e um planejamento exequível em relação à duração das sessões realizadas sob anestesia local.

Quando uma situação emergencial ocorre, o profissional deve estar preparado para tomar as atitudes imediatas de forma a manejá-la adequadamente. Deve ter disponíveis em seu consultório os medicamentos necessários, monitorização para os sinais vitais do paciente, ou pelo menos um oxímetro de pulso e aparelho para aferir a glicemia capilar, conhecer a maneira correta de realizar reanimação cardiopulmonar de alta qualidade e, idealmente, dispor de um desfibrilador automático (DEA/DAE) e ter o treinamento para utilizá-lo. Assim, é essencial que o cirurgião-dentista tenha treinamento de suporte básico de vida, por meio de curso específico.

Este capítulo aborda as complicações sistêmicas mais comuns que podem ocorrer no consultório odontológico, com ênfase no manejo dessas complicações. Quando dosagens de medicamentos são citadas, referem-se ao paciente adulto.

SÍNCOPE

Pré-síncope (lipotimia) e síncope vasodepressora

Síncope é uma perda transitória de consciência, com perda do tônus muscular, que decorre da diminuição do fluxo sanguíneo cerebral e apresenta remissão espontânea. A síncope vasodepressora é desencadeada por estímulos desagradáveis, que podem ser físicos ou emocionais, por exemplo, dor, medo, expectativa de procedimento invasivo, como anestesia local, cirurgia ou tratamento dentário, visão de sangue e ansiedade ou fobia ao procedimento odontológico. Pode ocorrer com o paciente em pé, por vezes ao adentrar o consultório odontológico, sendo mais frequente com o paciente sentado, ou mesmo deitado, durante o procedimento.

Esta é uma ocorrência geralmente autolimitante, com recuperação quase imediata da consciência e recuperação completa rapidamente. A fase pré-síncope apresenta sinais e sintomas característicos, listados no Quadro 1, até que ocorre a perda da consciência. Em um paciente em posição ereta, a perda da consciência ocorre em segundos, porém, em decúbito dorsal, a fase pré-síncope pode não atingir o estágio de perda da consciência.

QUADRO 1 Pré-síncope: sinais e sintomas

Apreensão
Mal-estar
Sensação de calor
Náusea
Palidez
Sudorese
Fraqueza
Tonturas
Taquicardia com pressão arterial normal ou discretamente reduzida no início dos sintomas
Bocejos
Borramento visual
Taquipneia
Extremidades frias
Dilatação pupilar
Hipotensão mais tardia, com a evolução do quadro
Bradicardia mais tardia, com a evolução do quadro

Fonte: elaboração dos autores.

A síncope, nesta situação, decorre da diminuição do fluxo sanguíneo cerebral, pela queda da pressão arterial e pela bradicardia. Por reação ao medo ou dor inesperada, por exemplo, ocorre liberação de catecolaminas, adrenalina e noradrenalina, como resposta fisiológica ao estresse, a chamada "reação de luta ou fuga". Isso resulta em alterações da perfusão tecidual nos diversos órgãos. A perfusão da musculatura esquelética é aumentada pela redução da resistência periférica, por ação das catecolaminas, como preparação para movimentação dos grupos musculares esperada como resposta à "agressão".

Quando essa resposta ocorre e há atividade muscular, o sangue volta ao coração, mantendo o retorno venoso, a pressão arterial se mantém e não ocorrem sintomas ou síncope. Em um indivíduo sentado, ou mesmo deitado na cadeira odontológica, a atividade muscular não ocorre, acumula-se sangue na musculatura periférica, com redução do retorno venoso, queda na pressão arterial e redução do fluxo sanguíneo cerebral. Inicialmente ocorrem mecanismos compensatórios, como vasoconstrição periférica que, juntamente com a taquicardia inicial, mantêm os níveis pressóricos. Quando esses mecanismos fadigam, ocorrem bradicardia reflexa, redução acentuada da pressão arterial, isquemia cerebral e síncope. Durante o episódio, podem ser verificados os sinais descritos no Quadro 2.

QUADRO 2 Síncope

Perda da consciência
Respiração irregular, ofegante ou entrecortada
Respiração silenciosa, superficial, difícil de detectar
Apneia
Dilatação pupilar
Aparência de morte
Movimentos convulsivos faciais e das extremidades
Bradicardia

(continua)

QUADRO 2 Síncope *(continuação)*

Queda acentuada da pressão arterial
Pulso fraco e filiforme
Relaxamento muscular generalizado, inclusive esfíncteres
Obstrução da via aérea pelos tecidos moles

Fonte: elaboração dos autores.

O manuseio dos pacientes que sofrem síncope varia de acordo com os sinais e sintomas individuais. Detectada a fase pré-síncope, o procedimento deve ser interrompido, o paciente posicionado em decúbito dorsal, com as pernas discretamente elevadas, e gaze, algodão ou qualquer dispositivo que estiver na boca do paciente devem ser removidos. Se o paciente estiver em condições de movimentar as pernas, isso ajuda a aumentar o retorno venoso e pode reduzir a severidade da reação. Hiperventilação deve ser evitada, orientando o paciente a respirar normalmente. Oxigênio pode ser administrado por meio de máscara facial. Amônia inalante pode ser utilizada como estimulante respiratório para apressar a recuperação. Após a remissão dos sinais e sintomas, o procedimento somente deve prosseguir se o paciente e o profissional julgarem que há condições para isso. Após a recuperação do episódio, sentar ou levantar muito precocemente pode provocar retorno dos sintomas.

Quando a síncope se desenvolve com perda da consciência, a manobra inicial mais importante é posicionar o paciente em decúbito dorsal, com as pernas discretamente elevadas. Mantê-lo sentado, por exemplo, aumenta o tempo de isquemia cerebral e pode resultar em dano neurológico permanente ou morte. A possibilidade de desenvolver situação de risco à vida é maior nos pacientes ASA III. Após o posicionamento do paciente, o retorno à consciência é rápido, podendo levar de segundos a minutos. Se o paciente permanecer inconsciente por mais de 5 minutos, ou não se recuperar completamente em 15 a 20 minutos, outras causas de síncope devem ser consideradas, sobretudo se a pessoa tiver mais de 40 anos de idade e não apresentar sinais de pré-síncope antes de perder a consciência. É importante lembrar que perda prologada da consciência pode ter causas neurológicas, cardiovasculares ou endócrinas.

No paciente inconsciente, a sequência de suporte básico de vida deve ser instituída, com avaliação e recuperação da permeabilidade das vias aéreas, da ventilação e da circulação. Oxigênio, com fluxo de 2 a 3 L/minuto por meio de máscara, capuz ou cânula nasal, pode ser administrado a qualquer momento, durante a síncope e na fase de recuperação. Amônia aromática (inalante) pode ser utilizada para estimular a respiração e os movimentos musculares. Os sinais vitais devem ser monitorados e comparados com os valores basais obtidos antes do início dos procedimentos. Colarinhos, gravatas e cintos devem ser soltos, para que não interfiram no retorno venoso e no fluxo de sangue para o cérebro.

Após o episódio, o tratamento odontológico deve ser interrompido, todo o instrumental utilizado deve ser removido de sua linha de visão e haverá necessidade de decidir se o paciente necessita ou não de cuidado médico adicional. Caso ele seja dispensado para casa, deverá ser levado por um acompanhante. Fraqueza, sudorese e palidez podem persistir por horas. A incidência de novos episódios de síncope é maior na fase pós-síncope, e a recuperação do estado fisiológico normal pode requerer até 24 horas.

A assistência médica em geral não é necessária. Porém, quando a recuperação da consciência ou o retorno aos níveis normais é retardado ou diante de bradicardia persistente, o serviço médico de emergência deve ser acionado. Quando persiste a bradicardia, o paciente poderá necessitar da administração de atropina por via endovenosa (EV). Isso não é necessário se não houver instabilidade hemodinâmica, e pode-se aguardar o atendimento médico. Em caso de instabilidade hemodinâmica, atropina pode ser necessária, na dose de 0,5 mg EV, que pode ser repetida a cada 3 a 5 minutos, se necessário, até que se atinja a dose máxima de 3 mg. A identificação dos fatores que predispuseram à síncope é necessária para auxiliar a prevenir futuros episódios durante o tratamento.

Hipotensão postural

A hipotensão postural ou ortostática é a queda excessiva e brusca da pressão arterial ao assumir a posição ereta. É definida como uma queda da pressão arterial sistólica > 20 mmHg, queda da diastólica > 10 mmHg ou ambas. Os sintomas principiam segundos ou minutos após o paciente se levantar e regridem rapidamente se ele for novamente deitado. A hipotensão postural pode provocar síncope. Exemplo típico é o de pessoa que permanece muito tempo em posição ereta, principalmente se imóvel. O sangue tende a acumular-se nos vasos das extremidades inferiores e do tronco, com diminuição do retorno venoso ao coração e do débito cardíaco. Barorreceptores aórticos e carotídeos ativam os reflexos autônomos, com liberação de catecolaminas e consequente aumento do tônus vasomotor, frequência cardíaca e contratilidade miocárdica, aumentando o débito cardíaco e normalizando a pressão arterial. Ocorre inibição vagal. Se a postura ereta for contínua, há ativação do hormônio antidiurético e do sistema renina-angiotensina-aldosterona, resultando em retenção de sódio e líquido para expandir o volume circulante. Quando a capacidade dos mecanismos compensatórios é ultrapassada, ou se há causa sistêmica que os torne menos eficientes, o indivíduo torna-se sintomático e pode perder a consciência

No caso do tratamento odontológico, a causa mais comum da hipotensão ortostática é o estresse gravitacional. O paciente que permaneceu por muito tempo sentado ou deitado na cadeira odontológica pode desenvolver sintomas ao levantar-se, mesmo que não tenha nenhum fator sistêmico predisponente, descritos no Quadro 3.

QUADRO 3 Fatores predisponentes à hipotensão postural

Medicamentos (p. ex., anti-hipertensivos, alfa e betabloqueadores, diuréticos, antidepressivos, ansiolíticos, barbitúricos, antineoplásicos, entre outros)
Álcool
Permanência prolongada em decúbito dorsal ou na posição reclinada
Reflexo postural inadequado
Gravidez
Idade avançada
Insuficiência venosa nas pernas
Simpatectomia
Insuficiência adrenocortical crônica (doença de Addison)
Exaustão física
Desnutrição
Hipotensão postural crônica (síndrome de Shy-Drager)

Fonte: elaboração dos autores.

Durante o tratamento odontológico, para evitar episódio de hipotensão postural, o paciente que estava em decúbito dorsal ou em posição reclinada deve ser levado à posição sentada progressivamente, elevando a posição do encosto da cadeira por incrementos, até recuperar a posição sentada. Quando pronto para levantar-se, deve primeiro posicionar as pernas para fora da cadeira por algum tempo antes de assumir a posição ereta. É sempre prudente ter alguém próximo ao paciente, caso ele se torne sintomático ou perca a consciência.

Caso ocorra síncope, o manejo é o mesmo já descrito, porém lembrando que os pacientes com hipotensão postural não desenvolvem bradicardia e, portanto, não necessitarão de administração de atropina. No caso da hipotensão postural, a frequência cardíaca permanecerá nos níveis basais ou até um pouco aumentada. No caso de o paciente estar em pé e sofrer queda, é importante lembrar que traumatismos em alguma região do corpo, principalmente na cabeça e na coluna cervical, devem ser descartados.

Após episódio de hipotensão postural, se o paciente estiver recuperado e em decúbito dorsal na cadeira, é conveniente aumentar a inclinação do encosto progressivamente para cerca de 22,5-45-67,5 e 90 graus. Atenção médica geralmente não é necessária, a não ser que a recuperação da consciência seja lenta ou que o paciente desenvolva episódios repetidos de hipotensão após reposicionamento.

EMERGÊNCIAS RESPIRATÓRIAS

Hiperventilação

A síndrome de hiperventilação caracteriza-se pela dispneia (sensação de falta de ar) e taquipneia (aumento da frequência respiratória) acentuadas, frequentemente acompanhada de sintomas sistêmicos. Podem estar aumentadas a frequência ou profundidade da respiração, ou ambas. Existem diversas causas orgânicas sistêmicas de hiperventilação, como dor, febre, acidose metabólica, hipercapnia, cirrose hepática, salicilismo, septicemia, doença neurológica e intoxicações por medicamentos ou outras substâncias, dentre outras.

Hiperventilação significa ventilação acima do que é necessário para manter os níveis normais de PaO_2 e $PaCO_2$ no sangue, podendo levar a alcalose respiratória. No consultório odontológico, a síndrome aguda de hiperventilação ocorre mais frequentemente por crise de ansiedade. Em geral, o paciente manifesta sintomas de alteração da consciência, mas é infrequente que o quadro resulte em síncope.

Embora a hipocapnia resultante da hiperventilação provoque vasoconstrição cerebral, geralmente a isquemia resultante não atinge nível suficiente para provocar perda da consciência. O Quadro 4 lista os sinais e sintomas da síndrome aguda de hiperventilação.

QUADRO 4 Síndrome aguda de hiperventilação

Associada ou não a transtorno do pânico
Dispneia
Taquipneia
Tonturas
Sensação de desmaio
Ansiedade
Agitação
Sensação de terror
Parestesia periférica e perioral
Dor ou sensação de constrição torácica
Alcalose respiratória
Espasmos musculares
Rigidez dos dedos ou braços secundária a hipofosfatemia e hipocalcemia decorrentes de alcalose respiratória (tetania periférica)
Pré-síncope
Síncope

Fonte: elaboração dos autores.

A primeira medida diante de crise aguda de hiperventilação é interromper o procedimento odontológico, remover da boca todos os objetos estranhos, afastar instrumentos e mesa operatória da linha de visão do paciente e acalmá-lo. Durante a crise de hiperventilação, o paciente apresenta graus variados de desconforto e dificuldade respiratória. Taquipneia severa em geral torna a respiração superficial. A redução da expansão torácica resulta no posicionamento das vísceras abdominais contra o diafragma e torna o decúbito dorsal desconfortável. O paciente se sentirá mais confortável na posição total ou parcialmente sentada. Colarinho, gravata e roupas apertadas devem ser afrouxados. Administração de O_2 não é necessária, porque os sintomas são em parte resultantes da queda dos níveis de CO_2, enquanto os níveis de O_2 permanecem normais.

Formas de permitir o aumento da $PaCO_2$ podem ser utilizadas. A mais simples é orientar o paciente para respirar normalmente em uma frequência de 4 a 6 vezes por minuto, eliminando os sintomas da alcalose respiratória. Essa medida é frequentemente suficiente para terminar o episódio de hiperventilação. Quando isso não ocorre, outras medidas são necessárias. Uma delas é administrar uma mistura gasosa de 93% de O_2 e 7% de CO_2, contida em cilindro, mas que em geral não estará disponível no consultório odontológico. Porém, é possível promover o efeito desejado aumentando a concentração de CO_2 no ar inspirado. Isso pode ser obtido orientando o paciente a levar as mãos em concha sobre a boca e o nariz e respirar nesse espaço. Outro método é orientar o paciente a respirar dentro de uma máscara com reservatório, sem administração de O_2, cuja aplicação é realizada e mantida conforme adequado pelo operador. Outra técnica consiste em orientar o paciente a respirar dentro de um saco de papel que cubra a boca e as narinas por alguns instantes, embora haja controvérsia quanto à efetividade desse método e ao risco para alguns pacientes com doenças cardiovasculares e neurológicas. Todos os métodos descritos têm a intenção de aumentar a $PaCO_2$ e eliminar os sintomas de alcalose respiratória e devem ser aplicados mediante o diagnóstico correto de que o problema é síndrome de hiperventilação. Sedativos raramente são necessários para controle do episódio. Após resolução do quadro, não há necessidade de atenção médica.

Asma

A asma é uma doença inflamatória crônica das vias aéreas, com episódios cíclicos de exacerbação. Caracteriza-se por obstrução geralmente reversível das vias aéreas, porém pode ser grave e fatal. Decorre da sensibilidade aumentada das vias aéreas em face de diversos tipos de estímulo. O fator mais comum de exacerbação são as viroses respiratórias, porém as crises podem ser provocadas por estresse emocional ou fisiológico, frio, exercício, infecções bacterianas, sinusopatia, inalação de aeroalérgenos, alergia alimentar, conservantes alimentares, medicações, dentre as quais os anti-inflamatórios não esteroidais (Aine), poluição ambiental e refluxo gastresofágico.

A obstrução das vias aéreas na asma decorre de broncoespasmo devido a espasmos da musculatura lisa, edema da mucosa, infiltrado eosinofílico e linfocítico das paredes, lesão e descamação do epitélio e aumento da secreção de muco.

A doença é caracterizada pela síndrome clínica de dispneia, opressão torácica e sibilos na ausculta. Porém, a ausência de sibilos, principalmente se associada a um tórax silente, com redução ou abolição do murmúrio vesicular (som de entrada do ar no pulmão), é sugestiva de insuficiência respiratória aguda. Os sinais e sintomas que podem ser encontrados na crise asmática estão descritos no Quadro 5.

QUADRO 5 Crise asmática: sinais e sintomas

Dispneia
Opressão torácica
Tosse
Dificuldade de falar
Taquipneia
Taquicardia
Pulso paradoxal
Sibilos
Diminuição do murmúrio vesicular
Tórax silente
Tiragem, principalmente intercostal e subcostal
Cianose
Queda na saturação O_2
Alteração do nível de consciência (hipóxia e narcose por CO_2)

Fonte: elaboração dos autores.

No manejo das exacerbações da asma, a oferta de oxigênio suplementar não é necessária nos pacientes com saturação de oxigênio adequada e sem desconforto respiratório. Oxigênio deve ser ofertado para pacientes hipoxêmicos, em fluxo de 1 a 3 L/minuto, sempre no menor fluxo necessário para atingir o alvo de saturação de O_2 maior do que 92%. Em crianças e gestantes, o alvo é a saturação acima de 95%. Os sinais vitais devem ser monitorados.

A base do tratamento da crise asmática são os medicamentos beta-2-adrenérgicos inalatórios, os quais devem ser imediatamente administrados. O uso de bombinha com dose calibrada com um espaçador é tão eficaz quanto a utilização de um nebulizador pressurizado. Entretanto, é difícil garantir técnica adequada em pacientes com desconforto respiratório. Por isso, recomenda-se o uso de nebulizador nas exacerbações graves. As doses, nas exacerbações, devem ser maiores que as utilizadas para as pioras menos importantes que o paciente asmático costuma enfrentar em sua vida diária. A administração pode ser feita 3 vezes na primeira hora após apresentação e posteriormente espaçada em intervalos mínimos de 1 hora entre as inalações.

Na bombinha, 4 a 8 *puffs* de salbutamol podem ser administrados a cada 20 minutos e depois a cada 1 a 4 horas, conforme necessário. Quando for utilizado nebulizador, a dose usual é de 10 a 20 gotas (2,5 a 5 mg) de fenoterol ou albuterol diluídos em 3 a 5 mL de solução fisiológica. A combinação do beta-agonista adrenérgico com um anticolinérgico, dentre os quais o mais utilizado é o brometo de ipatrópio, reduz a necessidade de internação hospitalar e é recomendada. A dose é de 40 gotas (500 mg) em todas as inalações oferecidas ao paciente. Em aerossol, a dose usual é de 2 a 3 *puffs* com intervalos de 3 a 8 horas.

A não ser que o paciente apresente melhora rápida com o beta-2-adrenérgico, a administração de corticosteroide é indicada. Pode ser utilizada prednisona (40 a 80 mg/dia, via oral - VO, em 1 ou 2 doses), metilprednisolona (20 a 60 mg intramuscular - IM - a cada 6 a 12 horas) ou hidrocortisona (dose inicial de 200 a 300 mg/dia, EV, e depois 100 mg EV a cada 6 a 8 horas). Administração EV é, em geral, reservada para os pacientes com diarreia, vômitos, má absorção gastrintestinal ou exacerbações muito graves. A epinefrina tem efeito broncodilatador discretamente superior ao dos broncodilatadores inalatórios, porém é recomendado o uso apenas nos casos em que há anafilaxia concomitante. Em uma crise asmática leve, com resolução rápida após o uso de broncodilatadores inalatórios, atenção médica não é necessária. Entretanto, nas crises moderadas e severas, ou refratárias aos broncodilatadores inalatórios, assistência médica no departamento de emergência é necessária.

Edema pulmonar agudo

O edema pulmonar agudo caracteriza-se por congestão pulmonar e insuficiência respiratória. Durante o tratamento odontológico ambulatorial, os pacientes mais vulneráveis são aqueles portadores de insuficiência cardíaca congestiva, que podem sofrer descompensação aguda no consultório, e os hipertensos, pelo aumento da pós-carga durante uma crise hipertensiva. Neste caso, o episódio pode ocorrer mesmo em pacientes com função ventricular esquerda preservada. Fluido seroso extravasa para os espaços alveolares e interstício dos tecidos pulmonares, resultando em extrema dificuldade respiratória. Essa é uma situação de risco à vida e representa efetiva emergência médica. O Quadro 6 traz os sinais e sintomas do edema pulmonar agudo.

QUADRO 6 Edema pulmonar agudo

Agitação
Dispneia
Insuficiência respiratória aguda
Taquipneia
Estertores crepitantes em todos os campos pulmonares
Pode haver sibilância
Cianose
Secreção pulmonar espumosa e cor-de-rosa exteriorizando-se pela boca e/ou nariz
Hipertensão, quando a causa é hipertensiva
Sinais e sintomas de insuficiência cardíaca congestiva

Fonte: elaboração dos autores.

Quando essa emergência é identificada no consultório, o procedimento odontológico deve ser interrompido e todo objeto estranho deve ser removido da cavidade bucal. A maior parte desses pacientes permanece consciente, e a melhor posição para aliviar o desconforto respiratório é a sentada, com o dorso da cadeira em 90 graus, com aspiração de secreções se necessário. É importante acalmar o paciente, e os sinais vitais devem ser monitorados. O decúbito dorsal somente é indicado se o paciente perder a consciência, e, nesse caso, o protocolo de suporte básico de vida deve ser iniciado. O serviço médico de emergência deve ser acionado imediatamente em todo caso de edema pulmonar agudo.

Oxigênio deve ser administrado por meio de máscara, em um fluxo de 10 L/minuto. Classicamente se descreve o uso de tabletes de nitroglicerina para uso sublingual, no tratamento emergencial da angina do peito, do infarto do miocárdio e do edema pulmonar agudo. Porém, em nosso meio, somente está disponível nitroglicerina para uso EV. As opções geralmente disponíveis no consultório odontológico, como medida emergencial, são os comprimidos de dinitrato de isossorbida para uso sublingual (5 mg), que podem ser repetidos a cada 5 minutos até 3 vezes, desde que a pressão arterial sistólica não esteja abaixo de 100 mmHg, e furosemida por injeção EV (20 a 40 mg). Esses pacientes necessitam de atendimento médico hospitalar de urgência e hospitalização para tratamento definitivo.

EMERGÊNCIAS CARDIOVASCULARES

Crise hipertensiva

A hipertensão arterial é uma condição muito comum na população geral. Torna-se sintomática quando a pressão arterial é muito alta ou quando se eleva de forma aguda. A hipertensão arterial assintomática não constitui emergência hipertensiva. Caracteriza-se uma urgência hipertensiva quando há elevação acentuada e sintomática da pressão arterial, sem evidência de lesão de órgãos-alvo. A emergência hipertensiva ocorre quando há evidência ou sinais de lesão de órgãos-alvo. A pressão arterial sistêmica nesses casos sofre elevação muito acentuada, tipicamente com pressão arterial sistólica > 180 mmHg e diastólica > 120 mmHg.

As emergências hipertensivas ocorrem mais frequentemente em pacientes que apresentam hipertensão secundária, relacionada a uma causa orgânica que o paciente apresenta, do que nos pacientes que apresentam hipertensão arterial primária, que não decorre de uma patologia específica. Pode ocorrer ainda a pseudocrise hipertensiva, em pacientes com síndrome do pânico ou estresse psicológico agudo, caracterizada por elevação dos níveis pressóricos e frequentemente associada com dor torácica atípica. Nesse caso, o tratamento não é realizado com anti-hipertensivos, e sim com repouso, analgésicos e tranquilizantes.

O Quadro 7 traz os sinais e sintomas que podem estar presentes durante uma crise hipertensiva.

QUADRO 7 Sinais e sintomas frequentes na crise hipertensiva

Cefaleia
Dor nucal (suboccipital) pulsátil
Dispneia
Sonolência
Confusão mental
Tonturas
Alterações visuais (visão borrada, escotomas cintilantes)
Zumbido no ouvido
Náusea
Dor torácica
Sensação de fraqueza
Sangramento nasal

Fonte: elaboração dos autores.

Do ponto de vista das emergências hipertensivas, aquelas em que ocorrem sinais e sintomas de lesão dos órgãos-alvo, algumas situações são mais passíveis de ocorrerem no consultório odontológico. Confusão mental, letargia, alterações da visão, papiledema, rebaixamento do nível de consciência e convulsões sinalizam encefalopatia hipertensiva. Alterações do nível de consciência e déficit neurológico antes não existente indicam acidente vascular cerebral. Dor torácica de início súbito pode representar síndrome coronariana aguda ou dissecção aórtica aguda. Em mulheres, com mais de 20 semanas de gravidez, hipertensão pode estar relacionada com síndrome de pré-eclâmpsia ou eclâmpsia, se a hipertensão for acompanhada de convulsões. Uso de cocaína, anfetaminas, mesmo como inibidores de apetite, e medicamentos do tipo inibidores da monoaminoxidase podem provocar emergências hipertensivas. Quando há evidência de lesão de órgão-alvo, o tratamento é hospitalar e envolve a utilização de medicação parenteral. O tratamento, neste caso, vai ser realizado conforme a causa.

No consultório odontológico, diante do uma crise hipertensiva sintomática, o procedimento odontológico deve ser interrompido e objetos removidos da cavidade bucal. Oxigênio com fluxo de 2 a 3 L/minuto pode ser oferecido via cateter nasal. A meta para a pressão arterial é reduzi-la de forma controlada em aproximadamente 25%. Um medicamento seguro para esse fim, que geralmente está disponível nos consultórios odontológicos, é o captopril (25 a 50 mg VO). Era frequente utilizar no consultório a nifedipina, que é um bloqueador de canal de cálcio, por via sublingual. Essa classe de medicamento não é indicada para controlar crise hipertensiva no consultório odontológico, porque pode reduzir brusca e exageradamente a pressão arterial e precipitar um acidente vascular cerebral ou um acidente coronariano.

Após uma crise hipertensiva, mesmo que seja controlada no consultório, é importante que o paciente receba atenção médica. Quando há suspeita de lesão de órgão-alvo, o serviço de emergência médico deve ser acionado imediatamente.

Angina do peito

Há muitas causas para dor torácica. Entretanto, como infarto do miocárdio é uma causa comum de morbimortalidade, essa possibilidade vem logo à mente do paciente e não deve ser desprezada pelo cirurgião-dentista. Entre as possíveis causas de dor torácica estão hérnia de hiato, espasmo esofágico, úlcera péptica, dor de origem esquelética, síndrome da parede torácica, embolismo pulmonar, pneumotórax, prolapso de válvula mitral, pericardite e aneurisma dissecante da aorta. Porém, as causas mais comuns de dor torácica no consultório odontológico são angina do peito, hiperventilação e infarto do miocárdio.

A angina do peito, ou angina *pectoris,* é uma síndrome clínica, caracterizada por desconforto, sensação de pressão ou dor precordiais, que decorre de isquemia miocárdica. Tipicamente é desencadeada pelo exercício ou emoção e aliviada com a administração sublingual de nitratos. É mais comumente percebida abaixo do esterno, mas pode ter outras localizações, por exemplo, a região epigástrica. Pode ser uma dor contínua e vaga ou manifestar-se agudamente, como sensação intensa de esmagamento precordial. Frequentemente irradia para outras áreas, como ombro esquerdo e face interna do braço esquerdo, podendo alcançar dedos, dorso, interior da garganta, maxilares e dentes e, ocasionalmente, face interna do braço direito. Pode vir acompanhada de náusea, sudorese e dispneia. O Quadro 8 exemplifica causas comuns que desencadeiam a crise anginosa.

QUADRO 8 Fatores precipitantes de crise de angina do peito

Exercício
Estresse emocional
Frio
Ambientes quentes e úmidos
Fumo ativo e passivo
Ingestão de cafeína
Refeição com grande ingestão de alimentos
Febre
Anemia
Crise tireoidiana
Altitude

Fonte: elaboração dos autores.

A anamnese bem dirigida é muito importante para os pacientes com histórico de doença coronariana. A angina estável é aquela de curta duração, geralmente menor que 5 minutos, e as situações que a provocam são previsíveis. As características da angina são semelhantes a episódios anteriores, e ela é tipicamente desencadeada por esforço físico ou estresse emocional. Considera-se angina instável aquela que apresenta uma ou mais das seguintes características: recente começo; aumento em intensidade e frequência; limiar para provocar os sintomas diminuindo progressivamente; duração mais prolongada; ocorre com o paciente em repouso ou ao despertar; ocorrência imprevisível; diferente das crises anteriores de angina; não desaparece com nitratos; apresenta sintomas associados, como mal-estar, sudorese e dispneia. O termo angina em crescendo, que também é angina instável, refere-se àquela que já foi previamente diagnosticada, porém vem apresentando agravamento rápido (frequência e/ou intensidade) e subindo rapidamente na classificação de gravidade.

De acordo com a classificação proposta em 1976 pela Canadian Cardiovascular Society:

- Angina grau I é aquela que não é desencadeada por atividades físicas da vida diária.

- Angina grau II é aquela que provoca discreta limitação para as atividades diárias, já que os sintomas ocorrem com atividades físicas um pouco mais intensas ou sob estresse emocional.
- Angina grau III provoca redução marcante das atividades diárias, porque os sintomas ocorrem com pequenos esforços físicos.
- Angina grau IV impede o paciente de fazer qualquer atividade física sem desconforto e pode ocorrer em repouso.

Durante uma crise de angina, o procedimento odontológico deve ser interrompido e todos os objetos estranhos devem ser removidos da cavidade bucal. O paciente deve ser posicionado de forma confortável, geralmente sentado, evitando-se o decúbito dorsal. Os sinais vitais devem ser monitorados. Oxigênio com fluxo de 3 a 5 L/minuto via máscara ou 5 a 7 L/minuto se capuz nasal do tipo utilizado em sedação com óxido nitroso ou cânula nasal forem utilizados. Aliás, pacientes com histórico de angina beneficiam-se da utilização de oxigênio suplementar durante o procedimento, mesmo que não ocorra crise.

Dinitrato de isossorbida sublingual (5 mg) deve ser administrado, e, se os sintomas persistirem, a dose pode ser repetida após 5 minutos por mais duas vezes, desde que a pressão arterial sistólica não esteja abaixo de 100 mmHg. No caso de pacientes com histórico de angina instável, é aconselhável adicionar ao tratamento inicial ácido acetilsalicílico (300 mg VO), para todos os pacientes que não apresentem contraindicação.

A persistência dos sintomas leva a suspeita de infarto agudo do miocárdio, e a emergência deve, então, ser tratada como tal. Diante de uma crise de angina durante o tratamento odontológico, os serviços médicos de emergência devem ser acionados, já que esses pacientes necessitarão de avaliação médica e de outros exames para descartar a possibilidade de infarto do miocárdio.

Infarto agudo do miocárdio

É a redução ou interrupção aguda do fluxo sanguíneo para uma região do miocárdio, decorrente da obstrução de uma artéria coronária, que resulta em necrose isquêmica do músculo cardíaco se a circulação não for rapidamente restabelecida. Uma parte significativa dos pacientes apresenta sinais prodrômicos por dias a semanas antes do evento, geralmente angina instável ou em crescendo, dispneia ou fadiga. O diagnóstico é comprovado por eletrocardiograma e dosagem sérica de enzimas, as quais são marcadores de isquemia miocárdica.

O tratamento do infarto agudo do miocárdio é realizado com medicamentos antiplaquetários, anticoagulantes, nitratos, betabloqueadores, estatinas e terapias de reperfusão por meio de fibrinolíticos, reperfusão por meio de técnica percutânea ou cirurgia de reperfusão. O Quadro 9 lista sinais e sintomas de infarto agudo do miocárdio.

QUADRO 9 Sinais e sintomas do infarto agudo do miocárdio

Angina *pectoris*, geralmente com maior intensidade e duração
Alívio parcial e temporário com nitratos
Dispneia
Sudorese
Náuseas e vômitos

(continua)

QUADRO 9 Sinais e sintomas do infarto agudo do miocárdio (*continuação*)

Palidez cutânea
Pele fria
Inquietação, apreensão
Sensação de morte iminente
Pressão arterial variável, mas pode estar um pouco aumentada devido à dor
Pulso pode ser filiforme
Sensação de fraqueza
Edema pulmonar agudo por insuficiência do ventrículo esquerdo
Arritmias
Hipotensão
Síncope
Choque cardiogênico
Distensão das veias jugulares no infarto do ventrículo direito

Fonte: elaboração dos autores.

Porém, o desconforto pode ser leve e 20% são silenciosos, por serem assintomáticos ou produzirem sintomas vagos. Isso ocorre principalmente em pacientes diabéticos, que muitas vezes acreditam que os sintomas são gastrintestinais, confundindo sua remissão espontânea ao uso de antiácidos ou eructação. A chance de desconforto torácico atípico é mais alta em mulheres, e idosos podem descrever principalmente dispneia, mais do que dor torácica tipo isquêmica.

Em pacientes com suspeita de infarto do miocárdio durante o tratamento odontológico, o procedimento deve ser interrompido e todos os objetos estranhos devem ser removidos da cavidade bucal. O paciente deve ser posicionado de forma confortável, geralmente sentado, evitando-se o decúbito dorsal. O serviço médico de emergência deve ser acionado imediatamente. Os sinais vitais devem ser monitorados. Oxigênio com fluxo de 3 a 5 L/minuto via máscara ou 5 a 7 L/minuto se capuz ou cânula nasal forem utilizados.

Comprimidos sublinguais de dinitrato de isossorbida (5 mg) devem ser administrados e, se os sintomas persistirem, a dose pode ser repetida após 5 minutos por mais duas vezes, desde que a pressão arterial sistólica não esteja abaixo de 100 mmHg. Ácido acetilsalicílico (300 mg VO), sem revestimento entérico, para permitir absorção mais rápida, deve ser administrado para todos os pacientes que não apresentem contraindicação. Mastigar os comprimidos na primeira dose acelera a absorção do medicamento. Os sinais vitais devem ser monitorados e o serviço de emergência médica, acionado. No caso de perda de consciência, o protocolo de suporte básico de vida deve ser iniciado.

Arritmias

O coração tem células especializadas que correspondem a uma pequena fração da massa cardíaca e que constituem o sistema elétrico desse órgão. Na junção da veia cava superior com o átrio direito, um grupo dessas células constitui o nódulo sinoatrial, que é o marca-passo cardíaco fisiológico. A via interatrial de condução preferencial do estímulo elétrico (feixe de Bachman) facilita a condução entre os átrios. Vias internodais de condução transmitem o estímulo elétrico originado no nódulo sinoatrial para o nódulo atrioventricular. O nódulo atrioventricular, outra estrutura especializada, às vezes chamada de marca-passo secundário, transmite os impulsos elétricos para os ventrículos por meio do feixe atrioventricular, também conhecido por feixe de Hiss, que se divide em ramo esquerdo e ramo direito. O sistema especializado de condução gera uma descarga elétrica rítmica e automática, modulada por inervação autônoma e catecolaminas circulantes. Arritmias são anomalias do ritmo cardíaco.

Devido à flutuação do tônus vagal, a frequência cardíaca altera-se com a respiração, aumentando na inspiração e diminuindo na expiração. Essa variação recebe o nome de arritmia sinusal respiratória e é fisiológica.

Extrassístoles são batimentos cardíacos adicionais que ocorrem precocemente e interrompem o ritmo cardíaco sinusal. Podem ter origem supraventricular ou ventricular e ocorrer de forma isolada, pareada ou em salvas. O significado clínico das extrassístoles depende da causa, origem anatômica, frequência e de ocorrerem de forma isolada ou combinada. Frequentemente o paciente descreve a ocorrência de extrassístole como palpitação (percepção do batimento cardíaco) ou sensação de perda de um batimento cardíaco.

As arritmias que causam distúrbios hemodinâmicos são geralmente as bradicardias e as taquicardias sustentadas. Episódios prolongados podem resultar em risco de vida. Pacientes portadores de arritmias cardíacas significativas geralmente sabem que têm essa condição, portanto a anamnese bem dirigida é importante na prevenção de complicações. Há uma vasta gama de tipos de taquiarritmias e de causas para bradiarritmias.

O eletrocardiograma e sua interpretação correta são fundamentais para o diagnóstico. Porém, do ponto de vista do consultório odontológico, é preciso que o profissional identifique a ocorrência do episódio de arritmia cardíaca. Algumas características do problema podem ser identificadas, pois facilitarão a percepção de que existe um problema e a comunicação com a equipe de resgaste, se isso for necessário. A palpação do pulso permite identificar se o ritmo é normal, rápido ou lento, regular ou irregular, cheio ou filiforme. A ausculta do coração permite identificar ritmo, regularidade, frequência e se os batimentos cardíacos correspondem ao pulso em frequência e regularidade.

As taquicardias são alterações do ritmo cardíaco com frequência maior do que 100 batimentos por minuto e podem ser supraventriculares ou ventriculares. O Quadro 10 mostra sinais e sintomas que podem estar presentes no paciente com taquiarritmias.

QUADRO 10 Taquiarritmias: sinais e sintomas

Palpitações
Mal-estar inespecífico
Dor torácica
Dispneia
Alterações do nível de consciência
Hipotensão
Choque
Parada cardiorrespiratória

Fonte: elaboração dos autores.

O manejo das taquiarritmias depende do tipo e da causa. Pode envolver manobras vagais, medicamentos antiarrítmicos, cardioversão, desfibrilação e, posteriormente, ablações. Normalmente as taquicardias supraventriculares apresentam complexo QRS estreito, e as ventriculares, complexo QRS alargado no eletrocardiograma. As manobras vagais e os medicamentos que inibem a condução no nódulo atrioventricular são o primeiro passo no tratamento das taquicardias supraventriculares. Essas taquicardias normalmente não provocam instabilidade hemodinâmica, porém, quando ocorre instabilidade, o tratamento é a cardioversão elétrica.

No consultório odontológico, identificada uma taquiarritmia, o procedimento é interrompido, objetos são removidos da cavidade bucal, o paciente é mantido na posição de maior conforto e os serviços médicos de resgate são acionados, porque o diagnóstico preciso e o tratamento de taquiarritmias sustentadas é hospitalar. Os sinais vitais devem ser monitorados. Oxigênio com fluxo de 3 a 5 L/minuto pode ser administrado se a saturação de oxigênio cair abaixo de 92%, com alvo de 95%. Um acesso venoso pode ser obtido e mantido com soro glicofisiológico 5%, para facilitar possível injeção intravenosa (IV) de medicamentos pela equipe de resgate.

Manobras de estimulação vagal podem ser empregadas. A mais simples é a massagem dos seios carotídeos, que consiste em palpar o pulso carotídeo e realizar compressão controlada de uma das carótidas na região do ângulo mandibular, anteriormente ao músculo esternocleidomastóideo, utilizando o segundo e terceiro dedos, sem ocluir o vaso. É necessário antes auscultar a artéria. Se houver presença de sopro perceptível na ausculta, a manobra não deve ser realizada, pelo risco de desestabilização de uma placa aterosclerótica e embolização, provocando um acidente vascular cerebral. A manobra de Valsalva consiste no paciente assoprar em uma seringa vazia de 20 mL enquanto mantém o abdome contraído. Na manobra de Valsalva modificada, o paciente assopra na seringa por 15 segundos. Depois, a cabeceira é abaixada para zero grau e as pernas são elevadas passivamente para 45 graus, por 15 segundos. O profissional, entretanto, deve estar preparado para complicações e para iniciar o protocolo de suporte básico de vida quando necessário.

As bradiarritmias (bradicardias) são caracterizadas por frequência cardíaca abaixo de 60 batimentos por minuto. Porém, essa frequência é considerada normal em indivíduos jovens, saudáveis e com bom condicionamento físico. Atletas frequentemente apresentam frequências cardíacas abaixo de 50 batimentos por minuto. Indivíduos saudáveis, com tônus vagal exacerbado, podem apresentar bradicardias após ingestão de grandes refeições, durante situações estressantes ou sono, na passagem de sonda nasogástrica ou remoção de tampões nasais. O Quadro 11 traz sinais e sintomas que podem ser provocados por bradiarritmias.

QUADRO 11 Bradicardias: sinais e sintomas

Confusão mental
Fraqueza
Pré-síncope
Síncope
Dispneia
Dor torácica

Fonte: elaboração dos autores.

O eletrocardiograma é essencial para avaliação de bradicardias, porque estas também podem ser de diversos tipos, ocorrendo como bradicardia sinusal, atrial, juncional, por doença do nó sinusal, bloqueio sinoatrial e bloqueios atrioventriculares. As bradicardias sintomáticas geralmente apresentam frequências abaixo de 50 batimentos por minuto. Podem relacionar-se a medicamentos, distúrbios eletrolíticos, hipoxemia, hipertensão intracraniana, aumento do tônus vagal ou compressão extrínseca do seio carotídeo, isquemia miocárdica, lesão mecânica do sistema de condução em pessoas que receberam cirurgia cardíaca ou ablações, portadores de endocardite infecciosa com formação de abscesso, ou nos processos degenerativos do sistema de condução. O tratamento das bradicardias com repercussão hemodinâmica é hospitalar, sendo a atropina a primeira droga a ser administrada nos casos instáveis. O manejo hospitalar emergencial dependerá da causa e pode exigir desde dosagem e manejo de eletrólitos, uso de diversos medicamentos, administração de adrenalina ou dopamina em bomba de infusão até instalação de marca-passo.

No consultório odontológico, bradicardias sintomáticas sem comprometimento hemodinâmico significativo necessitam apenas de medidas de suporte, até que atendimento médico de emergência esteja disponível. As medidas emergenciais são interromper o procedimento, remover objetos da cavidade bucal, posicionar o paciente em decúbito dorsal e acionar o serviço médico de resgate. Os sinais vitais devem ser monitorados. Oxigênio com fluxo de 3 a 5 L/minuto pode ser administrado se a saturação de oxigênio cair abaixo de 92%, com alvo de 95%. Um acesso venoso pode ser obtido e mantido com soro glicofisiológico a 5%, para facilitar a injeção IV de medicamentos pela equipe de resgate caso seja necessário. Em caso de instabilidade significativa, o profissional pode administrar atropina 0,5 mg, EV, repetida a cada 3 a 5 minutos até a dose máxima de 5 mg.

A maior parte das paradas cardiorrespiratórias (PCR) extra-hospitalares não relacionadas a traumatismos ocorre em pacientes com história de doença cardiovascular subjacente. O Quadro 12 traz os tipos possíveis de PCR.

QUADRO 12 Tipos de parada cardiorrespiratória

Taquicardia ventricular sem pulso: ritmo anômalo que se origina em foco ventricular e não é capaz de gerar débito cardíaco suficiente para gerar um pulso central. O paciente está em PCR.
Fibrilação ventricular: atividade elétrica desorganizada que causa tremores ventriculares sem gerar contrações efetivas e é a causa mais frequente de PCR. A síncope é imediata e a morte ocorre em minutos.
Atividade elétrica sem pulso: há atividade elétrica no coração, mas não há pulso palpável. Resulta de uma série de causas, por exemplo, tamponamento cardíaco, pneumotórax hipertensivo, infarto agudo do miocárdio, hiperpotassemia, acidose metabólica, hipotermia, intoxicação por bloqueador de canal de sódio.
Assistolia: ausência total de atividade elétrica miocárdica. Pode representar a fase final de PCR não tratada ou não responsiva ao tratamento e tem prognóstico reservado.

PCR: parada cardiorrespiratória.
Fonte: elaboração dos autores.

No ambiente extra-hospitalar, inclusive consultório odontológico, a sobrevivência do paciente e a ausência ou minimização de sequelas depende do profissional e do pessoal auxiliar serem capazes de reconhecer de imediato a PCR, iniciar imediatamente o protocolo de suporte básico de vida, acionar o serviço médico de emergência, iniciar precocemente a reanimação cardiopulmonar (RCP) de alta qualidade, com compressões torácicas e ventilação corretas, e realizar desfibrilação rápida com um desfibrilador automático externo (DEA/DAE) se indicada. A isso segue-se suporte avançado de vida, com estabilização rápida e transporte para os cuidados pós-PCR pelo serviço médico de emergência, que conduzirá o paciente para hospital para ser cuidado por equipe multidisciplinar. Não é objetivo deste capítulo descrever em detalhes as técnicas de RCP, porém é essencial que todo cirurgião-dentista faça o curso de suporte básico de vida, no qual aprenderá tais técnicas e o manejo de situações de engasgo e obstrução respiratória por objetos estranhos, tanto em adultos como em crianças.

EMERGÊNCIAS METABÓLICAS E ENDÓCRINAS

Hiperglicemia

A hiperglicemia é uma característica do paciente diabético que não costuma resultar em emergência e ocorre agudamente. Entretanto, se não controlada, pode levar a hiperglicemia com cetose, mas sem acidose, chamada de cetose diabética, que pode ser revertida em horas com o tratamento adequado. O descontrole da glicemia pode também resultar em cetoacidose diabética e em estado hiperosmolar hiperglicêmico, situações que trazem risco à vida e que podem ocorrer concomitantemente. A cetoacidose diabética é definida por glicemia maior do que 250 mg/dL, pH arterial < 7,3 e cetonemia positiva. O estado hiperosmolar hiperglicêmico é definido por glicemia maior do que 600 mg/dL, osmolaridade > 320 mOsm/kg e pH arterial > 7,3. Na cetoacidose diabética, há ausência absoluta ou relativa de insulina, com consequente alteração do metabolismo de carboidratos e lipídios, que resulta em produção de corpos cetônicos e acidose metabólica. No estado hiperosmolar hiperglicêmico, há produção suficiente de insulina para inibir a produção de glucagon. Há alteração do metabolismo dos carboidratos, mas não do metabolismo lipídico, e cetoácidos não são produzidos. Porém, a diurese osmótica aumenta a perda de água e eletrólitos, resultando em aumento da osmolaridade.

São causas frequentes de precipitação das condições citadas as infecções e a descontinuidade de medicação para controle de glicemia. Medicamentos e estresse físico ou psicológico, acidente cardiovascular ou cerebrovascular também são causas de exacerbação. As características clínicas da cetoacidose diabética (CAD) e do estado hiperosmolar hiperglicêmico (EHH) são diferentes. A CAD ocorre mais frequentemente na terceira década de vida e instala-se em horas. Quando a acidose é severa, podem ocorrer dor abdominal e vômitos, ocorre taquipneia como alteração compensatória da acidose e o hálito torna-se cetônico, porém normalmente o nível de consciência não se altera. O EHH é mais comum na quinta década da vida, instala-se em dias ou semanas, a desidratação é mais intensa, não há alterações respiratórias compensatórias da acidose, o hálito não é cetônico e geralmente o nível de consciência é rebaixado, podendo levar a "coma diabético".

O Quadro 13 descreve sinais e sintomas que podem resultar da hiperglicemia.

QUADRO 13 Sinais e sintomas de hiperglicemia

Mal-estar
Náusea
Poliúria
Polifagia
Polidipsia
Desidratação
Face avermelhada
Pele seca e quente
Vômitos
Dor abdominal
Taquipneia, respiração de Kussmaul

(continua)

QUADRO 13 Sinais e sintomas de hiperglicemia (*continuação*)

Hálito cetônico
Rebaixamento do nível de consciência

Fonte: elaboração dos autores.

No consultório odontológico, dificilmente um paciente terá uma emergência hiperglicêmica, e os pacientes suspeitos de CAD ou EHH devem receber medidas de suporte até que sejam atendidos pelo serviço médico de emergência. É essencial, porém, que o profissional saiba diferenciar hiperglicemia de hipoglicemia. Como veremos na seção a seguir, a instalação de uma crise hipoglicêmica é muito mais rápida do que a de uma crise hiperglicêmica. Além disso, a hipoglicemia pode levar a óbito ou, em alguns minutos, provocar dano encefálico permanente. Portanto, é essencial dispor de equipamento para aferir a glicemia capilar no consultório. No paciente hiperglicêmico, procedimentos odontológicos eletivos devem ser adiados até o controle efetivo da glicemia, podendo ser realizados procedimentos emergenciais.

Num paciente hiperglicêmico que perde a consciência, o procedimento deve ser interrompido, objetos estranhos removidos da boca, e deve ser iniciado o protocolo de suporte básico de vida e o serviço médico de emergência acionado. Os sinais vitais devem ser monitorados. Com a via aérea desobstruída, esses pacientes geralmente se mantêm em respiração espontânea, mas não recobrarão a consciência até que as causas metabólicas sejam solucionadas. Se houver possibilidade de instalar um acesso venoso com solução salina, isso facilitará o manejo do paciente quando o atendimento médico de emergência chegar. Oxigênio pode ser administrado com fluxo de 2 a 3 L/minuto. Essa medida não fará o paciente recobrar a consciência, porém não provocará nenhum efeito adverso. O tratamento definitivo da CAD e EHH é complexo e hospitalar.

Hipoglicemia

Hipoglicemia é um nível de glicose sérica anormalmente baixo que provoca sinais e sintomas de estimulação adrenérgica e/ou disfunção do sistema nervoso central. É definida pela tríade de Whipple:

- Glicemia < 45 mg/dL em pacientes não diabéticos ou < 70 mg/dL em pacientes diabéticos.
- Sinais e sintomas adrenérgicos ou neuroglicopênicos.
- Resolução dos sintomas com a normalização da glicemia.

O Quadro 14 lista os sinais e sintomas de estimulação adrenérgica, e o Quadro 15, os neuroglicopênicos, que podem ser encontrados na hipoglicemia.

QUADRO 14 Sinais e sintomas de estimulação adrenérgica

Tremor
Sudorese
Parestesias
Taquicardia
Palpitações (sensação de perceber o coração batendo)
Ansiedade, nervosismo
Síncope

Fonte: elaboração dos autores.

QUADRO 15 Sinais e sintomas neuroglicopênicos

Cefaleia
Tonturas
Ataxia (alterações na marcha)

(continua)

QUADRO 15 Sinais e sintomas neuroglicopênicos (*continuação*)

Astenia (fraqueza)
Dificuldade de concentração
Lentificação
Confusão mental
Irritabilidade
Distúrbios de comportamento
Comportamento inapropriado
Distúrbios visuais
Déficits neurológicos focais
Sonolência
Convulsões
Coma

Fonte: elaboração dos autores.

A hipoglicemia é um evento incomum, a não ser em pacientes diabéticos, mas pode ocorrer em pacientes saudáveis. Pode ser induzida por medicamentos, por exemplo, insulina e agentes hipoglicemiantes, ingestão de álcool e diversas condições sistêmicas. São possíveis causas de hipoglicemia: infecções, deficiências enzimáticas, doença hepática (devido a alterações da neoglicogênese), doença renal crônica em diabéticos (nos quais as necessidades de insulina se alteram), insuficiência cardíaca, desnutrição grave, insulinoma e outros tumores pancreáticos, hipoglicemia autoimune (associada, p. ex., ao lúpus eritematoso sistêmico e à artrite reumatoide), hipoglicemia do jejum associada a doenças enzimáticas, hipoglicemia reativa (que ocorre na intolerância à frutose e na galactosemia), hipoglicemia alimentar (pacientes submetidos a cirurgia gastrintestinal) e o diabetes oculto, no qual ocorre atraso na secreção de insulina e, quando esta é liberada, os carboidratos já foram absorvidos, resultando em hipoglicemia. As causas frequentes de hipoglicemia nos pacientes diabéticos são listadas no Quadro 16.

QUADRO 16 Causas de hipoglicemia em diabéticos

Doses altas de insulina
Doses altas de hipoglicemiantes orais
Perda ou atraso das refeições
Atividade física sem compensação prévia de carboidratos
Ingestão de álcool
Perda da contrarregulação hormonal

Fonte: elaboração dos autores.

A hipoglicemia não corrigida pode provocar sequelas neurológicas permanentes em minutos ou óbito. É importante que o diagnóstico dessa condição seja rápido, e todo paciente com alterações do nível de consciência deve ter hipoglicemia incluída no diagnóstico diferencial. Portanto, é imperativo obter de imediato uma glicemia capilar, e o cirurgião-dentista deve ter o aparelho e as tiras para tal aferição disponíveis no consultório.

Em um paciente hipoglicêmico, a conduta é interromper o procedimento, remover objetos estranhos da cavidade bucal, posicioná-lo da maneira que se sinta mais confortável – normalmente sentado – e administrar carboidratos por VO. Uma forma de fazer isso é diluir açúcar em água para o paciente ingerir. Outras possibilidades são suco de laranja, refrigerantes e barras de chocolate, por exemplo. A administração de líquidos contendo carboidratos pode ser fracionada por volume e a fração administrada a cada 5 a 10 minutos até que os sinais e sintomas desapareçam. Depois, o paciente deve ser mantido em observação por 1 hora no consultório. Se estiver totalmente recuperado pode ser liberado. Se houver qualquer dúvida sobre a recuperação completa, somente pode ser liberado com um acompanhante adulto. Se o paciente consciente for incapaz de ingerir o carboidrato ou recusá-lo, será necessária reposição por via parenteral, como no paciente inconsciente, descrita a seguir.

Se um paciente perde a consciência, é necessário interromper o procedimento, remover objetos da cavidade bucal, iniciar o protocolo de suporte básico de vida e acionar o serviço médico de emergência. Nessa situação, a glicemia capilar deve ser obtida de imediato. Confirmada a hipoglicemia, será necessário tratá-la por meio de reposição parenteral de carboidratos. Isso deve ser feito por via EV, e o cirurgião-dentista deve estar preparado para obter um acesso venoso periférico. Normalmente são infundidos 15 a 20 g de glicose. Uma ampola de 10 mL de glicose 50% contém 5 g de glicose; uma ampola com 20 mL de glicose 50% contém 10 g de glicose. Por vezes, quantidades maiores de glicose podem ser necessárias. Outra forma de aumentar a glicemia é a injeção IM de 1 a 2 mg de glucagon em pacientes sem acesso venoso. Esse medicamento é um hormônio e, em geral, não é disponível no consultório, seu efeito é de curta duração e a substância esgota as reservas hepáticas de glicose, não sendo possível utilizar uma segunda dose, porém é um método efetivo para tratamento desse tipo emergência.

Quando o paciente recobra a consciência, a suplementação de carboidrato pode ser mantida por VO. Os pacientes que tiveram perda de consciência por hipoglicemia necessitarão de tratamento médico, e as medidas de suporte devem ser mantidas até que chegue o serviço médico de emergência.

Insuficiência adrenal

A glândula adrenal, ou suprarrenal, produz diversas substâncias essenciais à vida, como catecolaminas, andrógenos, glicocorticoides e mineralocorticoides. O cortisol, um glicocorticoide produzido por essa glândula, auxilia o organismo a adaptar-se ao estresse, sendo por isso fundamental para a sobrevivência. O excesso de produção de cortisol resulta na doença de Cushing. Sua produção deficiente resulta na insuficiência adrenocortical primária, ou doença de Addison. Insuficiência adrenal pode ser causada por doenças que afetam o córtex adrenal, a hipófise ou o hipotálamo. A doença mais frequente é a adrenalite autoimune. Infecções bacterianas e fúngicas também podem provocar insuficiência adrenal. Além disso, essa condição pode resultar de hemorragias, trombose da veia adrenal, síndrome de imunodeficiência adquirida ou adrenalectomia bilateral. Sinais e sintomas ocorrem após a destruição de 90% da glândula ou a sua remoção.

Porém, a causa mais comum de insuficiência adrenal é a interrupção brusca da terapia com glicocorticoides em paciente com doença de Addison (insuficiência adrenal) ou em pacientes com glândulas adrenais normais, porém em terapia prolongada com glicocorticoides interrompida bruscamente desenvolvendo uma insuficiência adrenal temporária, já que a administração prolongada ou doses imunossupressoras de corticosteroides provoca a supressão temporária das adrenais.

No paciente com insuficiência adrenal primária ou secundária, estresse psicológico ou fisiológico, como em traumatismos, cirurgias, anestesia, tratamentos odontológicos extensos, infecção, alterações repentinas de temperatura ambiente, exercício intenso, consumo excessivo de álcool, infarto agudo do miocárdio, asma, diabete, pirógenos, hipoglicemia e queimaduras, pode precipitar-se uma crise de insuficiência adrenal aguda, e esta pode resultar em perda da consciência e risco à vida.

O Quadro 17 lista os sinais e sintomas que podem decorrer de insuficiência adrenal.

QUADRO 17 Sinais e sintomas de insuficiência adrenal

Hiperpigmentação cutânea
Avidez por sal
Letargia
Fadiga extrema
Fraqueza intensa
Dificuldade de falar
Paralisia muscular (em caso de hiperpotassemia)
Hipoglicemia e seus sinais e sintomas típicos
Hipertensão ortostática
Hipotensão
Náusea
Vômitos
Dor abdominal
Alterações do trânsito intestinal
Dor na região lombar e nas pernas
Deterioração da função cardiovascular e choque
Confusão mental severa
Coma
Morte

Fonte: elaboração dos autores.

Um episódio de insuficiência adrenal aguda no consultório odontológico manifesta-se por confusão mental progressiva, dor abdominal, lombar e nas pernas, deterioração da função cardiovascular, perda da consciência e coma, podendo provocar o óbito por choque e hipoglicemia. A prevenção de crise adrenal aguda durante tratamento odontológico consiste em identificar os pacientes de risco, que são os portadores das comorbidades citadas ou os que fazem uso de glicocorticoide. Nos pacientes em risco, há necessidade de suplementação da dose de glicocorticoide que o paciente normalmente utiliza, de maneira dependente da patologia de base, do tipo e da extensão do procedimento a ser realizado.

A crise adrenal aguda é uma emergência que necessita de tratamento imediato. No paciente consciente, o procedimento deve ser interrompido, com objetos retirados da cavidade bucal. Se ele apresentar sinais e sintomas de hipotensão, deve ser posicionado em decúbito dorsal, com as pernas ligeiramente elevadas. Se não estiverem presentes, pode ser utilizada a posição de melhor conforto. Os sinais vitais devem ser monitorados, e o atendimento médico de emergência, acionado. Oxigênio deve ser administrado por máscara ou capuz nasal, com fluxo de 5 a 10 L/minuto. Um acesso venoso deve ser obtido e 100 mg de hidrocortisona administrados, seguindo-se doses de 50 mg a cada 6 horas. Se não for possível obter acesso venoso, a dose de 100 mg pode ser administrada por via IM no músculo deltoide ou no vasto lateral de coxa. A glicemia capilar deve ser obtida e a hipoglicemia tratada, se estiver presente. Em pacientes hipotensos, 1 L de soro fisiológico ou glicofisiológico é infundido na primeira hora, se não houver contraindicação cardiovascular.

Pacientes inconscientes são posicionados em decúbito dorsal, com as pernas ligeiramente elevadas e a sequência de suporte básico de vida iniciada. A falta de resposta ao posicionamento, disponibilização de oxigênio e amônia aromática (inalante) elimina causas mais comuns de síncope, por exemplo, a síndrome vasodepressora. Glicemia capilar dentro de parâmetros adequados afasta a possibilidade de hipoglicemia, e se esta estiver presente, deve ser tratada. O restante do tratamento emergencial é o mesmo que para o paciente consciente, mantendo-se as medidas de reanimação e suporte cardiorrespiratório necessárias até a chegada do serviço médico de emergência.

Crise tireotóxica

Hipertireoidismo é o aumento da produção e a secreção excessiva de hormônio tireoidiano. O paciente hipertireóideo frequentemente apresenta nervosismo, apreensão, sudorese, intolerância ao calor, taquicardia, pele fina, quente e úmida, tremores e pode apresentar exoftalmia.

Tireotoxicose é a denominação que se dá às manifestações bioquímicas e fisiológicas provocadas pela quantidade excessiva de hormônios tireoidianos. Crise tireotóxica é a exacerbação dos sinais e sintomas do hipertireoidismo, com descompensação de múltiplos sistemas orgânicos e risco de morte. Qualquer causa de hipertireoidismo, tratado ou não, pode conduzir a uma crise tireotóxica, porém pacientes portadores de doença de Graves apresentam maior risco. Ingestão acidental ou proposital de doses excessivas de hormônios tireoidianos também pode provocar uma crise tireotóxica. O aparecimento da crise é mais dependente da velocidade do aumento dos hormônios tireoidianos do que do valor nominal dos níveis séricos. A maioria dos pacientes que desenvolve crise tireotóxica tem história prévia de hipertireoidismo.

A crise tireotóxica pode levar à morte. A principal causa de precipitação da crise são as infecções. Porém, crises podem ser provocadas por traumatismo, cirurgia, toxemia gravídica e parto, tireoidite secundária a irradiação, eventos cardiovasculares ou cerebrovasculares, aumento da oferta de iodo e contrastes ionizados, amiodarona, retirada abrupta dos medicamentos utilizados no tratamento do hipertireoidismo e ingestão de doses tóxicas de hormônios tiroidianos.

Clinicamente, a crise tireotóxica apresenta-se com exacerbação dos sinais e sintomas de hipertireoidismo, hiperpirexia, taquicardia severa, geralmente superior a 140 batimentos por minuto, e alteração do estado mental. O Quadro 18 mostra as principais manifestações da tireotoxicose.

QUADRO 18 Sinais e sintomas da tireotoxicose

Queixas cardíacas
Fibrilação atrial
Dispneia
Astenia (fraqueza)
Aumento de apetite
Perda de peso (ganho de peso em alguns poucos pacientes)
Edema em membros inferiores
Eritema palmar
Hiperdefecação sem alteração das fezes
Diarreia ou constipação
Anorexia
Sinais oculares
Esplenomegalia
Ginecomastia

Fonte: elaboração dos autores.

Em uma crise tireotóxica, acrescentam-se as ocorrências listadas no Quadro 19.

QUADRO 19 Disfunções características na crise tireotóxica

Disfunção termorregulatória (hiperpirexia)
Disfunção cardiovascular (taquicardia, fibrilação atrial, insuficiência cardíaca)

(continua)

QUADRO 19 Disfunções características na crise tireotóxica (*continuação*)

Disfunção gastrintestinal/hepática (dor abdominal, diarreia, vômitos, icterícia)
Disfunção do sistema nervoso central (agitação, delírio, psicose, letargia, convulsão, coma)

Fonte: elaboração dos autores.

Diante da suspeita de crise tireotóxica no consultório, o paciente consciente deve ter medidas de suporte e o serviço médico de emergência deve ser acionado, já que o tratamento será hospitalar. Se o paciente perder a consciência, deve ser posicionado em decúbito dorsal, com as pernas ligeiramente elevadas, e iniciado o protocolo de suporte básico de vida. As outras causas mais frequentes de perda de consciência devem ser descartadas e uma glicemia capilar obtida. Um acesso venoso mantido com infusão de soro glicofisiológico a 5% pode ser iniciado para facilitar a administração EV de medicamentos pela equipe de resgate e pode ser administrado O_2, em um fluxo de 2 a 3 L/minuto, por meio de máscara, cateter ou capuz nasal.

O tratamento da crise tireotóxica é realizado em unidade de terapia intensiva (UTI) e baseia-se em:

- Bloqueio da produção e da liberação de hormônios pela glândula tireoide, por meio de medicamentos antitireoidianos, que bloqueiam a produção do hormônio (propiltiouracil, metimazol), ou a liberação de hormônio já formado na glândula (Lugol ou iodeto de potássio, ácido iopanoico).
- Bloqueio dos efeitos periféricos do hormônio tireoidiano por meio de betabloqueadores, bloqueadores de canal de cálcio em pacientes que não podem receber esse tipo de medicação e, em algumas situações, glicocorticoides em dose alta.
- Medidas de suporte, como controle da hipertermia por meio de dipirona EV (salicilatos são contraindicados porque deslocam o hormônio tireoidiano para sua forma livre), tratamento da disfunção cardíaca e tratamento de convulsões, sendo os benzodiazepínicos os medicamentos de primeira escolha.
- Tratamento da causa da crise.

No consultório odontológico, em geral não são utilizados medicamentos para tratamento de crise tireotóxica. A conduta é instituir as medidas necessárias de suporte até que o paciente receba atendimento médico emergencial.

EMERGÊNCIAS NEUROLÓGICAS

Acidente vascular cerebral

Os acidentes vasculares cerebrais podem ser do tipo hemorrágico (AVCh) ou isquêmico (AVCi). Os acidentes hemorrágicos ocorrem com sangramento intraparenquimatoso ou subaracnóideo, sendo as duas causas mais frequentes a hipertensão arterial sistêmica e os aneurismas e malformações arteriovenosas. Pequenos sangramentos podem ser difíceis de distinguir de um episódio isquêmico sem exames de imagem. O Quadro 20 mostra sinais e sintomas frequentes do AVCh.

QUADRO 20 Sinais e sintomas de acidente vascular cerebral hemorrágico

Aparecimento abrupto dos sinais e sintomas
Progressão constante dos sinais e sintomas
Cefaleia
Vômitos
Déficits neurológicos focais

(continua)

QUADRO 20 Sinais e sintomas de acidente vascular cerebral hemorrágico (*continuação*)

Náusea
Arrepios e sudorese
Rebaixamento da consciência
Perda de consciência
Coma

Fonte: elaboração dos autores.

Nos AVCh, não há tratamento específico que possa ser realizado no consultório odontológico. A conduta básica é interromper o procedimento que está sendo realizado, remover objetos da cavidade bucal, posicionar o paciente sentado (45 a 90 graus), se ele estiver consciente, e em decúbito dorsal se ele estiver inconsciente (se a pressão arterial estiver significativamente alta, a cabeça e o dorso devem ser ligeiramente elevados, retornando ao decúbito dorsal se houver parada cardíaca e necessidade de compressões torácicas para manter a circulação), e acionar de imediato os serviços médicos de urgência, iniciando o protocolo de suporte básico de vida conforme necessário. Oxigênio pode ser administrado por meio de máscara, capuz nasal ou cateter nasal com fluxo de 2 a 5 L/minuto. Os sinais vitais devem ser monitorados. Um acesso venoso periférico pode ser instituído, com infusão de soro glicofisiológico 5%, o que facilita o tratamento quando chegar o serviço médico de urgência.

Os AVCi assumem duas formas. Os ataques isquêmicos transitórios (AIT) são anormalidades neurológicas focais de início súbito e curta duração, que refletem uma redução ou interrupção localizada do fluxo sanguíneo cerebral, mas que não resultam em infarto cerebral permanente. Em geral duram de 2 a 30 minutos e se resolvem espontaneamente, a maioria em menos de 5 minutos. As principais causas são embolização ou redução momentânea do fluxo sanguíneo em uma artéria já estenosada. Nas primeiras 24 a 48 horas após o episódio, o risco de AVCi aumenta.

O AVCi é uma isquemia cerebral focal com infarto cerebral permanente, provocando déficits neurológicos súbitos. Pode ser causado por trombos, êmbolos, estenose de artéria proximal ou oclusão de artéria cerebral profunda. O quadro clínico varia conforme a área do encéfalo acometida. Sinais de alarme para a ocorrência de AVCi são paralisia facial, fraqueza em membro superior e alterações na fala. O Quadro 21 inclui sinais e sintomas de AVCi.

QUADRO 21 Sinais e sintomas de acidente vascular cerebral isquêmico

Início abrupto
Hemiparesia em membro superior ou inferior
Paralisia facial central unilateral
Alteração na função de nervos cranianos
Perda de campo visual ou amaurose
Hipoestesia em face ou membro
Vertigem
Alterações na marcha
Alterações na fala
Incontinência urinária
Rebaixamento do nível de consciência

Fonte: elaboração dos autores.

O prognóstico do AVCi depende muito da rapidez com que ele é percebido e tratado. O paciente que sofre um AIT geralmente permanece consciente, como a maioria dos que sofrem um AVCi, em seu momento inicial.

O procedimento odontológico deve ser interrompido e objetos removidos da cavidade bucal. A posição mais confortável para o paciente consciente é a sentada, com o dorso em 45 a 90 graus, até que assistência médica emergencial esteja disponível. Oxigênio pode ser administrado por meio de máscara, capuz nasal ou cateter nasal, em um fluxo de 2 a 5 L/minuto. Os sinais vitais devem ser monitorados. Glicemia capilar deve ser obtida e registrada. Se o paciente perder a consciência, deve ser levado ao decúbito dorsal e iniciado o protocolo de suporte básico de vida.

Após um AIT, o paciente é normalmente conduzido a um hospital para exames detalhados, inclusive de imagem e laboratoriais. Não havendo contraindicação, o paciente receberá medicações antiplaquetárias, como o ácido acetilsalicílico e o clopidogrel. O tratamento dos pacientes que sofreram AVCi envolve antiplaquetários, trombolíticos e possivelmente terapias invasivas de reperfusão. Do ponto de vista do consultório odontológico, a administração de 300 mg VO de ácido acetilsalicílico durante o manejo inicial do acidente pode ser considerada, porém é preciso ter certeza de que o episódio é isquêmico e não hemorrágico, o que pode não ser fácil. Na dúvida, é preferível aguardar o atendimento médico, porque esses pacientes se beneficiam da administração de antiplaquetários iniciada em até 48 horas da ocorrência do evento, não havendo, portanto, necessidade de iniciar a medicação imediatamente, antes da chegada do atendimento médico.

Crises convulsivas

A hiperatividade dos neurônios cerebrais pode manifestar-se com uma gama de atividades sensitivas e motoras, como alterações das funções viscerais, fenômenos olfativos, auditivos, visuais e gustativos, movimentos anormais, alterações de comportamento e acuidade mental e alterações do nível de consciência. As convulsões podem ser parciais ou generalizadas e mesmo manifestar-se como crises de ausência. Durante crises convulsivas parciais simples, o indivíduo permanece consciente, e um dos membros faz movimentos espásticos por vários segundos. Na crise parcial complexa, a consciência se altera. Caracteristicamente, o paciente sente um gosto desagradável na boca (aura), seguido de falta de responsividade, movimentos das mãos, estalar dos lábios, movimentos mastigatórios ou de sucção. O episódio dura em torno de 1 minuto, seguido por período curto, de alguns minutos, de letargia. Outra manifestação é a continuação do último movimento motor que o indivíduo realizava antes da crise.

As crises de ausência manifestam-se de repente, com supressão da atividade mental. O indivíduo fica imobilizado e com o olhar vago, às vezes com movimentos clônicos discretos na face, por exemplo, piscar e movimentos da boca.

A convulsão tônico-clônica generalizada apresenta uma fase prodrômica com alterações da reatividade emocional, que pode manifestar-se como ansiedade ou depressão e passar despercebida pelo profissional de saúde. Rapidamente se instala a fase pré-ictal, com a ocorrência de espasmos mioclônicos, geralmente em flexão, que dura vários segundos. O ruído de ar sendo expelido pela contratura do diafragma através da glote espástica e parcialmente ocluída pode ser ouvido. Segue-se a fase ictal, com contratura generalizada e sustentada, primeiro em flexão e depois evoluindo com rigidez tônica em extensão, do tronco e membros. Nesse período, há dificuldade respiratória resultante da contratura dos músculos respiratórios e pode ocorrer cianose. Essa fase dura geralmente 20 a 30 segundos. Na fase que se segue, a pós-ictal, o paciente recobra progressivamente a consciência. A princípio, pode apresentar-se comatoso e não responsivo, ou sonolento. Pode ocorrer relaxamento dos esfíncteres, com incontinência fecal ou urinária. Ao recobrar a consciência, o indivíduo pode estar confuso e desorientado, com amnésia relacionada ao episódio.

O termo estado de mal epilético refere-se a convulsões generalizadas nas quais o paciente não se recupera entre os ataques, ou crise com mais de 30 minutos. Essa situação pode ocorrer de forma convulsiva ou não convulsiva, sem sinais e sintomas motores ou com manifestação sutil ou subclínica, pode ter duração de horas ou dias e provocar risco de vida. Episódio de convulsões tônico-clônicas generalizadas com duração maior do que 5 minutos provavelmente não se resolverá sem a utilização de medicação anticonvulsivante.

Para os pacientes com crise de ausência e convulsões parciais durante atendimento odontológico, não são necessários cuidados específicos, a não ser interromper o procedimento, manter o paciente calmo, garantir que não haja risco de engasgamento, aspiração ou deglutição de objetos que estejam na boca e que, portanto, devem ser removidos. O paciente não deve deixar o consultório sozinho, ou dirigindo veículo, e deve ser encaminhado para avaliação em consulta com seu médico assistente assim que possível.

A condição de manejo emergencial é a crise tônico-clônica generalizada. Ao primeiro sinal pré-ictal, o procedimento é interrompido e os objetos removidos da boca. Se as convulsões se iniciarem antes de o paciente ser posicionado na cadeira, ele deve ser posicionado em decúbito dorsal no chão. A maior parte das injúrias decorrentes de crises convulsivas resulta de quedas, quando o episódio inicia com o indivíduo em pé. Se o indivíduo já estiver na cadeira, será mantido nela, porque é difícil, nesse ambiente, mover um paciente com crise generalizada.

O serviço médico de urgência precisa ser acionado, porque, se tiver chegado antes de a crise terminar, anticonvulsivantes poderão ser empregados com maior segurança. Caso já tenha cessado, a necessidade de condução para atendimento hospitalar pode ser avaliada e já estará disponível.

O protocolo de suporte básico de vida deve ser iniciado. Como descrito anteriormente, o paciente pode desenvolver algum grau de insuficiência respiratória e períodos breves de apneia, com cianose, e as manobras de desobstrução de vias aéreas podem ser necessárias. O acúmulo de secreções pode ser aspirado, utilizando-se preferencialmente um aspirador de plástico e não de metal, entre a bochecha e os dentes, sem introduzi-lo entre os maxilares. É importante reduzir o risco de injúrias por objetos ao redor ou quedas. Se o paciente estiver no chão, deve-se interpor algo macio sob a cabeça. Pode-se restringir manualmente os movimentos dos membros do paciente, porém sem tentar fixá-los de forma forçada.

Na fase pós-ictal, manter o paciente em decúbito dorsal, com as pernas ligeiramente elevadas e as vias aéreas desobstruídas, com oferta de oxigênio por máscara, capuz nasal ou cateter nasal, com fluxo de 3 a 5 L/minuto. Os sinais vitais devem ser monitorados, inclusive saturação de oxigênio. É aconselhável obter glicemia capilar, já que a hipoglicemia é uma das possíveis causas de convulsão, obter um acesso venoso periférico e iniciar infusão de soro glicofisiológico 5%. Quando a convulsão é persistente e dura mais do que 5 minutos, há indicação para administração de anticonvulsivantes. A medicação indicada para abortar uma crise em curso é um benzodiazepínico, que pode ser o diazepam EV, na dose inicial de 10 mg ou 0,15 a 0,2 mg/kg/dose em pacientes com menor peso ou crianças. Alternativa é o midazolam na dose de 10 mg por via IM, se o peso for maior do que 40 kg, reduzindo para 5 mg em pacientes com peso entre 13 e 40 kg. Entretanto, podem ocorrer complicações com o uso de anticonvulsivantes, por exemplo, parada respiratória. Se a medicação for utilizada, o profissional deverá estar preparado para tratar as possíveis complicações. Dessa forma, é aconselhável que esses medicamentos, quando necessários, se possível sejam administrados em ambiente pré-hospitalar, mas pela equipe de resgaste.

EMERGÊNCIAS HEMATOLÓGICAS

Anemia falciforme

A anemia falciforme é uma anemia hemolítica crônica que ocorre quase exclusivamente em negros. Trata-se de uma doença autossômica recessiva hereditária na qual uma hemoglobina anormal, chamada hemoglobina S, causa hemólise crônica e fenômenos de oclusão vascular. A hemoglobina S é instável e sofre polimerização na presença de fatores estressantes, como hipoxemia e acidose, levando à formação de eritrócitos falciformes. Essa condição provoca aumento na agregação das hemácias, lesão endotelial e inflamação crônica dos vasos sanguíneos.

Os indivíduos heterozigotos, portadores do chamado traço falciforme, são assintomáticos e não desenvolvem crises álgicas e fenômenos vasculares oclusivos. Hipostenúria (incapacidade de concentrar a urina) é frequente nesses pacientes. Podem apresentar hematúria e necrose papilar renal. Podem ocorrer rabdomiólise e morte súbita com exercícios extenuantes.

Os indivíduos homozigotos são portadores da anemia falciforme. O crescimento e o desenvolvimento são prejudicados, ocorrem alterações ósseas e medulares e a suscetibilidade a infecções aumenta. Hepatoesplenomegalia é frequente em crianças, mas os repetidos infartos e consequentes fibroses provocam atrofia do baço na fase adulta. Quando o baço é palpável no adulto, isso sugere o tipo de hemoglobina anormal presente na doença. Cardiomegalia e colelitíase são comuns. Crises aplásicas medulares ocorrem quando a eritropoiese diminui durante episódios infecciosos agudos, bacterianos ou virais. Infartos ósseos provocam crises álgicas durante episódios infecciosos. Podem ocorrer artralgias acompanhadas de febre, necrose da cabeça do fêmur e úlceras nos tornozelos. Pode haver dor abdominal e lombar. Podem ocorrer acidentes vasculares cerebrais e consequentes déficits neurológicos. Ainda, a síndrome torácica aguda caracteriza-se por febre de início repentino, dor torácica, leucocitose e infiltrados pulmonares nos exames radiológicos, podendo haver derrame pleural. Costuma acompanhar-se de tosse, dispneia, estertores e sibilos. A causa é oclusão microvascular, e hipoxemia pode instalar-se rapidamente. O paciente pode desenvolver hipertensão pulmonar como sequela.

Episódios de priapismo, relacionados ao pênis e ao clitóris, ocorrem na maioria dos pacientes entre 12 e 20 anos de idade.

Quando um paciente com anemia falciforme vem sintomático ou torna-se sintomático durante o tratamento odontológico, o procedimento não deve ser iniciado ou, se iniciado, deve ser interrompido. Não há conduta específica a fazer no consultório. Oxigênio pode ser administrado por meio de máscara, capuz ou cateter nasal, em um fluxo de 3 a 5 L/minuto, se a saturação de O_2 for menor que 92%, com alvo de 95%. Analgesia nas crises álgicas graves exigirá opioides por via parenteral ou bloqueios regionais específicos. Porém, no consultório, podem ser administrados opioides por VO (tramadol 50 mg VO ou associações de paracetamol 500 mg com codeína 30 mg VO) ou anti-inflamatórios não esteroidais (cetorolaco 10 mg sublingual). Um acesso venoso pode ser obtido com infusão de soro glicofisiológico 5%. O serviço médico de emergência deve ser acionado, porque esses pacientes necessitarão de tratamento hospitalar.

ANAFILAXIA

Reações adversas a medicamentos são comuns, com as alergias representando em torno de 10% de todas as reações, porcentagem muito significativa. Reações alérgicas a drogas podem manifestar-se como reações cutâneas, edemas, obstrução da via aérea e broncoespasmo. Podem também provocar sintomas semelhantes aos da doença de imunocomplexos, com mal-estar, febre, artralgias, artrite, prurido, urticárias e erupções, com semanas de duração. Reações citotóxicas, como anemia hemolítica autoimune, podem ocorrer, bem como outras reações graves, como na síndrome de Stevens-Johnson e na necrose epidérmica tóxica.

O tempo para iniciar a reação alérgica é variável, mas, geralmente, quanto mais rápido o aparecimento de sinais e sintomas, mais severa é a crise alérgica. Em geral, a reação cutânea se expressa como urticária, eritema e/ou angioedema, este atingindo principalmente as regiões periorbital, perioral, intraoral e extremidades. O angioedema pode ocorrer em lábios, língua, faringe e laringe e provocar obstrução respiratória. Angioedema pode representar edema angioneurótico hereditário, também denominado angioedema hereditário, doença autossômica dominante que se caracteriza por crises recorrentes de angioedema subcutâneo ou submucoso, não pruriginoso, que acomete mais frequentemente face, braços, pernas, mãos, pés, genitália e abdome, geralmente sem associação com urticária, com duração de 2 a 5 dias, que representa risco significativo durante procedimentos sob anestesia local ou geral, necessitando, quando a doença é conhecida, de preparação pré-operatória por imunologista. As manifestações alérgicas respiratórias são representadas por broncoespasmo e extensão do angioedema para a laringe, com obstrução respiratória.

A anafilaxia é uma reação de hipersensibilidade potencialmente fatal que se instala rapidamente e cursa com broncoespasmo, obstrução da via aérea, hipotensão grave (choque anafilático) e colapso cardiovascular, podendo levar à morte em 5 a 60 minutos após a exposição ao antígeno. A progressão de uma reação anafilática geralmente se inicia na pele, depois provocando sinais e sintomas oculares, nasais e gastrintestinais, atingindo em seguida o sistema respiratório e finalmente cardiovascular, porém a evolução é bastante rápida. O Quadro 22 mostra os sinais e sintomas de anafilaxia.

QUADRO 22 Sinais e sintomas de anafilaxia

Urticária: prurido intenso, ardor, formigamento, urticas (elevações rosadas, com o centro mais claro, delimitadas por vergões avermelhados e edema).
Angioedema: edema não pruriginoso, periorbital, perioral e de extremidades.
Rinite: congestão e prurido nasais, espirros.
Gastrintestinal: cólicas, dor abdominal, náusea, vômitos, diarreia, tenesmo.
Edema da laringe: dispneia, rouquidão, aperto na garganta, hipersalivação, estridor laríngeo, edema supraglótico e glótico, obstrução respiratória.
Broncoespasmo: tosse, sibilos, opressão retroesternal, dispneia, taquipneia, desconforto respiratório, cianose.
Alterações e colapso cardiovasculares: tonturas, fraqueza generalizada, síncope, angina do peito, palpitações, taquicardia e outras arritmias, hipotensão, choque, parada cardíaca em fibrilação ventricular ou assistolia.

Fonte: elaboração dos autores.

Diante de qualquer tipo de reação alérgica, o procedimento odontológico deve ser interrompido. Em geral, reações cutâneas que aparecem após tempo considerável desde a exposição ao antígeno, 60 minutos ou mais, e não progridem, não são consideradas como apresentando risco de vida, pelo menos inicialmente. Reações discretas ou localizadas podem ser tratadas com anti-histamínicos e glicocorticoides por VO e observadas. Reações cutâneas de início tardio, porém mais generalizadas, merecem administração de anti-histamínicos e glicocorticoides por via IM ou EV. Os pacientes com esses tipos de reação alérgica em geral não necessitam de atendimento médico de emergência, porém não podem deixar o consultório antes da remissão dos sintomas e necessitarão de anti-histamínicos e glicocorticoides por VO durante 2 a 3 dias, além de consulta com imunologista.

A reação extremamente preocupante é a do tipo I (anafilática ou imediata), que pode iniciar-se pelas reações cutâneas, mas progride rapidamente para anafilaxia. O ponto crucial no manejo desses pacientes consiste em identificar o problema e iniciar o tratamento imediatamente. No consultório odontológico, o procedimento é interrompido, objetos estranhos removidos da boca e o paciente posicionado em decúbito dorsal, com as pernas ligeiramente elevadas. O serviço médico de resgate deve ser acionado. O medicamento mais importante no tratamento da anafilaxia é a adrenalina. A via de administração recomendada é a administração no músculo vasto lateral da coxa, na dose de 0,5 mg em adultos e crianças maiores do que 12 anos, 0,3 mg em crianças de 6 a 12 anos e 0,01 mg/kg em crianças menores do que 6 anos. A medicação pode ser repetida 2 vezes se necessário em intervalos de 5 a 15 minutos. Outras áreas de aplicação IM, com boa absorção, especialmente em pacientes hipotensos com perfusão diminuída, e com as quais o cirurgião-dentista está mais habituado, são o corpo da língua e o assoalho bucal, na região sublingual.

Em pacientes com broncoespasmo, recomenda-se o uso de broncodilatadores beta-agonistas, como albuterol ou fenoterol em dose de 2,5 mg (10 gotas), diluídos em 3 a 5 mL de solução fisiológica em nebulização, que pode ser repetida até 3 vezes na primeira hora de tratamento. Pode ser associado o brometo de ipratrópio, 25 a

40 gotas na nebulização. Se o paciente tiver histórico de asma ou estiver em broncoespasmo, metilprednisolona pode ser utilizada na dose de 1 a 2 mg/kg até o máximo de 125 mg. Existem preparações de metilprednisolona que podem ser administradas por via EV ou IM e outras que somente podem ser administradas por via IM. Hidrocortisona pode ser utilizada por via EV ou IM, 200 a 300 mg em adultos e 5 a 10 mg/kg em crianças, até o máximo de 300 mg. Os sinais vitais devem ser monitorados e oxigênio suplementar fornecido com fluxo de 7 a 10 L/minuto, com máscara, capuz nasal ou cateter nasal, para manter a saturação em um mínimo de 92%. Um acesso venoso deve ser obtido com cateter 14 ou 16. Os pacientes hipotensos necessitam de reposição volêmica, inicialmente 1.000 a 2.000 mL em adultos em 1 hora e 20 mL/kg em crianças.

Esses pacientes serão conduzidos ao hospital pela equipe de resgate. Não é incomum que pacientes com reações anafiláticas necessitem ser intubados. Ocasionalmente, diante de edemas glóticos refratários ao tratamento medicamentoso e da impossibilidade de intubação, pode haver necessidade de via aérea cirúrgica por meio de cricotireoidotomia.

SUGESTÕES DE LEITURA

Abbas EK, Guillermo EU, John MM, et al. Hyperglycemic crisis in adult patients with diabetes. Diabetes Care. 2009;32:1335-43.

Adebayo O, Rogers RL. Hypertensive emergencies in the emergency department. Emerg Med Clin North Am. 2015;33:539-551.

Akamizu T, Satoh T, Isozaki O, et al. Diagnostic criteria, clinical features, and incidence of thyroid storm, based on nationwide surveys. Thyroid. 2012;22:661-79.

Alsahli M, Gerich JE. Hypoglycemia. Endocrinol Clin N Am. 2013;42:657-76.

American College of Cardiologists and American Heart Association. ACC/AHA Task Force on Practice Guidelines. ACC/AHA guidelines for the management of patients with stable angina and non-ST-segment elevation myocardial infarction. J Am Coll Cardiol. 2000;36:970:1062.

Beers MH, Berkow R (eds.). Manual Merck: diagnóstico e tratamento. 17.ed. São Paulo: Roca; 2000.

Bornstein SR, Allolio B, Arlt W, et al. Diagnosis and treatment of primary adrenal insufficiency: an endocrine society clinical practice guideline. J Clin Endocrinol Metab. 2016;101:364-89.

British Thoracic Society. British guidelines for the management of asthma. Thorax. 2014; 69(Suppl 1):1-192.

Burch HB, Wartofsky L. Life-threatening thyrotoxicosis: thyroid storm. Endocrinol Metab Clin North Am. 1993;22:263-77.

Chong JI. Visão geral do acidente vascular encefálico. Manual MSD. Versão para profissionais de saúde. 2020. Disponível em: https://www.msdmanuals.com/pt-br/profissional/dist%C3%BArbios-neurol%C3%B3gicos/acidente-vascular-encef%C3%A1lico/vis%C3%A3o-geral-do-acidente-vascular-encef%C3%A1lico. Acesso em: 19/06/2023.

Chu DK, McCullagh DJ, Waserman S. Anaphylaxis for the internist: definition, evaluation, and management with a focus on commonly encountered problems. Med Clin N Am. 2019;104:25-44.

Commins SP. Outpatient emergencies: anaphylaxis. Med Clin N Am. 2017;101:521-36.

European Society of Cardiology. Task force on management of chest pain. Chest pain (management of) guidelines. EUR Heart J. 2021;23:1153-76.

Freeman R, Abuzinadah AR, Gibbons C, et al. Orthostatic hypotension: JACC state of art review. J American Coll Cardiol. 2018;72:1294-309.

Gardner WN. Hyperventilation. Am J Crit Care Med. 2004;170:105-6.

Hazinski MF, Travers AH, Hazinski SMF, et al. Suporte básico de vida. Manual do Profissional da American Heart Association. Mesquite, Tx, USA, 2016.

Huff JS, Decker WW, Quinn JV, et al. Clinical policy: critical issues in the evaluation of adult patients presenting to the emergency department with syncope. Ann Emerg Med. 2007;49:431-44.

Johnson EL. Seizures and epilepsy. Med Clin N Am. 2019;103:309-24.

Limsuwan T, Demoly P. Acute symptoms of hypersensitivity (Urticaria, angioedema, anaphylaxis, anaphylatic shock). Med Clin N Am. 2010;94:691-710.

Malamed SF. Medical emergencies in the dental office. 5.ed. St Louis: Mosby; 2000.

Martin GJ, Adams SL, Martin HG, et al. Prospective evaluation of syncope. Ann Emerg Med. 1984;13:499-504.

Mina O, Dodson JA, King JB, et al. Angina severity, mortality, and healthcare utilization among veterans with stable angina. JAHA. 8:e012811.

Oigman W. Sinais e sintomas em hipertensão arterial. JBM. 2014;102:13-8.

Renier W, Winckelman KH, Verbakel JY, et al. Signs and symptoms in patients with acute dyspnea: a systematic review and meta-analysis. Eur J Emerg Med. 2018;25:3-11.

Ricci F, De Caterina R, Fedorowski A. Orthostatic hypotension: epidemiology, prognosis and treatment. J American Coll Cardiol. 2015;66:848-60.

Saisch SGN, Wessely S, Gardner WN. Patients with acute ventilation syndrome presenting to an inner-city emergency department. Chest. 1996;110:952-7.

Sociedade Brasileira de Pneumologia e Tisiologia. Diretrizes da Sociedade Brasileira de Pneumologia e Tisiologia para o manejo da asma. J Bras Pneumol. 2012;38(Supl 1):1-46.

Sweiss RN, Jivan A. Infarto agudo do miocárdio (IAM). Manual MSD. Versão para profissionais de saúde. 2020. Disponível em: https://www.msdmanuals.com/pt-br/profissional/doen%C3%A7as-cardiovasculares/doen%C3%A7a-coronariana/infarto-agudo-do-mioc%C3%A1rdio-iam. Acesso em: 19/06/2023.

Thygesen K, Alpert JS, Jaffe AS, et al.; the Writing Group on behalf of the Joint ESC/ACCF/AHA/WHF Task Force for the Universal Definition of Myocardial Infarction: ESC/ACCF/AHA/WHF Expert Consensus Document Third Universal Definition of Myocardial Infarction. Circulation. 2012;126:2020-35.

Velasco IT, Brandão Neto RA, Souza HP, et al. (eds.). Medicina de emergência: abordagem prática. 16.ed. Santana de Parnaíba: Manole; 2022.

Vieira R, Carmo RL. Sistema de condução do coração. KENHUB (kenhub.com). 2022. Disponível em: https://www.kenhub.com/pt/library/anatomia/sistema-de-conducao-do-coracao. Acesso em: 19/06/2023.

Woo KC, Schneider JL. High risk chief complaints: chest pain – the big three. Emerg Med Clin North Am. 2009;27:685-712.

16

Anestesia geral em odontologia

Alexander Tadeu Sverzut
Alexandre Elias Trivellato
Cássio Edvard Sverzut
Luís Vicente Garcia
Thales Fabro Vanzela Sverzut

PONTOS-CHAVE

- A anestesia geral na odontologia, enfatizando suas indicações, seus tempos operatórios e a conduta adequada do cirurgião-dentista em face dos demais profissionais, como médicos-anestesistas e enfermeiros.
- Os passos técnicos fundamentais do cirurgião-dentista no cuidado com o paciente, por exemplo, o posicionamento do paciente na mesa operatória e das conexões do tubo endotraqueal.
- Possíveis acidentes e complicações relacionadas à anestesia geral.

INTRODUÇÃO

Nas últimas décadas, a odontologia evoluiu significativamente, expandindo suas áreas de atuação e proporcionando aos pacientes um tratamento mais integrado não só com a própria odontologia, mas também com a medicina. Com essa evolução, a odontologia impeliu seus horizontes para além do trabalho em consultórios odontológicos, sejam eles em postos de saúde ou em clínicas privadas. Dentro dessa expansão, o cirurgião-dentista passou a atuar com mais frequência em hospitais, sendo parte integrante de uma equipe multidisciplinar cujo objetivo é tratar o paciente como um todo.

Conforme comentou Bezinelli,[1] a inserção do cirurgião-dentista na equipe hospitalar multiprofissional contribui para minimizar o risco de infecção, melhorar a qualidade de vida e reduzir o tempo de internação, a quantidade de prescrição de medicamentos e a indicação de nutrição parenteral, além de promover um atendimento completo ao paciente.

A atuação da área de cirurgia e traumatologia bucomaxilofacial em hospitais é a mais bem conhecida e consolidada, provavelmente por ser a pioneira. Entretanto, a odontopediatria e a odontologia hospitalar vêm ganhando gradativamente mais espaço nos hospitais, no atendimento de pacientes com necessidades especiais e de pacientes com comprometimento sistêmico, respectivamente.

O estudo conduzido por Bezinelli[1] analisou 62 hospitais e centros de saúde vinculados à Secretaria do Estado da Saúde de São Paulo (SES), quer seja de administração direta, indireta, autarquia ou fundação. O estudo verificou que 9 de 30 hospitais de administração indireta possuíam cirurgião-dentista na equipe. Desses 9 serviços, 1 era exclusivamente voltado aos funcionários do hospital, 3 ofereciam atendimentos na área de cirurgia e traumatologia bucomaxilofacial, 3 ofereciam atendimento odontológico ao paciente internado e 2 ofereciam apenas atendimento ambulatorial. Nos 24 hospitais de administração direta pela SES, 20 possuíam atendimento odontológico, sendo que um deles atendia exclusivamente funcionários do hospital, 8 só ofereciam serviço de cirurgia e traumatologia bucomaxilofacial, 13 ofereciam atendimento odontológico aos pacientes internados e 2 realizavam apenas atendimentos ambulatoriais. Dos 8 hospitais administrados pelas universidades estaduais ou fundações, 2 ofereciam serviço de cirurgia e traumatologia bucomaxilofacial e 6 ofereciam atendimento odontológico aos pacientes internados e ambulatoriais. Esse estudo também analisou dados obtidos do Programa "Sorria Mais São Paulo" e verificou que, independentemente do tipo de administração dos hospitais, estes possuíam um total de 210 cirurgiões-dentistas, sendo em sua maioria das especialidades de cirurgia bucomaxilofacial (112), clínica geral (30) e pacientes especiais (19).

Podemos afirmar, portanto, que o trabalho do cirurgião-dentista em hospitais já está bem estabelecido. Faz-se necessário, então, que esses profissionais tenham conhecimentos básicos não só de anestesia geral como também da rotina hospitalar, que compreende, por exemplo, internação do paciente, solicitação de exames complementares, como exames de sangue e de imagens, prescrição, acompanhamento em enfermaria e alta hospitalar. Entretanto, mesmo para os profissionais que não atuam em hospitais, alguns desses conhecimentos são necessários, por exemplo, noções básicas de anestesia geral. Isso se justifica porque, em determinados casos, o tratamento odontológico só poderá ser realizado sob anestesia geral e o profissional deve ter discernimento para indicá-la.

Basicamente, o cirurgião-dentista deve analisar dois aspectos na indicação da anestesia geral, o paciente e o procedimento clínico e/ou cirúrgico necessário. Com relação ao paciente, deve-se analisar se possui condições físicas e emocionais para suportar o procedimento sob anestesia local. Caso não tenha (pacientes odontofóbicos, crianças, pacientes com necessidades especiais etc.), a anestesia geral é uma alternativa. Com relação ao procedimento clínico e/ou cirúrgico, quando são necessários procedimentos muito longos (várias restaurações, vários tratamentos endodônticos, exodontias múltiplas) ou invasivos (remoção de mesiodens via fossa nasal, remoção de corpo estranho dos seios paranasais), a anestesia geral também é uma alternativa.

Glassman et al. sugeriram, em 2009,[2] a indicação da anestesia geral para pacientes que apresentem uma ou mais das condições listadas no Quadro 1.

Odontologia hospitalar

A odontologia hospitalar atua junto aos médicos no atendimento de pacientes

QUADRO 1 Condições que podem resultar em indicação de tratamento odontológico sob anestesia geral

Indicações da anestesia geral
Indivíduos com condição cognitiva ou emocional que dificultem o entendimento da situação da saúde bucal e da necessidade de tratamento odontológico (crianças, pacientes com necessidades especiais).
Alergia a soluções de anestésicos locais (raro).
Pacientes cujo medo do tratamento odontológico impede de receber o tratamento odontológico necessário.
Pacientes incapazes de permanecer sentados na cadeira odontológica tempo suficiente para que o tratamento odontológico seja realizado.
Pacientes com necessidade de extenso tratamento odontológico, exigindo um tempo muito prolongado para realização.
Pacientes cujo tratamento odontológico não possa ser realizado sob anestesia local devido à inabilidade de obter uma adequada anestesia com essa técnica.
Indivíduos com condição médica complexa que necessitem de monitoramento transoperatório (hipertensão arterial grave, doença cardíaca ou respiratória).
Presença de processo inflamatório agudo dificultando ou impossibilitando a eficácia da solução de anestésico local devido ao pH do local (infecção odontogênica grave).
Pacientes com limitação de abertura bucal (trismo devido a infecção odontogênica, anquilose da articulação temporomandibular etc.).

Fonte: Glassman et al.[2]

com condições de saúde sistêmica alteradas, muitas vezes em centros cirúrgicos e setores de emergência. Para o National Health Service (2014), a odontologia hospitalar é altamente especializada, e o cirurgião-dentista deve estar presente nos hospitais, nos mesmos termos e condições de trabalho dos médicos. A Secretaria de Estado de Saúde de São Paulo define odontologia hospitalar como o conjunto de ações preventivas, diagnósticas, terapêuticas e paliativas em saúde bucal, executadas em ambiente hospitalar, em consonância com a missão dos hospitais e inseridas no contexto de atuação da equipe multidisciplinar.[1]

A literatura científica tem demonstrado que uma condição bucal comprometida afeta negativamente a condição sistêmica do paciente, sendo esse efeito negativo ainda maior em pacientes imunossuprimidos, com doenças crônicas como o diabetes, com problemas cardiovasculares ou hepáticos. Adicionalmente, algumas doenças manifestam-se na cavidade bucal, e muitas terapias médicas acarretam efeitos colaterais nesta. Portanto, a inserção do cirurgião-dentista nos hospitais é fundamental no cuidado desses pacientes, e esse profissional deve estar preparado para o atendimento odontológico em condições específicas e diferentes da rotina do consultório.[1]

Odontopediatria

Embora possa parecer que a especialidade de odontopediatria atenda somente crianças, isso de fato não ocorre. Com a evolução da especialidade, ela já incorporou o atendimento de pacientes com necessidades especiais, muitos deles adultos. Pacientes com necessidades especiais são aqueles que apresentam alguma deficiência, seja ela física, de desenvolvimento, mental, sensorial, comportamental, cognitiva ou mesmo emocional, e que requeiram diferenciação no tratamento médico e odontológico.[3,4]

A Academia Norte-americana de Odontopediatria (American Academy of Pediatric Dentistry) indica o emprego da anestesia geral para pacientes incapazes de cooperar, com experiência de insucesso de tratamento sob anestesia local, com fobia extrema, ansiosos, não comunicativos, que necessitem de procedimentos cirúrgicos demorados e/ou invasivos, que podem se beneficiar da anestesia geral na diminuição dos traumas psicológicos e/ou na redução dos riscos inerentes à condição sistêmica e aqueles que necessitem de tratamento imediato.[4]

Esse grupo de pacientes apresenta maior necessidade de atendimento odontológico que a população em geral, devido principalmente à dificuldade de manter os cuidados preventivos necessários, já que a grande maioria desses pacientes não tem capacidade cognitiva e/ou motora para realizar a higienização bucal, precisando contar com a ajuda dos pais ou cuidadores. Adicionalmente, o risco da ocorrência de complicações advindas dos processos infecciosos é alto nesses pacientes, que possuem prevalência maior de comprometimento sistêmico, como doenças cardíacas congênitas, imunossupressão, diabetes ou próteses internas.[2-6]

Como comentam Lara et al.,[3] o tratamento sob anestesia geral em ambiente hospitalar torna-se muitas vezes indispensável para paciente que possui deficiência mental, cognitivo baixo, comportamento inadequado, movimentos involuntários, alergia a anestésicos locais, doenças sistêmicas e necessidade de tratamento odontológico que impossibilite o atendimento odontológico ambulatorial.

O emprego da anestesia geral para crianças vem aumentando nos últimos anos para ambos, pacientes saudáveis e com necessidades especiais. A anestesia geral é um procedimento seguro e eficiente e, em muitos casos, representa a única alternativa para viabilizar o tratamento odontológico para esses pacientes.[2-6]

A distribuição de pacientes tratados sob anestesia geral varia de acordo com idade e doença de base. Enquanto em pacientes saudáveis a necessidade de tratamento sob anestesia geral é praticamente eliminada com o avanço da idade, em pacientes com necessidades especiais, ela aumenta. A indicação da anestesia geral deve ser alicerçada em critérios específicos, que incluam riscos, benefícios, eficácia, resultados esperados e uso de técnicas alternativas.[2-6]

O atendimento hospitalar sob anestesia geral permite executar vários procedimentos em uma única sessão e com o paciente monitorado constantemente, o que resulta em conforto e segurança para o paciente e para o profissional. Lara et al.[3] analisaram 46 prontuários de pacientes com necessidades especiais e observaram que 28 pacientes (60,86%) eram do sexo masculino, a faixa etária mais prevalente ficou entre 19 e 59 anos de idade (67,39%) e a condição sistêmica prévia mais frequente foi de doenças crônicas e síndromes metabólicas (insuficiência renal crônica, diabetes, hipertensão arterial, cardiopatia etc.), acometendo 14 pacientes (30,43%). Os autores também observaram que o tipo de anestesia mais utilizado foi a anestesia geral, em 29 pacientes (63,04%). Na revisão sistemática de literatura realizada por Lópes-Velasco et al.,[5] observou-se que, em crianças até 6 anos de idade, o tratamento restaurador foi o mais frequentemente realizado em crianças saudáveis, enquanto nas crianças com necessidades especiais foi a extração dentária. Isso pode ser devido ao fato de que o cirurgião-dentista opta por remover permanentemente o dente com prognóstico duvidoso, em vez de realizar tratamentos conservadores.[5]

Cirurgia e traumatologia bucomaxilofaciais

Essa área foi a primeira da odontologia a atuar de forma sistemática nos hospitais, seja na realização de exodontias ou no tratamento de fraturas faciais, seja na remoção de tumores benignos ou de assimetrias faciais. Adicionalmente, esses procedimentos cirúrgicos são os mais invasivos e demorados da odontologia e os que possuem maiores índices de morbidade e mortalidade.[7,8]

O trauma pode causar fraturas importantes nas cavidades bucal e nasal, dificultando a obtenção de uma via aérea segura pelo médico-anestesista.[9] Em pacientes dentados, a mordida do paciente é uma referência importante para tratar as fraturas por meio do bloqueio maxilomandibular (Figura 1). Quando o paciente não é desdentado total ou parcial, esse bloqueio impede a intubação pela via convencional, que é a orotraqueal (bucal).

No paciente desdentado parcial ou total, é possível realizar o bloqueio maxilomandibular mesmo com o tubo inserido pela cavidade bucal. No entanto, se ocorrer algum problema na ventilação do paciente durante o procedimento cirúrgico, pode ser necessário desfazer o bloqueio maxilomandibular às pressas, para que o médico-anestesista consiga reestabelecer a via aérea segura. Assim, a intubação nasotraqueal acaba sendo a preferida pelos médicos-anestesistas, mesmo nos pacientes desdentados totais ou parciais. No entanto, alguns desses pacientes vítimas de trauma também possuem fraturas do terço médio facial, o que contraindica a intubação pela cavidade nasal devido ao risco de o tubo causar danos adicionais às estruturas relacionadas à base craniana.[10,11]

Nos pacientes nos quais a intubação via cavidade bucal não pode ser realizada e a via nasal está contraindicada, as opções são a transposição submentual do tubo[9] (Figuras 18 e 19) e a traqueostomia. Portanto, uma boa avaliação pré-anestésica é fundamental para o planejamento anestésico, incluindo a estratégia para obtenção da via aérea segura. Muitas fraturas faciais estão associadas com lesões cervicais e traumatismos cranioencefálicos, exigindo cuidado adicional na manipulação do paciente. Pacientes com trauma de face geralmente apresentam danos teciduais que dificultam a obtenção da via aérea devido a extenso sangramento oral, hematomas, corpos estranhos (dentes perdidos ou fraturados, fragmentos de osso ou de próte-

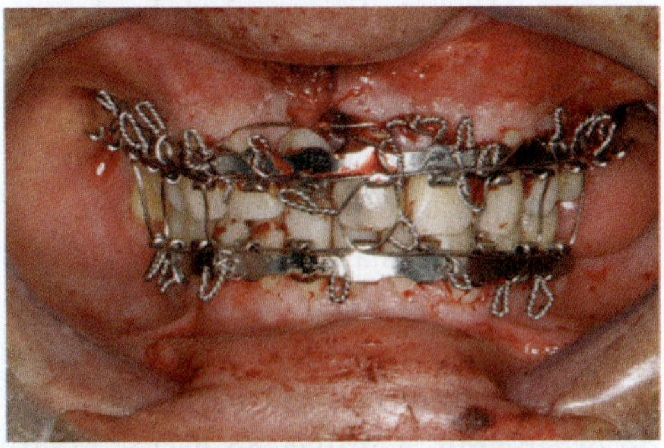

FIGURA 1 Bloqueio maxilomandibular realizado com arco de Erich em um paciente com extensas fraturas em mandíbula e terço médio da face.

Fonte: acervo dos autores.

ses dentárias), ossos deslocados, vômito, laceração em língua e edema.[10,11]

Dentro ainda dessa área, os pacientes com anquilose das articulações temporomandibulares ou infecções odontogênicas podem ter restrições significativas na abertura bucal, impossibilitando a intubação de maneira convencional. Nesses casos, recomenda-se a intubação com o auxílio de um fibroscópio (Figuras 8 e 9). Na impossibilidade de intubação com o fibroscópio, a traqueostomia pode ser uma alternativa.

ANESTESIA GERAL

A anestesia geral compreende um estado de inconsciência reversível caracterizado por amnésia (sono, hipnose), analgesia (ausência de dor) e bloqueio dos reflexos autônomos, possibilitando a realização de qualquer tipo de procedimento cirúrgico.[7,8,10,11] A American Dental Association define anestesia geral como um estado de perda de consciência induzida por medicamentos no qual o paciente não é capaz de despertar, mesmo com estímulos dolorosos.[4,5] Nesse estado, a habilidade do paciente de manter a função ventilatória espontânea pode estar abolida, dependendo dos tipos de medicamentos utilizados e das doses empregadas. Qualquer medicamento que produz sedação pode produzir depressão ventilatória grave.

É comum, nas anestesias gerais, a utilização de medicamentos que bloqueiam a junção neuromuscular e que acarretam paralisia de todos os músculos estriados do organismo. A utilização desses medicamentos (bloqueadores neuromusculares) facilita a intubação traqueal, mantém o paciente imóvel e facilita, também, a abertura bucal. No entanto, o paciente deverá ser ventilado artificialmente durante todo o período de ação do bloqueador neuromuscular.

A anestesia geral é uma eficiente e segura alternativa para aqueles pacientes em que o tratamento odontológico não possa ser realizado sob anestesia local, mesmo que associada à sedação consciente.[4,5] Para melhor qualidade de atendimento desses pacientes, é necessário adequar o atendimento odontológico sob anestesia geral, de modo a melhorar a eficácia e a segurança do procedimento.[3-6]

Apesar dos riscos de eventos adversos inerentes à anestesia geral, o tratamento odontológico realizado em centro cirúrgico de hospital é considerado seguro.[6] A aceitação dos pais ou responsáveis de pacientes pediátricos pelo tratamento odontológico sob anestesia geral tem aumentado nas últimas décadas. Por exemplo, pais de crianças que receberam tratamento odontológico sob anestesia geral relataram satisfação com o tratamento e perceberam melhora na qualidade de vida e na saúde geral dos filhos. O tratamento odontológico sob anestesia geral é, geralmente, mais eficiente e tem menor custo quando comparado a várias sessões de tratamentos realizadas sob anestesia local com ou sem complementação com sedação. Restaurações realizadas sob anestesia geral têm mostrado mais qualidade e maior durabilidade do que aquelas realizadas sob anestesia local e sedação consciente.[3-6]

O maior problema para atendimento de pacientes sob anestesia geral em hospitais é a dificuldade para realizar o agendamento, principalmente nos hospitais públicos. Nos EUA, no ano de 2002, o tempo de espera para o tratamento odontológico de crianças em centro cirúrgico foi em média de 28 dias para aquelas que relataram dor e de 71 dias para as assintomáticas.[4] No período de 2008 a 2009, analisando os 709 atendimentos realizados no Seattle Children Hospital, a média geral foi de 91 dias para os atendimentos.[4]

ETAPAS DA ANESTESIA GERAL

As etapas da anestesia geral são:

- Avaliação pré-anestésica.
- Indução.
- Manutenção.
- Recuperação anestésica ou reversão.
- Recuperação pós-anestésica.

Avaliação pré-anestésica

O objetivo principal da avaliação pré-anestésica é a realização do planejamento anestésico individualizado para o paciente. Outros objetivos são: determinar os diagnósticos efetivos e os riscos, diminuir a morbidade e a mortalidade, orientar o paciente ou responsáveis sobre os procedimentos e obter a assinatura no termo de consentimento livre e esclarecido. Em suma, avalia-se a condição da saúde geral do paciente, seu estado nutricional e emocional e sua função cognitiva, identificam-se os fatores de risco, classifica-se o risco anestésico-cirúrgico e avaliam-se questões logísticas para realização do ato anestésico (acesso venoso e via aérea).[2,4,5,8,10,11]

A Associação Norte-Americana de Anestesiologistas (American Society of Anesthesiologists – ASA) criou, para facilitar a avaliação, uma classificação que está em uso há mais de 60 anos. Essa classificação permite que se conceda um escore para cada paciente, com base em seu estado físico, conforme explicitado no Quadro 2. Esse sistema de classificação, por si só, não prevê os riscos perioperatórios, mas padroniza a comunicação entre os médicos-anestesistas.

É intuitivo dizer que pacientes com estado físico pior possuem maior risco durante o procedimento anestésico. No entanto, para avaliação do risco, é importante adicionar outros fatores, como o tipo de cirurgia a ser realizada, a experiência da equipe, a qualidade e a quantidade de equipamentos disponíveis no hospital, a duração do procedimento, entre outros fatores. É possível ver, no Quadro 2, a classificação mais recente com alguns exemplos para cada classificação, tanto para adultos como para crianças.

Forsyth et al.[4] observaram uma relação diretamente proporcional entre a classificação ASA e as médias de tempo de preparação e recuperação da anestesia geral. Conforme o escore na classificação ASA aumenta, os tempos necessários para a preparação anestésica e de recuperação da anestesia também aumentam. Isso indica que pacientes com condição médica mais comprometida necessitam de um tempo mais prolongado de manejo e de monitoração durante a anestesia geral. Entretanto, os autores observaram uma diminuição no tempo de trabalho do cirurgião-dentista à medida que a classificação ASA aumentou. Para os autores, esse resultado é devido à tendência de que, em pacientes com condição médica mais comprometida, são realizados tratamentos odontológicos mais agressivos que exigem menor tempo de trabalho, ou seja, mais extrações dentárias do que tratamentos restauradores. Extrações dentárias, quando comparadas aos procedimentos restauradores, costumam ser tecnicamente menos exigentes e requerem menos tempo para sua realização.

QUADRO 2 Classificação da Associação Norte-Americana de Anestesiologistas (American Society of Anesthesiologists – ASA), baseada no estado físico do paciente

Classificação ASA	Definição	Exemplos de adultos, incluindo, mas não limitado a:	Exemplos de crianças, incluindo, mas não limitado a:
ASA I	Paciente normal e saudável.	Saudável, não fumante, não faz ou faz pouco uso de bebidas alcoólicas.	Saudável (nenhuma doença crônica ou aguda), normal porcentagem de IMC para a idade.
ASA II	Paciente com doença sistêmica moderada.	Doença sistêmica moderada sem limitação funcional significativa. Fumante, uso social de bebidas alcoólicas, gravidez, obesidade (30 < IMC < 40), DM ou HAS bem controlada, doença pulmonar moderada.	Doença cardíaca congênita assintomática, disritmias bem controladas, asma sem exacerbação, epilepsia bem controlada, DM não insulino-dependente, porcentagem anormal de IMC para a idade, apneia obstrutiva do sono moderada, quadro oncológico em remissão, autismo com limitação moderada.
ASA III	Paciente com doença sistêmica severa.	Significativa limitação funcional; uma ou mais doenças moderadas ou severas. Pobre controle da DM ou HAS, DPOC, obesidade mórbida (IMC ≥ 40), hepatite ativa, abuso ou dependência do álcool, marca-passo implantado, redução moderada da fração de injeção (insuficiência cardíaca), insuficiência renal com necessidade de diálise periódica, história recente (> 3 meses) de infarto do miocárdio, acidente vascular cerebral, acidente isquêmico transitório ou doença coronariana com stent.	Anormalidade cardíaca congênita estável não corrigida, asma com exacerbações, pobre controle da epilepsia, DM insulino-dependente, obesidade mórbida, desnutrição, apneia obstrutiva do sono grave, tratamento oncológico, falha renal, distrofia muscular, fibrose cística, história de transplante de órgão, malformação do cérebro/medula espinal, hidrocefalia sintomática, prematuridade < 60 semanas, autismo com severas limitações, doenças metabólicas, via aérea difícil, com nutrição parenteral por longo período, crianças com < 6 semanas de idade.

(continua)

QUADRO 2 Classificação da Associação Norte-Americana de Anestesiologistas (American Society of Anesthesiologists – ASA), baseada no estado físico do paciente (*continuação*)

Classificação ASA	Definição	Exemplos de adultos, incluindo, mas não limitado a:	Exemplos de crianças, incluindo, mas não limitado a:
ASA IV	Paciente com doença sistêmica severa que o coloca em constante risco de morte.	Infarto agudo do miocárdio (< 3 meses), acidente vascular cerebral, acidente isquêmico transitório ou doença coronariana com stents, isquemia cardíaca ou severa disfunção valvular persistente, severa redução da fração de injeção (insuficiência cardíaca), choque hipovolêmico, sepses, coagulação intravascular disseminada, arteriosclerose renal ou insuficiência renal sem a realização da diálise regular recomendada.	Anormalidade cardíaca congênita sintomática, falha cardíaca congestiva, sequela aguda de prematuridade, encefalopatia isquêmica aguda por hipóxia, choque, sepse, coagulação intravascular disseminada, presença de cardioversor-desfibrilador implantável automático, dependente de ventilador, endocrinopatia, trauma severo, problemas respiratórios graves, estado oncológico avançado.
ASA V	Paciente moribundo que necessita da cirurgia para sobreviver.	Ruptura de aneurisma abdominal/torácico, trauma massivo, sangramento/coágulo intracraniano, isquemia no intestino devido a importante patologia cardíaca ou disfunção de múltiplos órgãos.	Trauma massivo, sangramento/coágulo intracraniano, terapia com Ecmo (*extracorporeal membrane oxygenation*), falha ou parada respiratória, hipertensão maligna, insuficiência cardíaca congestiva descompensada, encefalopatia hepática, isquemia no intestino ou múltipla disfunção de órgãos/sistemas.
ASA VI	Paciente com morte cerebral declarada, sendo que os órgãos serão removidos para doação.		

DM: diabetes *mellitus*; DPOC: doença pulmonar obstrutiva crônica; HAS: hipertensão arterial sistêmica; IMC: índice de massa corporal.
Fonte: https://www.asahq.org/standards-and-guidelines/asa-physical-status-classification-system.

Um aspecto que deve ser priorizado na avaliação pré-anestésica é a avaliação da via aérea, com o intuito de prever dificuldades e de planejar os meios para obtê-la.

Há uma relação importante entre as estruturas anatômicas da cavidade bucal e faringe com a dificuldade de intubação. Skolimowski et al., em 1975 (apud Samsson e Young[12]) descreveram o insucesso de intubação em um paciente micrognata e relataram que a dimensão anteroposterior da faringe era marcadamente reduzida nesse paciente devido ao posicionamento muito posterior da língua. Mallampati et al. (1983, apud Samsson e Young[12]) associou a dificuldade de intubação com a ocultação do palato mole pela base de língua.

Em 1985, Mallampati et al. propuseram um exame simples e não invasivo que pode ser utilizado para identificar pacientes com potencial para uma intubação difícil.[13] Esse teste foi modificado por Samsson e Young em 1987.[12] O exame consiste na visualização das estruturas da orofaringe como um método de previsão da dificuldade da exposição da laringe e, portanto, de intubação. Nesse exame, o paciente é posicionado sentado, com as costas eretas e a cabeça em posição neutra, pedindo-se, logo em seguida, para que abra a boca ao máximo e coloque a língua para fora, também ao máximo, sem emitir som. Nesse momento, o profissional deve estar sentado em frente ao paciente, com os olhos no mesmo nível dos olhos do paciente, e, com o auxílio de iluminação apropriada, visualiza as estruturas da orofaringe. Finalizando, pede-se para o paciente relaxar por um minuto e repete-se o teste novamente para confirmar as estruturas visualizadas. Após as duas tentativas, as vias áreas são classificadas de acordo com as estruturas que foram visualizadas (Figura 2). Esse teste fornece informações importantes, como a abertura bucal e a mordida do paciente, as dimensões da língua e da orofaringe, assim como o relacionamento dessas estruturas.

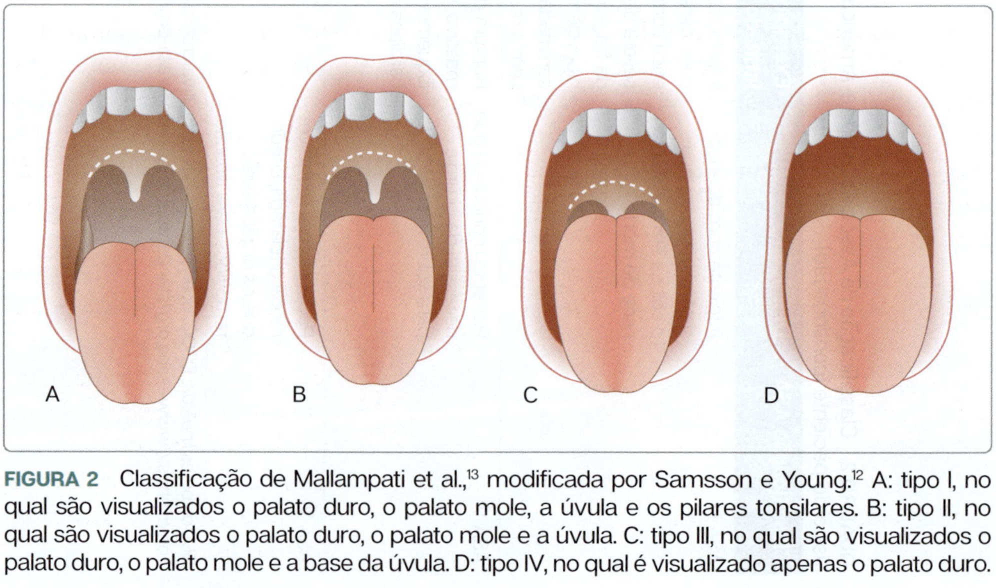

FIGURA 2 Classificação de Mallampati et al.,[13] modificada por Samsson e Young.[12] A: tipo I, no qual são visualizados o palato duro, o palato mole, a úvula e os pilares tonsilares. B: tipo II, no qual são visualizados o palato duro, o palato mole e a úvula. C: tipo III, no qual são visualizados o palato duro, o palato mole e a base da úvula. D: tipo IV, no qual é visualizado apenas o palato duro.

Em teoria, existe uma relação diretamente proporcional entre o aumento da classificação de Mallampati et al.[13] modificada por Samsson e Young em 1987[12] e a dificuldade de intubação naso ou orotraqueal, ou seja, quanto maior a classificação (menos estruturas visíveis), mais difícil será a intubação.

Orientações pré-anestesia

É extremamente importante que o paciente seja bem orientado sobre como proceder não só no dia do procedimento cirúrgico, como também nos dias anteriores. Essas orientações são muito importantes, pois podem não só diminuir sobremaneira a morbidade e a mortalidade associadas à anestesia geral e ao próprio procedimento cirúrgico, como também evitar que ele seja cancelado. Adicionalmente, pode evitar transtornos como o extravio ou mesmo perda de próteses dentárias removíveis ou adornos (anéis, brincos, colares etc.), que o paciente tenha levado com ele para o hospital.

Bebida alcoólica

O abuso de álcool é considerado pela Organização Mundial de Saúde (OMS) como sendo a ingestão de 36 g de etanol ou equivalente a 3 bebidas padrão por dia. O abuso do álcool aumenta o risco de hemorragias no transoperatório, infecção da ferida cirúrgica ou mesmo podem interferir com o metabolismo dos medicamentos utilizados na anestesia geral. Para reduzir esse risco, é necessária uma abstinência de pelo menos 4 semanas.[14]

Tabagismo

A manutenção da função pulmonar é fundamental para a segurança da anestesia geral. A manutenção da adequada perfusão tecidual de oxigênio depende diretamente da saúde dos pulmões e o tabagismo afeta esse órgão. O tabagismo pode aumentar o risco de complicações, como reparo tecidual deficiente, infecção da ferida cirúrgica e pulmonar. A abstinência mínima de 12 horas possibilita o benefício da redução de monóxido de carbono, disponibilizando mais oxigênio tecidual. Quando essa abstinência sobe para 2 dias, ocorre melhora da função ciliar e depuração das secreções pulmonares. Quando essa abstinência está entre 4 e 8 semanas, ocorre redução das complicações pulmonares pós-operatórias e melhora da reparação tecidual das feridas cirúrgicas.[14]

Jejum pré-operatório

Alguns medicamentos utilizados para a obtenção da anestesia geral podem provocar vômito, que, se aspirado, pode causar danos irreversíveis ao parênquima pulmonar, além do potencial de obstruir as vias aéreas. Portanto, para procedimentos odontológicos eletivos, o jejum pré-operatório é necessário. O jejum pré-operatório adequado aumenta a segurança no manejo das vias aéreas, reduzindo o risco de regurgitação e aspiração pulmonar do conteúdo gástrico.[14] O jejum depende da idade do paciente e do tipo de alimento, podendo variar de 2 a 8 horas (Quadro 3).

O padrão de jejum adequado será determinado pelo médico-anestesista durante a avaliação pré-anestésica, mas é importante que o cirurgião-dentista se informe disso e se certifique de que o jejum foi obedecido pelo paciente. É importante salientar que esse jejum não se justifica para os procedimentos odontológicos realizados sob anestesia local.

QUADRO 3 Período de jejum pré-operatório recomendado de acordo com a idade do paciente e o tipo de alimento

Idade	Sólidos, leite e derivados	*Líquidos sem resíduos
< 6 meses	4 horas (leite materno)	2 horas
6 meses-3 anos	6 horas (leite artificial/fórmula)	2 horas
> 3 anos/adultos	8 horas (leite de origem animal e derivados)	2 horas (crianças) 3 horas (adultos)

* Água, chá, gelatina, sucos sem polpa, sem açúcar e sem adoçante e que não sejam de soja.
Fonte: Garcez et al.[14]

Medicações de uso rotineiro do paciente

Com relação às medicações de uso crônico e rotineiro do paciente, como anti-hipertensivos ou hipoglicemiantes orais, vale o que o médico-anestesista recomendar na avaliação pré-anestésica e que o paciente deve estar seguindo. Em geral, o médico-anestesista não interrompe a medicação rotineira do paciente.

Uso de esmalte em mãos e pés

Alguns monitores utilizados na sala de cirurgia pelo médico-anestesista, por exemplo para a oximetria, utilizam a passagem de luz pela ponta dos dedos de uma das mãos, e a presença de esmalte pode dificultar ou mesmo impossibilitar essa medição. Adicionalmente, a coloração da pele abaixo das unhas pode ser utilizada como um parâmetro de avaliação transoperatória pelo médico-anestesista. Portanto, recomenda-se que o paciente vá para a internação no hospital sem esmalte nas mãos e nos pés.

Uso de adornos (anéis, brincos, pulseiras, colares, piercing etc.)

O paciente não deve ir para o hospital portando adornos, como anéis, brincos, pulseiras, colares, *piercing* etc. Qualquer adorno que o paciente tenha terá de ser retirado no centro cirúrgico, podendo ser extraviado durante a estada dele no hospital. Isso também vale para próteses dentárias removíveis. Conforme será comentado mais adiante, exceção pode ser feita para próteses dentárias removíveis parciais quando elas ajudarem a proteger os elementos dentários remanescentes, principalmente os incisivos, durante o uso do laringoscópio para a introdução do tubo traqueal. Conforme será comentado mais adiante sobre trauma dentário relacionado a anestesia geral, durante o uso do laringoscópio há risco de luxação ou mesmo avulsão dos incisivos superiores, e a presença de uma prótese removível parcial pode ajudar a protegê-los.

Adicionalmente, a combinação da presença de adornos metálicos e a utilização do termocautério durante o período transoperatório pode resultar em queimaduras graves onde os adornos estiverem presentes. Portanto, é extremamente importante confirmar a inexistência de adornos no paciente antes do início do procedimento odontológico.

Maquiagem

É importante que o paciente vá ao hospital sem qualquer tipo de maquiagem ou cílios postiços. A maquiagem na face pode dificultar a avaliação da tonalidade da pele que, da mesma forma que a pele debaixo das unhas, é um parâmetro importante de avaliação para o médico-anestesista.

Igualmente aos adornos metálicos, a combinação da presença de cílios postiços e a utilização do termocautério no período transoperatório pode resultar em queimaduras graves.

Finalizando as orientações pré-anestesia, o paciente deve levar para a internação todos os exames, avaliações e documentações pedidos no pré-operatório.

Indução

O período de indução anestésica compreende o início do procedimento anestésico propriamente dito. Ele se estende do momento em que o paciente perde a consciência até o momento da intubação traqueal. É o momento em que o paciente, com a ajuda da equipe de enfermagem, é "colocado para dormir". Nos pacientes cooperativos, toda a monitoração (oximetria de pulso, cardioscopia, pressão arterial) é posicionada antes da indução anestésica. Em crianças ou adultos que não cooperam, a monitoração é, geralmente, posicionada após o paciente perder a consciência. É de suma importância que a equipe da odontologia não apresse o trabalho do médico-anestesista e da enfermagem nesse momento. Só após o paciente estar devidamente anestesiado é que o procedimento cirúrgico pode ser iniciado.

A indução pode ser feita tanto pela via inalatória quanto pela via endovenosa. Em crianças ou adultos que não permitem a punção venosa antes de dormir, a via inalatória é mais utilizada. Nesses casos, portanto, a via inalatória é utilizada para obter o acesso venoso que, quando obtido, facilita a indução pela via endovenosa. Na grande maioria dos pacientes adultos saudáveis, a via endovenosa é mais utilizada, pois eles permitem a punção venosa sem resistência ou protesto. Vários medicamentos podem ser utilizados para esse fim, mas o propofol é o agente preferido pela maioria dos médicos-anestesistas, pois tem um grande perfil de segurança. O inconveniente de seu uso é que a injeção intravenosa provoca dor quando são utilizadas veias de pequeno calibre, geralmente no dorso da mão.

A posição do paciente na mesa cirúrgica mais utilizada pela odontologia é a de decúbito dorsal horizontal (DDH), ou seja, "deitado de barriga para cima", com a cabeça no mesmo nível que os pés.

A intubação traqueal é feita de rotina para contemplar dois propósitos: meio para administração de gases anestésicos e proteção da árvore respiratória durante o procedimento, que é feita com o uso de tubos com balonete. Essa proteção, por quaisquer vias, é denominada via aérea avançada (Figura 3) e ela evita ou impede a broncoaspiração.

A manutenção da via aérea será obtida com a utilização de um tubo endotraqueal, introduzido pela cavidade bucal na chamada intubação orotraqueal ou pela cavidade nasal na chamada intubação nasotraqueal. A escolha da via depende de fatores relacionados ao paciente (idade, integridade das estruturas faciais, abertura bucal etc.), do procedimento odontológico a ser realizado e da preferência do médico-anestesista. Portanto, é de suma importância discutir previamente com o médico-anestesista sobre qual via é a mais adequada para maximizar o procedimento odontológico e minimizar o risco de dano ou deslocamento do tubo. Para que o cirurgião-dentista possa trabalhar na cavidade bucal sem que o tubo utilizado para anestesia fique no campo de trabalho, geralmente a intubação nasotraqueal é mais utilizada.

Por sua vez, o tipo de tubo a ser utilizado depende da via escolhida pelo médico-anestesista. Para as intubações orotraqueais, ou seja, via cavidade bucal (Figuras 8, 12 e 16), geralmente é utilizado o tubo com um reforço metálico em suas paredes (Figura 3), também chamado de "aramado", para impedir a obstrução de sua luz, que pode decorrer de uma dobra ou "acotovelamento".

Já para as intubações nasotraqueais, ou seja, via cavidade nasal (Figuras 4 e 10), o tubo de escolha é o pré-formado polar norte, também conhecido como "pescoço de ganso" (Figuras 3 e 4). Esse tubo não tem reforço metálico em suas paredes, mas tem uma conformação que permite sua saída para trás da cabeça do paciente, respeitando a anatomia do nariz (Figura 4).

É importante observar essa relação do tubo com as asas nasais, pois uma compressão prolongada dos tecidos da asa nasal pode gerar necrose tecidual, uma sequela de difícil resolução. Para ajudar a prevenir não apenas essa complicação, mas também uma desconexão no circuito de anestesia ou mesmo uma extubação acidental, é importante estabilizar as conexões e os tubos adicionais utilizados (p. ex., o espaço morto). Dentre os vários acessórios recomendados para tal finalidade, cita-se o de Sverzut,[15] que é fixado na cabeceira da mesa cirúrgica e permite a adequada estabilização de todo o circuito de anestesia próximo da cabeça do paciente (Figura 4).

Entretanto, o tubo polar norte tem um custo mais elevado em relação ao tubo "aramado", e muitos hospitais não têm esse tubo disponível. Uma maneira de contornar esse problema é utilizar uma conexão

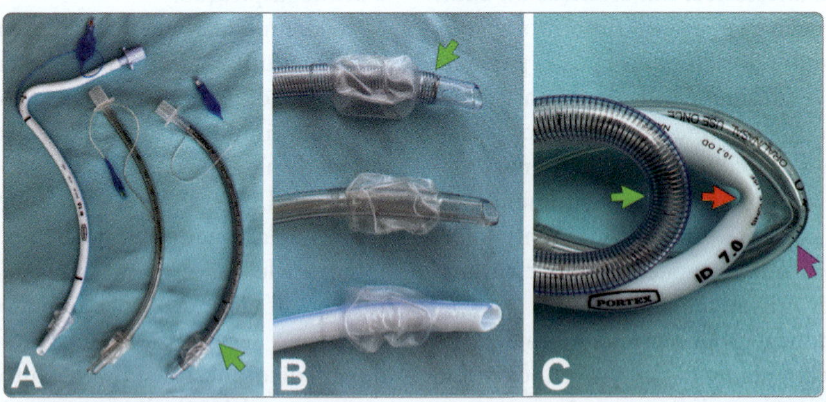

FIGURA 3 Tipos de tubos endotraqueais de 7 mm de diâmetro. A: da esquerda para a direita, tubo polar norte (cor azul), tubo sem reforço e tubo com reforço metálico de suas paredes, também chamado de "aramado" (seta verde). B: de baixo para cima, as porções anteriores (onde fica o balonete ou *cuff*) dos tubos polar norte, sem reforço e com reforço, onde é possível observar o reforço metálico da parede do tubo "aramado", ou seja, com reforço (seta verde). C: dobra intencional igual aos três tubos, onde se pode observar que o tubo "aramado" (seta verde) manteve seu diâmetro inalterado, enquanto os tubos polar norte (seta vermelha) e sem reforço (seta roxa) sofreram uma constrição de seu diâmetro, ou seja, um "acotovelamento".

Fonte: acervo dos autores.

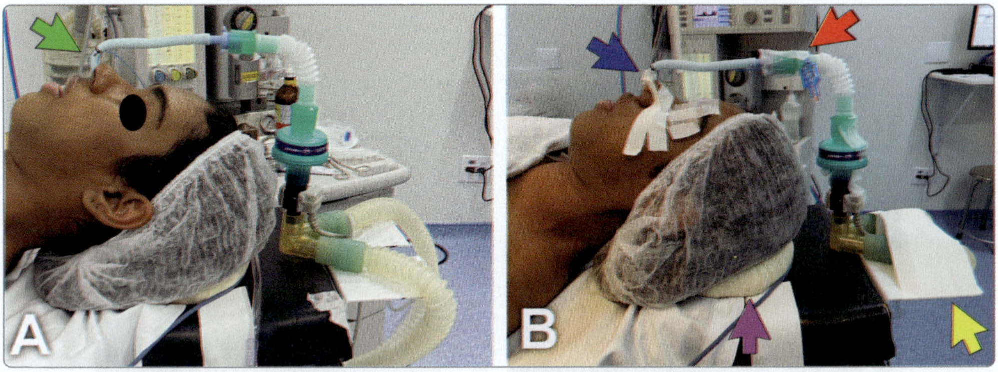

FIGURA 4 Utilização do tubo polar norte. A: tubo em posição, contornando a anatomia nasal e evitando deformação ou mesmo compressão da base do nariz (seta verde). B: paciente e tubo posicionados adequadamente, observando-se estabilização do tubo com tiras de esparadrapo comum (seta azul), fixação da válvula de inflação do balonete externo ou *cuff* externo com tira de esparadrapo microporoso (seta vermelha), estabilização de conexões e tubos no suporte de Sverzut[15] com tiras de esparadrapo comum (seta amarela) e utilização do apoio de cabeça em forma de rodilha feita em centro cirúrgico com compressas e atadura (seta roxa). Agradecimento ao médico-anestesista Dr. André Moutinho Mello e às técnicas de enfermagem Leiliete Agostinho Tiago, Mariana Testa e Marília Ferreira da Silva.

Fonte: acervo dos autores.

em formato de "cotovelo" entre o tubo e o espaço morto (Figura 5).

No circuito de Baraka, utilizado pelo médico-anestesista para ventilação manual, há uma conexão em formato de "cotovelo" que pode ser utilizada (Figura 6). A simples introdução dessa conexão diminui significativamente a deformação e a compressão da asa nasal pelo tubo nasotraqueal (Figura 5), sendo recomendada quando houver indisponibilidade do tubo polar norte.

Intubação na presença de limitação de abertura bucal (trismo)

O uso do laringoscópio é fundamental para que o médico-anestesista possa visualizar adequadamente a glote e, portanto, direcionar o tubo corretamente em direção à traqueia. Entretanto, o uso do laringoscópio exige que o paciente tenha uma boa abertura bucal, que pode estar comprometida em algumas situações, por exemplo, pacientes com anquilose das articulações temporomandibulares (ATM), presença de infecções odontogênicas graves (p. ex., angina de Ludwig), paciente com fraturas faciais que envolvam direta ou indiretamente os movimentos das ATM (Figura 7), pacientes micrognatas, pacientes com limitação de movimentação de cabeça e pescoço ($<$ 90 graus), pacientes com pescoço curto e de diâmetro elevado e pacientes com incisivos protruídos e palato duro ogival. Fraturas do arco zigomático que resultem em deslocamento medial de seus fragmentos, também chamado de "afundamento" (Figura 7B), podem causar limitação da abertura bucal (Figura 7A). Nessas situações, tanto o processo coronoide da mandíbula como todos os tecidos moles

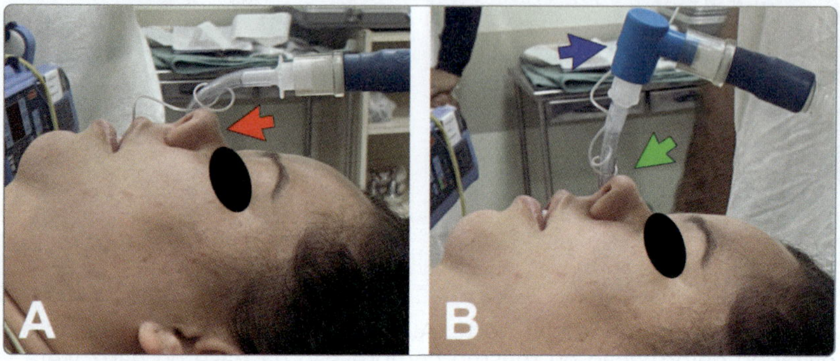

FIGURA 5 Utilização da conexão em formato de "cotovelo" do circuito de Baraka. A: intubação nasotraqueal pela narina direita com o uso de tubo "aramado", podendo-se observar a deformação da base alar e do dorso nasal (seta vermelha). B: após a colocação da conexão (seta azul), pode-se observar que a base alar e o dorso nasal estão com sua anatomia preservada (seta verde). Agradecimento ao médico-anestesista Dr. Bruno Farah P. Carvalho e aos técnicos de enfermagem Matheus Francisco Torres Scarpin e Helen Viviane Santos Costa.

Fonte: acervo dos autores.

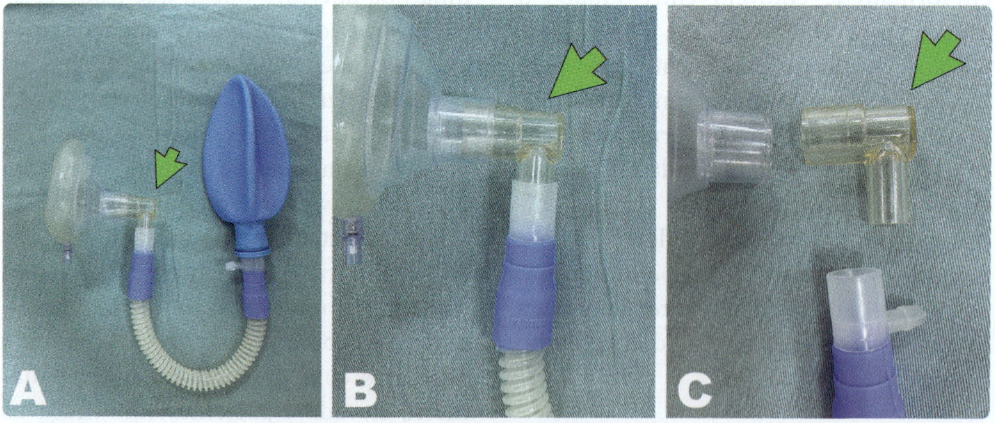

FIGURA 6 Circuito de Baraka infantil. A: circuito de Baraka infantil, com a conexão em formato de "cotovelo" (seta verde). B: conexão em formato de "cotovelo" (seta verde) sendo mostrada com uma maior aproximação. C: conexão em formato de "cotovelo" (seta verde) desconectada do circuito de Baraka infantil. Agradecimento ao médico-anestesista Dr. Bruno Farah P. Carvalho e aos técnicos de enfermagem Matheus Francisco Torres Scarpin e Helen Viviane Santos Costa.

Fonte: acervo dos autores.

relacionados a ele e à fossa infratemporal ficam "comprimidos" pelos fragmentos do arco zigomático. Essa situação gera um impedimento físico e doloroso para a movimentação da mandíbula do lado fraturado, resultando em uma limitação de movimentação da mandíbula como um todo (Figura 7A).

Nos casos de obtenção de vias aéreas difíceis, o médico-anestesista pode lançar mão do uso de um aparelho chamado fibroscópio (Figuras 8 e 9), a chamada intubação assistida por fibroscopia. Esse aparelho consiste em uma haste ou tubo de inserção flexível orientado de acordo com a manipulação da alavanca de articulação,

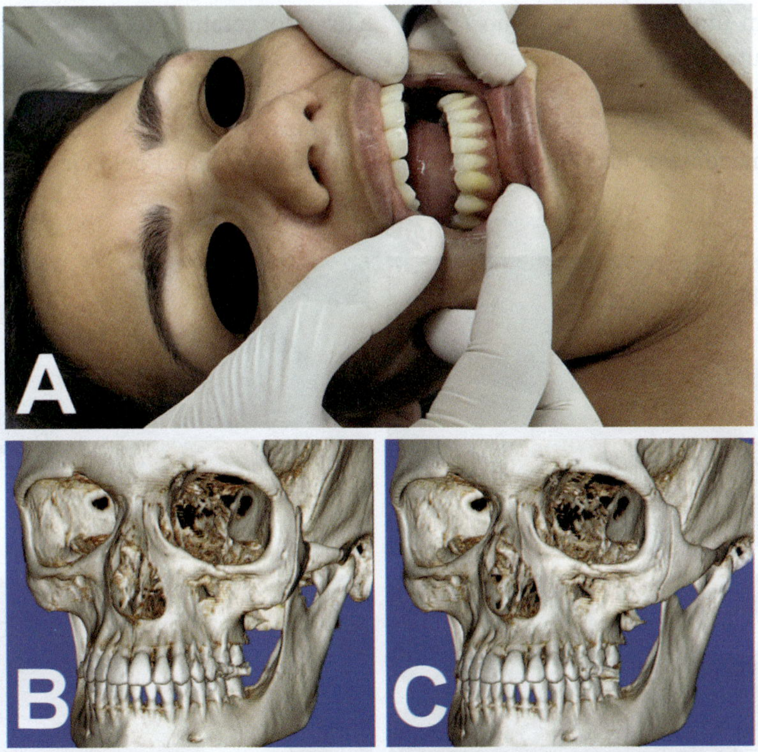

FIGURA 7 Paciente de 35 anos, mulher, com limitação da abertura bucal devido a fratura do corpo do osso zigomático e do arco zigomático do lado esquerdo, provocada por acidente motociclístico. A: paciente consciente e realizando o movimento de abertura bucal máxima no momento da intubação, que, medindo entre as bordas incisais, resultou em apenas 14 mm. B: reconstrução tridimensional dos cortes tomográficos, evidenciando o afundamento importante de parte do corpo do osso zigomático e do arco zigomático do lado esquerdo, com deslocamento medial dos fragmentos ósseos em direção ao processo coronoide da mandíbula. C: reconstrução tridimensional dos cortes tomográficos após a redução incruenta das fraturas utilizando o gancho de J. J. Barros, sendo possível observar a restituição do contorno anatômico tanto do corpo do osso zigomático como do arco zigomático. Agradecimento aos médicos-anestesistas Dra. Thaisa Carolina Scalon Ciofi e Dr. Marcelo Andrei Porsani Gonçalves e às técnicas de enfermagem Elisamia Maria Tancredo de Brito e Ariane Marcelina Felisbino.

Fonte: acervo dos autores.

semelhante a um *joystick* no corpo do aparelho (Figura 9B), e do posicionamento manual do próprio aparelho pelo médico-anestesista. O médico-anestesista introduz a haste ou tubo de inserção do fibroscópio por dentro do tubo endotraqueal, de modo que a haste do aparelho atue como um guia para o trajeto do tubo endotraqueal (Figura 8).

Existem vários tipos de fibroscópio, alguns com um monitor pequeno (Figura 8D) e outros com uma lente no próprio corpo do aparelho (Figura 9). Na haste ou tubo de inserção, há uma fibra óptica que, ligada a uma fonte de luz (Figura 9A) e em conjunto com a lente ou o monitor, permite ao médico-anestesista visualizar o trajeto que está sendo percorrido pela haste ou tubo de inserção. Portanto, por meio da lente ou do monitor, o médico-anestesista pode direcionar a ponta do fibroscópio até a traqueia do paciente, com segurança (Figuras 8D e 9).

Uma vez que o tubo esteja em posição, o médico-anestesista irá estabilizá-lo, utilizando geralmente tiras de esparadrapo fixadas em um dos lados da face (Figuras 4, 10 e 11) ou na região frontal. Essa estabilização, além de ajudar a evitar a extubação acidental pelo cirurgião-dentista,

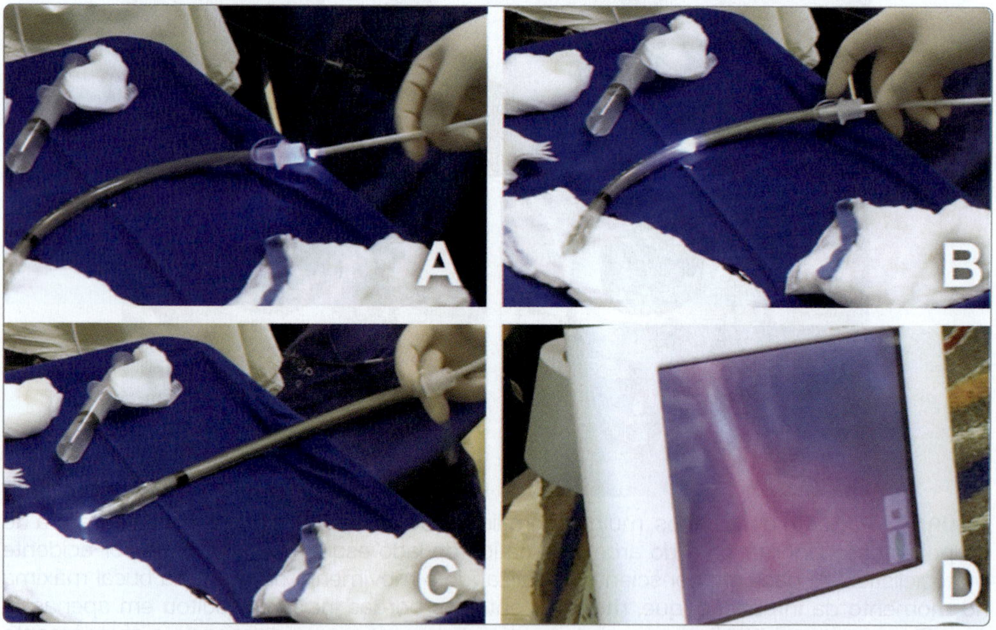

FIGURA 8 Passagem da haste ou tubo de inserção do fibroscópio por dentro do tubo endotraqueal reforçado ou "aramado". A: a ponta mais distal da haste ou tubo de inserção, onde é possível ver a fonte de luz, está sendo introduzida na porção posterior do tubo endotraqueal. B: a ponta mais distal da haste ou tubo de inserção já percorreu metade da luz do tubo endotraqueal. C: a ponta mais distal da haste ou tubo de inserção já passou pela porção anterior do tubo endotraqueal, onde fica o balonete ou *cuff*. D: monitor do fibroscópio, onde é possível observar o final da traqueia, ou seja, a carina. Agradecimentos aos Dr. Federico Cipriano e aos Profs. Drs. Mário Francisco Real Gabrielli e Alexandre Elias Trivellato.

Fonte: acervo dos autores.

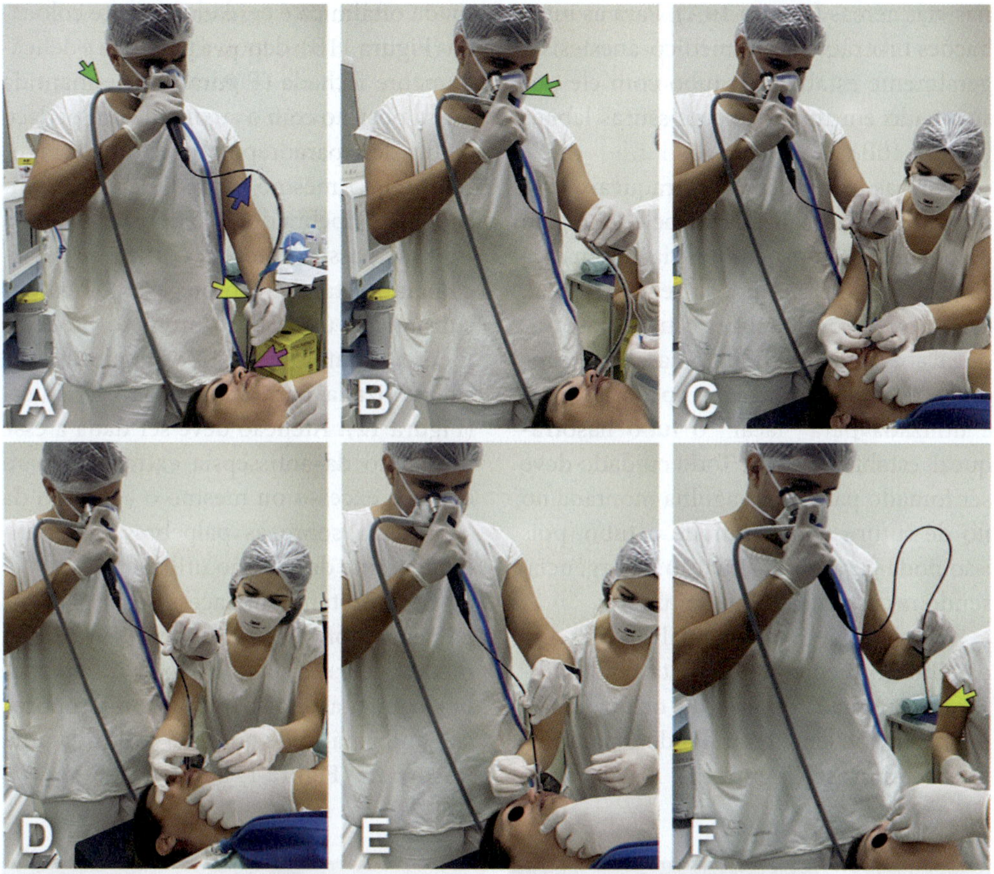

FIGURA 9 Intubação com o auxílio do fibroscópio de uma paciente de 35 anos, com limitação da abertura bucal decorrente de fratura do corpo do osso zigomático e do arco zigomático do lado esquerdo, provocada por acidente motociclístico. A: médico-anestesista iniciando a introdução da ponta distal do fibroscópio pela narina esquerda (seta cor-de-rosa), sendo possível observar a fonte externa de luz conectada ao corpo do aparelho (seta verde), a porção mais posterior do tubo "aramado" (seta azul) e a porção mais anterior onde se encontra o balonete ou *cuff* (seta amarela). B: com a manipulação da alavanca de articulação que fica no corpo do aparelho (seta verde), a ponta distal do tubo de inserção do fibroscópio já está posicionada na traqueia da paciente e o médico-anestesista está iniciando a introdução do tubo endotraqueal na narina esquerda. C: o tubo endotraqueal continua sendo introduzido na narina esquerda, tendo o tubo de inserção do fibroscópio como guia. D: tubo endotraqueal sendo ainda introduzido, podendo-se observar que a posição do tubo de inserção do fibroscópio não foi alterada. E: tubo endotraqueal já em sua posição final, sendo iniciada a remoção do tubo de inserção do fibroscópio. F: tubo de inserção do fibroscópio totalmente removido, podendo-se observar a luz em sua porção mais distal (seta amarela). Agradecimento aos médicos-anestesistas Dra. Thaisa Carolina Scalon Ciofi e Dr. Marcelo Andrei Porsani Gonçalves e às técnicas de enfermagem Elisamia Maria Tancredo de Brito e Ariane Marcelina Felisbino.

Fonte: acervo dos autores.

também demarca a profundidade do tubo nas vias aéreas (Figura 10A). Para as intubações orotraqueais, o médico-anestesista geralmente estabiliza o tubo com ele posicionado em uma das comissuras labiais (Figura 10B).

Para as intubações nasotraqueais, essa estabilização é realizada na pele da região da bochecha ou proeminência zigomática (Figura 11) ou mesmo da região frontal. Outra opção é estabilizar o tubo nasotraqueal com suturas no septo nasal, utilizando fio de náilon 4-0. Nessa opção, a sutura é utilizada para "laçar" o tubo nasotraqueal, estabilizando-o. Todo cuidado deve ser tomado para que a agulha montada no fio de sutura não danifique o tubo, pois isso pode gerar uma situação de urgência, sendo necessária a troca do tubo.

Com o objetivo principal de proteger os olhos, o médico-anestesista pode utilizar uma pomada oftálmica e ocluir as pálpebras do paciente com fita de esparadrapo microporoso (Figura 11). A pálpebra é aberta com os dedos (Figura 11A) e a pomada oftálmica é cuidadosamente colocada (Figura 11B); depois a pálpebra é delicadamente fechada (Figura 11C) e mantida nessa posição com o auxílio de um pedaço de fita de esparadrapo microporoso (Figura 11D). O mesmo procedimento é realizado na pálpebra do olho oposto.

Esse passo protege a córnea de ressecamento e também protege os olhos das substâncias utilizadas durante o procedimento odontológico, por exemplo, a solução utilizada para antissepsia extrabucal (Figura 12). Atenção deve ser dada a esse momento da antissepsia extrabucal para evitar o excesso ou mesmo o acúmulo da substância sobre as pálpebras, independentemente da solução utilizada.

Se, entretanto, um acesso cirúrgico nas pálpebras for necessário, deve-se pedir ao médico-anestesista que não oclua a pálpebra com fita de esparadrapo microporoso e informá-lo de que será realizada uma tarsorrafia (Figura 17).

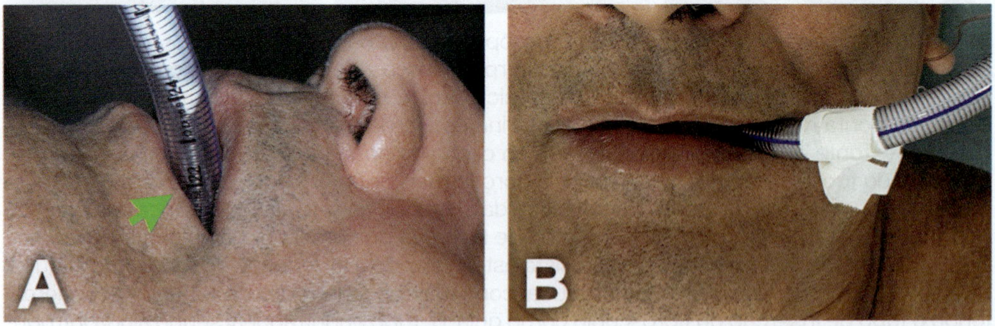

FIGURA 10 Estabilização do tubo de anestesia introduzido pela via orotraqueal. A: tubo posicionado do lado esquerdo porque o procedimento realizado foi a remoção de um projétil de arma de fogo localizado do lado direito. É possível ver a marcação da profundidade do tubo, tomando-se como referência o lábio inferior (seta). B: é possível observar o tubo estabilizado com tiras de esparadrapo comum na pele da bochecha do lado esquerdo. Agradecimento à médica-anestesista Dra. Joyce Mariana Merlo e às técnicas de enfermagem Silvana Borges da Silva e Viviane Jéssica Faria.

Fonte: acervo dos autores.

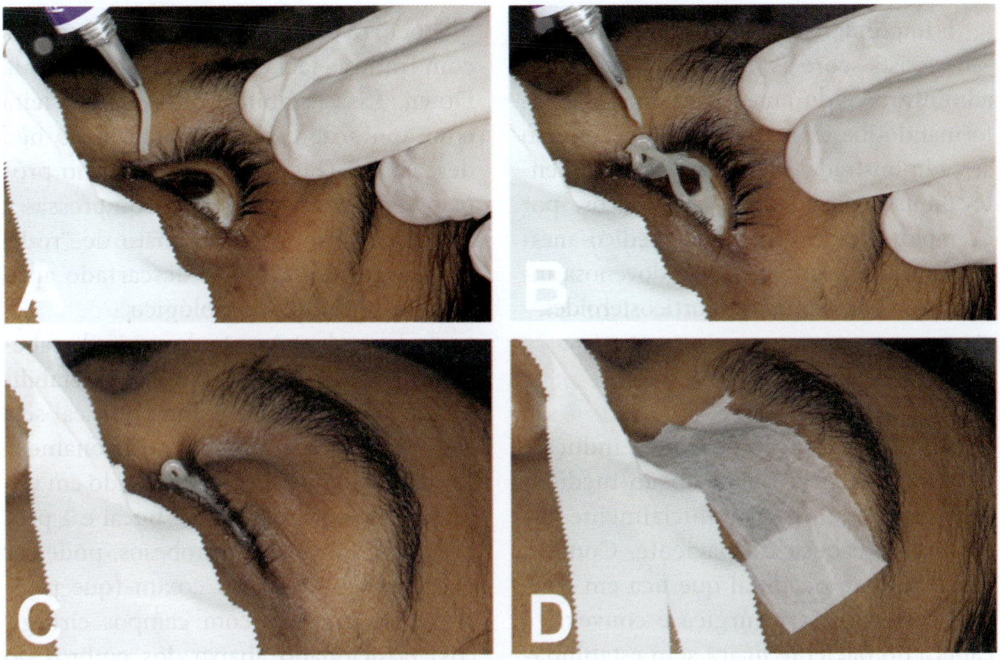

FIGURA 11 Fechamento das pálpebras, onde também é possível observar a estabilização do tubo endotraqueal na região da bochecha do lado esquerdo com tiras de esparadrapo comum. A: abertura da pálpebra esquerda e colocação da pomada oftálmica. B: finalização da colocação da pomada oftálmica. C: oclusão da pálpebra. D: fechamento da pálpebra com o uso da fita de esparadrapo microporoso. Agradecimento ao médico-anestesista Dr. André Moutinho Mello e às técnicas de enfermagem Leiliete Agostinho Tiago, Mariana Testa e Marília Ferreira da Silva.

Fonte: acervo dos autores.

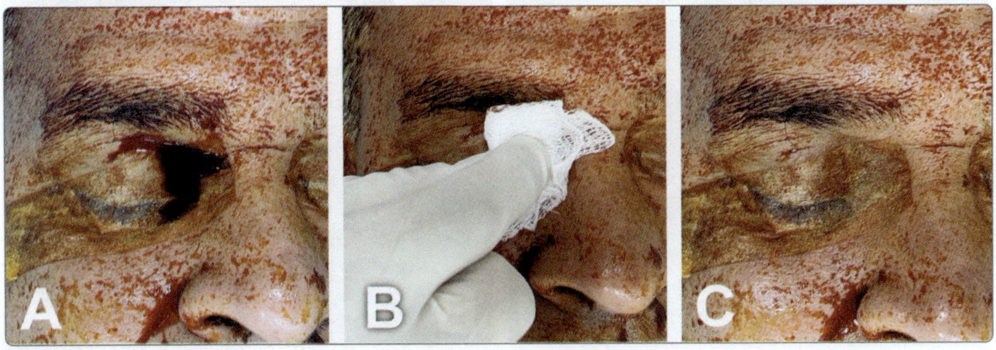

FIGURA 12 A: acúmulo de polivinilpirrolidona-iodo (PVPI) utilizada na antissepsia extrabucal nas pálpebras do lado direito. B: remoção do acúmulo de PVPI utilizando uma gaze seca. C: não há mais acúmulo de PVPI nas pálpebras e as tiras de esparadrapo microporoso mantêm as pálpebras fechadas. Agradecimento à médica-anestesista Dra. Joyce Mariana Merlo e às técnicas de enfermagem Silvana Borges da Silva e Viviane Jéssica Faria.

Fonte: acervo dos autores.

É importante conversar com o médico-anestesista sobre as medicações que serão administradas durante a anestesia geral, informando-lhe as medicações que deverão ser administradas durante o procedimento odontológico, como antibióticos, por exemplo. Rotineiramente, o médico-anestesista já administra por via endovenosa antieméticos, antibióticos e corticosteroides.

Manutenção

Após a finalização da fase de indução, determinada pela liberação do médico-anestesista, é preciso inicialmente estabilizar a cabeça do paciente. Como a parte do osso occipital que fica em contato com a mesa cirúrgica é convexa, a cabeça do paciente ficará sem estabilidade e sua constante movimentação pode não só dificultar o procedimento odontológico como gerar danos à coluna cervical do paciente. Isso pode ser ainda mais danoso em pacientes com problemas já instalados na coluna cervical, o que ocorre com frequência em pacientes com fraturas faciais ou com síndrome de Down. Essa estabilização pode ser feita com apoio de cabeça pré-fabricado não descartável (Figura 13) ou feito no próprio centro cirúrgico com compressas e ataduras, ficando em formato de "rodilha" (Figura 14), sendo descartado após o procedimento odontológico.

Independentemente do apoio de cabeça utilizado, é importante que a estabilização da cabeça e da coluna cervical seja eficiente e que permita um posicionamento adequado da cabeça, resultando em um acesso eficiente à cavidade bucal e à própria face. Em pacientes obesos, pode ser necessário utilizar um coxim (que pode ser confeccionado com campos cirúrgicos) posicionado abaixo dos ombros do paciente, de modo que o mento deste fique distante do tronco, permitindo, assim, um adequado campo de trabalho.

Os apoios de cabeça pré-fabricados geralmente são confeccionados com gel e existem em diferentes formatos, além do for-

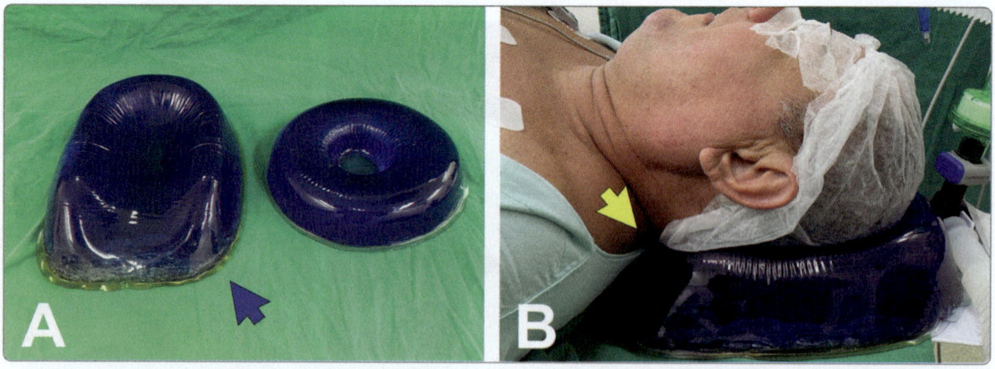

FIGURA 13 Apoio de cabeça pré-fabricado em gel. A: apoios de diferentes formatos, de calha (seta azul) e de rodilha. B: apoio de cabeça em formato de calha em posição, podendo-se observar o apoio da cabeça e do pescoço e, portanto, da coluna cervical (seta amarela). Agradecimento aos médicos-anestesistas Dra. Isabela Soares e Dr. Leandro Gonçalves e aos técnicos de enfermagem Thiago Roberto Souza Silva e Edison Daniel.

Fonte: acervo dos autores.

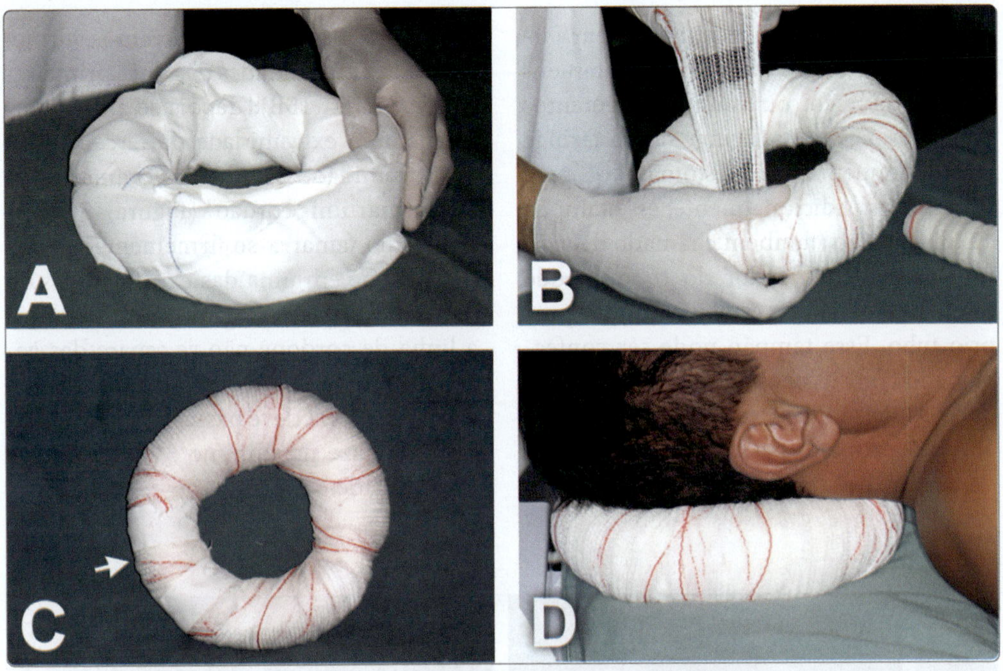

FIGURA 14 Confecção da rodilha em centro cirúrgico. A: três compressas grandes enroladas separadamente e depois posicionadas em forma de rodilha de acordo com as dimensões do osso occipital do paciente. B: compressas envoltas com ataduras (em geral, 2 rolos são suficientes) para que o formato de rodilha seja finalizado. C: ataduras fixadas com tiras de esparadrapo (setas), finalizando a confecção da rodilha. D: rodilha colocada adequadamente entre a mesa cirúrgica e a cabeça do paciente, mantendo-a confortavelmente estabilizada.

Fonte: acervo dos autores.

mato de rodilha (Figura 13A). Um exemplo é o apoio em formato de calha, que também permite um apoio do pescoço e, portanto, da coluna cervical (Figura 13B).

O apoio feito no próprio centro cirúrgico é em formato de rodilha, e pode ser feito utilizando 3 compressas grandes, cada uma delas enrolada separadamente e depois posicionada em formato de rodilha, de acordo com as dimensões do osso occipital do paciente (Figura 14A). Essas compressas são envoltas com 2 rolos de ataduras (Figura 14B) que são fixadas com tiras de esparadrapo de forma a mantê-las unidas e em formato de rodilha (Figura 14C). A rodilha pode então ser colocada adequadamente entre a cabeça do paciente e a mesa cirúrgica, de modo a manter a cabeça estabilizada confortavelmente (Figura 14D). É importante que a dimensão da rodilha seja compatível com a dimensão do osso occipital do paciente, caso contrário ela não desempenhará sua função.

Antes do início do procedimento propriamente dito, um tampão orofaríngeo deve ser confeccionado (Figura 15) e corretamente posicionado na orofaringe, por trás da língua (Figura 16). Esse tampão tem o objetivo de evitar que secreções, sangue, soro fisiológico utilizado para irrigação, materiais utilizados no tratamento odontológico, ou mesmo fragmentos de dentes, caiam na laringe ou na faringe e se desloquem para o estômago ou para os pulmões. Adicionalmente, esse tampão auxilia o balão (também chamado de *cuff*) no selamento ao redor do tubo e pode também auxiliar na estabilização do próprio tubo. Esse tampão pode ser confeccionado com 3 gazes abertas e uma linha de cordonê, ambos esterilizados (Figura 15A). O primeiro passo para a confecção do tampão é abrir cada gaze e enrolá-la em si mesma. Feito isso, amarram-se firmemente as extremidades das duas primeiras gazes (Figura 15B); depois se amarra firmemente a extremidade da terceira gaze na extremidade de uma das já amarradas, até formar um "cordão" (Figura 15C). Finalizando, amarra-se firmemente a linha de cordonê em uma das extremidades do "cordão" de gazes (Figura 15D). Para que a linha de cordonê não se separe das gazes no momento da remoção do tampão (Figura 20), ela deve passar por entre as linhas da gaze no mínimo 3 dedos de sua extremidade.

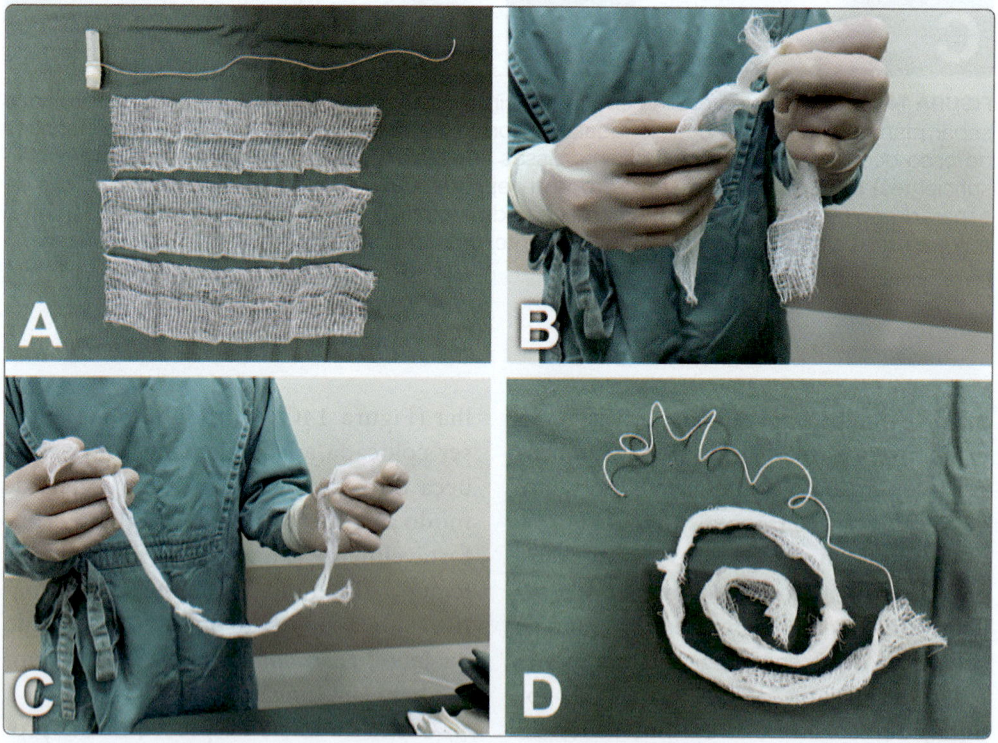

FIGURA 15 Confecção do tampão orofaríngeo. A: os materiais necessários são linha de cordonê e três gazes abertas, ambos esterilizados. B: amarrando firmemente as extremidades das duas primeiras gases. C: as três gazes firmemente amarradas por suas extremidades, formando um "cordão". D: confecção do tampão orofaríngeo finalizada com a amarração da linha de cordonê em uma das extremidades do "cordão" de gazes.

Fonte: acervo dos autores.

Adicionalmente, o tamanho da linha de cordonê deve ser o suficiente para amarrar firmemente as gazes e permitir que sua extremidade fique fora da cavidade bucal (Figura 18A). Essa porção da linha do cordonê fora da cavidade bucal serve como um alerta e auxilia na remoção do tampão ao final do procedimento odontológico.

É importante salientar que os passos para colocação e remoção do tampão orofaríngeo são os mesmos, independentemente da intubação ter sido oro ou nasotraqueal. No entanto, atenção maior deve ser dada em caso de intubação orotraqueal, pois há uma possibilidade maior de deslocamento do tubo durante a colocação e a remoção do tampão.

Para a colocação do tampão orofaríngeo, deve-se abrir com cuidado a boca do paciente e abaixar sua língua adequadamente com um instrumento apropriado, por exemplo, o abaixador de língua de Weider (Figura 16). Com o auxílio de um as-

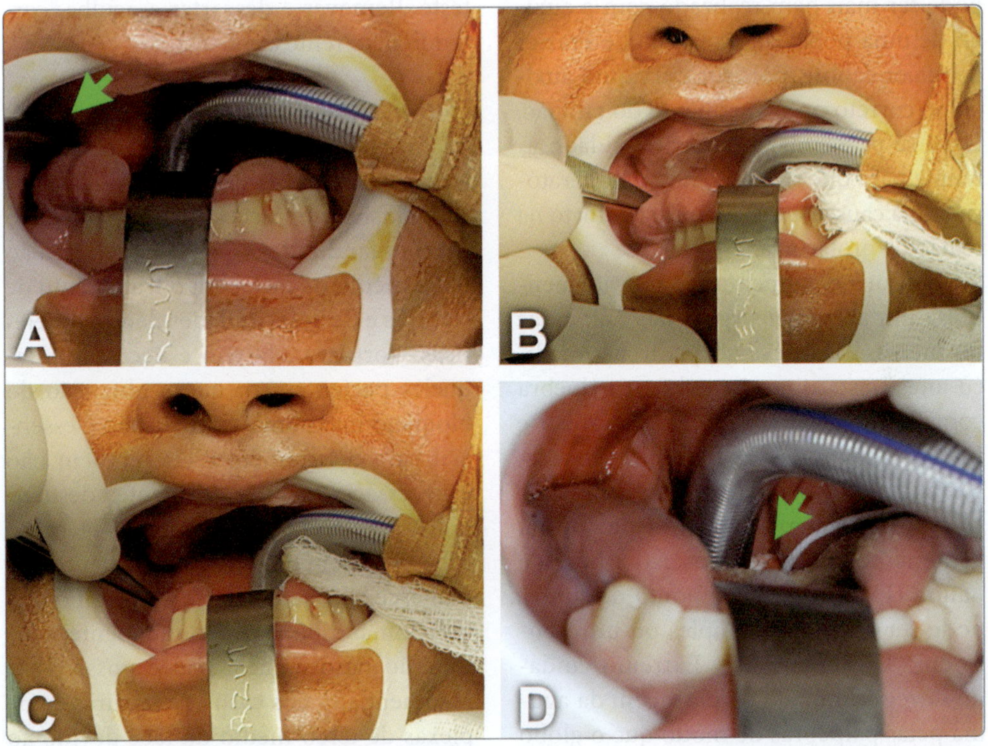

FIGURA 16 Colocação do tampão orofaríngeo. A: cavidade bucal cuidadosamente aberta e língua abaixada com o auxílio do abaixador de língua de Weider. Toda saliva, sangue e corpos estranhos são removidos com o uso de uma ponta de aspiração de Frazier de maior calibre (seta). B: início de colocação do tampão orofaríngeo com o uso de uma pinça de Dietrich longa (18 cm). C: o tampão continua sendo colocado e, ao mesmo tempo, acomodado por trás da base da língua e lateralmente ao tubo de anestesia. D: finalização da colocação do tampão, sendo possível ver apenas uma pequena parte das gazes (seta). Agradecimento ao médico-anestesista Dr. Luiz Fernando Weffort e às técnicas de enfermagem Silvana Borges da Silva e Viviane Jéssica Faria.

Fonte: acervo dos autores.

pirador ou bomba de sucção, toda saliva, sangue e corpos estranhos que estejam na cavidade bucal devem ser removidos (Figura 16A). A base da língua e o tubo de anestesia devem estar bem visíveis. Feito isso, o tampão pode ser cuidadosamente colocado e acomodado na orofaringe por meio da utilização de uma pinça longa (Figuras 16B e 16C), ficando posicionado por trás da base da língua e do lado do tubo de anestesia, de modo que as gazes fiquem praticamente sem serem vistas (Figura 16D).

O posicionamento final do tampão pode ser mais bem realizado com o auxílio de uma ponta de aspiração de Frazier de maior calibre, pois sua curvatura auxilia no correto posicionamento do tampão. Deve-se posicionar o tampão cuidadosamente para que não seja, no pós-operatório, uma causa de dor e/ou desconforto na região da orofaringe.

Conforme comentado anteriormente, se um acesso cirúrgico nas pálpebras for necessário, deve-se pedir ao médico-anestesista que não oclua a pálpebra com fita de esparadrapo microporoso e informar a ele que será realizada uma tarsorrafia. A tarsorrafia consiste em ocluir as pálpebras com um ponto de sutura, geralmente utilizando fios 5-0 à base de náilon (Figura 17). Esse ponto de sutura pode ser um ponto simples ou um ponto em "U" (Figura 17). Extremo cuidado deve ser tomado na passagem da agulha pelas pálpebras de modo que o globo ocular não seja lesionado. A ponta da agulha deve ser sempre mantida voltada para cima, e as pálpebras devem ser "trazidas" para a ponta da agulha com a utilização de uma pinça Dietrich. Finalizadas as passagens da agulha, o nó deve ser dado no meio do comprimento do fio de sutura (Figura 17G), para que o tracionamento das pálpebras possa ser feito adequadamente, tracionando as extremidades do fio (Figura 17H). Adicionalmente, o nó deve ser realizado com a tensão adequada, pois, se for muito "apertado" irá causar isquemia e, portanto, lesão às estruturas das pálpebras.

É importante salientar que, se o teste de ducção forçada está planejado (casos de fraturas ósseas na cavidade orbitária), deve-se manter o nó do fio um pouco distante das pálpebras, de modo a permitir que elas sejam afastadas para a realização do teste. Remover e descartar a agulha, cortando o fio rente a ela.

Transposição submentual

Essa técnica é de grande valia quando a cirurgia necessita de oclusão do paciente, inclusive com necessidade de bloqueio maxilomandibular (Figura 1) e acesso ao terço médio da face para o tratamento de fraturas e de deformidades dentoesqueléticas. Portanto, ela não é necessária naqueles pacientes em que a obtenção do bloqueio maxilomandibular não é essencial para o tratamento. Ela também não é necessária naqueles pacientes desdentados parciais, nos quais a passagem do tubo pode ser feita por entre os dentes remanescentes, sem interferir no bloqueio maxilomandibular. Adicionalmente, a intubação nasotraqueal não é possível ou recomendada nos casos de fraturas complexas de terço médio da face devido ao risco de dano aos tecidos relacionados à base do crânio.

Essa técnica relativamente simples resolveu um enorme problema, pois passou a ser uma alternativa à traqueostomia, por ser muito mais simples de ser realizada e com menores índices de complicações. Desde a descrição dessa técnica inovado-

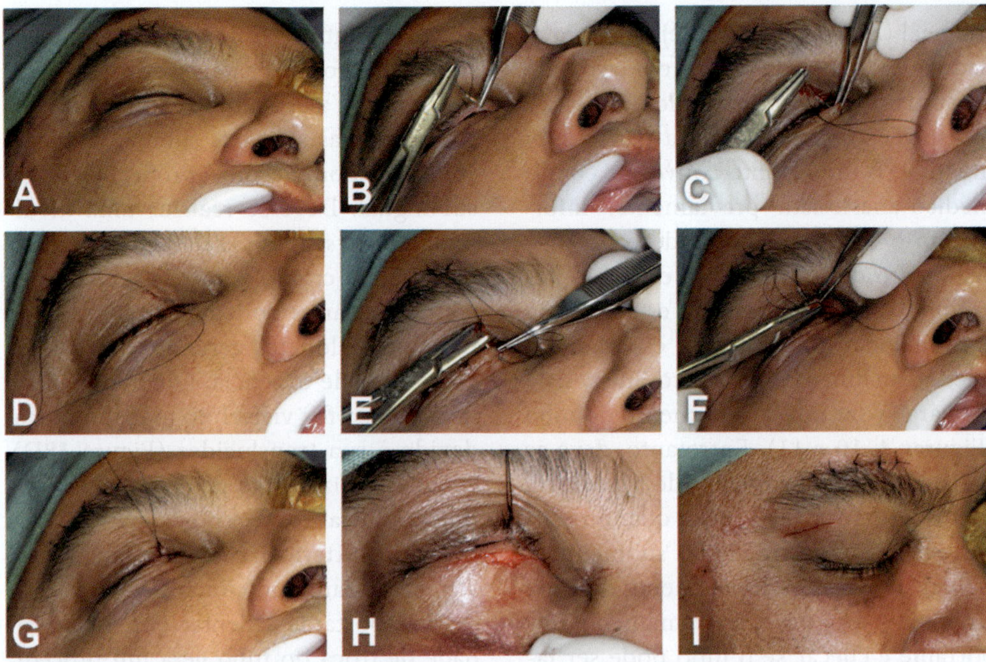

FIGURA 17 Tarsorrafia com ponto em "U" em paciente submetido a tratamento de fratura do complexo zigomático-orbital do lado direito. A: somente as pálpebras do lado esquerdo foram ocluídas com fita de esparadrapo microporoso, que está na cor laranja devido ao uso de polivinilpirrolidona-iodo tópico para antissepsia externa. B: agulha cortante montada com fio 5-0 à base de náilon sendo passada na pálpebra superior. C: agulha sendo passada na pálpebra inferior. D: a primeira parte da tarsorrafia realizada com o fio passado nas pálpebras superior e inferior. E: agulha sendo passada novamente na pálpebra inferior, aproximadamente 2 mm distante da primeira passagem da agulha. F: segunda passagem da agulha na pálpebra superior, também aproximadamente 2 mm distante da primeira passagem. G: ponto finalizado. Pode-se observar que o nó está no meio do fio e com a tensão adequada, pois não há sinais de isquemia. A agulha deve ser removida, cortando o fio rente a ela e deixando-o com toda a extensão de seu comprimento para facilitar no tracionamento das pálpebras. H: enquanto as pálpebras estão sendo tracionadas pelo fio de sutura, a incisão subciliar foi demarcada para acesso ao rebordo infraorbital. I: incisão na pálpebra superior para acesso da região frontozigomática. Nesse momento as pálpebras não estão sendo tracionadas pelo fio de sutura. Agradecimento ao médico-anestesista Dr. Luiz Fernando Weffort e às técnicas de enfermagem Silvana Borges da Silva e Viviane Jéssica Faria.

Fonte: acervo dos autores.

ra por Hernández Altemir,[9] vários artigos científicos têm mostrado altas taxas e sucesso e baixos índices de complicações com o seu emprego.

Técnica: como o tubo terá de fazer muitas curvas para contornar a língua, entrar pelo assoalho bucal e sair inferiormente ao mento, é necessário o uso de tubo com reforço metálico em suas paredes, conhecido como "tubo aramado" (Figura 18). Esse tubo é mais resistente a dobras ou "acotovelamento" que possam obstruir parcial ou totalmente sua luz, dificultando ou impedindo a ventilação do paciente, respectivamente. O médico-anestesista irá realizar a intubação orotraqueal (Figura 18A), ou seja, pela cavidade bucal como de rotina, e o cirurgião e traumatologista bucomaxilofacial fará a transposição do tubo para a região submentual. É importante conversar com o médico-anestesista previamente, informando-o de sua necessidade e do procedimento de transposição do tubo. Por exemplo, não será possível a estabilização convencional do tubo com esparadrapo que, normalmente, o médico-anestesista faz para evitar um deslocamento do tubo (Figuras 4, 10 e 11). Entretanto, deve-se registrar o comprimento de referência do tubo (Figura 18A), pois, quando estiver exteriorizado na região submentual, ele deverá ter aproximadamente de 1 a 2 cm a mais. Um passo extremamente importante é checar se o tubo pode ser facilmente desconectado do conector universal que existe em sua extremidade. Em muitos tubos, esse conector é colado ao tubo, o que dificulta ou até impossibilita sua desconexão durante a transposição do tubo. Portanto, se o conector estiver colado, deve-se utilizar cuidadosamente um instrumento rombo entre o tubo e o conector para "soltar" o conector do tubo. Essa desconexão do tubo de seu conector universal deve ser realizada antes do início do procedimento.

É realizada uma incisão de cerca de 15 mm na região submentual, lateralmente à linha média (Figura 18B). Por essa incisão, é realizada uma divulsão romba em direção ao assoalho bucal, com o uso de uma pinça hemostática tipo Kelly curva (Figura 18C). Um passo importante é utilizar o dedo indicador da outra mão como referência, pressionando o assoalho bucal no ponto em que a pinça deve ser exteriorizada na cavidade bucal (Figura 18C). Portanto, a ponta da pinça deve "encontrar" o dedo indicador para que o trajeto de passagem do tubo não cause danos a estruturas como os ductos das glândulas salivares submandibular e sublingual, ou mesmo à própria glândula sublingual. Deve-se realizar uma divulsão ampla e segura para que o tubo passe pelo trajeto criado, sem obstáculos, caso contrário danos podem ser causados no tubo ou balonete, gerando uma situação crítica de urgência. Quando a ponta dessa pinça for visível no assoalho bucal devido à sua translucidez (Figura 18D), deve-se realizar uma pequena incisão na mucosa bucal sobre a pinça, para que ela possa ser exteriorizada mais facilmente, sem gerar danos adicionais (Figura 18E).

É importante salientar que a necessidade de troca do tubo gera um procedimento muito mais difícil para o médico-anestesista, devido à presença de sangue na cavidade bucal.

Realizada a divulsão necessária, o próximo passo é prender a borda da válvula utilizada para inflar o balonete ou *cuff* do tubo na ponta da pinça Kelly (Figura 18F), tracioná-lo pelo acesso realizado e exteriorizá-lo (Figura 18G). Em seguida, a pinça hemostática tipo Kelly curva é introduzida novamente pelo acesso e exteriorizada na cavidade bucal, sendo depois solicitado ao médico-anestesista que interrompa a ventilação artificial por alguns segundos. O tubo então é desconectado, removendo-se inclusive o conector universal presente em sua extremidade. A extremidade do tubo sem o conector universal é então presa na ponta da pinça Kelly que está na cavidade bucal (Figura 18H). A pinça então é tracionada, enquanto os dedos da outra mão devem "empurrar" o tubo para dentro do acesso. Essa manobra conjunta diminui a incidência de deslocamento do

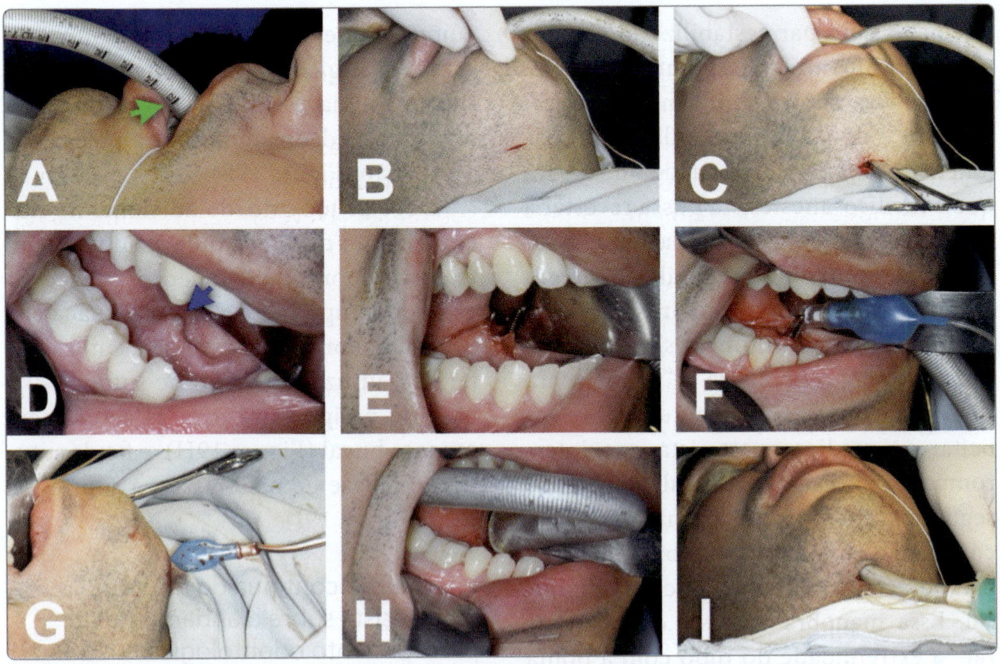

FIGURA 18 Transposição submentual do tubo. A: tubo "aramado" posicionado por via orotraqueal e com a profundidade de 23 cm (seta verde), tomando-se como referência a comissura labial. É possível ver o fio de cordonê (cor branca) do tampão orofaríngeo na região da comissura labial. B: incisão de aproximadamente 15 mm, realizada na região submentual, lateralmente à linha média. C: divulsão romba em direção ao assoalho bucal sendo iniciada com o uso de uma pinça hemostática tipo Kelly curva. É possível ver o dedo indicador da mão esquerda posicionado em assoalho bucal sendo utilizado como referência para a obtenção do trajeto durante a divulsão. D: proeminência em assoalho bucal causada pela ponta da pinça hemostática tipo Kelly curva (seta azul). E: ponta da pinça hemostática tipo Kelly curva exteriorizada na cavidade bucal, após uma pequena incisão realizada com lâmina de bisturi número 15. F: válvula de inflação do balonete ou *cuff* (cor azul) firmemente apreendida pela ponta da pinça hemostática tipo Kelly curva. G: válvula de inflação do balonete ou *cuff* (cor azul) ainda presa na ponta da pinça hemostática tipo Kelly curva, já exteriorizada na região submentual. H: a extremidade do tubo já desconectada, presa pela ponta da pinça hemostática tipo Kelly curva. I: tubo e válvula de inflação do balonete já devidamente exteriorizados na região submentual pelo acesso cirúrgico.

Fonte: acervo dos autores.

tubo nas vias aéreas e evita danos em sua extremidade. Com a extremidade do tubo e o *cuff* exteriorizados na região submentual, o conector universal é recolocado na extremidade do tubo e reconectado ao ventilador artificial (Figura 18I). A partir desse momento, pede-se para o médico-anestesista religar o ventilador artificial. O tubo é estabilizado na região submentual com sutura que irá "laçar" o tubo, circundando-o, podendo-se utilizar fio 4-0 à base de náilon.

Finalizado o procedimento odontológico, é o momento para "voltar" o tubo para a cavidade bucal. O primeiro passo é remover a sutura realizada na pele que "laçou" o tubo para estabilizá-lo e evitar um deslocamento dele (Figura 19A). Removida essa sutura, iniciamos a "volta" do tubo e da válvula de inflação do balonete ou *cuff* para a cavidade bucal para que o médico-anestesista possa reverter a anestesia geral e extubar o paciente. Nesse momento, deve-se mentalizar a regra "os últimos serão os primeiros", ou seja, como o tubo foi o último a ser exteriorizado, ele será o primeiro a "voltar" para a cavidade bucal. Novamente se deve solicitar ao médico-anestesista que interrompa a ventilação artificial por alguns segundos, e depois a extremidade é desconectada; com uma manobra conjunta, o tubo é retornado para a cavidade bucal. Essa manobra consiste em "empurrar" a extremidade do tubo com a ponta do dedo indicador de uma das mãos, enquanto os dedos indicador e polegar da outra mão tracionam o tubo em direção à cavidade bucal (Figura 19B).

Para finalizar, neste passo pode ser necessário o uso de uma pinça hemostática tipo Kelly na mão que antes "empurrava" o tubo para dentro do acesso cirúrgico (Figura 19C). É preciso cuidado para não danificar o tubo com o uso dessa pinça. Uma vez que o tubo esteja todo na cavidade bucal, deve-se reconectá-lo a seu conector universal, que ainda nesse momento encontra-se conectado ao espaço morto, e solicitar ao médico-anestesista que religue o ventilador artificial (Figura 19D). Realiza-se também uma manobra conjunta para a válvula de inflação do balonete ou *cuff*. Deve-se prender firmemente a borda da extremidade dessa válvula com a ponta da pinça hemostática Kelly curva (Figura 19E). Com a extremidade da válvula de inflação do balonete ou *cuff* adequadamente presa na ponta dessa pinça, empurra-se essa válvula para "dentro" do acesso cirúrgico, ao mesmo tempo que se traciona a via de inflação do balonete ou *cuff* com os dedos indicador e polegar da outra mão (Figura 19F).

Deve-se ter cuidado adicional no tracionamento da via de inflação do balonete ou *cuff* porque qualquer força excessiva pode rompê-la e gerar uma situação de urgência. Por fim, realiza-se a sutura das feridas, utilizando-se fio de sutura 4-0 à base de poliglactina para as suturas em mucosa bucal (Figura 19H), e fio de sutura 5-0 à base de náilon para a sutura em pele (Figura 19I).

Informação contínua do médico-anestesista sobre o andamento do procedimento odontológico

É importante sempre comunicar ao médico-anestesista sobre o andamento do procedimento odontológico, para que ele possa adequar a administração dos medicamentos que sustentam a anestesia geral. Quando o procedimento odontológico estiver caminhando para seu final, é importante informar ao médico-anestesista para que ele possa iniciar a superficialização da anestesia geral. Se isso for feito, o paciente irá "acordar" logo após a finalização do procedimento odontológico. Isso é importante não só por diminuir o tempo de anestesia geral e, portanto, os riscos inerentes a ela, mas também para otimizar o tempo da sala cirúrgica e de toda a equipe. Essa otimização permite a diminuição de custos para o hospital e o atendimento de um número maior de pacientes.

Remoção do tampão orofaríngeo

Terminado o procedimento odontológico, o primeiro passo é remover o tampão orofaríngeo. Da mesma forma que

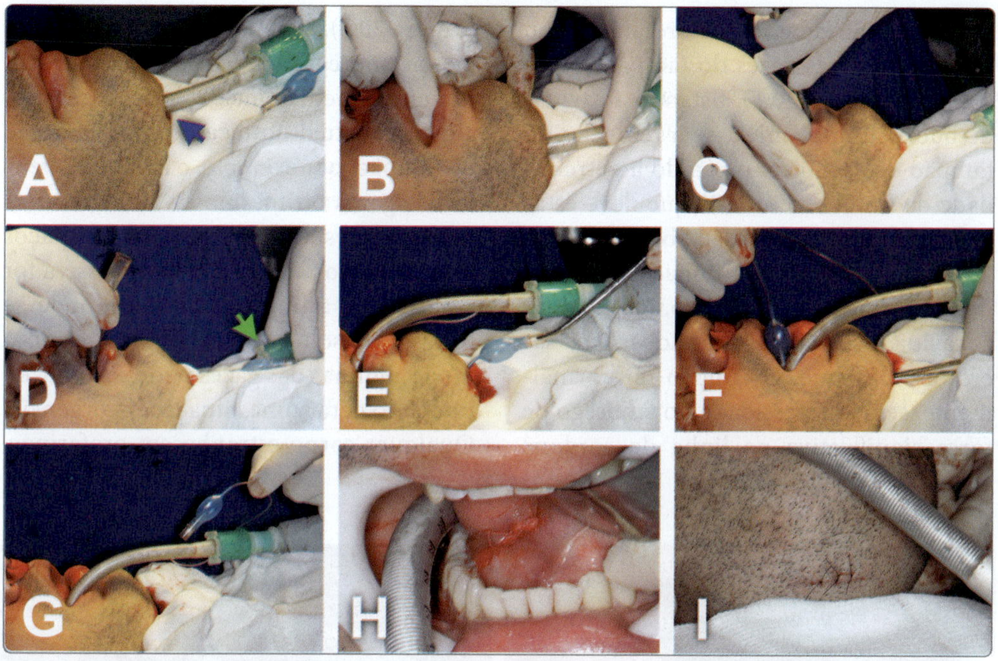

FIGURA 19 Retorno do tubo para sua posição original na cavidade bucal. A: sutura realizada em pele que "laçou" o tubo para estabilizá-lo foi removida (seta azul). B: retorno do tubo com manobra conjunta que consiste em "empurrar" a extremidade do tubo com a ponta do dedo indicador de uma das mãos, enquanto os dedos indicador e polegar da outra mão tracionam o tubo em direção à cavidade bucal. C: finalizando o retorno do tubo, utilizando uma pinça hemostática tipo Kelly curva na mão que antes "empurrava" o tubo para dentro do acesso cirúrgico. D: o tubo encontra-se em sua posição original, ou seja, dentro da cavidade bucal, e o cirurgião-dentista inicia a reconexão do tubo a seu conector que, nesse momento, ainda está conectado ao espaço morto (seta verde) vindo do ventilador artificial. E: a borda da extremidade da válvula de inflação do balonete ou *cuff* está firmemente presa na ponta da pinça hemostática tipo Kelly curva. F: a válvula de inflação do balonete ou *cuff* está sendo "empurrada" para "dentro" do acesso cirúrgico, ao mesmo tempo que se traciona a via de inflação do balonete ou *cuff* com os dedos indicador e polegar da outra mão. G: tubo e válvula de inflação do balonete ou *cuff* em suas posições originais. H: sutura do acesso intrabucal, realizado com fio de sutura 4-0 à base de poliglactina 910. I: sutura da ferida extrabucal, com fio de sutura 5-0 à base de náilon.

Fonte: acervo dos autores.

foi comentado em sua colocação, deve-se remover o tampão cuidadosamente para que um trauma desnecessário não seja causa de dor e/ou desconforto no período pós-operatório. Nas intubações orotraqueais, cuidado adicional deve ser dado para que a remoção do tampão não desloque o tubo da anestesia e cause uma extubação acidental. Antes da remoção propriamente dita, deve-se aspirar e inspecionar a cavidade bucal, eliminando saliva, sangue e eventuais corpos estranhos que possam existir (fragmentos de dente, braquetes ortodônticos, material restaurador, cálculo dentário etc.). A limpeza e a busca por corpos estranhos devem ser realizadas até a orofaringe, ou seja, até onde as gazes do tampão se encontram (Figura 20A). Estando a cavidade bucal "limpa", inicia-se a remoção do tampão orofaríngeo, puxando a extremidade da linha de cordonê que deve estar localizada fora da cavidade bucal (Figura 20B). Deve-se puxar a linha de cordonê devagar e, ao mesmo tempo, inspecionar a cavidade bucal, aspirando saliva, secreções e sangue. O tampão sai normalmente, sem a necessidade do emprego de força significativa na linha de cordonê (Figura 20C). Se uma força excessiva tiver de ser empregada, deve-se parar o procedimento imediatamente e procurar por algum eventual obstáculo ou travamento do tampão, por exemplo, o aprisionamento das gazes ou mesmo da linha do cordonê em arestas dentárias ou nos espaços interdentários. Se uma força excessiva for empregada, a linha de cordonê pode se romper ou soltar das gazes, ou mesmo o nó de algumas das gazes pode se desfazer, podendo gerar uma situação de urgência. Qualquer corpo estranho em orofaringe,

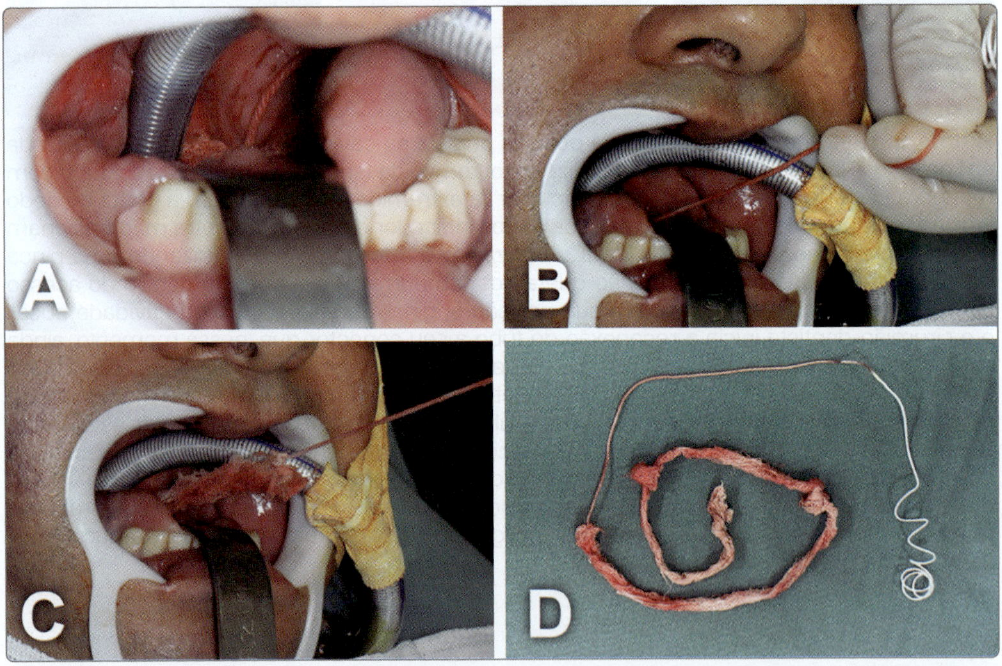

FIGURA 20 Remoção do tampão orofaríngeo. A: cavidade bucal aspirada e limpa até a orofaringe, com ausência de corpos estranhos e posicionamento adequado das gazes e da linha do cordonê do tampão orofaríngeo. B: início da remoção do tampão, puxado sem resistência pela extremidade da linha de cordonê que estava fora da cavidade bucal. C: tampão sendo removido sem resistência; nota-se a linha de cordonê amarrada na primeira gaze. D: tampão removido e posicionado na mesa cirúrgica, sendo possível observar sua integridade, ou seja, as três gazes e a linha de cordonê utilizadas em sua confecção. Agradecimento ao médico--anestesista Dr. Luiz Fernando Weffort e às técnicas de enfermagem Silvana Borges da Silva e Viviane Jéssica Faria.

Fonte: acervo dos autores.

como fragmentos de gazes do tampão, pode causar a obstrução das vias aéreas.

Uma vez removido o tampão, é importante checar a integridade dele, por exemplo, verificar a integridade da linha de cordonê e se as três gazes utilizadas em sua confecção foram removidas (Figura 20D).

Remoção das tiras de esparadrapo microporoso das pálpebras e/ou da tarsorrafia

Conforme comentado anteriormente, a colocação de tiras de esparadrapo microporoso e a tarsorrafia têm o objetivo de manter as pálpebras ocluídas, evitando o ressecamento das córneas e protegendo os olhos das substâncias utilizadas durante o procedimento odontológico. A remoção tanto das tiras de esparadrapo microporoso como da tarsorrafia deve ser realizada com muito cuidado, pois os olhos são estruturas delicadas que podem ser facilmente danificadas. No caso de tiras de esparadrapo microporoso, deve-se primeiro umedecer a tira com soro fisiológico 0,9% esterilizado e removê-la devagar com uma mão enquanto o dedo indicador da outra mão estabiliza as pálpebras (Figuras 21A e B), tomando-se o cuidado de não deslocar o tubo da anestesia durante essa remoção (Figura 21C). Depois de removida uma das tiras, repetir o mesmo procedimento no outro olho.

Removidas as duas tiras, é importante "lavar" os olhos do paciente para remover eventuais resíduos de materiais gerados pelo uso do motor de baixa ou alta rotação e eliminar possíveis acúmulos de substân-

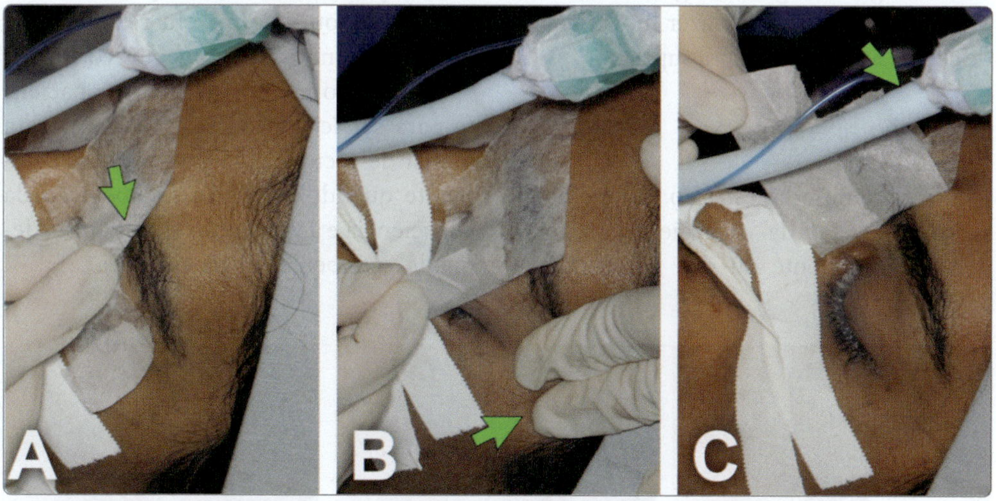

FIGURA 21 Remoção da fita de esparadrapo microporoso das pálpebras. A: início da remoção da fita utilizando apenas uma das mãos, notando-se o tracionamento da pálpebra superior e dos pelos da sobrancelha (seta verde). B: removendo a fita com ambas as mãos, sendo que a mão direita (seta verde) está estabilizando a pálpebra superior e ajudando na liberação segura dos pelos da sobrancelha da fita de esparadrapo. C: finalizando, a remoção da fita de esparadrapo microporoso, tomando-se o cuidado de não deslocar o tubo polar norte utilizado (seta verde). Agradecimento ao médico-anestesista Dr. André Moutinho Mello e às técnicas de enfermagem Leiliete Agostinho Tiago, Mariana Testa e Marília Ferreira da Silva.

Fonte: acervo dos autores.

cias líquidas utilizadas durante o procedimento e que tenham ficado próximas às pálpebras. Para isso, gotejar no olho, com uma seringa sem agulha, soro fisiológico 0,9% esterilizado (Figura 22A) enquanto utiliza o dedo polegar ou indicador da outra mão para realizar movimentos cuidadosos de fechar e abrir a pálpebra superior (Figuras 22B e 22C). Repetir o mesmo procedimento do outro lado.

Nos casos em que foi utilizada a tarsorrafia (Figura 23), deve-se tracionar o fio de náilon com uma das mãos e, com a outra, utilizar uma tesoura adequada e cortar o ponto rente ao nó (Figuras 23A e B). Conforme comentado anteriormente, é importante "lavar" os olhos do paciente. Depois de remover o ponto, abrir com muito cuidado a pálpebra superior (Figura 23C) e gotejar soro fisiológico 0,9% esterilizado utilizando uma seringa sem agulha (Figura 23D). Enquanto se goteja o soro, fazer movimentos de abrir e fechar a pálpebra superior.

Reversão anestésica

Nesse tempo anestésico, o médico-anestesista "acorda" o paciente. Dependendo do paciente ou dos medicamentos utilizados, o "despertar" pode se dar de diferentes formas, inclusive com movimentos bruscos. Portanto, a contenção física do paciente na mesa cirúrgica pode ser necessária, principalmente crianças ou adultos com necessidades especiais. A equipe de odontologia nesse momento deve auxiliar a enfermagem e o médico-anestesista na tarefa.

O médico-anestesista remove o tubo, ou seja, realiza a extubação, somente quando o paciente estiver quase acordado e após a reversão total do relaxamento muscular.

O tempo que o paciente leva para "acordar" depende da via de administração da anestesia geral, dos medicamentos utilizados, das quantidades deles e do metabolismo do paciente. Por exemplo, a anestesia endovenosa com o uso de propofol e remifentanil permite um "acordar" mais rápido e com menos probabilidade de náuseas ou vômitos em relação à via inalatória com o uso de agentes voláteis.

O médico-anestesista libera o paciente para ser levado da sala cirúrgica para a área de recuperação pós-anestésica somente quando houver a recuperação da consciência e a ventilação espontânea adequada, sem percalços na via aérea.

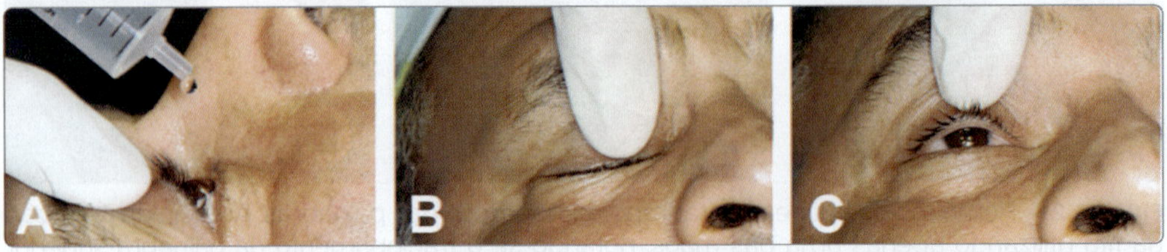

FIGURA 22 Limpeza do olho direito após a remoção da fita de esparadrapo microporoso. A: gotejamento do soro fisiológico 0,9% esterilizado utilizando uma seringa sem agulha. B: pálpebra superior cuidadosamente fechada utilizando o dedo indicador. C: pálpebra superior cuidadosamente aberta utilizando o dedo indicador. Agradecimento à médica-anestesista Dra. Joyce Mariana Merlo e às técnicas de enfermagem Silvana Borges da Silva e Viviane Jéssica Faria.

Fonte: acervo dos autores.

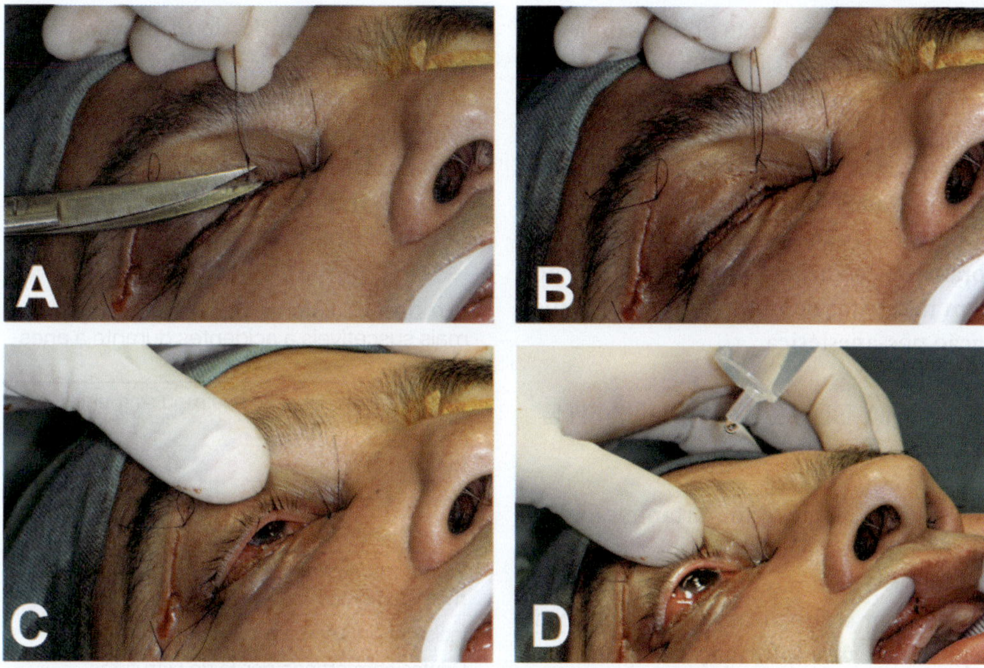

FIGURA 23 Remoção da tarsorrafia. A: fio de sutura sendo levemente tracionado, enquanto uma tesoura apropriada é posicionada para cortar o fio rente ao nó. B: fio de sutura cortado rente ao nó, sem lesar as pálpebras. C: depois da remoção do fio de sutura, a pálpebra superior é cuidadosamente aberta. D: gotejamento de soro fisiológico 0,9% esterilizado com o uso de uma seringa sem agulha, enquanto o polegar da outra mão faz movimentos de abrir e fechar a pálpebra superior. Agradecimento ao médico-anestesista Dr. Luiz Fernando Weffort e às técnicas de enfermagem Silvana Borges da Silva e Viviane Jéssica Faria.

Fonte: acervo dos autores.

Deve-se verificar com o médico-anestesista ou na ficha anestésica quais medicamentos foram utilizados durante o procedimento odontológico, assim é possível fazer sua prescrição em consonância com os medicamentos já administrados. Essa verificação elimina a chance de prescrição de medicamentos duplicados, portanto, a prescrição desnecessária ou mesmo uma sobredose.

Recuperação pós-anestésica

Durante a fase de recuperação pós-anestésica, a via aérea do paciente deve ser cuidadosamente avaliada devido à possibilidade de obstrução parcial ou total ocasionada por algum sangramento ou mesmo edema do assoalho bucal. Essa possibilidade é maior quando procedimentos cirúrgicos forem realizados na arcada inferior, especialmente em sua região posterior.

Caso o paciente já esteja ou necessite ser contido no leito nesse momento, o que é mais comum em crianças e adultos com necessidades especiais, o profissional responsável pela recuperação pós-anestésica deve confirmar se os pais ou responsáveis pelo paciente podem ser chamados para auxiliar nessa tarefa. A presença de alguém conhecido pelo paciente pode acalmá-lo e minimizar danos físicos e/ou emocionais.

O tempo que o paciente permanece na recuperação pós-anestésica depende de sua condição sistêmica e dos medicamentos utilizados durante o procedimento odontológico. Por exemplo, pacientes que foram pré-medicados com midazolam podem necessitar de mais tempo na recuperação pós-anestésica.

TRAUMA DENTÁRIO DURANTE A ANESTESIA

Primeiramente, é importante salientar que a anestesia geral é um procedimento complexo e algumas etapas, como a indução, devem ser realizadas em questão de segundos. Outra informação importante é que esse procedimento é parte integrante do tratamento que o cirurgião-dentista irá desenvolver. Portanto, o trabalho do médico-anestesista é um trabalho em conjunto com o do cirurgião-dentista, ou seja, um trabalho de uma equipe multidisciplinar.

A troca de informações é fundamental para que o resultado do tratamento seja satisfatório para ambos e principalmente para o paciente. Um exemplo disso é o cirurgião-dentista informar ao médico-anestesista a presença de dentes com mobilidades, cariados, com próteses fixas extensas ou com extensas restaurações, principalmente se envolverem os incisivos superiores.

A incidência de trauma dentário durante a realização da anestesia geral é extremamente baixa, sendo estimada entre 0,04 e 0,05%, podendo ocorrer fratura do dente, fratura ou perda de restauração, luxação do dente ou mesmo sua avulsão.[8] Esses danos tendem a ocorrer mais frequentemente na região anterossuperior, em particular nos incisivos centrais, por ficarem na trajetória de utilização do laringoscópio. Embora o mais comum seja trauma em elementos dentários, o lábio e a gengiva também podem ser afetados. Alguns dos fatores que geram mais suscetibilidade ao trauma durante a anestesia geral estão descritos no Quadro 4.

QUADRO 4 Fatores que tornam os dentes mais suscetíveis a acidentes durante a anestesia geral

Crianças com dentição mista, ou seja, entre 5 e 12 anos de idade
Dentes com cáries
Presença de doença periodontal
Dentes anteriores com restaurações extensas
Presença de próteses fixas unitárias ou com mais elementos
Incisivos superiores protruídos
Dentes com grande perda de estruturas dentárias coronárias
Dentes ou raízes com tratamento endodôntico
Dentes isolados
Dentes com anormalidades de esmalte (amelogênese imperfeita) e/ou dentina (dentinogênese imperfeita)
Dentes que apresentem traumas anteriores

Fonte: Windsor e Lockie.[8]

Durante a indução

Esses traumas ocorrem 20 vezes mais em pacientes que apresentam vias aéreas difíceis de serem acessadas. Tais pacientes geralmente apresentam classificação de Mallampati elevada (3 ou 4), limitação de movimento da cabeça e pescoço (< 90 graus), pescoço curto e de diâmetro elevado, abertura bucal pequena, limitado espaço interincisal (< 5 cm), incisivos protruídos e palato duro ogival.[8]

Uma situação importante e muito frequente é o paciente utilizar uma prótese total, uma parcial removível ou mesmo ambas em arcadas diferentes. No caso da prótese total, é sempre recomendável que o paciente deixe a prótese em casa, tanto para segurança do próprio paciente como para evitar o extravio da prótese durante a estada do paciente no hospital. Entretanto, com relação à prótese parcial removível, duas situações existem e devem ser discutidas com o médico-anestesista para saber qual delas seria recomendada. A primeira seria igual à prótese total, ou seja, o paciente deixa a prótese em casa, e na segunda, o paciente permaneceria com a prótese em posição até que a intubação fosse realizada. A intenção desta última alternativa seria a prótese proteger os dentes de suporte durante a laringoscopia. Quando o paciente está sem a prótese parcial removível, os dentes de suporte ficam mais expostos a um possível trauma causado pela lâmina do laringoscópio, principalmente os incisivos superiores. Se o paciente estiver com a prótese total e/ou removível no centro cirúrgico, deve-se pedir para a enfermagem acondicionar as próteses e identificar a embalagem com o nome do paciente, para que não sejam extraviadas.

Outra situação que deve ser manejada com cuidado é a de crianças entre 5 e 12 anos de idade, que possuem dentição mista. Nessa faixa etária, existem dentes decíduos com rizólise significativa e dentes permanentes parcialmente erupcionados, sendo ambos facilmente luxados ou avulsionados. É importante informar ao médico-anestesista sobre essa condição.

Durante a reversão

É normal alguns pacientes começarem a morder quando estiverem "acordando da anestesia", gerando uma força de mordida considerável. Portanto, deve-se tomar cuidado adicional nesse tempo anestésico, não deixando nenhum instrumental ou mesmo os dedos na cavidade bucal. Entretanto, no caso de uma intubação orotraqueal, pode ser que o paciente comece a morder o tubo de anestesia, podendo danificar algum elemento dentário, o tubo ou mesmo ambos. Nessas situações, ter um bloco de borracha para mordida colocado na região dos molares pode ser uma alternativa adequada.

Manejo dos acidentes durante a anestesia geral

Alguns acidentes ocorridos durante a indução da anestesia geral podem ser adequadamente manejados durante a fase seguinte, ou seja, de manutenção. Caso ocorra luxação dentária, o ideal é reposicionar o dente e estabilizá-lo com a confecção de uma contenção dentária. No caso de deslocamento de uma prótese fixa unitária ou com vários elementos, é indicado removê-la com cuidado, caso ainda esteja parcialmente cimentada, e pedir para a enfermagem armazená-la com a identificação do paciente, para que seja devolvida posteriormente. Se a prótese fixa não for localizada, é extremamente recomendado requisitar, assim que possível, exames de imagem (radiografias, tomografia computadorizada) de tórax e abdome para averiguar se ela não se deslocou para o estômago ou mesmo para os pulmões.[8] Se o acidente ocorrer durante a fase de reversão da anestesia, o fato de o paciente estar "acordando" limitará muito o manejo desse acidente. Para fratura do elemento dentário ou de alguma restauração, ou mesmo a avulsão dentária, ver o fluxograma da Figura 24.

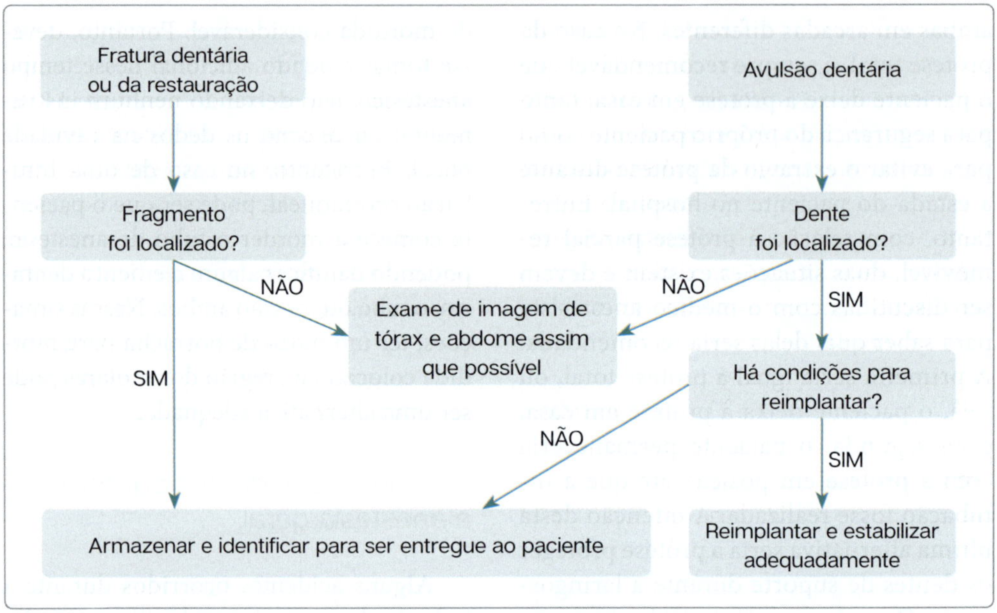

FIGURA 24 Fluxograma de conduta diante da ocorrência de fratura do elemento dentário ou de alguma restauração, ou mesmo a avulsão dentária ocorrida durante a anestesia geral.

Fonte: elaboração dos autores.

Terminado o procedimento odontológico, o paciente deve ser imediatamente informado tão logo tenha recuperado a consciência. Caso haja familiares com o paciente, estes também devem ser comunicados da ocorrência. No caso de crianças, deve-se informar aos responsáveis, pois a criança não tem maturidade para entender o ocorrido.

RISCOS DA ANESTESIA GERAL

A anestesia geral tem efeitos colaterais importantes, e a decisão de utilizá-la de modo repetido ou frequente no mesmo paciente deve ser tomada após cuidadosa análise de riscos e benefícios. Domino[16] observou que o índice de mortalidade associado à anestesia geral foi de 1:40.000. Esse estudo também analisou a causa desses eventos e revelou que 38% foram devidos a problemas cardíacos, 37% foram relacionados aos medicamentos utilizados (sendo o halotano o mais frequentemente associado), 20% devidos a problemas respiratórios e 5% a causas diversas.

FATORES QUE PODEM AUMENTAR A MORBIDADE E A MORTALIDADE

Pacientes idosos

Em pacientes idosos, há a deterioração das reservas fisiológicas e funcionais que podem ajudá-los a tolerar um eventual evento adverso que ocorra durante a anestesia geral. Disfunção cognitiva pós-operatória é mencionada como um dos riscos associados à anestesia geral nesses pacientes, sendo diretamente proporcional à idade e à duração do procedimento cirúrgico. Moller (apud Messieha[6]) avaliou 1.218 pacientes com mais de 60 anos de idade e observou que, em 266 deles (21,8%), ocorreu disfunção cognitiva até 1 semana depois do procedimento cirúrgico e, em 94 pacientes (7,7%), a disfunção se estendeu a 3 meses. Para os autores, os principais fatores etiológicos envolvidos nesse processo foram hipoxemia e hipotensão, que podem ser potencializadas em pacientes com doenças sistêmicas avançadas.

O estabelecimento de um protocolo seguro para o emprego de anestesia geral em pacientes idosos é complexo devido ao número elevado de variáveis, que acaba tornando cada caso único.

Pacientes pediátricos

Crianças não são adultos pequenos, existindo muitas diferenças na fisiologia, fisiopatologia e psicologia que requerem alterações na rotina dos procedimentos anestésicos quando comparadas aos adultos. Crianças podem ser muito frágeis em responder a condições desfavoráveis como hipóxia, hipotermia ou desequilíbrio hídrico. Alguns medicamentos, se forem utilizados na dosagem recomendada para adultos, podem causar efeitos adversos severos, por exemplo, medicamentos vagotônicos podem causar bradicardia grave. A escolha correta dos medicamentos para obter a anestesia geral reduz significativamente o risco de mortalidade em crianças. Lee e Roberts (apud Messieha[6]) avaliaram os riscos de mortalidade associados ao tratamento odontológico sob anestesia geral em 928 centros médicos localizados no sudeste dos EUA. Em um período de 10 anos, em um total de 22.615 procedimentos, nenhum óbito foi observado em crianças entre 1 e 6 anos de idade.

Entretanto, é importante salientar que a intubação de crianças com infecção das vias aéreas superiores aumenta em 11 vezes o risco de complicações como obstrução e broncoespasmos. Alguns autores sugerem, para esses casos, o uso da máscara laríngea como alternativa viável para reduzir essa potencial complicação. Embora, a agitação ao "acordar" possa ocorrer mais em crianças, esse evento é autolimitado e não se constitui em morbidade. Um claro entendimento da fisiologia da criança é necessário para uma segura administração da anestesia geral, ou mesmo sua indicação.

Pacientes com necessidades especiais

Especial atenção deve ser dada a pacientes com condição física alterada ou limitações psicológicas. Pacientes com comportamento agressivo podem colocar em risco a integridade física dele mesmo e da equipe do hospital durante a indução e reversão da anestesia geral. Pacientes com algumas síndromes podem apresentar alguma doença de base, por exemplo, pacientes portadores da síndrome de Down, que apresentam uma lista ampla de anormalidades que podem aumentar significativamente o risco da anestesia geral.

Alguns estudos mostram que há uma relação diretamente proporcional entre a profundidade da anestesia geral e o risco de morbidade, ou seja, quanto mais profundo o nível da anestesia, maior o risco de morbidade. Portanto, pacientes que necessitem de um nível mais profundo da anestesia geral, por exemplo, com doenças mentais ou com alterações cognitivas, apresentam maiores riscos quando submetidos a anestesia geral.

Messieha et al. (apud Messieha[6]) conduziram um estudo retrospectivo de atendimento de pacientes com necessidades especiais, nos quais foram observadas duas morbidades em 425 casos, sendo uma relacionada às vias aéreas e a outra ao procedimento odontológico. Ambas foram atribuídas à impossibilidade de obter, previamente, todas as informações necessárias do paciente, devido ao comportamento não cooperativo.

Pacientes com deficiências físicas

A extensão da deficiência física pode afetar o nível de risco associado à anestesia geral. Severa escoliose ou anormalidade nas vértebras pode afetar adversamente a capacidade residual funcional dos pulmões (CRF – volume de ar que permanece nos pulmões após uma expiração basal) e, portanto, a função respiratória. Pacientes com paralisia cerebral podem apresentar história de aspiração crônica, com infecções pulmonares recorrentes.

A obesidade mórbida tem sido associada a aumento do risco de morbidade e mortalidade durante a anestesia geral, devido à redução da capacidade residual dos pulmões, risco aumentado de aspiração e efeito prolongado dos medicamentos utilizados durante a anestesia geral. Para Forsyth et al.,[4] pacientes com sobrepeso ou com obesidade mórbida requerem tempo e equipamentos adicionais durante o preparo da anestesia geral e podem necessitar de diferentes dosagens de medicações ou até mesmo um tipo específico de anestesia geral devido ao peso sobre a cavidade torácica. Adicionalmente, esses pacientes podem apresentar alterações importantes no sistema cardiovascular, como hipertensão arterial, doença coronariana e insuficiência cardíaca.

Pacientes com condição médica comprometida

Pacientes classificados como ASA IV e V têm os maiores índices de morbidade e mortalidade relacionados a procedimentos realizados sob anestesia geral. Entretanto, o atendimento odontológico pode ser necessário nesses pacientes para diminuir ou eliminar o impacto de saúde bucal precária na saúde geral do paciente ou mesmo no pós-operatório de algum procedimento cirúrgico que ele venha a necessitar. Por exemplo, a bacteremia causada por uma saúde bucal precária em pacientes submetidos a transplante de órgão ou troca de válvula cardíaca pode afetar negativamente o resultado desses procedimentos. Então, o cirurgião-dentista se vê diante de duas possibilidades: melhorar a condição da saúde bucal do paciente e adicionar mais um risco à já instável condição dele, ou ignorar o risco aumentado de complicação pós-operatória de origem bucal no procedimento médico a ser realizado. Essa indagação é pertinente e deve ser discutida com toda a equipe multidisciplinar que cuida do paciente, portanto, não é uma decisão que deve ser tomada apenas pelo cirurgião-dentista.

CONSIDERAÇÕES FINAIS

A anestesia geral é uma eficiente e segura alternativa para pacientes cujo tratamento odontológico não possa ser realizado sob anestesia local, mesmo que associada à sedação consciente.[4,5] Portanto, é fundamental que os cirurgiões-dentistas tenham conhecimentos básicos de anestesia geral, mesmo os profissionais que não atuam em hospitais. Isso se justifica porque, em determinados casos, o tratamento odontológico só poderá ser realizado sob anestesia geral, e o profissional deve ter discernimento para indicá-la.

REFERÊNCIAS

1. Bezinelli LM. A odontologia hospitalar nos hospitais públicos vinculados à Secretaria do Estado da Saúde de São Paulo. [Tese.] São Paulo: Universidade de São Paulo, Faculdade de Odontologia; 2014.
2. Glassman P, Caputo A, Dougherty N, et al. Special Care Dentistry Association consensus statement on sedation, anesthesia, and alternative techniques for people with special needs. Spec Care Dentist. 2009;19(1):2-8.
3. Lara LS, Vidal RP, Silva Junior AR, et al. Perfil dos pacientes de um centro odontológico de referência para pacientes especiais em Mato Grosso atendidos em ambiente hospitalar. Rev Odontol Bras Central. 2019;28(87):240-3.
4. Forsyth AR, Seminario AL, Scott J, et al. General anesthesia time for pediatric dental cases. Pediatr Dent. 2012;34(5):129-35.
5. Lópes-Velasco A, Puche-Torres M, Carrera-Hueso FJ, Javier-Silvestre F. General anesthesia for oral and dental care in paediatric patients with special needs: a systematic review. J Clin Exp Dent. 2021;13(3):E303-312.
6. Messieha Z. Risks of general anesthesia for the special needs dental patient. Spec Care Dentist. 2009:29(1);21-5.
7. Pavlakovic L, Lee G. Anaesthesia for maxillofacial surgery. Anaesth Intensive Care. 2011:12(8);360-4.
8. Windsor J, Lockie J. Anaesthesia and dental trauma. Anaesth Intensive Care. 2011;12(8);351-3.
9. Hernández Altemir F. The submental route for endotracheal intubation: a new technique. J Maxillofac Surg. 1986;14(1);64-5.
10. Hutchinson S. General anaesthesia for dentistry. Anaesthesia and Intensive Care Medicine. 2011;12(8);347-50.
11. Curran JE. Anaesthesia for facial trauma. Anaesth Intensive Care. 2011;12(8);354-59.
12. Samsson GLT, Young RB. Difficult tracheal intubation: a retrospective study. Anaesthesia. 1987;42:487-90.
13. Mallampati SR, Gatt SP, Gugino LD, et al. A clinical sign to predict difficult tracheal intubation: a prospective study. Can Anaesth Soc J. 1985;32(4):429-34.
14. Garcez JS, Sousa LCB, Neta MBN, et al. Principais recomendações em cuidados pré-operatórios. Rev Med UFC. 2019;59(1):53-60.
15. Pulino BFB, Guerra RC, Hochuli-Vieira E, et al. Sverzut nasotracheal tube support device: ergonomic management and airway safety in cervicomaxillofacial surgery. J Craniofac Surg. 2022;(10).
16. Domino KB. Office-based anesthesia: lessons learned from the Closed Claims Project. ASA Newsl. 2001;65:9-11,15.

Índice remissivo

A

B

C

D

E

F

G

H

I

L

M

N